LA

RESPONSABILITÉ MÉDICALE

DU MÊME AUTEUR

COURS DE MÉDECINE LÉGALE DE LA FACULTÉ DE MÉDECINE DE PARIS

La Mort et la Mort subite. Paris, 1895, 1 vol. in-8, 455 p..... 9 fr.

Les Asphyxies par les gaz et les vapeurs. Paris, 1896, 1 vol. in-8, 420 p. avec 8 pl. et 5 figures.................................. 9 fr.

La Pendaison, la Strangulation, la Suffocation et la Submersion. Paris, 1897, 1 vol. in-8, 584 p. avec 3 pl. col. et 43 fig...... 12 fr.

Les Explosifs et les Explosions, au point de vue médico-légal. Paris. 1897, 1 vol. in-8, 300 p. avec 39 fig...................... 6 fr.

L'Infanticide. Paris, 1897, 1 vol. in-8, avec 2 pl. col. et 14 fig.. 9 fr.

La Responsabilité médicale. Paris, 1898, 1 vol. in-8, 456 p.... 9 fr.

Traité de Médecine et de Thérapeutique, publié sous la direction de P. Brouardel, doyen de la Faculté de médecine de Paris, médecin de la Charité, membre de l'Institut ; et A. Gilbert, professeur agrégé à la Faculté de médecine de Paris, médecin de l'hôpital Tenon. 1895-1898, 10 vol. in-8 de 750 p. avec fig. Prix de chaque volume. 12 fr.

Le Secret médical. Honoraires, mariage, assurances sur la vie, déclarations de naissance, expertise, témoignage, etc., 2e édition, 1893, 1 vol. in-16 de 280 p. (*Bibliothèque scientifique contemporaine*). 3 fr. 50

La Fièvre typhoïde, par P. Brouardel et L. Thoinot, médecin des hôpitaux de Paris, 1895, 1 vol. in-8 de 350 p. avec fig....... .... 9 fr.

Le Laboratoire de Toxicologie, méthodes d'expertises toxicologiques, travaux du laboratoire, par P. Brouardel et J. Ogier. 1891, 1 vol. gr. in-8 de 224 p. avec 30 fig................................... 8 fr.

Déclaration des causes de décès, moyen de la rendre compatible avec le secret professionnel, déclaration obligatoire des maladies épidémiques. 1889, in-8, 23 p.............................. 1 fr. 25

Organisation du service des autopsies à la Morgue. 1879, in-8, 32 p. 1 fr.

Des causes d'erreur dans les expertises d'attentats à la pudeur. 1884, in-8, 60 p.. 1 fr. 50

Relation médicale de l'affaire Pastré-Baussier. 1880, in-8, 96 p.. 2 fr. 50

Affaire Pranzini. Triple assassinat. Relation médico-légale. 1887, in-8, 44 pages..................................... 1 fr. 50

Affaire Gouffé. 1891, in-8, 28 p..................................... 1 fr.

Étude médico-légale sur la mort du baron de Reinach. 1893, in-8, 38 pages... 1 fr. 50

De la consommation de l'alcool dans Paris. 1888, in-8, 24 pages. 1 fr.

Du diabète traumatique, au point de vue des expertises médico-légales, par P. Brouardel et Richardière. 1888, in-8.............. 1 fr. 25

De la responsabilité des patrons dans certains cas de maladies épidémiques. 1893, in-8, 44 p............................... 1 fr. 50

Intoxication par le chlorate de potasse, par P. Brouardel et Lhote. 1881, in-8..................................... 1 fr. 25

Affaire Valrof, double tentative de meurtre, somnambulisme allégué, par P. Brouardel, Motet et P. Garnier. 1893, in-8, 32 p...... 1 fr.

8874-97. — Corbeil. Imprimerie Éd. Crété.

LA
RESPONSABILITÉ MÉDICALE

SECRET MÉDICAL
DÉCLARATIONS DE NAISSANCE. — INHUMATIONS
EXPERTISES MÉDICO-LÉGALES

PAR

P. BROUARDEL

PROFESSEUR DE MÉDECINE LÉGALE
ET DOYEN DE LA FACULTÉ DE MÉDECINE DE L'UNIVERSITÉ DE PARIS
PRÉSIDENT DU COMITÉ CONSULTATIF D'HYGIÈNE
MEMBRE DE L'INSTITUT (Académie des sciences) ET DE L'ACADÉMIE DE MÉDECINE.

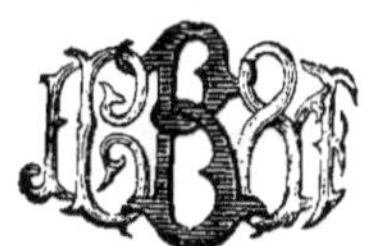

PARIS
LIBRAIRIE J.-B. BAILLIÈRE ET FILS
19, RUE HAUTEFEUILLE, 19

1898

PRÉFACE

La Responsabilité médicale n'a jamais pu être définie
avec précision ; elle a été interprétée différemment selon
les circonstances et selon les juridictions qui avaient
à en connaître, mais elle a toujours existé dans tous
les pays.

Les législateurs n'ayant pu fixer les bases de la responsabilité médicale, celle-ci se trouve, suivant les lieux
et suivant les temps, très diversement appréciée et soumise aux fluctuations de l'opinion publique.

Or celle-ci est dominée par deux sentiments contradictoires et successifs ; ce sont ceux qui se pro-
duisent également lorsqu'il s'agit d'un crime ou d'un
délit.

Au moment où une erreur médicale ou pharmaceutique est signalée, la société éprouve un sentiment
d'indignation. Elle fait appel à ceux qui détiennent une
part du pouvoir répressif, elle a peur que celui-ci ne
soit ni assez sévère, ni assez prompt dans l'action.

Cette impression a pour origine, la pitié, qu'inspire la
victime, et l'égoïsme, que provoque l'idée de préservation personnelle. Des circonstances particulières peuvent

ui donner une intensité exceptionnelle.En cas de crime, les foules obéissent à ce sentiment inné, lorsqu'elles lynchent un coupable ou présumé tel, dans les pays où la procédure est lente ou suspecte. Cette première impression est constante.

Puis, le coupable est connu, il est sous la main de la justice, tout danger a disparu pour nous ou les nôtres, l'opinion se retourne immédiatement. La pitié va à l'inculpé. Il est seul, ses moyens de défense semblent insuffisants. Sa faute s'explique par la passion, ou elle ne ressortit que d'une erreur. Qui n'a eu des passions, qui n'a commis des erreurs? On ne songe plus que l'on aurait pu être la victime, on se demande avec anxiété si un jour on ne pourrait pas commettre l'acte reproché au coupable.

Ce sentiment de retour est plus ou moins vif, suivant les circonstances extrinsèques, qui, comme dans le premier mouvement, peuvent surexciter l'opinion publique. Mais il est également constant.

Il existe chez ceux qui assistent comme spectateurs au procès, chez ceux qui y sont acteurs, et même chez ceux qui l'ont provoqué.

Deux fois, j'en ai eu la preuve évidente.

Un commerçant dépose une plainte contre un caissier infidèle ; il fait, dans le cabinet du juge d'instruction, une déposition sans merci. Le caissier attend en prison, pendant deux ou trois mois, que l'affaire soit mise au rôle des assises. Là, devant les jurés, le plaignant plaide lui-même les circonstances atténuantes, il rétracte dans la mesure du possible ses allégations premières et fait tous ses efforts pour rendre possible un acquittement.

Cette seconde impression, très chevaleresque, semble avoir, en France, une intensité plus grande qu'en d'autres pays. Elle a une conséquence regrettable.

A la première heure, la société a fait appel à ceux qui détiennent une part quelconque de l'autorité chargée de la protéger.

Obéissant presque de suite à la seconde impression, la société se défie de ceux qui ont mission de remplir la fonction qu'elle vient de leur confier. Qu'il s'agisse de l'agent inférieur, du sergent de ville, ou de l'avocat général, peu importe, il est suspect, en tout cas il ne sera jamais populaire.

Le médecin se trouve souvent associé à ces actes invoqués comme tutélaires par la société. Il en est ainsi du médecin expert près les tribunaux, du médecin hygiéniste ayant mission de protéger la santé des ouvriers qui travaillent dans une industrie dangereuse, ou d'indiquer à une agglomération les mesures capables de prévenir ou de faire cesser une épidémie. Son impopularité égale celle du commissaire ou de l'avocat général.

Il en est de même dans les actes de la vie ordinaire, alors que le médecin agit comme protecteur de la santé d'une famille ou d'une personne.

Pendant la première période, alors que la maladie n'est pas encore sous la main de la thérapeutique, les témoignages d'affection sont prodigués ; mais même si le malade guérit, qu'il surgisse une question incidente, celle des honoraires ou toute autre, le sentiment de protestation se manifeste.

Il n'en est pas toujours ainsi, je le sais, mais quand la maladie s'est terminée d'une façon fâcheuse, quand la famille n'a pas obéi à ce second sentiment, elle vous le dit, elle s'en fait gloire, elle est fière de ne pas avoir succombé à la tentation. Tant il est vrai que ce même sentiment existe chez tous !

Actuellement, la vie privée existe à peine, tout se raconte, tout se discute, tout se publie. A côté de l'homme qui pense que les siens ont été victimes du médecin, il se trouve toujours une autre personne qui excite ce sentiment de protestation, de revendication. La plainte, au lieu de s'éteindre, comme autrefois, au sein de la famille ou dans le cercle des amis, se déverse dans la presse ou aboutit au cabinet du Procureur de la République.

Quel accueil y trouve-t-elle? Celui que lui fait la réputation d'honorabilité, dont à ce moment la profession médicale est en possession.

Qui règle cette appréciation? Je le dis sans réserve, c'est le corps médical lui-même.

Est-ce un dépôt dont il se montre soucieux? Qui de nous, dans une réunion, dans un dîner, n'a entendu un médecin juger la moralité ou l'habileté de ses confrères? Si le médisant est en verve, la conversation roulera exclusivement sur les méfaits médicaux. C'est une revue générale, chacun y a sa place, plus particulièrement ceux dont le nom a une certaine notoriété.

On ne jette pas de pierres à un arbre sec, dit un proverbe persan.

Comment concevoir que ceux qui ont entendu des médecins, d'ailleurs honorables, lapider ainsi les hommes que jusqu'alors ils avaient crus dignes de respect, n'ajoutent pas foi aux allégations produites contre un individu faisant partie de la corporation médicale? En dépréciant ses confrères, on prépare l'opinion publique et la magistrature à la sévérité.

Je sais que, dans la bouche du médisant, les termes n'ont pas la valeur que lui accordent les auditeurs. Nous sommes habitués, entre nous, à parler de nos confrères en ornant notre discours d'épithètes aiguisées; nul de nous n'ignore ce que valent ces expressions malsonnantes. Elles signifient seulement que sur une question de doctrine ou de pratique, nos opinions divergent. Quelques heures s'écoulent et c'est à peine si nous nous souvenons qu'à un moment nos convictions scientifiques nous ont entraînés à une explosion offensante ; si le hasard nous met en présence de notre adversaire, nous allons à lui, la main ouverte. Il n'y a en cela aucune duplicité, il y a simplement un fait : entre médecins, nous ne gardons pas dans nos jugements la mesure nécessaire.

Quand, oubliant que nous parlons devant des étrangers, nous nous exprimons de même, nous commettons une mauvaise action. Ceux-ci ne peuvent remettre les choses au point et faire la part des exagérations.

D'ailleurs, qui leur aurait appris à discerner la vérité et l'erreur dans les paroles ainsi prononcées ? Ce n'est pas le langage des membres des autres corporations qui aurait pu faire leur éducation. Les ponts s'écroulent, les digues se rompent, les meilleures causes succombent devant les tribunaux ; les ingénieurs, les magistrats, les avocats, ont-ils préparé l'opinion à juger sévèrement ceux qui ont commis des fautes professionnelles ?

Cette habitude de médisance semble avoir toujours existé parmi les médecins, mais je ne crois pas qu'elle ait jamais sévi avec l'intensité qu'elle a pris dans ces dernières années.

Je disais plus haut que la Responsabilité médicale est soumise aux oscillations de l'opinion publique, quand par la presse, par la parole, on a fait cette opinion ; quand on a déversé sur les membres de la corporation le discrédit et la suspicion, on ne doit pas s'étonner que ceux qui sont chargés de la protection de la société traduisent par des actes les sentiments que les médecins ont exprimés sur eux-mêmes.

La Responsabilité médicale sera ce que voudra le corps médical lui-même.

Il y a de la part de quelques-uns de ses membres une contradiction singulière. Dans certains journaux médicaux, on lit chaque jour que tel médecin a commis tous les méfaits imaginables, qu'il en vit, que c'est son œuvre journalière, et ces mêmes journaux demandent l'irresponsabilité médicale absolue. Il suffit de les ouvrir pour trouver des arguments péremptoires à opposer à leur thèse.

Ceux qui ont pris part aux débats du Parlement ou qui les ont suivis avec soin, pendant la discussion de la Loi sur l'exercice de la médecine et de la Loi sur la santé publique, savent que le corps médical se heurte à un sentiment de suspicion très net, très franchement avoué. Il appartient à ceux qui, par leurs écrits, préparent l'opinion de ne pas exaspérer ce sentiment. En tout cas, ce que je puis affirmer à mes confrères, c'est qu'en ce moment le législateur ne semble pas disposé à promulguer une loi conférant au corps médical l'irresponsabilité réclamée.

Ne pouvant conquérir l'absolu, il faut s'en tenir au relatif, et, suivant moi, les conclusions du Procureur général Dupin semblent constituer un terrain de défense excellent pour le corps médical :

« Il ne s'agit pas de savoir si tel traitement a été ordonné à propos ou mal à propos, s'il devait avoir des effets salutaires ou nuisibles, si un autre n'aurait pas été préférable, si telle opération était ou non indispensable, s'il y a eu imprudence ou non à la tenter, adresse ou maladresse à l'exécuter, si avec tel ou tel instrument, d'après tel ou tel autre procédé, elle n'aurait pas mieux réussi. — Ce sont là des questions scientifiques à débattre entre docteurs, et qui ne peuvent pas constituer des cas de responsabilité civile et tomber sous l'examen des tribunaux.

« Assurément, il serait injuste et absurde de prétendre qu'un médecin ou un chirurgien réponde indéfiniment des résultats qu'on voudrait attribuer à l'ignorance ou à l'impéritie.

« Mais, réciproquement, il serait injuste et dangereux pour la société de proclamer comme un principe absolu qu'en aucun cas ils ne sont responsables dans l'exercice de leur art.

« Un jugement qui se serait décidé par l'une ou l'autre de ces deux raisons ne pourrait échapper à la cassation. »

Depuis quelques années, les tribunaux ont tendance à s'écarter de cette ligne de conduite, à déterminer les conditions dans lesquelles aurait dû se faire, soit un diagnostic, soit une intervention chirurgicale.

Il faut revenir à la thèse de Dupin, ne pas la laisser entamer : c'est la sauvegarde du corps médical, c'est celle qui assure le libre développement du progrès scientifique.

Tel est l'ensemble de la doctrine que j'ai exposée cette année devant les élèves de la Faculté de médecine de Paris.

Mon souci a été, non pas de leur dire ce que pourrait être la loi, mais ce qu'elle est, de la leur faire connaître, pour leur éviter les hésitations, les doutes qui ont troublé leurs prédécesseurs.

Cette année, j'ai passé en revue les lois générales dans lesquelles figurent des articles intéressant l'exercice de la médecine ;

L'an prochain, j'étudierai devant eux la loi du 30 novembre 1892 sur l'exercice de la médecine et les cas si nombreux de chirurgie, d'obstétrique et de médecine qui ont provoqué des enquêtes judiciaires.

J'espère qu'ainsi le jeune docteur n'entrera plus dans la carrière, ignorant les règles légales auxquelles il sera soumis toute sa vie.

Tel a été mon but.

Je dois mes remerciements à M. le Dr Paul Reille, qui a bien voulu recueillir ces leçons avec une scrupuleuse exactitude, à laquelle je me fais un devoir de rendre justice.

P. BROUARDEL.

1er novembre 1897.

LA

RESPONSABILITÉ MÉDICALE

SECRET MÉDICAL

DÉCLARATIONS DE NAISSANCE — INHUMATIONS

EXPERTISES MÉDICO-LÉGALES

I. — THÉORIE GÉNÉRALE DE LA RESPONSABILITÉ MÉDICALE.

Messieurs,

J'ai l'intention de consacrer le cours de cette année à l'étude de la responsabilité médicale : *responsabilité morale* et *responsabilité légale*.

Depuis vingt ans, j'ai reçu plusieurs milliers de lettres de confrères me demandant des avis soit sur la déontologie médicale, soit sur la jurisprudence, et j'ai conclu de la lecture de cette volumineuse correspondance, qu'en France le médecin ne commence à connaître les lois délicates et complexes qui régissent sa profession, que lorsque, ayant terminé ses études, il s'établit à la ville ou à la campagne; soigne ses malades et a la charge de veiller sur leur santé. Dans ces conditions, il voit surgir des difficultés qu'il ne pouvait soupçonner, n'ayant pas été averti.

Au contraire, dans certaines Facultés étrangères, avant de terminer ses études, le futur praticien suit un cours de jurisprudence médicale; il évite ainsi, surtout au début de sa carrière, bien des faux pas et des erreurs de pratique.

P. Brouardel. — Respons. méd.   1

Aujourd'hui, Messieurs, quand on parle de la responsabilité médicale, on se heurte à la légende de l'immunité absolue, vieille de tant de siècles qu'il est presque impossible de la détruire. En effet, ne lisons-nous pas dans Montaigne citant Nicolas : « Ils ont cette heure (les médecins) que le soleil esclaire leur succèz et la terre cache leur faute (1) » ; et Molière, dans son *Malade imaginaire*, ne fait-il pas dire au Prœses recevant le néophyte dans le « docto corpore » : « *Dono tibi et concedo virtutem et puissanciam medicandi, purgandi, seignandi, taillandi, coupandi, et occidendi impune per totam terram* » ?

Telle est la légende et tels sont les quolibets que les auteurs satiriques ont de tout temps adressé aux médecins.

Cependant, Messieurs, la réalité n'est pas conforme à la légende, car depuis longtemps, à vrai dire de tout temps, il y a eu une responsabilité médicale.

I. — **Historique**.

C'est chez les Égyptiens que l'on trouve le premier code médical : Les Égyptiens, dit Diodore de Sicile, avaient un livre qui renfermait les règles de la science médicale auxquelles les médecins étaient tenus de se conformer ponctuellement ; ces règles avaient été tracées par les successeurs les plus immédiats et les plus célèbres d'Hermès. Lorsque les médecins les suivaient avec exactitude, ils étaient à l'abri de toute poursuite, même lorsque le malade venait à périr ; mais, dès qu'ils s'en écartaient, on les punissait de mort, quelle que fût, d'ailleurs, l'issue de la maladie.

Chez les Grecs, Plutarque rapporte que Glaucus, médecin d'Éphestion, ayant quitté son malade pour aller au théâtre, celui-ci fit un écart de régime qui causa sa mort. Alexandre, dans sa douleur insensée, fit mettre en croix le malheureux médecin.

(1) Montaigne, liv. II, ch. xxxvii.

La législation romaine nous intéresse davantage, car notre magistrature est imbue des principes du droit romain et celui-ci constitue la base de notre code civil. A Rome, les médecins étaient régis par la loi Aquilia. Le médecin qui avait causé la mort d'un esclave devait payer une indemnité à son maître; s'il s'agissait d'un homme libre, il encourait la peine capitale. Cependant, il ne semble pas que cette loi ait été fréquemment appliquée, et Pline s'en plaint dans les termes suivants : « Les médecins sont les seuls qui puissent impunément commettre un meurtre. » C'est dans la loi Aquilia qu'il est pour la première fois parlé de la « *culpa gravis* », la faute lourde, qui sert de base à notre législation actuelle.

La responsabilité médicale existait aussi chez les peuples barbares. Chez les Ostrogoths, tout médecin qui avait laissé mourir son malade par impéritie, était livré à la famille qui avait plein pouvoir sur lui.

Pour le moyen âge, le document le plus ancien date du XIIIᵉ siècle; il s'agit d'un arrêt des assises de la cour des Bourgeois de Jérusalem, par lequel le meige (médecin) est déclaré devoir une indemnité pour avoir taillé de travers la jambe d'un malade (1) :

« Et il avient que il (le miege ou medecin) le taille malement ou por ce que ne devest estre taillé, et il le tailla et por ce il mourut et por ce que il devet tailler la plaie par la leveure de l'aposthème et il la tailla de travers et por ce morut, la raison iuge et commande en ce a iuger que celui miege doit amender le serf ou la serve par dreit tant comme il valet au iour, que il fut nasvré ou tant comme il facheta celui de cui il estoit, car ce est dreit et raison par l'assise. »

(1) Denis Weill, *le Droit*, 1886, p. 525.

La jurisprudence française du xv⁰ siècle admet la responsabilité ; auparavant, il n'y avait condamnation que s'il y avait eu, de la part du médecin, dol, malice, intention de nuire. Le jurisconsulte Papon est d'avis que la faute lourde est suffisante pour que le médecin mérite une condamnation, même s'il n'y a pas eu dol : « Combien que la nécessité de mort advenue à un malade ne doive causer blâme à un médecin qui l'avait en main, si est-ce pourtant que la faute dudit médecin soit pour être ignare ou par trop hasardeux, ne doit être excusée sous couverture de notre fragilité et de la nécessité susdite, mais il faut enquérir, et si la faute est connue elle est digne de peine. Et à ce propos, un médecin accusé en Parlement d'avoir mal usé en donnant médecine trop forte qui était savant, et s'excusait de ce qu'il trouvait le mal fort dangereux et consultément lui avait donné un breuvage fort et suffisant pour le jeter hors ou pour savoir bientôt s'il en mourrait ou échapperait, fut, par arrêt de Paris du 25 avril 1427, pour cette fois délaissé sans peine et admonesté de ne plus faire ainsi, à peine d'en être grièvement puni (1). »

En 1596, le Parlement de Bordeaux condamne à 150 écus de dommages et intérêts les enfants d'un médecin qui, en pratiquant la saignée, avait piqué l'artère brachiale.

En 1602, le même Parlement décide que le chirurgien n'est pas responsable des accidents qui surviennent au malade s'il n'y a pas de sa faute.

En 1696, le Parlement de Paris, dans une ordonnance, déclare que les médecins et chirurgiens ne sont pas responsables des accidents qui surviennent au cours du traitement « *quia ægrotus debet sibi imputare cur talem elegerit* ».

Le même Parlement, quelques années plus tard, acceptant une autre doctrine, condamnait certaines méthodes thérapeutiques, parmi lesquelles la transfusion du sang ; il rendit même un arrêt contre l'émétique, mais il

____

(1) *Recueil notable des cours souveraines de France*, livre XXIII, titre 8.

fallut le casser; on en trouve la raison dans les spirituelles *Lettres* de Guy Patin (1) : l'émétique était le remède favori de Louis XIV dans ses fréquentes indigestions.

En 1710, le Parlement de Bordeaux décide que le chirurgien qui a fait une mauvaise cure est tenu à payer des dommages et intérêts à celui qu'il a estropié : il condamne le chirurgien à ne pouvoir opérer sans qu'il y ait eu au préalable une consultation et à se ranger à l'avis de la majorité, même s'il est le plus ancien des praticiens réunis.

En 1760, le Parlement de Bordeaux condamne un chirurgien qui, à la suite d'une fracture mal soignée, avait été obligé de recourir à l'amputation. Il lui inflige 15,000 livres de dommages et intérêts, somme énorme, car il faudrait la multiplier par 5 ou 6 pour établir sa valeur actuelle.

Il est nécessaire de faire remarquer que ces arrêts sont très différents suivant la personnalité en jeu ; à cette époque, les médecins, les chirurgiens et barbiers vivaient en fort mauvais termes; toutes les condamnations sévères frappent les chirurgiens, alors que les médecins se retirent presque toujours indemnes ou avec une légère admonestation.

Dans la loi de ventôse an XI, qui a régi la profession médicale jusqu'à la loi du 30 novembre 1892, il n'est fait aucune mention de la responsabilité; l'article 29 vise seulement les officiers de santé, qu'elle rend responsables des conséquences des opérations qu'ils pratiqueraient sans l'assistance d'un docteur.

A l'étranger, la législation est d'une sévérité très variable.

En Angleterre, le 7 mai 1886, un médecin comparaissait devant le jury pour avoir administré un purgatif à un homme atteint d'une maladie de cœur; le malade, à la suite de l'ingestion de ce médicament, était mort. Le Lord chief justice, en résumant les débats aux jurés, leur dit : « Tout homme qui pratique une profession savante, tout homme qui en-

(1) Guy Patin, *Lettres*, édition Réveillé-Parise, Paris, 1846.

treprend une tâche qui lui est dévolue par la loi ou qu'il assume de lui-même, est tenu d'apporter dans l'accomplissement de ce devoir ou de cette tâche l'habileté normale d'un homme compétent ; sinon, il doit être considéré comme coupable de négligence. Les circonstances qui constituent la culpabilité ne se prêtent pas à une formule légale absolue ; il y a une question de faits qui varie avec chaque affaire.... Le jury doit décider si, dans l'espèce, l'accusé a agi avec une habileté et un soin suffisants. » Le magistrat, après avoir rappelé que le défunt, au dire de l'expertise médico-légale, était, au moment où le remède lui avait été administré, atteint d'une dégénérescence graisseuse du cœur, a ajouté : « Y a-t-il eu ignorance de la part de l'accusé à ne pas découvrir cet état ? On reconnaît que la maladie en question peut échapper aux médecins les plus expérimentés. Or, ce serait monstrueux de déclarer un homme coupable de défaut d'habileté pour ne pas avoir découvert un point que les plus habiles ne découvrent pas toujours. Il a été décidé qu'un homme n'est pas tenu d'apporter, dans l'accomplissement de sa tâche, une habileté extraordinaire, mais seulement un degré d'habileté normal. » Le médecin fut acquitté (1).

En Allemagne, la responsabilité médicale était formellement reconnue par la constitution Caroline de Charles-Quint, qui admettait dès cette époque la nécessité d'une expertise sur les faits. Les fautes des médecins sont actuellement soumises à un tribunal de savants et de médecins. Les lois allemandes sont très sévères, et, chose bizarre, si l'on n'a pas le droit d'exercer la médecine, on est moins sévèrement puni que si l'on est docteur. De plus, dans chaque circonscription administrative il y a en Allemagne un médecin public, un *Kreis-physicus ;* si l'un de ces médecins commet une faute on peut le faire descendre d'un échelon dans la hiérarchie médicale.

(1) Denis Weill, *le Droit*, 6 juin 1886.

Ainsi, le Dr Kuehner cite l'exemple d'un chirurgien qui, pour consolider une fracture de la rotule, tira un coup de pistolet sur le genou de son malade; il fut poursuivi et descendu d'un grade, quoique son malade se fût trouvé bien de cette singulière médication (1).

Non seulement la jurisprudence allemande s'occupe de savoir si le médecin a commis une faute lourde, mais elle recherche si le traitement appliqué était bon et s'il a été administré suivant les règles (2). En 1882, à Heidelberg, un médecin fut accusé de la mort d'un homme pour n'avoir pas employé la méthode antiseptique. Le tribunal des super-arbitres confirma cette manière de voir. Le médecin fut condamné à quatorze jours de prison (3).

En Autriche, le médecin est passible d'une indemnité pécuniaire, mais en plus le tribunal peut lui interdire l'exercice de sa profession, « jusqu'au moment où, par un nouvel examen, il aura prouvé qu'il possède les connaissances qui lui manquaient ».

En Italie, la responsabilité résulte des articles 554 et 555 du Code pénal qui se rapportent à l'homicide et aux blessures par imprudence, inattention et négligence, auxquelles s'ajoute l'impéritie dans la profession que l'on exerce, « *imperizia dell'arte o della professione che esercita* ».

En Amérique, où la liberté de l'exercice de la médecine est absolue, la responsabilité médicale rentre dans le droit commun. En cas d'insuccès ou de mort, les médecins sont parfois condamnés à des indemnités considérables, 100 ou 150,000 francs. Assez fréquemment les médecins font signer à leur malade, avant l'opération, l'engagement pour eux et pour leurs héritiers de ne rien réclamer, quelle que soit l'issue de l'opération. Ce procédé, il faut en convenir,

(1) Kuehner, *Die Kunstfehler der Aertze vor dem Forum der Juristen*. Frankfurt a M., 1886.

(2) L. Reuss, *De la responsabilité médicale* (*Ann. d'Hyg.*, 3ᵉ série, 1887, tome XVII, p. 121 et 403).

(3) Obs. 1.

tout en mettant à l'abri le médecin, n'a rien de bien encourageant pour le patient.

Dans tous les pays, on a cherché à définir la responsabilité médicale, sans y parvenir complètement, tant cette question est complexe. Pour nous qui exerçons en France, nous restons placés sous l'interprétation donnée par les tribunaux vers 1830, lors de l'affaire Hélie, de Domfront, et de l'affaire Thouret-Noroy ; nous en parlerons plus loin.

II. — État actuel.

Messieurs, l'opinion publique s'est beaucoup modifiée à l'égard des médecins depuis environ trente ans ; elle juge aujourd'hui bien plus sévèrement les fautes commises dans l'exercice de notre profession. Les raisons de cet antagonisme croissant entre le médecin et le public tiennent à des causes multiples et complexes dépendant les unes du médecin, les autres du client, et je n'hésite pas à dire que c'est du côté du client que sont les torts les plus graves.

Il y a trente ans, Messieurs, quand j'étais étudiant, il y avait dans la famille un seul médecin ; c'était lui qui mettait au monde les enfants, c'était lui qui recueillait le dernier soupir des vieillards. On ne le considérait pas comme un homme qui vient faire une visite, que l'on paye de sa peine ; non, c'était un ami, le confident des peines comme des joies ; il suivait la famille pendant plusieurs générations il les voyait grandir et se développer ; ce n'était pas un médecin, c'était le *medicus familiaris*. Quand l'un des membres de la famille était atteint d'une affection réclamant l'intervention d'un médecin spécialiste, c'était le docteur de la famille qui le choisissait ; il accompagnait son malade à la consultation, était présent à la visite. Comme il connaissait les antécédents héréditaires et personnels de son client, il lui était facile, avec l'aide du médecin spécialiste, de formuler un traitement rationnel.

Que se passe-t-il aujourd'hui, aussi bien à Paris que dans les villes et les campagnes? C'est à la dernière page des journaux que l'on cherche le nom du médecin spécialiste; on va le consulter. Ce médecin, qui ne connaît en rien le malade qui lui arrive, institue le traitement qui lui semble bon; mais comme le malade et le médecin ne sont pas liés l'un avec l'autre, comme le client ne tient pas à son médecin de hasard, qu'il le quitte avec une facilité égale à celle qui a décidé de son choix, il arrive souvent que le médecin, qui ne voit ce client de passage qu'une seule fois, ne peut suivre ni la marche de l'affection, ni le résultat du traitement qu'il a ordonné.

J'ai, plusieurs fois, vu des personnes qui recevaient ainsi les soins de deux, trois et même quatre médecins, qui ignoraient leur singulière collaboration; mais cette multiplicité de traitements, bien que chacun pris en particulier pût être convenable, causait le plus grand préjudice à la santé du malade, car une médication, pour être efficace, doit être une et bien coordonnée. De plus, le spécialiste ne peut avoir pour son malade de hasard les attentions délicates, je dirai même presque paternelles, du *medicus familiaris*.

Vous savez, Messieurs, le développement qu'ont pris, depuis quelques années, les sociétés de secours mutuels. Ces associations, je le reconnais, rendent de grands services, mais le nombre de ceux qui en font partie et qui, par leur situation de fortune, seraient à même de payer leur médecin, est considérable; je pourrais vous citer trois villes, dont l'une est proche de Paris, où tout le monde fait partie d'une société de secours mutuels, à commencer par le maire et le notaire; je vous laisse à penser la situation dans laquelle se trouvent les médecins exerçant dans ces villes.

L'organisation des services hospitaliers nuit aussi beaucoup aux médecins des villes. Par exemple : il y a chaque année, dans Paris, environ 70,000 accouchements; sur ce nombre, Messieurs, il n'y en a pas moins de 36,000 qui sont faits dans les hôpitaux. Nous sommes bien loin du temps où les femmes allaient accoucher à prix fixe chez les sages-femmes, dont les pancartes portaient : *30 francs et les neuf jours* ou *50 francs et les neuf jours.*

Je ne veux pas dire que l'on ait tort d'assainir les hôpitaux, de créer des maternités, de donner aux malades tout le bien-être désirable : le principe est excellent ; mais ce contre quoi je m'élève, c'est la présence, dans les services hospitaliers, de malades soignés gratuitement, qui pourraient payer les soins qu'ils reçoivent et qui prélèvent une part du patrimoine des pauvres.

M. le Dʳ Budin me signalait, il y a quelques jours, deux faits qui se sont passés dans son service :

Une femme, accouchée depuis peu de temps, lui demande à quitter la Maternité ; il s'y oppose. « Mais, lui dit la malade, il est nécessaire que je sois présente pour la paye de mes ouvrières. » Une enquête a permis de s'assurer que cette femme employait environ douze ouvrières, et faisait chaque année un fort joli bénéfice.

Une autre femme demande également à partir, refus du chef de service, qui lui fait remarquer qu'elle est faible et ne pourrait marcher sans aide, à quoi la nouvelle accouchée répond : « Ma femme de chambre viendra me chercher ; » le lendemain, en effet, la femme de chambre arrive chargée de fourrures et de vêtements indiquant que la situation de fortune de leur propriétaire lui aurait permis de se faire soigner ailleurs qu'à l'hôpital.

Messieurs, grâce à l'hygiène ou à de nouveaux traitements, le nombre des maladies et des malades tend à décroître : ainsi, la variole ne se rencontre plus à Paris que très exceptionnellement ; la fièvre typhoïde, depuis que l'on surveille l'eau que l'on consomme, qu'on la filtre ou la fait bouillir, est en décroissance ; la diphtérie, depuis l'organisation du service de désinfection et depuis la sérothérapie, a diminué dans des proportions considérables, et bientôt, nous l'espérons, la tuberculose pourra à son tour être enrayée.

Mais, en même temps que diminue le nombre des malades, nous voyons sans cesse s'accroître le nombre des médecins. Il y a vingt ans, on comptait 10,000 docteurs en France ; actuellement, on en compte 14,000 (fig. 1), et, vu le nombre des étudiants en médecine, en cours d'études, inscrits dans les diverses Facultés (depuis 1887, leur nombre

Fig. 1. — *Courbe indiquant les variations du nombre des Docteurs et des Officiers de santé exerçant en France de 1847 à 1896.*

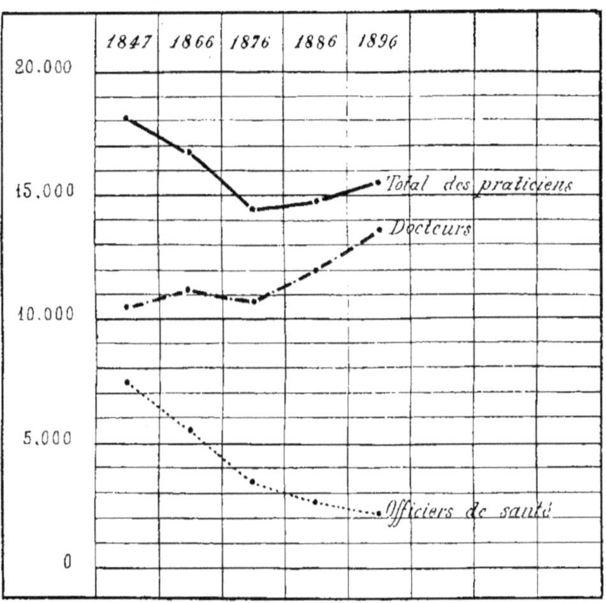

	Docteurs.	Officiers de santé.	Total.
1847.....	10.643	7.456	18.099
1866.....	11.254	5.568	16.822
1876.....	10.743	3.633	14.376
1886.....	11.996	2.794	14.790
1896.....	13.648	2.027	15.675

a doublé), on peut prévoir que, dans dix ans, le nombre des médecins, en France, dépassera 20,000.

Répartition des docteurs et officiers de santé dans les divers départements en 1896.

DÉPARTEMENTS.	POPULA-TION.	DOCTEURS.	OFFICIERS DE SANTÉ.	PROPORTION POUR 10.000 HABITANTS.		
				Docteurs.	Officiers de santé.	Total.
Alpes-Maritimes.....	227.000	213	34	9,3	1,5	10,8
Seine	3.141.000	2.655	71	8,4	0,2	8,6
Bouches-du-Rhône...	605.000	400	100	6,6	1,6	8,2
Hérault	442.000	268	21	6,0	0,4	6,5
Gironde............	776.000	437	50	5,6	0,6	6,2
Garonne (Haute-)....	481.000	244	58	5,0	1,2	6,2
Gers	282.000	125	47	4,4	1,6	6,1
Pyrénées (Hautes-)..	235.000	96	41	4,1	1,7	5,8
Meurthe-et-Moselle...	432.000	160	84	3,7	1,9	5,6
Seine-et-Oise........	618.000	311	20	5,0	0,3	5,3
Landes.............	302.000	126	34	4,1	1,1	5,3
Var................	289.000	126	21	4,3	0,7	5,1
Aude...............	332.000	153	16	4,6	0,5	5,1
Rhône..............	773.000	382	6	4,9	0,1	4,9
Pyrénées-Orientales..	211.000	77	24	3,6	1,1	4,7
Charente-Inférieure.	465.000	204	10	4,3	0,2	4,6
Corse	279.000	50	79	1,7	2,8	4,5
Pyrénées (Basses-)...	433.000	158	29	3,6	0,6	4,3
Lot-et-Garonne......	312.000	122	14	3,9	0,4	4,3
Côte-d'Or...........	383.000	151	9	3,9	0,2	4,3
Allier	425.000	176	7	4,1	0,1	4,3
Vaucluse	242.000	84	18	3,4	0,7	4,2
Marne..............	430.000	147	35	3,4	0,8	4,2
Indre-et-Loire.......	340.000	122	19	3,6	0,5	4,1
Yonne..............	357.000	133	12	3,7	0,3	4,0
A reporter......	12.812.000	7.220	908	.,.	.,.	.,.

DÉPARTEMENTS.	POPULA-TION.	DOCTEURS.	OFFICIERS DE SANTÉ.	PROPORTION POUR 10.000 HABITANTS.		
				Docteurs.	Officiers de santé.	Total.
Report	12.812.000	7.220	908	.,.	.,.	.,.
Puy-de-Dôme........	570.000	203	27	3,5	0,4	4,0
Somme.............	556.000	97	123	1,7	2,2	3,9
Seine-et-Marne......	355.000	132	9	3,7	0,2	3,9
Oise...............	405.000	125	34	3,0	0,8	3,9
Tarn...............	359.000	131	8	3,6	0,2	3,8
Loiret.............	376.000	136	8	3,6	0,2	3,8
Loire-Inférieure	614.000	212	36	3,2	0,5	3,8
Tarn-et-Garonne.....	217.000	76	8	3,5	0,3	3,8
Marne (Haute-)......	225.000	79	4	3,5	0,2	3,7
Aube...............	257.000	93	2	3,6	0,1	3,7
Alpes (Basses-)......	132.000	37	12	2,8	0,9	3,7
Nord...............	1.670.000	451	162	2,7	0,9	3,6
Gard...............	417.000	148	4	3,5	0,1	3,6
Dordogne	495.000	164	13	3,3	0,2	3,6
Maine-et-Loire.......	523.000	157	30	3,0	0,5	3,5
Charente...........	370.000	113	8	3,0	0,2	3,5
Seine-Inférieure	840.000	245	45	2,9	0,5	3,4
Ille-et-Vilaine	622.000	136	68	2,2	1,1	3,3
Doubs..............	311.000	91	13	2,9	0,4	3,3
Aisne	556.000	145	40	2,4	0,7	3,3
Lot	280.000	84	5	3,0	0,2	3,2
Eure...............	364.000	96	21	2,6	0,5	3,2
Calvados	440.000	114	30	2,5	0,7	3,2
Vienne.............	343.000	94	18	2,7	0,5	3,2
Vendée.............	435.000	117	22	2,7	0,5	3,2
Sèvres (Deux-).......	353.000	97	13	2,7	0,4	3,1
Pas-de-Calais........	853.000	142	126	1,6	1,4	3,1
Eure-et-Loir	284.000	80	9	2,8	0,3	3,1
Meuse..............	292.000	86	2	2,9	0,1	3,0
Corrèze	327.000	90	9	2,7	0,2	3,0
Ariège	240.000	61	12	2,5	0,5	3,0
A reporter......	27.127.000	11.252	1.829	.,.	.,.	.,.

DÉPARTEMENTS.	POPULA-TION.	DOCTEURS.	OFFICIERS DE SANTÉ.	PROPORTION POUR 10.000 HABITANTS.		
				Docteurs.	Officiers de santé.	Total.
Report	27.127.000	11.252	1.829	., .	., .	...
Rhin (Haut-).........	83.000	22	2	2,6	0,2	2,9
Ardennes...........	334.000	85	11	2,5	0,3	2,9
Cantal..............	242.000	63	8	2,6	0,3	2,9
Isère..............	580.000	146	24	2,5	0,4	2,9
Loir-et-Cher)........	280.000	69	13	2,4	0,4	2,8
Drôme	315 000	81	9	2,5	0,2	2,8
Nièvre	348.000	94	3	2,7	0,1	2,8
Saône (Haute-).......	296.000	72	12	2,4	0,4	2,8
Vienne (Haute-)	378.000	93	14	2,4	0,4	2,8
Indre	297.000	74	7	2,4	0,2	2,7
Creuse	285.000	66	12	2,3	0,4	2,7
Aveyron	415.000	109	6	2,6	0,1	2,7
Orne...............	376.000	95	8	2,5	0,2	2,7
Sarthe	438.000	112	8	2,5	0,2	2,7
Savoie	267.000	70	3	2,6	0,1	2,7
Vosges.............	414.000	106	2	2,5	0,1	2,6
Ain	363.000	90	5	2,4	0,1	2,6
Jura...............	285.000	70	5	2,4	0,1	2,6
Saône-et-Loire......	626.000	157	4	2,5	0,1	2,5
Manche	526.000	124	8	2,3	0,1	2,5
Mayenne...........	345.000	70	11	2,0	0,3	2,3
Cher...............	355.000	78	3	2,2	0,1	2,3
Savoie (Haute-)......	275.000	54	5	1,9	0,1	2,1
Alpes (Hautes-)......	115.000	19	5	1,6	0,4	2,1
Lozère	135.000	28	1	2,0	0,1	2,1
Loire..............	603.000	119	4	1,9	0,1	2,0
Côtes-du-Nord......	619.000	85	20	1,3	0,3	1,7
Loire (Haute-).......	316.000	44	2	1,3	0,1	1,5
Ardèche............	376.000	54	4	1,4	0,1	1,5
Morbihan	535.000	65	11	1,2	0,2	1,4
Finistère...........	708.000	82	8	1,1	0,1	1,2
	38.343.000	13.648	2.027	3,5	0,5	4,1

Ainsi, Messieurs, diminution des maladies, diminution des clients, augmentation du nombre des médecins, telles sont les raisons pour lesquelles la carrière médicale se présente mal. Toutes ces causes influent considérablement sur la dernière origine du discrédit qui atteint actuellement les médecins, je veux parler de la *pessima invidia medicorum*.

« Combien de fois, dit Montaigne, nous advient-il de voir des médecins imputant les uns aux autres la mort de leurs patients (1)? » Que de fois avons-nous vu des médecins habitant la même commune, le même quartier de ville, se vouer des haines farouches! Messieurs, ne vous laissez jamais glisser sur la pente fatale de la médisance; ne faites à un confrère que ce que vous voudriez qu'il vous fît à vous-même; ne dites de lui que ce que vous voudriez qu'il dît de vous-même; en agissant autrement, vous jetteriez le discrédit sur votre confrère et une partie de la médisance rejaillirait sur le corps médical entier et sur vous-même. N'ayez pas, comme on le dit vulgairement, la langue trop longue; parlez peu, soyez sobre dans vos appréciations; songez à cette anecdote que racontait un homme qui, se trouvant dans certain salon, avait remarqué que chaque invité qui partait était pris à partie par ceux qui restaient : « Homme charmant, esprit distingué,... seulement... », et les défauts faisaient bien vite de l'homme charmant un être antipathique; il ajoutait : « Je pars toujours le dernier ».

Le médecin doit être philosophe et surtout indulgent pour ses confrères, même s'ils ont commis quelque faute.

Il y a quelques années, un de mes anciens internes accouche une femme; l'accouchement est laborieux, mais se termine favorablement. Un cousin de la nouvelle accouchée, médecin lui-même, vient prendre de ses nouvelles et profite de cette visite pour critiquer la manière dont l'accouchement a été fait et les soins donnés à la mère, à tel point que lorsque le premier médecin revient, le mari furieux le met à la porte. La note est envoyée, le mari refuse de payer

(1) Montaigne, livre II, chap. XXXVII.

et demande une indemnité pour faute grave de l'accoucheur. La justice intervient, je suis commis avec M. le professeur Tarnier pour examiner la malade. Nous n'avons pas trouvé la plus petite faute à relever, et M. Tarnier, indigné, admonesta à plusieurs reprises le cousin de l'accouchée, qui passa, je vous assure, quelques jours qu'il doit compter parmi les plus mauvais de son existence.

Je ne veux pas quitter ce sujet : *les dangers de la médisance*, sans vous rappeler la mésaventure arrivée à un médecin de l'hôpital des Enfants Malades, mort déjà depuis longtemps.

Appelé à la campagne, il avait donné ses soins à une jeune fille atteinte de dysenterie ; celle-ci, rentrant à Paris, vient le revoir accompagnée de sa mère. Le médecin ne la reconnaît pas ; la mère lui explique le traitement suivi par sa fille quand, tout à coup, il s'écrie : « Quel est donc l'âne qui vous a ordonné tout ceci? » La mère de la malade lui met sous les yeux sa propre ordonnance !

Ces exemples doivent vous convaincre, Messieurs, de la modération que vous devez apporter dans vos jugements.

Enfin, il se présente un autre facteur important du discrédit qui menace la profession médicale, et dans ce cas les malades sont aussi bons juges que les médecins.

Depuis longtemps on savait que certains médecins avaient conclu des ententes particulières avec des pharmaciens, que les consultations fussent données dans l'arrière-boutique du pharmacien ou au domicile du médecin, le taux des honoraires se trouvait singulièrement relevé par le prix de vente des médicaments. Ces médecins étaient justement méprisés et moralement exclus de la corporation.

Il y a quelques années, lorsque la facilité des communications a permis à tous d'affluer dans les grandes villes, un système d'enveloppement fut organisé dans les hôtels : conseils par les garçons, par le directeur, cartes, petits livres visant précisément la maladie du client, etc. On

apprit avec regret que parmi les médecins qui utilisaient
les *rabatteurs*, il y en avait qui jouissaient jusque-là de
l'estime de leurs confrères. L'opinion médicale les jugea
avec sévérité et nous ne pouvons que confirmer ce jugement.

Mais, Messieurs, ce fut une véritable douleur pour le corps
médical d'apprendre que parmi les médecins et les chirurgiens, il y a vingt-cinq ans environ, quelques-uns, peu
nombreux d'abord, intéressaient largement le médecin qui
les avait appelés, dans les profits de l'opération. Le chirurgien donnait le quart, le tiers des honoraires. L'exemple fut
déplorable et bientôt un certain nombre d'opérateurs firent
de même. On donna à ce système un nom : *la dichotomie*.
Je l'ai vue naître et grandir. Il faut ranger ceux qui la pra-
tiquent dans la même catégorie que ceux qui partagent
avec les pharmaciens.

Telle est l'opinion du médecin. Quelle est celle du malade? Il se demande, Messieurs, si le médecin qui lui conseille d'aller voir tel chirurgien, n'a pas intérêt à lui donner
cette indication; si le chirurgien qui lui conseille de se faire
opérer n'a en vue que l'indication thérapeutique, s'il ne
se trouve pas en présence d'une association dichotomisante.
Il se pose cette question : *Le conseil est-il désintéressé?*

Généralisant les bruits qui sont venus à ses oreilles, il
englobe tous les médecins dans cette même défiance. Peut-
être, au début, les médecins qui dichotomisaient ne se
rendirent pas compte de la disqualification, et de l'état
de suspicion dans lequel ils plaçaient le corps médical.
Aujourd'hui ils ne peuvent ignorer que ce procédé a été
l'agent le plus actif du discrédit jeté sur les médecins. Je
veux croire qu'ils réfléchiront et renonceront à de telles
pratiques, car l'opinion publique est presque faite sur nous,
et elle est sévère.

Dupin a bien dit : « On ne conclut pas, ou l'on conclurait
mal du particulier au général et d'un fait isolé à des cas
qui n'offriraient rien de semblable. Chaque profession ren-

ferme dans son sein des hommes dont elle s'enorgueillit et d'autres qu'elle désavoue. »

Si ces derniers ne renoncent pas à ces procédés, sachons prononcer le désaveu.

N'oubliez pas, Messieurs, qu'il ne faut pas que l'honnêteté du praticien puisse être soupçonnée ; ayez toujours les mains nettes ; ne traitez jamais une question d'honoraires autrement que vous ne le feriez en présence du malade ou de sa famille. Je sais bien que les débuts de la carrière sont difficiles, mais prenez, en terminant vos études, la ferme résolution de ne pas vous laisser abattre, n'écoutez pas la *malesuada fames*.

Sans doute, vous mettrez plus de temps à acquérir une bonne situation, mais vous aurez, aux yeux de vos clients, une réputation d'intégrité qui vous consolera de bien des déboires, et vous permettra plus tard d'occuper dans la cité, grâce à cette considération même, une situation moralement et financièrement enviable.

Assurément, le discrédit jeté sur le corps médical est immérité, et j'ose dire que dans aucune des professions avec lesquelles je me suis trouvé en contact, je n'ai trouvé un dévouement plus absolu que dans la carrière que vous avez embrassée. Je ne veux pas parler du dévouement accidentel dans les épidémies, ou de celui que provoque l'explosion d'une guerre ; le danger et une certaine gloriole sont de puissants excitants ; je veux vous rappeler le dévouement obscur du médecin qui, chaque jour à la ville et à la campagne, va voir son malade, le soigne avec un courage et une abnégation sans bornes, au point même, dans certains cas, d'engager, comme je vous le montrerai, sa réputation personnelle.

Songez toujours, Messieurs, que le malade vous a confié sa santé, sa vie et l'avenir des siens ; il faut que cette responsabilité et cette confiance vous touchent, vous préoccupent. Je plains le malade qui a pour médecin un indifférent qui ne se pose pas constamment cette question : « Ai-je fait tout ce que l'on pouvait faire, ai-je négligé quelque indication? » Songez que le malade vous attend, vous espère, guette votre arrivée, et que le meilleur calmant pour lui est de savoir qu'il existe un homme en qui il a confiance et qui compatit à ses misères. Il faut que cet intérêt que vous lui portez soit manifeste.

Ceci me remet en mémoire l'histoire de ma première malade.

C'était une vieille dame atteinte de cancer de l'estomac, soignée par un médecin de son quartier ; quand celui-ci venait la voir, elle remarquait qu'il lisait le *Constitutionnel*, et qu'avant de l'interroger sur sa santé, il avait soin de marquer d'un trait d'ongle le point où il interrompait sa lecture. Au moment de son départ, il reprenait son article au point marqué. Cette constatation frappa beaucoup la malade qui, lors de ma visite, me dit : « Je sens bien que je ne l'intéresse pas, il ne pense pas à moi. » J'allai voir ce praticien, je lui exposai les doléances de sa cliente, et nous nous sommes promis tous deux de profiter de cette leçon.

Messieurs, cette confiance si touchante du malade en son médecin, nous expose à un autre danger. Vous êtes attendu comme le Sauveur. Tout ce que vous conseillez est un ordre, *une ordonnance*. On ne discute pas vos arrêts au moment présent, on les discutera plus tard, suivant le succès ou l'insuccès.

Comment voulez-vous qu'un homme qui du matin au soir est reçu avec des marques d'une telle condescendance ne prenne pas de sa valeur une idée trop favorable ? Quand vingt fois par jour il s'entend dire : « Docteur, nous n'avons confiance qu'en vous. — Vous avez sauvé mon mari, mon fils, etc., » il finit par croire qu'il en est ainsi, et il faut faire de singuliers retours sur soi-même, sur l'incertitude de la science médicale, sur les erreurs que l'on a commises, pour retrouver dans sa conscience les sentiments d'une modestie soumise à de si flatteuses épreuves.

L'épreuve est plus périlleuse encore quand, plus avancé dans la carrière, signalé à la confiance de vos confrères par votre position dans la hiérarchie médicale, par des travaux scientifiques, vous êtes appelé en consultation, que les phrases que je rappelais tout à l'heure ne sont plus prononcées par des incompétents, mais par des médecins, par vos juges journaliers.

Comment voulez-vous qu'un homme, que pendant vingt ans on invoque comme un sauveur, ne finisse pas par croire à son mérite, à sa valeur?

Méfiez-vous de cet écueil, Messieurs, n'ayez pas en vous une trop grande confiance, pensez à Montaigne, et songez parfois à ceux qui sont sous la terre et que le soleil n'éclaire plus.

En résumé, Messieurs, les principes qui doivent régler votre vie médicale me semblent pouvoir se résumer ainsi : Ne dites pas d'un confrère et ne lui faites pas ce que vous ne voudriez pas qu'il dît de vous ou qu'il vous fît. Soyez indulgent pour lui ; rappelez-vous que chacun de nous peut commettre une erreur. Appelé près d'un malade, demandez-vous, au moment de le quitter, si vous avez fait tout ce que vous deviez pour lutter contre la maladie et le guérir. Ne vous écartez jamais de la règle de la plus stricte honnêteté, traitez toujours les questions d'honoraires comme si votre malade était présent, et vous vous sentirez soutenu par la pensée réconfortante du devoir accompli. Que tel soit votre idéal, et vous apprécierez toute votre vie la justesse du mot de Pasteur: « Heureux celui qui a un idéal. »

III. — Responsabilité du médecin envers la société

Le principe qui constitue la base de la responsabilité civile du médecin se trouve dans les articles 1382 et 1383 du Code civil :

Art. 1382. — Tout fait quelconque de l'homme qui cause à autrui un dommage, oblige celui par la faute duquel il est arrivé à le réparer.

Art. 1383. — Chacun est responsable du dommage qu'il a causé, non seulement par son fait, mais encore par sa négligence ou son imprudence.

La responsabilité pénale est réglée par les articles 319 et 320 du Code pénal :

Art. 319. — Quiconque, par maladresse, imprudence, inattention, négligence ou inobservation des règlements, aura commis involontairement un homicide, ou en aura involontairement été la cause, sera puni d'un emprisonnement de trois mois à deux ans et d'une amende de 50 à 600 francs.

Art. 320. — S'il n'est résulté du défaut d'adresse ou de précaution, que des blessures ou coups, l'emprisonnement sera de dix jours à deux mois et l'amende de 16 à 100 francs.

La jurisprudence qui régit actuellement le corps médical a pour base deux jugements rendus de 1825 à 1835. Ce furent les deux premiers cas que la justice eut à apprécier depuis la promulgation de la loi de l'an XI.

En 1825, le Dr Hélie, de Domfront, fut appelé pour faire un accouchement dans lequel la présentation était vicieuse. C'était une présentation du bras. Le médecin trouva une main sortant de la vulve ; il ne chercha pas à pratiquer la version et amputa le bras ; l'autre bras se présentant alors fut également amputé ; l'accouchement terminé, le médecin s'aperçut que l'enfant était vivant et il survécut à cette mutilation. Le père intenta un procès au Dr Hélie devant le tribunal de Domfront (1).

Le tribunal demanda l'avis de l'Académie de médecine, qui venait d'être fondée par Louis XVIII pour donner des conseils sur les questions de médecine et de chirurgie, notamment sur les questions de médecine légale (Art. 2). Une commission fut nommée le 13 juillet 1827, composée de Deneux, Desormaux, Moreau, pris dans la section d'accouchement, auxquels on adjoignit Adelon, professeur de méde-

(1) Dubrac, *Traité de jurisprudence médicale*, 2e édition, Paris, 1893.

cine légale. Le résultat de leur expertise les amena à rédiger un rapport dont la conclusion portait que le Dʳ Hélie avait commis une faute grave contre les règles de l'art.

En séance, l'Académie n'approuva pas les conclusions du rapport, et une nouvelle commission fut nommée le 29 septembre 1829 ; elle était composée de Desgenettes, Dupuytren, Itard, Récamier et Double. Le rapporteur, Double, concluait ainsi :

L'Académie croit de son devoir de protester contre l'interprétation forcée et l'application abusive, dans certains cas, des articles 1382 et 1383 du Code civil. Nul doute que les médecins ne demeurent légalement responsables des dommages qu'ils causent à autrui par la coupable application des moyens de l'art faite sciemment, avec préméditation et dans de perfides desseins ou de criminelles intentions ; mais la responsabilité des médecins dans l'exercice consciencieux de leur profession, ne saurait être justiciable de la loi. Les erreurs involontaires, les fautes hors de prévoyance, les résultats fâcheux hors de calcul ne doivent relever que de l'opinion publique. Si l'on veut qu'il en soit autrement, c'en est fait de la médecine. C'est un mandat illimité qu'il faut auprès des malades ; l'art de guérir ne peut devenir profitable qu'à cette condition. En fait donc de médecine pratique, de même qu'en matière de justice distributive, les médecins, non plus que les juges, ne sauraient devenir légalement passibles des erreurs qu'ils peuvent commettre de bonne foi dans l'exercice de leurs fonctions. Là, comme ici, la responsabilité est toute morale, toute de conscience : nulle action juridique ne peut être légalement intentée, si ce n'est en cas de captation, de dol, de fraude ou de prévarication. Ainsi le veut la juste intelligence des intérêts privés.

L'Académie approuva ces conclusions ; le médecin, à son avis, ne devait d'indemnité à son client que dans le cas où le dommage aurait été causé *intentionnellement*, dans de *perfides desseins* ou de *criminelles intentions*.

Le tribunal de Domfront, malgré l'avis de l'Académie, rendit le jugement suivant :

Le Tribunal, — appréciant l'avis de l'Académie, considérant qu'il ne peut prendre pour règle ces avis incomplets où les questions sont éludées plutôt que résolues et délibérées sous l'influence de cette pensée prédominante : *que les médecins, dans l'exercice de leur profession, ne sont pas justiciables des tribunaux pour les fautes graves résultant du défaut de science, de l'imprudence ou de quelque faute que ce soit, pourvu qu'il n'y ait pas coupable application des moyens de l'art faite sciemment, avec préméditation, dans de perfides desseins ou des intentions criminelles*, pensée que le tribunal ne peut partager ;

Considérant que les douleurs pour accoucher n'ont été vives et pressantes qu'à six heures du matin ; que tout annonce que ces douleurs vives et pressantes n'ont eu lieu qu'après l'arrivée du docteur Hélie ; qu'il est constant que ce médecin arriva au plus tard à neuf heures et que l'accouchement était terminé une heure après ; que la compression du bras droit de l'enfant n'a pu être ni violente ni de longue durée et n'a pu produire le sphacèle ; qu'elle a dû le produire encore moins au bras gauche qui se trouvait à peine engagé ; que d'ailleurs toutes les circonstances établissent l'absence du sphacèle, et que si le sphacèle n'existait pas, comme il faut le reconnaître, le préjudice causé par l'amputation des bras de l'enfant Foucault est évident ;

Considérant que, malgré l'assertion du médecin, il est douteux qu'il ait tenté la version de l'enfant avant de faire l'amputation ; que, d'ailleurs, il n'a essayé aucun des moyens recommandés en pareil cas ; que, loin de là, une heure lui a suffi pour faire les préparatifs de l'accouchement, tenter vainement, dit-il, l'introduction de la main (qu'il n'a même pas eu le soin d'enduire d'un corps gras), couper les deux bras, opérer la version et délivrer la femme Foucault ; que rien ne nécessitait cette précipitation, puisque, après six heures du matin, la femme Foucault se promenait encore dans son jardin ; qu'au moment de l'opération, elle s'est rendue elle-même sur son lit de douleurs, marchant seulement à l'aide d'un bras, et qu'après l'opération, elle a marché encore pour se rendre à un autre lit ; que par conséquent l'accoucheur avait tout le temps nécessaire pour suivre, dans un accouchement qui présentait des difficultés, les prescriptions des maîtres de l'art, essayer des divers moyens que cet art lui indiquait et appeler des confrères en consultation ; que, ne l'ayant pas fait, mais ayant, au contraire, agi sans prudence et avec une précipitation incroyable, il est coupable d'une faute grave qui le rend responsable du dommage résultant de la mutilation de l'enfant Foucault ;

Par ces motifs, condamne Hélie à payer à l'enfant Foucault 100 francs par an jusqu'à ce qu'il ait atteint l'âge de dix ans, et à lui servir ensuite une rente viagère de 200 francs (1).

(1) Dalloz, *Répertoire*, v° *Responsabilité*, n° 129, 1°.

La seconde affaire est plus intéressante, en ce qu'elle a parcouru toute l'échelle hiérarchique des tribunaux (1).

Le 10 octobre 1832, le Dr Thouret-Noroy fut appelé auprès d'un ouvrier nommé Guigne, et lui pratiqua la saignée. L'émission de sang fut normale, et après avoir arrêté l'hémorragie et placé un bandage compressif, le médecin se retira. Peu de temps après, il se produisit, au niveau du pli du coude, une tumeur douloureuse assez volumineuse, grosse comme un œuf de poule, ont dit les témoins. Le médecin fut rappelé et ordonna des pommades pour faire fondre la tumeur; le malade continuant à souffrir, fit de nouveau appeler le docteur, qui refusa de venir dix-huit jours après la saignée. Un autre médecin consulté diagnostiqua un anévrysme de l'artère brachiale, provenant de la piqûre de l'artère au cours de la saignée. On lia l'artère audessus et au-dessous de l'anévrysme; la gangrène suivit cette opération, et l'on fut obligé de recourir à l'amputation.

Guigne demanda une indemnité au Dr Thouret-Noroy.

Le tribunal d'Évreux, saisi de l'action en dommages et intérêts, rendit, le 17 décembre 1833, le jugement suivant :

Vu le jugement d'appointement de preuve daté du sept août dernier, les principes qu'il consacre et les résolutions qu'il contient, si la preuve entreprise par Guigne est faite, ou au moins s'il résulte de son enquête que le dommage qu'il éprouve par la privation du bras, doit nécessairement être imputé à la maladresse, à l'oubli des règles de son art, à la négligence ou à l'indifférence de Noroy ;

Or, attendu qu'il résulte de l'enquête directe : 1° qu'en saignant au bras droit Guigne, le sieur Noroy a ouvert l'artère dite brachiale; 2° que Noroy a dû reconnaître sur-le-champ cet accident grave; 3° que cependant il a négligé, à dessein de le dissimuler, de pratiquer immédiatement le seul moyen indiqué par la médecine, la compression par application d'un corps dur, se contentant d'un simple bandage; 4° qu'en cet état, Guigne a été abandonné pendant plusieurs jours par son médecin; 5° que l'anévrysme, conséquence nécessaire de la rupture de l'artère, s'étant manifesté et

(1) Dubrac, *Traité de jurisprudence médicale et pharmaceutique*, 1893.

Noroy en ayant été informé, au lieu de suivre encore les inspirations ou les prescriptions de son art, c'est-à-dire de tenter l'opération consistant dans la ligature, ce médecin aurait employé au moins les résolutifs, ce qui ne pouvait amener aucun résultat utile ; 6° que c'est ainsi que Guigne, dont la position s'aggravait chaque jour, a été conduit à réclamer le secours d'un autre médecin ; qu'il a souffert, mais trop tard, l'opération de l'anévrysme, puis enfin l'amputation ;

Attendu qu'il résulte de chacun comme de l'ensemble de tous ces faits, qu'il y a eu, de la part de Noroy, maladresse, oubli des règles, négligence grave, et conséquemment faute grossière dans la saignée et dans le traitement ultérieur ;

Vu les articles 1382 et 1383 du Code civil, et attendu qu'il est dû à Guigne une réparation en rapport au préjudice qu'il éprouve, à sa position sociale et aux dépenses qu'il a été obligé de faire ;

Le tribunal déclare l'enquête de Guigne concluante et prévalante sur la contre-enquête ; en conséquence, admet sa demande, condamne le sieur Noroy, à titre d'indemnité du tort qu'il lui a causé, à payer audit Guigne, dans le délai de huit jours, la somme de 600 francs et à lui servir annuellement, à compter de l'introduction du procès, à titre viager, et jusqu'à son décès, une somme de 150 francs payable de six mois en six mois; ordonne l'exécution provisoire quant aux 600 francs, conformément à l'article 135 du Code de procédure civile, étant accordés à titre de provision.

Thouret-Noroy fit appel et la cour de Rouen rendit l'arrêt suivant :

Attendu que les bases du jugement définitif sont fixées par le jugement d'appointement en preuve, et que ce jugement a été exécuté par les deux parties ;

Attendu qu'il résulte de l'ensemble des dépositions des témoins de l'enquête directe :

1° Que les personnes présentes lors de la saignée faite par Thouret au bras de Guigne furent étonnées de l'effet immédiat de cette saignée, de la manière dont le sang jaillissait et *brouait* ou *brouissait;* de la couleur du sang; de l'insistance que Thouret, malgré les observations qui lui furent faites, mit à ce que le sang fût jeté, ce qu'il exécuta lui-même et presque immédiatement ; des symptômes alarmants qui suivirent cette saignée;

2° Que pendant dix-huit jours, Guigne se plaignait continuellement de la douleur qu'il éprouvait au bras; qu'une tumeur se manifesta bientôt au siège de la saignée et augmenta chaque jour;

que, pendant ce temps, Guigne a été obligé de garder le lit et qu'on avait beaucoup de peine à lui passer ses vêtements lorsqu'il se levait ;

3° Que, dans cet intervalle, Guigne ne s'est livré à aucun travail ; qu'après ces dix-huit jours, la tumeur présentait la grosseur et le volume d'un œuf ; que cependant Thouret disait que ce n'était rien et qu'il donnerait de quoi faire passer cette tumeur ;

Attendu qu'il est inutile de s'attacher aux petites fioles fournies par Thouret, aux substances qu'elles contenaient, à la couleur qu'elles offraient à l'œil et à la douleur qu'elles ont produite au bras de Guigne ; qu'il suffit qu'il soit prouvé et même reconnu par Thouret qu'il a fourni ces fioles et la liqueur qu'elles contenaient, pour qu'il demeure constant que, longtemps après la saignée, le malade souffrait beaucoup et que le siège du mal était à l'endroit de cette saignée, où l'on remarquait cette forte tumeur attestée par un grand nombre de témoins, et dont Thouret n'a pu diminuer le volume, nonobstant ses diverses applications ou compressions ;

Attendu que c'est après diverses tentatives infructueuses et sans succès, et dans un moment où Guigne avait le plus grand besoin de l'assistance et des secours de son médecin, que celui-ci, désespérant sans doute de pouvoir guérir ou du moins soulager son malade, l'abandonna à ses souffrances ;

Attendu qu'aux symptômes qui ont accompagné la saignée, aux événements qui sont survenus postérieurement, à la tumeur qui s'est formée et a progressivement augmenté, aux douleurs continuelles du malade, à l'impossibilité où il était de se livrer à aucun travail, à l'inefficacité des remèdes de Thouret et à l'abandon du malheureux Guigne, il faut réunir ce qui s'est passé ultérieurement et les autres circonstances que révèle également l'enquête ; qu'il résulte des dépositions de quatre témoins qui ont été présents aux opérations antérieures à l'amputation, que l'officier de santé leur fit palper et reconnaître les battements qui existaient à la tumeur ; que lorsqu'elle fut ouverte, il en sortit du sang caillé et du sang liquide, de couleur rouge ; qu'ils reconnurent que la piqûre existait à l'artère ; qu'ils jugèrent à l'odeur et à la couleur du sang que c'était du sang artériel, et qu'ils ont vu le sang jaillir de l'artère avant l'introduction de la sonde ; qu'enfin, la gangrène survenue a nécessité l'amputation ;

Que Thouret, présent à l'enquête, n'a fait aucune observation, aucune interpellation lors de la déposition de Chuippe, dont il avait tant d'intérêt à contredire les déclarations, et les symptômes dont l'officier de santé rendait compte ;

Attendu qu'il est également établi par tous les documents du procès que c'est par le fait de Thouret-Noroy, par le résultat de la saignée qu'il a pratiquée, par la lésion de l'artère brachiale, par l'inefficacité de ses remèdes, par sa négligence grave, par sa faute grossière, notamment par l'abandon du malade dont il a refusé de visiter le bras, lors même qu'il en était par lui requis, que l'amputation du bras de l'infortuné Guigne, après ces opérations réitérées et douloureuses qu'il avait subies, est devenue indispensable ;

En adoptant les autres motifs qui ont déterminé les premiers juges,

La Cour, sans avoir égard à l'opposition formée par Thouret-Noroy, dont il est évincé, ordonne que son arrêt par défaut sera exécuté suivant sa forme et teneur et, vu l'article 126 du Code de procédure, condamne Thouret-Noroy, et par corps, en 400 francs à titre de supplément de dommages-intérêts envers Guigne ; fixe à six mois d'emprisonnement la durée de la contrainte par corps à raison de ce supplément seulement ; le condamne en outre aux dépens...

Thouret-Noroy forma un pourvoi en cassation. Il était défendu par Mᵉ Crémieux, Mᶜ Dupin remplissait les fonctions de procureur général.

Crémieux reprit les conclusions du rapport de Double et prononça la défense suivante :

Ainsi, disait-il, qu'un médecin donne des remèdes contraires à la maladie et que le malade meure ; qu'il opère contrairement aux règles de l'art, et que le malade meure, il n'y a contre le médecin aucune action. Et pourquoi? c'est que nul médecin ne peut être responsable de ses pensées, de son opinion, de son système. Soumis par la loi à des épreuves, à des examens, il a une capacité légale que nul ne peut lui contester. Qui pourra lui imputer à faute ce qu'il regarde comme une nécessité?

Vainement ceux qui passent pour les plus habiles affirmeraient-ils que l'art indiquait d'autres voies et proscrivait le remède indiqué, l'opération entreprise ; le médecin répondrait toujours : « L'erreur est chez vous ; le malade n'est pas mort par ma faute, car mon remède ou mon opération devait le guérir, si une circonstance imprévue ne l'eût entraîné. » Toujours au moins le médecin pourrait dire : « Il est possible que l'erreur soit chez moi, mais je n'en suis pas même convaincu, et l'expérience que j'ai tentée, que je crois devoir réussir, que je crois même utile aux progrès de l'art, je la tenterais de nouveau en pareille occurrence. »

On ne peut donc trouver dans la mort d'un malade cause de responsabilité pour un médecin, car rien n'est plus conjectural que la médecine. Dans un siècle où tant d'hommes remarquables brillent en France et en Europe de l'éclat d'un immense savoir et d'une si belle réputation, une maladie atroce a sévi sur la population qu'elle a, pour ainsi dire, décimée, et l'art est demeuré impuissant. (On sortait à peine de la période la plus intense du choléra.) Il n'est pas une de ces grandes renommées qui n'ait tenté de tous les systèmes, et tous les médecins différaient d'opinions, de vues, sur la nature, sur les causes, sur les préservatifs, sur les remèdes. Qui donc, parmi eux, a bien agi? Qui donc pourrait être responsable? Ce que nous disons pour cette affreuse épidémie, nous pouvons le dire même pour les maladies les plus ordinaires. Dès qu'elles ne suivent plus leur cours habituel, la science s'arrête et tâtonne. Elle essaie. Dans les premiers siècles, elle inscrivait sur des colonnes le genre de maladie et le traitement qui avait réussi. Aujourd'hui elle le répand dans les livres. Mais chaque médecin a son système; il aide la nature à sa manière; il la brise peut-être quand il croit la seconder. Rendez-le responsable, il laissera le malade.

Le médecin ne doit pourtant pas être à l'abri de la responsabilité; il ne s'agit que de préciser : un médecin appelé arrive en état d'ivresse, ordonne une prescription qui tue, fait subir une opération qui prive à jamais le malade de l'un de ses membres; la responsabilité est certaine. Elle ne reposera pas sur la prescription mal à propos ordonnée ou l'opération faite à contretemps; elle reposera sur ce fait de l'ivresse qui, troublant les facultés du médecin, n'a laissé à sa place qu'un homme indigne de sa profession. Un médecin voit un malade dans un état alarmant; il dit: « Cet homme est bien mal, mais je ne veux pas lui donner le remède nécessaire; tant pis pour lui, je me retire. » Le malade meurt; cette retraite, au moment du plus grand danger, est un fait qui entraînera une responsabilité possible.

Un autre opère une saignée, il s'est pourvu d'un instrument qui ne pique pas, mais qui déchire et brise; ou bien il n'a préparé aucun moyen d'arrêter le sang et, après avoir donné le coup de lancette, il a disparu, ne laissant aucun ordre, aucun préparatif, aucune ordonnance ; une terrible hémorragie emporte le malade, ou bien un autre accident se déclare qui amène l'amputation, — la responsabilité frappera le médecin.

C'est que, dans toutes ces hypothèses, on ne recherche pas si, en elle-même, la prescription était bonne, l'opération bien faite, ce qui est l'art, la science; on juge le fait de l'homme complètement distinct de l'avis, de l'opinion, de l'acte du médecin.

Ces principes que la raison indique, la législation les consacre. Non seulement aucune loi ne pose en principe la responsabilité du médecin, pour ses prescriptions ou ses opérations, mais il est certain que la loi spéciale du 19 ventôse an XI vient à l'appui de notre doctrine. En effet, après avoir tracé les conditions sans lesquelles nul ne peut exercer la profession de médecin, après avoir fixé les études, les exercices, les épreuves qui sont les garanties de la société, cette loi dit, à son article 28 : « Les docteurs reçus dans les écoles de médecine pourront exercer leur profession dans toutes les communes de la République, en remplissant les formalités prescrites par les articles précédents. »

Puis vient l'article 29 qui tranche la question ; il est ainsi conçu :

« Les officiers de santé ne pourront s'établir que dans le département où ils auront été examinés par le jury, après s'être fait enregistrer comme il vient d'être prescrit. Ils ne pourront pratiquer les grandes opérations chirurgicales que sous la surveillance et l'inspection d'un docteur, dans les lieux où celui-ci sera établi. Dans le cas d'accidents graves arrivés à la suite d'une opération exécutée hors de la surveillance et de l'inspection prescrites ci-dessus, il y aura recours en indemnité contre l'officier de santé qui s'en sera rendu coupable. »

Toute la loi, pour ce qui concerne la cause, est dans ces deux articles.

L'orateur du gouvernement disait au Tribunat : « Après avoir réuni les deux branches d'une seule et même science, qui doivent être inséparables, et formé de toutes les parties de l'art de guérir un ensemble complet, le nouveau système en distribue l'exercice en deux parties : l'une, vulgaire et commune, l'autre transcendante et supérieure. A l'état ancien qui blessait les convenances et que la raison condamnait, il substitue une disposition qui, en réglant les rangs suivant l'échelle des connaissances, ne distingue que ce qui en diffère par l'étendue du savoir et ne subordonne que ce qui est inférieur par la mesure du talent. Enfin ce système organise tout suivant l'ordre naturel et fait prendre à l'édifice médical une structure régulière, au lieu de cette forme gothique qu'il avait toujours présentée. »

Il ajoutait : « Pour cimenter toutes les parties de ce système, pour fortifier les liens de cette nouvelle institution, des mesures répressives et des dispositions pénales sont indiquées. »

Il est maintenant facile de saisir l'esprit de la loi : cette partie de l'art transcendante et supérieure qui n'appartient qu'aux hommes dont la capacité est prouvée par les études les plus sérieuses ne pouvait appeler des mesures d'indemnité. A qui pouvait-on déférer le jugement ?

Quant à la partie vulgaire et commune, elle est soumise à l'autorité du savoir, elle n'a pas le droit de s'élever sans assistance. Si pourtant, loin de tout autre secours, il faut recourir à un officier de santé, il a le droit d'agir ; mais il y a recours en indemnité contre lui dans le cas d'accidents graves, arrivés à la suite de son opération.

Dans la première circonstance, le savoir est à l'abri ; dans la seconde, le savoir met à l'abri celui qu'il protège. Quelque accident qui suive, lorsque l'homme de l'art opère par lui-même, ou lorsque l'officier de santé opère sous ses yeux, point de recours en indemnité, parce qu'alors la loi suppose que la nature seule a contrarié la science. Le recours existe contre celui-là seul que la loi ne présume pas assez capable pour agir de sa propre inspiration.

Aussi l'orateur du gouvernement disait au Corps législatif : « Le projet qui vous est aujourd'hui soumis ôte à l'ignorance et à l'avide charlatanisme les moyens de nuire à la santé des citoyens ; il enjoint de n'admettre à l'exercice de l'art de guérir que les sujets qui feront preuve d'une étude solide de cet art ; il rend à un état honorable la dignité qui seule peut en soutenir les avantages ; il donne au peuple français une garantie dans le choix des hommes éclairés dont les listes lui seront offertes d'après des épreuves sévères ; enfin il remédie aux maux que le silence des lois sur cet objet de sûreté publique avait fait naître dans toutes les parties de la France. »

Comment donc, en présence de ces paroles si explicites, en présence des expressions si claires de la loi, résister à cette vérité qu'il ne saurait y avoir contre le médecin aucun recours pour les prescriptions ou les opérations de son art ?

Voulez-vous que le médecin dont la présence ne permet pas même le recours contre l'officier de santé y reste lui-même soumis? *Quod jure permittante fit, non magis delictum est quam quod aliis non nocet* (1).

Ajoutons que si jamais la responsabilité a dû être repoussée, à peine d'être absurde, c'est quand il s'agit d'un art où les plus habiles sont si souvent trompés, où l'on ne peut exiger de personne une science absolue, mais seulement une science relative et encore une science qui, s'étudiant sans cesse à pénétrer le mystère impénétra-

______

(1) Vinnius, *Instit.*, liv. III, tit. XV.

ble de la nature humaine, restera toujours conjecturale et pleine
des plus désespérantes incertitudes.

M\ Crémieux résume ainsi la discussion à laquelle il vient
de se livrer :

Le médecin, dans l'exercice de sa profession, n'est soumis, pour
les prescriptions, ordonnances, opérations de son art, à aucune
responsabilité. La responsabilité ne peut être invoquée contre lui
que si, oubliant qu'il est médecin, et se livrant aux passions, aux
vices, aux imprudences de l'homme, il occasionne, par un fait
répréhensible, un préjudice réel au malade qui se confie à ses
soins. En d'autres termes, et à vrai dire, la responsabilité s'exer-
cera contre l'homme, jamais contre le médecin.

Ainsi, l'attaque-t-on pour avoir procédé à telle opération,
ordonné tel remède dont les conséquences auraient, dit-on, été dé-
sastreuses, il échappe au recours par son titre, par la présomption
légale de savoir qui s'attache à sa profession ; allons plus loin :
par la nécessité de la protection qui doit l'entourer, sous peine
des plus grands malheurs.

Lui reproche-t-on, au contraire, un fait répréhensible dans lequel
se trouvent confondues l'opération ou la prescription médicale,
mais qui peut s'en détacher et dont l'influence déplorable s'est fait
ressentir dans l'acte même du médecin, le recours est ouvert.

Il en est de lui comme de l'avocat : que l'avocat donne le conseil
le plus funeste aux intérêts d'un client qui le consulte, aucune responsabilité judiciaire ne peut l'atteindre ; mais que l'on prouve
qu'un fait répréhensible en lui-même a été cause que l'avocat a
donné le conseil ruineux, le recours est ouvert.

M\ Crémieux, pour protéger l'interprétation du système
qu'il vient d'établir contre la rigueur des lois romaines, soutient que les décisions de ces textes s'appuient sur des principes étrangers à la règle, qui, chez nous, fait la base de la
responsabilité, et ne sont plus en rapport avec nos usages
et nos mœurs. Pour prouver cette proposition et fortifier
l'interprétation qu'il a donnée de la loi du 19 ventôse an XI,
il cite un arrêt du Parlement de Paris, du mois de juin
1696, que nous avons indiqué plus haut :

Il n'y a, dit Brillon (1), qui cite cet arrêt, qu'un seul cas où

(1) Brillon, *Dictionnaire des arrêts*. Au mot *Chirurgien*.

l'on ait une action contre eux : c'est lorsqu'il y a eu dol, auquel cas c'est un véritable délit ; mais il en est autrement lorsqu'on ne peut leur imputer qu'un simple quasi-délit, à la différence du droit romain, qui voulait que l'impéritie fût regardée comme une faute.

La Peyrère (1) rapporte une espèce qui a été décidée d'après ce principe ; il ajoute que, par un arrêt du 6 juin 1714, le Parlement de Bordeaux déchargea un chirurgien des dommages-intérêts que lui demandait le sieur Monier, avocat à Limoges, pour avoir piqué l'artère à sa fille et l'avoir estropiée.

L'avocat discute ensuite les motifs sur lesquels s'est appuyé l'arrêt attaqué, et il s'efforce d'établir que les magistrats qui l'ont rendu sont sortis des bornes de l'examen de la responsabilité légale pour entrer dans le domaine de la science médicale, et qu'ils ont ainsi excédé leurs attributions.

Supposons, dit-il en terminant, que tous ces motifs trouvés incontestables par la Cour royale, trouvés insoutenables par tous les médecins, soient l'expression d'une vérité absolue, qu'en résulterait-il ? — Une grande ignorance de la part du médecin. Mais, encore une fois, ce n'est pas son ignorance, c'est sa volonté de faillir que la loi punit. *Consilii non fraudulenti nulla est obligatio.* Or, à moins qu'on ne veuille trouver cette volonté de faillir dans l'abandon du malade, il est bien constant qu'elle ne saurait être nulle part. Or l'abandon ne saurait être coupable que si le médecin avait compris la nécessité de ses soins et les avait refusés par volonté de nuire. Au contraire, d'après l'arrêt, Thouret-Noroy a cru que cette tumeur n'était rien, il a donné diverses liqueurs dans des fioles pour la guérir ; il n'a pu la dominer, malgré ses diverses applications ou compressions. Il n'y a pas là un refus de traitement ; il y a peut-être négation d'un état grave, en un mot une opinion. Cette opinion peut être erronée, mais les hommes de l'art et de la science ne sont pas responsables de leurs opinions, lors même qu'elles reposent sur une erreur !

A cette argumentation, M. le procureur général Dupin répondit :

Messieurs, on doit s'étonner du caractère de généralité que le

____

(1) La Peyrère, Lettre *C*, nᵒ 12.

demandeur en cassation s'est efforcé de donner à cette affaire. A l'entendre, s'il ne parvient à gagner son procès; il n'y a plus de médecine possible; les hommes les plus recommandables par leur science et leur vertu n'oseront plus exercer leur art, leur réputation sera remise à la merci des tribunaux, et ils se trouveront placés dans cette désespérante alternative, ou de refuser leur ministère dans toutes les circonstances difficiles, ou de répondre des malades sur leur fortune et leur considération.

Non, Messieurs, telle n'est pas la conséquence de l'arrêt qui vous est déféré; tel ne sera pas l'effet de celui que vous êtes appelés à rendre. Le docteur Thouret-Noroy aura seul perdu son procès; la noble profession de médecin n'en recevra pas d'atteintes, elle restera ce qu'elle a toujours été, une des plus belles, des plus utiles et des plus honorables, quand elle est honorablement exercée.

Il ne peut venir à la pensée de personne de rendre les médecins indéfiniment responsables de l'emploi d'un art qui, de l'aveu de tous, est souvent conjectural; depuis longtemps on l'a dit : *Quod medicorum est promittant medici.*

Mais si le simple défaut de science ou le défaut de succès ne suffisent pas pour motiver une action contre les médecins, il peut se rencontrer des circonstances où le dol, la mauvaise foi, une pensée criminelle, une négligence inexcusable et d'autres faits du même genre, entièrement séparés de la question médicale, constituent, de leur part, un manquement aux devoirs de leur état, tel qu'on ne pourrait proclamer, en pareil cas, l'irresponsabilité de l'homme de l'art, sans mettre en péril le reste de la société.

Dans ces circonstances rares, mais qui peuvent se présenter quelquefois, si le médecin est traduit devant les tribunaux, on ne doit pas dire que sa réputation est à leur merci. Seulement, ses actes sont soumis à leur équitable appréciation, comme le sont les actions de tous les autres citoyens, quels que soient d'ailleurs leur état et leur condition.

Les articles 1382 et 1383 du Code civil rappellent le principe général que chacun est responsable des dommages qu'il a causés non seulement par son fait, mais encore par sa négligence ou par son imprudence. Le savant et judicieux Domat l'avait développé en ces termes :

« Toutes les pertes et tous les dommages qui peuvent arriver par le fait de quelque personne, soit imprudence, légèreté, ignorance de ce qu'on doit savoir, ou autres fautes semblables, si légères qu'elles puissent être, doivent être réparées par celui dont l'imprudence ou autre faute y a donné lieu, car c'est un tort qu'il a fait, quand même il n'aurait pas eu l'intention de nuire (1). ».

Ce principe est établi par la loi civile de la manière la plus étendue, sans exception. Il exerce sa puissance non seulement sur les actes et sur les faits accidentels de la vie privée, mais encore sur ceux qui se rattachent à l'exercice des diverses professions ou même à celui des fonctions publiques.

C'est principalement dans ces derniers cas, c'est-à-dire lorsqu'il s'agit de l'exercice d'une profession ou d'une fonction publique, que l'on est responsable envers les tiers, non seulement de son imprudence, de sa légèreté, mais encore de l'ignorance de ce que l'on doit savoir.

« Il faut mettre au nombre des dommages causés par des fautes, dit encore Domat, ceux qui arrivent par l'ignorance des choses que l'on doit savoir. Ainsi, lorsqu'un artisan, pour ne pas savoir ce qui est de sa profession, fait une faute qui cause quelque dommage, il en sera tenu ; ainsi, s'il arrive qu'un charretier ayant mal rangé des pierres sur une charrette, la chute d'une pierre cause quelque mal, il en répondra (2). »

De même l'architecte ou l'entrepreneur est responsable pendant dix ans, aux termes de l'article 1792 du Code civil, de l'édifice qu'il a construit, et il doit réparation de tous les dommages qu'aurait occasionnés sa chute survenue, en tout ou en partie, par le vice de la construction, même par le vice du sol, parce qu'il devait connaître les règles de son art et les mettre en pratique, de manière à prévenir cette chute.

Une responsabilité semblable pèserait sur le charpentier, sur le couvreur, et sur tout autre artisan exerçant une profession industrielle. Pothier cite notamment pour exemple le cas où un charpentier aurait mis des étais trop faibles et aurait ainsi, par sa faute, entraîné la chute d'un édifice.

Cette rigueur de principes, puisée dans la loi naturelle elle-même, serait-elle uniquement réservée contre ceux qui exercent des professions mécaniques, industrielles ? De telle sorte que, dans les professions scientifiques, dans les charges ou les fonctions publiques, qui supposent plus d'études, plus de savoir, et des conditions d'aptitude plus élevées, il y aurait, à l'inverse, moins de responsabilité ? Non, Messieurs, il n'en est pas ainsi.

Parcourons la série de ces diverses professions, charges ou fonctions publiques; dans toutes, nous trouverons l'application des mêmes principes pour la réparation du dommage causé.

____

(1) Domat, liv. III, sect. 4, n° 1er.
(2) Domat, l. III, sect. 4, n° 5.

1° Le notaire répond de la nullité ou des vices des actes qu'il passe, soit qu'elle provienne des surcharges, interlignes, additions, vices ou omissions de forme, aux termes des articles 16 et 68 de la loi du 25 ventôse an XI. Et la jurisprudence et les auteurs sont d'accord pour étendre cette responsabilité aux nullités qui sont le résultat non seulement d'une faute proprement dite, mais encore de l'impéritie, de l'ignorance d'une chose que le notaire ne devait pas ignorer. Ainsi, dans un cas pareil, la nullité d'un testament, d'une donation ou des transactions les plus importantes retomberait à sa charge, et il serait obligé d'indemniser les parties lésées par les conséquences de son impéritie (1).

2° L'huissier est soumis aux mêmes règles pour la nullité des exploits ou des actes dont il est chargé, provenant de sa négligence ou de son impéritie dans les choses qu'il doit savoir. L'article 45 du décret du 14 juin 1813 contient une application particulière de cette responsabilité ;

3° De même l'avoué, pour les procédures qu'il est chargé de diriger ;

4° L'agent de change, pour les opérations qui lui sont confiées.

5° Nul doute enfin que l'avocat ne soit aussi responsable dans l'exercice de sa profession. Sans doute il ne sera pas exposé à se voir assigné, à l'issue de l'audience, pour répondre du jugement du procès. L'avocat ne peut répondre de l'arrêt ; il ne peut répondre de ce qui serait le résultat de l'erreur, de la partialité ou de la passion du juge. Un mal jugé est pour lui ce que la nature, la mort, la fatalité sont pour le médecin : des cas fortuits, une force majeure. Mais il serait responsable si, par négligence, légèreté ou même ignorance de ce qu'il devait savoir nécessairement, il avait porté préjudice à ses clients. L'article 17 de l'ordonnance du 20 novembre 1822 en contient la réserve expresse.

Cela ne veut pas dire que les notaires, les agents de change, les huissiers, les avoués et les avocats se trouveront exposés à des procès quotidiens de la part de leurs clients ; que nul d'entre eux n'osera plus se charger des actes de son ministère ; enfin, que l'on méconnaîtra les règles de la simple raison qui veulent que l'on tienne compte du plus ou du moins de capacité, du plus ou du moins d'expérience ou de talent dans les hommes qui exercent une même profession, et qu'on réponde aux clients qui se plaignent de ceux qu'ils ont choisi : « Pourquoi avez-vous choisi ainsi ? *Cur talem elegeris?* »

Aucune de ces objections n'est fondée, parce que, dans la res-

(1) Grenier, *Traité des donations*, t. Ier, n° 232. — Toullier, t. V, n° 389.

ponsabilité telle que l'entend la loi civile, il ne s'agit pas de capacité plus ou moins étendue, de talent plus ou moins brillant, plus
ou moins solide, mais seulement de la garantie contre l'imprudence, la négligence, la légèreté et une ignorance crasse des choses
que l'on devait nécessairement savoir et pratiquer dans sa profession.

Les tribunaux sont là pour apprécier les faits et, dans cette
appréciation, ils ne doivent pas perdre de vue ces principes : que
pour qu'un homme puisse être déclaré responsable d'un acte de sa
profession, il faut qu'il y ait une faute dans son action, c'est-à-dire
il faut qui lui ait été possible, avec plus de vigilance sur lui-même
ou sur ses actes, de s'en garantir, ou que le fait qui lui est reproché soit tel qu'il soit tout à fait inexcusable de l'avoir commis.

Ce qui doit consoler les professions de la responsabilité qui
pèse sur ceux qui les exercent, c'est que l'exercice des fonctions
publiques entraîne la même responsabilité dans les cas qui en sont
susceptibles. Cette responsabilité, à l'égard des fonctionnaires
publics, est non seulement l'application d'un principe de droit
naturel, mais l'application d'un principe de droit constitutionnel.
Le roi seul est irresponsable.

Ainsi, sans parler des dépositaires publics, responsables des
deniers ou des actes qui leur sont confiés ; des conservateurs des
hypothèques, responsables, à peine de dommages-intérêts envers
les héritiers, des formalités que la loi prescrit de remplir, je parlerai de ce qui concerne les magistrats.

Le Code de procédure établit, d'une manière générale, la prise
à partie contre les juges, en réparation du dommage qu'ils ont
pu causer par leur faute à leurs justiciables ; et il établit cette
action non seulement pour des cas de négligence, par exemple,
en matière criminelle, si le juge qui a tenu l'audience n'a pas
signé dans les vingt-quatre heures la minute du jugement (1),
ou si le juge de paix a laissé périmer l'instance par sa faute (2),
mais encore dans des cas où il peut n'y avoir eu qu'une ignorance
ou un oubli de la loi. Ainsi la responsabilité pèse sur le juge s'il
a prononcé la contrainte par corps dans des cas pour lesquels la
loi ne l'a pas établie (3) ; sur le juge d'instruction pour l'inobservation des formalités requises à l'égard des témoins (4) ; sur le

(1) Code d'instruction criminelle, art. 164.
(2) Code de procédure civile, art. 15.
(3) Code civil, art. 2063. Cet article n'a plus d'objet depuis la loi du
22 juillet 1867 qui a supprimé la contrainte par corps en matière commerciale, civile et contre les étrangers. Mais le principe posé par M. Dupin
s'appliquerait aujourd'hui aux art. 13 et suivants de cette loi.
(4) Code d'instruction criminelle, art. 77.

juge d'instruction et sur le ministère public, pour inobservation des formes prescrites dans les divers mandats (1); sur le juge d'instruction ou sur l'officier qui a commis une nullité qui oblige à recommencer tout ou partie de la procédure (2); enfin sur le procureur général, s'il a porté devant la Cour une accusation hors les formes et les cas déterminés par la loi (3).

M. le procureur général cite ici l'exemple de Pothier qui, dans un procès dont il était rapporteur, indemnisa la partie qui avait perdu son procès par suite de l'omission qu'il avait faite d'une pièce décisive dans son rapport.

Pourquoi donc les médecins et les chirurgiens seraient-ils seuls exempts de cette responsabilité naturelle qui pèse à la fois sur toutes les fonctions publiques et sur toutes les professions ? Comment donc leur diplôme serait-il, pour eux, un brevet d'impunité? Renferme-t-il donc dans la clause burlesque qu'a rapportée à cette audience l'avocat du demandeur, le droit d'agir *impune per omnem terram?*

Dira-t-on qu'avant d'être autorisés à exercer leur profession, ils subissent des examens, soutiennent des thèses, et que leur capacité se trouvant ainsi légalement établie, ils n'ont plus à répondre? Mais le notaire, l'avocat ont aussi des épreuves légales à subir, des diplômes à recevoir, et cela ne les empêche pas d'être responsables !

Dira-t-on que c'est au client à s'en prendre à lui-même du mauvais choix qu'il a fait et qu'on pourra toujours lui dire : « Pourquoi avez-vous choisi celui-là ? » Mais la même raison pourrait aussi bien s'appliquer à l'égard du notaire, de l'avoué, de l'avocat.

Dira-t-on enfin, comme les médecins eux-mêmes ont la modestie d'en convenir, que la médecine est un art conjectural; que les plus grandes renommées de la science diffèrent souvent, dans la même maladie, d'opinion, de vues, sur la nature, sur les causes, sur les préservatifs, sur les remèdes, et que nul n'osera plus entreprendre une cure, hasarder une opération, s'il lui faut répondre du résultat?

Mais qui songe à imposer aux médecins ou à toute autre profession scientifique quelconque une telle responsabilité? Dans les questions de ce genre, il ne s'agit pas de savoir si tel traitement a

(1) Code d'instruction criminelle, art. 112.
(2) *Idem*, art. 415.
(3) *Idem*, art. 271.

été ordonné à propos ou mal à propos, s'il devait avoir des effets salutaires ou nuisibles, si un autre n'aurait pas été préférable, si une telle opération était ou non indispensable, s'il y a eu imprudence ou non à la tenter, adresse ou maladresse à l'exécuter, si avec tel ou tel instrument, d'après tel ou tel autre procédé, elle n'aurait pas mieux réussi. — Ce sont là des questions scientifiques à débattre entre docteurs, et qui ne peuvent pas constituer des cas de responsabilité civile et tomber sous l'examen des tribunaux.

Mais du moment que les faits reprochés aux médecins sortent de la classe de ceux qui, par leur nature, sont exclusivement réservés aux doutes et aux discussions de la science, du moment qu'ils se compliquent de négligence, de légèreté, ou d'ignorance de choses qu'on doit nécessairement savoir, la responsabilité de droit commun est encourue et la compétence de la justice est ouverte.

Qu'un médecin ordonnance une potion, qu'il proportionne les éléments dont il la compose d'une manière plus ou moins salutaire, plus ou moins en harmonie avec le mal et avec le tempérament du malade, jusque-là, il peut n'y avoir qu'un fait soumis aux discussions scientifiques des docteurs ; mais qu'il prescrive une dose telle qu'elle a dû être infailliblement un poison, par exemple une once d'émétique au lieu de deux ou trois grains, toute la responsabilité de ce fait retombe sur lui, sans qu'il soit nécessaire, à l'égard de la responsabilité purement civile, de rechercher s'il y a, de sa part, intention coupable ; il suffit qu'il y ait eu négligence, légèreté ou méprise grossière, et par là même inexcusable.

Assurément il serait injuste et absurde de prétendre qu'un médecin ou un chirurgien réponde indéfiniment des résultats qu'on voudrait attribuer à l'ignorance ou à l'impéritie. Mais, réciproquement, il serait injuste et dangereux pour la société de proclamer comme un principe absolu qu'en aucun cas ils ne sont responsables dans l'exercice de leur art.

Un jugement qui se serait décidé par l'une ou l'autre de ces deux raisons ne pourrait échapper à la cassation.

Mais si la vérité n'est dans aucun de ces deux extrêmes, elle se trouve dans le juste milieu qu'il faut garder ici comme en bien d'autres circonstances. — Non, le médecin, le chirurgien ne sont pas indéfiniment responsables, mais ils le sont quelquefois ; ils ne le sont pas toujours, mais on ne peut pas dire qu'ils ne le soient jamais.

Cependant, où est la limite de cette responsabilité ? Où tracerons-nous la ligne de démarcation ? Il est impossible de la fixer d'une manière générale. C'est au juge à la saisir et à la déterminer dans chaque espèce, selon les faits et les circonstances qui peuvent varier à l'infini, en ne perdant jamais de vue le principe fondamental que nous avons posé et qui doit toujours lui servir de guide : qu'il faut pour qu'un homme soit responsable d'un acte de sa profession, qu'il y ait eu faute dans son action; soit qu'il lui eût été possible, avec plus de vigilance sur lui-même ou sur ses actes, de s'en garantir, ou que le fait qui lui est reproché soit tel que l'ignorance, sur ce point, ne lui était pas permise dans sa profession. C'est aux tribunaux à faire cette application avec discernement, avec modération, en laissant à la science toute la latitude dont elle a besoin, mais en accordant aussi à la justice et au droit commun tout ce qui leur appartient.

Les docteurs ont invoqué l'autorité de Montesquieu fondé sur ce passage de l'*Esprit des lois* : « Les lois romaines voulaient que les médecins pussent être punis pour leur négligence ou leur impéritie. Dans ces cas, elles condamnaient à la déportation le médecin d'une condition un peu relevée et à la mort celui qui était d'une condition plus basse. Par nos lois il en est autrement ; les lois de Rome n'avaient pas été faites dans les mêmes circonstances que les nôtres : à Rome, s'ingérait de la médecine qui voulait ; mais, parmi nous, les médecins sont obligés de faire des études et de prendre certains grades; ils sont donc censés connaître leur art (1). »

Mais la présomption peut être détruite par les faits. Tout est dans la preuve, telle est la jurisprudence française.

Monsieur le conseiller a établi, dans son rapport, que, dans l'ancienne jurisprudence, il y avait doute si l'on pouvait agir par la voie criminelle ; mais il a démontré, en même temps qu'il n'y avait aucun doute qu'on pût agir par l'action civile : seulement cette responsabilité civile, rarement invoquée, était tantôt accueillie, tantôt repoussée par les tribunaux, selon la qualité des faits et la nature des circonstances (2).

Tout dépendait des circonstances et, comme le dit Papon : « de la faute des médecins et chirurgiens il faut enquérir ». C'est-à-dire, il faut procéder à une instruction pour rechercher et cons-

---

(1) Montesquieu, *Esprit des lois*, l. 29, ch. 14.
(2) Autorités citées par M. le conseiller Brière-Valigny dans son rapport : — *De lege Aquilia*, § 6 et 7, Inst. 4, 3. — FF. 7, *De off. præsid.*, ff. 1, 18. — FF. 7, § 8. — FF. 8, *Ad leg. Aquil.*, ff. 9, 2. — Papon, *Recueil d'arrêts*, l. 23, tit. 8. — Denizart, vº *Chirurgien*, nº 12. — Brillon, *Dict. des arrêts*, vⁱˢ *Apothicaire*, *Chirurgien* et *Médecin*.

tater la nature et la vérité des faits et juger en conséquence.

La loi spéciale du 19 ventôse an XI, invoquée par le demandeur, ne contient rien qui soit contraire aux principes que nous venons d'exposer. De ce qu'elle accorde un recours en indemnité contre l'officier de santé dans le cas d'accidents graves arrivés à la suite d'une opération qu'il aurait exécutée hors de la surveillance et de l'inspection d'un docteur (article 29), on a cru être en droit de conclure que, puisque la loi déclare l'officier de santé responsable, et n'étend pas cette disposition au docteur, puisque, au contraire, le docteur, par sa seule surveillance, suffit pour communiquer à l'officier de santé son irresponsabilité, il est lui-même irresponsable.

Mais la conclusion n'est pas juste. La loi ne dit nulle part que le docteur en médecine est dispensé de répondre de ses faits de négligence, de légèreté ou d'ignorance des choses qu'il doit savoir ; elle dit seulement que l'officier de santé sera soumis à un recours en indemnité pour les suites graves d'une opération, lorsqu'il aura négligé d'appeler un docteur. Ainsi la différence entre eux, c'est que, pour rendre le docteur responsable, il faudrait établir contre lui des faits de négligence, de légèreté ou d'ignorance impardonnable, tandis que, contre l'officier de santé, le simple fait de n'avoir pas réclamé l'assistance d'un docteur est une négligence suffisante pour entrainer la responsabilité, et il n'y a aucun besoin d'en établir d'autre contre lui.

Aussi voyons-nous que, sous l'empire de cette loi comme sous l'ancienne jurisprudence, la responsabilité invoquée contre les pharmaciens, chirurgiens et médecins, a été appliquée par plusieurs arrêts que je ne rappellerai pas, parce qu'ils ont été cités par M. le rapporteur, toutes les fois qu'il s'est présenté des cas, rares à la vérité, mais des cas précis, où les faits avaient le caractère de gravité jugé nécessaire pour entraîner cette responsabilité.

Faisons maintenant l'application de ces principes à l'espèce. La Cour de cassation n'est pas juge du fait ; elle n'a point à le rechercher, à le construire, à le prouver : c'est la mission des juges ordinaires. La Cour de cassation accepte le fait tel qu'il est établi dans l'arrêt attaqué, et le mal jugé fût-il patent, il suffit qu'il soit en fait pour qu'il échappe à la censure de la Cour. — La question dépend des circonstances. Voilà pourquoi, ainsi que nous l'avons vu, on peut citer des arrêts qui auront condamné, d'autres qui auront absous pour ce fait.

Il n'y a pas à examiner non plus avec les premiers juges si, l'accident arrivé, il fallait employer tel mode de compression ou tel autre, si les moyens résolutifs étaient suffisants ou non. La question est ici entre Hippocrate et Galien ; elle n'est pas judiciaire, et s'il n'y avait que de pareils motifs pour soutenir l'arrêt, ils seraient impuissants ; il devrait être cassé.

Mais l'arrêt, en cela d'ailleurs mieux motivé que le jugement des premiers juges, nous fournit d'autres faits précis, judiciairement établis, qu'il ne nous appartient pas de rechercher ni de vérifier, mais que nous devons admettre pour constants.

Il y a eu enquête, contre-enquête ordonnée, faite et acceptée de part et d'autre, et, à la suite de cette recherche, l'arrêt déclare, en termes exprès :

« Qu'il est établi par tous les documents du procès que c'est par le fait de Thouret-Noroy, par le résultat de la saignée qu'il a pratiquée, par la lésion de l'artère brachiale,.... par sa négligence rare, par sa faute grossière, notamment par l'abandon du malade dont il a refusé de visiter le bras, lors même qu'il en était par lui requis, que l'amputation du bras de l'infortuné Guigne, après les opérations réitérées et douloureuses qu'il avait subies, est devenue indispensable. »

La discussion de ces faits, quant à la vérité de leur existence, n'est plus permise devant vous.

N'y eût-il que celui d'avoir abandonné le malade et refusé de le visiter lors même qu'il en était par lui requis, ce fait, à lui seul, suffirait pour justifier la condamnation en dommages-intérêts civils prononcée contre Thouret-Noroy ; en désertant son malade, il a manqué au premier devoir de son état, à cette double qualité qui distinguait le médecin d'Horace : *celer atque fidelis medicus*.

Que les médecins se rassurent, l'exercice de leur art n'est pas mis en péril, la gloire et la réputation de ceux qui l'exercent avec tant d'avantage pour l'humanité ne seront pas compromises par la faute d'un homme qui aura failli sous le titre de docteur. On ne conclut pas, ou l'on conclurait mal du particulier au général et d'un fait isolé à des cas qui n'offriraient rien de semblable. Chaque profession renferme dans son sein des hommes dont elle s'enorgueillit et d'autres qu'elle désavoue.

Dans ces circonstances et par ces considérations, nous estimons qu'il y a lieu de rejeter le pourvoi.

Le 18 juin 1835, la Cour, faisant droit à ces réquisitions, rendit l'arrêt suivant :

La Cour, attendu que, pour décider que le sieur Thouret-Noroy était responsable envers Guigne de la perte de son bras, l'arrêt attaqué s'est fondé sur la négligence de ce médecin, sur la faute grave, et notamment sur l'abandon volontaire où il avait laissé le malade, en refusant de lui continuer ses soins et de visiter son bras lorsqu'il en était par lui requis ;

Que ces faits matériels sont du nombre de ceux qui peuvent entraîner la responsabilité civile de la part des individus à qui ils sont imputables, et qu'ils sont soumis, d'après les articles 1382 et 1383 du Code civil, à l'appréciation des juges ;

Que l'arrêt attaqué, en se conformant à ces principes, n'a violé ni la loi du 19 ventôse an XI ni les deux maximes de droit invoquées et n'a commis aucun excès de pouvoir ;... — rejette (1)..... »

Cette série d'arrêts constitue la base de la jurisprudence actuelle, mais avant d'aller plus loin, je veux vous parler de ce que l'on doit entendre par abandon du malade, formule que l'on voit apparaître pour la première fois.

Le médecin, Messieurs, est absolument libre de se rendre ou non à l'appel d'un malade (2) ; rien ne peut l'y obliger ; qu'il ait raison ou tort, c'est affaire de conscience, et personne n'a le droit de pénétrer dans ce domaine réservé. Mais où le médecin devient répréhensible, c'est quand il y a promesse écrite ou verbale ; quand il y a contrat, même tacite, il est tenu de se rendre auprès de son malade (3). Ainsi, par exemple, une dame enceinte vient vous trouver, vous demande de l'assister pendant l'accouchement ; vous lui répondez affirmativement, elle compte sur vous ; les premières douleurs se produisant, on vous appelle, vous refusez de vous rendre auprès d'elle : vous êtes répréhensible, vous lui avez causé préjudice, et par conséquent vous êtes passible de dommages et intérêts. Il en est de même si, après avoir commencé le traitement d'un malade, vous l'abandonnez sans raison. Vous n'êtes pas tenu de vous rendre auprès d'un malade quelconque, mais vous devez vous rendre à l'appel de votre malade.

La jurisprudence, telle qu'elle a été instituée à la suite de la

(1) *Journal du Palais*, 1835, 1836, p. 337.'
(2) Cour de cassation, 29 fructidor an X, P. Chron, et 4 juin 1830, P. Chron.
(3) Cour d'Amiens, 16 novembre 1857.

plaidoirie de Dupin par l'arrêt de la Cour de cassation, est un très bon terrain de défense pour le médecin et il faut s'y tenir. Aujourd'hui, les tribunaux ont tendance à empiéter sur ce terrain et c'est à tort, car il est impossible aux juges de rendre des arrêts équitables sur des questions de diagnostic ou de traitement, soumises à des appréciations si diverses et à des interprétations si différentes.

Le nombre des affaires de responsabilité médicale a depuis quelques années augmenté dans des proportions considérables ; ainsi, Messieurs, en 1876, quand j'ai commencé à m'occuper spécialement de médecine légale, on ne comptait, chaque année, qu'un ou deux cas d'expertise mettant en jeu la responsabilité médicale ; actuellement, on compte environ huit à dix affaires de ce genre par mois.

Cette augmentation est due à ce fait qu'autrefois le malade, mécontent à tort ou à raison de son médecin, se plaignait à sa famille, à ses voisins ; au contraire, aujourd'hui, le moindre petit fait de ce genre est aussitôt enregistré par la gazette locale, reproduit par d'autres journaux, et le parquet est mis en demeure de poursuivre l'affaire qui lui est indiquée par les malades, les familles, ou parfois même par un compétiteur peu scrupuleux.

Messieurs, depuis le réquisitoire si précis de Dupin, la doctrine est restée la même, mais le langage des magistrats à l'égard des médecins n'a pas conservé une forme aussi courtoise ; je ne veux vous en citer qu'un exemple, que j'emprunterai à un article d'un conseiller de la cour de Paris, Denis Weill (1) : « Si leur diplôme leur confère un privilège, ce privilège, créé non *dans leur intérêt*, mais *dans l'intérêt public*, ne saurait, à peine de devenir entre leurs mains une arme braquée contre la sécurité des citoyens, assurer un bill d'immunité *à la malice, à l'imprudence* ou *à la légèreté.* »

(1) Denis Weill, *le Droit*, 2 juin 1886, p. 525.

IV. — Qui doit être juge des actes accomplis par les médecins ?

A bien des reprises, le corps médical s'est inquiété de savoir quels devaient être les juges des médecins, et quel tribunal pourrait être le plus compétent pour juger soit leurs fautes, soit leurs différends professionnels.

On peut ranger les fautes commises par les médecins dans quatre classes : les actes criminels, les infractions aux lois concernant l'exercice de la médecine, les erreurs médicales, les fautes concernant l'honorabilité médicale.

Pour les actes criminels, tout le monde est d'accord : le médecin qui a commis un vol, un avortement, un viol, doit être déféré aux tribunaux compétents.

Pour ce qui est des infractions aux lois concernant le secret médical, les déclarations de naissance, les inhumations, de même que pour les erreurs de diagnostic, de posologie et pour les faits de déontologie et d'honorabilité médicale, les médecins ont à maintes reprises demandé à être jugés par un conseil de médecins.

En 1845, les médecins de France tinrent un congrès dans cet amphithéâtre même, et les efforts des congressistes aboutirent au dépôt fait par Salvandy, en 1847, d'un projet de loi qui fut voté par la Chambre des députés. Cette loi devait être présentée à la Chambre des Pairs, en mars 1848, mais la révolution de Février, qui amena la chute du gouvernement, fit tomber ce projet de loi dans l'oubli.

Plus tard, le Dr Surmay, de Ham, proposa qu'il fût créé un *ordre des médecins* analogue à l'ordre des avocats. Cette proposition inspirée par les raisons les plus honorables me semble impossible à réaliser. En effet, il n'y a aucune ressemblance dans l'exercice de ces deux professions.

Le gouvernement confère le titre de licencié ou de docteur en droit ainsi que celui de docteur en médecine, il y a sur ce point identité, mais en choisissant la carrière d'avocat, le licencié ou le docteur en droit prend une des voies spéciales ouvertes par son grade. Le titre conféré par l'État est irrévocable, mais les avocats, lors de leur inscription au barreau, sont avertis que s'ils commettent quelque infraction aux règles de l'ordre, ils seront appelés devant le conseil, et suivant la gravité du cas seront frappés : soit d'un blâme, soit d'une suspension, soit de la radiation. C'est là le fait révocable. De plus, un avocat, pour plaider, est obligé de se présenter à la barre du tribunal ; s'il donne des consultations dans son cabinet, il y a des actes signés de son nom ; comme la magistrature accepte et fait exécuter les décisions du conseil de l'ordre des avocats, il est facile d'empêcher cet avocat d'exercer sa fonction.

Il n'en va pas de même du médecin, car il est impossible d'empêcher le médecin d'aller faire une visite dans une maison particulière ou de recevoir qui bon lui semble chez lui ; l'ordonnance, d'ailleurs facile à faire exécuter par un pharmacien complaisant, pourrait seule prouver qu'il fait des visites médicales ou donne des conseils à des malades. Le pharmacien à titre privé remplacerait donc le tribunal ou la cour.

L'avocat qui est rayé du barreau peut gagner sa vie autrement qu'en mettant sa parole au service de ses clients, le médecin à qui l'on défendrait d'exercer sa profession serait condamné à vivre dans le plus profond dénûment.

Messieurs, quand vous avez terminé vos études, après que l'on s'est assuré, en vous faisant passer de nombreux examens, que vous êtes aptes à soigner un malade, l'État vous délivre un diplôme, qu'une fois donné, il n'a plus la faculté de vous retirer ; l'étudiant en droit, qui a passé avec succès les examens de la licence ou du doctorat, possède aussi un diplôme, mais ce diplôme ne le met pas dans l'obligation de se faire avocat, il peut choisir entre les diverses branches du droit une autre voie, et si l'une lui est fermée les autres lui restent ouvertes.

Un autre projet est celui qui a été présenté par le Dr Dignat et le Syndicat des médecins de la Seine. D'après cette proposition, dans chaque département, les médecins seraient réunis en un collège qui élirait un conseil de neuf docteurs dont les fonctions seraient entièrement gratuites. Ce tribunal serait compétent pour juger les questions d'honorabilité professionnelle, les contestations entre médecins et clients, et les questions d'erreurs de doses ou de diagnostic. Les peines qui pourraient être infligées seraient : l'admonestation, le blâme, enfin l'exclusion du collège départemental, c'est-à-dire que, frappé de cette dernière peine, on ne pourrait être ni électeur du conseil, ni éligible ; de plus, l'État, les villes et les communes devraient s'engager à ne pas donner de fonctions au médecin exclu. Enfin, le jugement du conseil des médecins serait affiché dans la ville ou la commune du médecin jugé coupable.

Le jugement du conseil médical serait susceptible d'appel, et dans ce cas le fait serait soumis à la Cour d'appel.

L'application de ce projet présenterait de sérieuses difficultés.

Pour permettre à l'État, aux villes, aux communes d'exclure des fonctions publiques une certaine catégorie de médecins, il faudrait une loi, et il est bien probable qu'il serait impossible de la faire voter par le parlement. De plus, comment ce conseil de médecins pourrait-il faire son enquête? Il n'aurait aucun pouvoir pour obliger le témoin à se présenter devant lui, il n'aurait pas le droit de lui faire prêter serment, il ne pourrait pas confronter les divers témoins dont les dires seraient contradictoires.

Ce sont là des difficultés de procédure, mais je voudrais qu'elles pussent être écartées, car le projet est bon, en ce que ces chambres de discipline auraient toute l'autorité nécessaire pour juger les questions d'honorabilité et de dignité professionnelle; elles pourraient, au besoin, donner de salutaires avertissements, prévenir le jeune médecin que telle pratique est irrégulière, et par là rendre de grands services.

Le projet soulève d'autres critiques que je vais vous exposer rapidement :

La punition la plus forte infligée par le collège est l'exclusion de son sein, mais aurait-on le droit d'exclure? J'ai vu, à l'Association générale des médecins de France, un cas analogue. A la suite de la décision d'une commission nommée à cet effet, un membre a été déclaré exclu de la société, mais celui-ci ne s'est pas considéré comme radié et nous a répondu : «J'ai régulièrement payé mes cotisations, donc je reste. » Le conseil d'État, à qui ce cas fut soumis, donna entièrement raison au médecin en question, qui demeura encore membre de l'Association pendant de longues années.

Je sais que le cas n'est pas identique, car ce médecin payait une cotisation à l'Association médicale, tandis que les membres du collège médical ne seraient soumis à aucune rétribution, puisque c'est le conseil général du département qui devrait voter les fonds nécessaires. Quant à l'affichage du jugement, auquel on a dû renoncer pour les débitants de denrées falsifiées, il serait bien difficile d'y avoir recours envers un homme en faveur duquel déposeraient les malades, les voisins, etc. Il irait toujours en appel, nous l'y retrouverons tout à l'heure.

D'autre part, comment punir une faute commise? Il faut d'abord la définir. Qui pourrait affirmer que ce qui serait toléré dans un département n'entraînerait pas l'exclusion dans le département voisin ? Il faudrait donc un code de déontologie médicale ; mais ce code, Messieurs, est-il possible de le faire? Bien des facteurs entrent en jeu dans cette notion toute morale que l'on nomme la déontologie.

Que fera le conseil médical quand un plaignant lui affirmera qu'un malade a succombé non aux suites de la maladie, mais à celles du traitement? Est-il possible d'affirmer absolument qu'un traitement est mauvais, qu'un médicament est nuisible? Assurément non; ce que l'on condamnera aujourd'hui sera bon demain; la Sorbonne n'a-t-elle pas condamné le quinquina, l'émétique, l'antimoine comme étant des médicaments nuisibles à la santé? Il en a été de même de la transfusion.

A chaque instant, Messieurs, la science est bouleversée par les découvertes nouvelles. Il est bien certain que, il y a trente ans, un médecin pratiquant la laparotomie, comme elle se pratique aujourd'hui, aurait été considéré comme coupable d'imprudence, et cependant, actuellement, c'est une opération que l'on fait très facilement, peut-être même trop souvent. Quand j'ai commencé mes études médicales, donner plus de 1^{gr},50 à 2 grammes d'iodure de potassium aurait semblé une faute lourde; aujourd'hui, on en donne jusqu'à 18 et même 20 grammes. Il y a vingt-cinq ans, quelques médecins, quelques académiciens niaient la contagiosité de la variole, et maintenant on considérerait comme coupable le médecin qui ne ferait pas tout son possible pour isoler complètement un varioleux.

Enfin, ce conseil médical serait un tribunal d'exception, et chaque fois qu'un jugement est rendu par un semblable tribunal il n'inspire pas au public la confiance désirable. Si le médecin appelé devant le conseil est acquitté, que dira le public? « Entre médecins, on ne se condamne pas. » Au contraire, si le coupable est puni, le même public s'écriera : « Rien d'étonnant à cela : envie, jalousie, *pessima invidia medicorum.* »

Croyez-vous, Messieurs, que la mise à l'index du médecin lui retirerait sa clientèle? Assurément non, peut-être même aurait-il plus de clients après son exclusion. Vous savez qu'en 1894 on obligea les médecins à porter leurs diplômes à la préfecture de police pour vérifier si tous les médecins de Paris exerçaient légalement. Un médecin ne se présente pas; on le convoque par l'intermédiaire du commissaire de police; il se rend à l'invitation et dit : « Voici mon diplôme, je suis bien docteur, mais ne le dites pas, car ma clientèle me quitterait; elle ne me conserve comme médecin que parce qu'elle croit que j'exerce illégalement. »

Enfin, Messieurs, il faudrait, non pas seulement que l'impartialité absolue de ce tribunal fût admise par l'opinion publique, il faudrait qu'elle fût réelle. Êtes-vous sûrs que les inimitiés personnelles, les rivalités antérieures, les opinions médicales des différents membres du Conseil, n'influeront pas sur les résultats des délibérations? Je le voudrais, je ne le crois pas.

Je me souviens qu'il y a quelques années un médecin de l'Allier, ancien interne des hôpitaux, fut poursuivi à la suite du décès d'un de ses clients, mort du tétanos.

Ce client, aubergiste, était un alcoolique invétéré; un jour, il tombe sur une pile de bouteilles, et s'ouvre la paume de la main; l'artère palmaire était sectionnée. Le médecin veut faire la ligature, le blessé refuse; il fait alors de la compression. Le malade souffre, sa main gonfle; il fait venir un second médecin qui diagnostique un phlegmon et pratique des incisions, desquelles il ne sort pas une goutte de pus. Quinze jours après, le malade meurt du tétanos. La famille demande des dommages et intérêts, et on a le tort de choisir comme experts trois médecins exerçant dans la même ville. Leur rapport concluait en disant que le médecin avait commis une erreur grave en ne pratiquant pas la ligature, que le phlegmon et le tétanos avaient été le résultat de cette erreur. Le médecin fut condamné à 10,000 francs de dommages et intérêts.

Quand cette affaire vint en appel, je fus commis pour faire l'expertise, et je n'ai pas eu de peine à démontrer que le fait de ne pas pratiquer la ligature de l'artère palmaire n'est pas une faute grave, attendu que Gosselin, Polaillon et beaucoup d'autres chirurgiens, considèrent la compression comme le procédé de choix. De plus, il n'était nullement démontré qu'il y ait eu phlegmon, et enfin le tétanos n'était survenu que longtemps après que le Dr C... ne donnait plus ses soins au blessé.

Le médecin fut acquitté.

Enfin, Messieurs, ce que je reproche surtout à ce projet

de jurisprudence médicale, c'est que la magistrature devrait intervenir à un moment donné, soit pour confirmer, soit pour casser la sentence rendue. Or, dans le Conseil de l'ordre, les questions de doctrine médicale seront soulevées à chaque instant. Elles paraîtront dans les considérants de la décision rendue. Celle-ci sera ou pourra être soumise par la partie au tribunal d'appel. Ce dernier devra s'en saisir et nous perdrons le bénéfice de cette possession d'un terrain réservé aux disputes d'écoles par la jurisprudence actuelle. Or, les questions médicales pures doivent toujours rester en dehors de l'appréciation du tribunal, qui n'a déjà, comme je vous le disais au début de cette leçon, que trop de tendance à empiéter sur le terrain médical. A aucun prix, je ne voudrais voir discuter devant les juges les méthodes opératoires et les divers moyens de traitement des maladies, ce serait un système détestable et dangereux.

A tous ces projets, je préfère encore l'état actuel; les médecins se trouvent dans une situation nettement définie depuis l'arrêt de 1835 ; ils feront bien de rester dans ces limites, qui leur offrent sinon toutes les garanties désirables, du moins celles qui sont indispensables.

V. — État actuel. — Procédure des procès en responsabilité médicale. — Rôle du médecin expert.

Dans l'état actuel de la jurisprudence, les poursuites exercées contre un médecin peuvent être engagées de trois façons différentes :

Le procureur de la République peut poursuivre lui-même, quand il y a présomption de faute grave. C'est ainsi que le procureur intenta des poursuites contre un officier de santé, qui, s'étant rendu ivre auprès d'une femme en couches, perfora l'utérus et lia les intestins qui sortaient, croyant à une procidence du cordon.

La famille peut demander au médecin des dommages et intérêts pour une opération qu'elle juge mal faite ou une médication qui à son avis a causé préjudice au malade.

Enfin, si le procureur refuse de poursuivre, le malade ou sa famille, en vertu du droit de citation directe, peut faire appeler le médecin devant le tribunal correctionnel. C'est ainsi que le Dr Bouchereau, soignant une malade atteinte d'aliénation mentale, reçut du mari de cette femme une citation directe à comparaître sous l'inculpation de séquestration.

Dans le premier et le second cas, il y a nomination d'experts.

Dans le troisième cas, le médecin doit se présenter devant le tribunal pour se défendre des accusations portées contre lui ; pour ne pas se défendre lui-même, car on est suspect quand on plaide *pro domo sua*, il se rend en général à la barre accompagné d'un ou de plusieurs confrères, qui se chargent de prendre la parole et viennent, devant le tribunal, affirmer la parfaite honorabilité de leur collègue et les raisons qui, dans le cas particulier, ont dirigé ses actes professionnels.

Messieurs, depuis 25 ans, j'ai été commis environ 100 ou 120 fois pour des questions de ce genre, et je vous assure que je n'ai jamais abordé l'enquête sans un douloureux serrement de cœur ; le médecin qui va être appelé à se faire le juge des actes commis par un confrère, éprouve la même impression que l'officier qui est obligé de marcher contre ses concitoyens dans une guerre civile.

Si jamais, dans le cours de votre carrière, vous vous trouvez contraint de juger les actes d'un de vos confrères, je vous recommande d'abord d'oublier les rapports que vous avez pu avoir avec lui. Que vous soyez son ami, ou bien au contraire que vous n'ayez pas entretenu avec lui de bonnes relations, vous ne devez pas vous en souvenir. Surtout il ne faut pas apprécier le fait incriminé d'après le genre de vie que mène son auteur, d'après sa conduite dans sa vie publique ou privée, car dans ce cas le rapport que vous soumettrez à l'appréciation des juges sera entaché de partialité et provoquera un arrêt injuste. Il ne suffit pas qu'un homme soit, par ses antécédents, jugé capable de commettre telle action pour admettre qu'il l'a réellement commise.

Je vous rappellerai le cas du médecin anglais Palmer (1). C'était un homme taré et qui, s'il était médecin de nom, ne passait guère son temps que sur les champs de courses ; il comptait avec un de ses amis, sportsman comme lui, quelques milliers de livres de dettes ; au moment du Derby, ils présentèrent ensemble au départ leur unique cheval, dans des conditions telles qu'il semblait incapable de pouvoir soutenir la course ; cependant ce fut lui qui arriva en tête. Cette victoire sportive leur fit gagner une somme d'environ un million. En possession de cette fortune inespérée ils offrirent un dîner à leurs camarades. L'ami intime, couchant dans la maison du médecin, fut pris dans le milieu de la nuit de convulsions dont il se remit du reste rapidement. Pour fêter l'acquittement de leurs dettes, ils donnent un second dîner ; dans la nuit suivante l'ami est pris de nouvelles convulsions auxquelles il succombe bientôt. Palmer eut le grand tort de mettre dans sa poche le portefeuille du mort. Comme sa réputation était exécrable, on l'accusa aussitôt d'avoir empoisonné son ami avec de la strychnine. Taylor était chargé de l'expertise ; il dit malencontreusement dans son rapport qu'il était impossible de reconnaître la présence de la strychnine dans un cadavre, et cependant, déjà à cette époque, c'était l'un des rares alcaloïdes que l'on savait retrouver. Palmer fut condamné à être pendu, et fut exécuté.

Si nous jetons un coup d'œil sur le rapport de Taylor, il nous est facile de reconnaître la cause de cette mort attribuée à un empoisonnement. En effet il y est dit que les reins étaient petits et qu'ils contenaient plusieurs gommes

____

(1) Tardieu, *Mém. sur l'empoisonnement par la strychnine, contenant la relation médico-légale complète de l'affaire Palmer (Ann. d'hyg.,* 1856, 2ᵉ série, t. VI, p. 371, et t. VII, p. 132).

syphilitiques. Il semble donc fort probable que l'homme en question est mort d'une attaque d'urémie convulsive due à ses excès de la veille. En tout cas le poison ne fut pas retrouvé et l'empoisonnement ne fut pas démontré. Palmer fut condamné parce qu'on le jugeait capable d'avoir commis le crime et non parce qu'il fut établi qu'il l'avait commis.

En second lieu, Messieurs, ne vous basez pas pour établir vos conclusions sur les phases ultérieures de la maladie. Ne jugez pas en tenant compte exclusivement des résultats de l'autopsie. Faites dans ces circonstances la part de ce que pouvait savoir votre confrère au moment où il a fait sa prescription et de ce que vous savez ; car la maladie a évolué et l'autopsie a éclairé les points douteux. En un mot, il faut vous placer dans les conditions mêmes où se trouvait le médecin incriminé au moment où il a été appelé près du malade, de façon à pouvoir apprécier les incertitudes dans lesquelles il a pu se trouver.

Si vous êtes appelé à pratiquer l'autopsie, ne manquez jamais de demander au juge d'instruction, que, soit l'accusé, soit un représentant choisi par lui, soient présents.

Ainsi, Messieurs, lorsqu'il y a peu de temps je fus commis avec M. le Dr Thoinot pour faire l'autopsie de la malade morte chez le Dr Boisleux, j'ai demandé que le docteur Boisleux, alors seul mis en cause, assistât à cette opération, de manière qu'il lui fût possible de donner son opinion et d'expliquer les lésions que nous allions constater. J'ai prié le Dr Boisleux d'en écrire la relation de sa main ; quand notre rapport a été terminé, nous l'avons lu à MM. Boisleux et Lajarrige, de manière que notre impartialité ne pût être mise en doute (1).

Enfin, vous n'avez pas à vous demander ce que vous auriez fait, vous trouvant au chevet de ce malade. La question de médication est, comme le disait le procureur

____

(1) Voy. Brouardel et Thoinot, *Affaire Boisleux et Lajarrige* (*Ann. d'hygiène*, 1897, t. XXXVIII, p. 289).

Dupin, une querelle entre Hippocrate et Galien, une question à régler entre médecins.

Pour rendre plus clair mon exposé, je suppose que vous ayez à juger l'opportunité de l'emploi d'une médication; demandez-vous si elle est classique, usitée par plusieurs médecins, conseillée par des praticiens autorisés, ou si c'est une médication nouvelle, mais ne vous demandez pas si, vous, vous auriez choisi cette médication ou toute autre; vous n'avez pas à juger les opinions médicales de votre confrère en leur opposant les vôtres. Ainsi il s'agit d'un cas d'hémorragie cérébrale, le médecin a prescrit la saignée, les sangsues à l'anus, les purgatifs; c'est une médication que l'on n'emploie plus guère aujourd'hui, à tort ou à raison, je n'ai pas à le discuter; pourrez-vous dire que le médecin a commis une faute en soignant son malade d'après cette vieille méthode? Assurément non, car elle est indiquée dans tous les traités de pathologie interne, c'est une médication classique.

Il y a quelques années un fait plus délicat à apprécier est survenu dans le service du docteur Legroux à l'hôpital Trousseau. On amène un enfant qui meurt avec des signes d'empoisonnement. L'autopsie faite par le médecin, et les recherches chimiques pratiquées par l'interne en pharmacie, font conclure à un empoisonnement par le phosphore. On fait une enquête, et l'on apprend que cet enfant a été soigné par un médecin du quartier de Belleville, ancien interne des hôpitaux, qui depuis plusieurs années avait fondé un dispensaire pour enfants. Ce médecin n'exerçait pas, mais donnait des consultations gratuites et de plus il fournissait les médicaments. Chaque jour il prodiguait ses soins à 50 ou 60 enfants, bien souvent scrofuleux; il employait pour leur traitement l'huile de foie de morue phosphorée à la dose d'une à deux cuillerées à soupe par jour; l'enfant transporté à Trousseau était mort à la suite de ce traitement.

Je fus commis avec M. Ogier pour l'expertise et en reprenant les documents, j'ai vu qu'à Vienne un professeur de clinique avait préconisé ce traitement, donnant une statistique de 800 cas traités, dont 750 avaient guéri en deux mois, sans qu'on ait eu à enregistrer un seul décès; de plus la dose de phosphore était double de la dose employée par le médecin de Paris; celui-ci fut acquitté par le tribunal qui cependant, je dois le dire, montra quelque difficulté à accepter notre interprétation. Legroux, dans son rapport, avait exprimé une opinion, elle est aussi la mienne; prescrire du phosphore me semble dangereux, attendu que ce corps a tendance à s'accumuler dans l'organisme et peut ainsi causer un empoisonnement; c'est mon opinion de médecin traitant, mais comme médecin expert je n'avais pas à la formuler. Me basant sur ce fait que cette médication avait été employée à l'étranger par un homme compétent, qui affirmait en avoir eu de bons résultats et qui proclamait son innocuité, je n'ai pas hésité à conclure que le médecin n'avait pas commis une faute.

Il y a quelques années, un jeune médecin s'établit près de Sedan, dans une commune où se trouvait déjà un vieux praticien, qui semble ne pas lui avoir fait un affectueux accueil. Un de ses premiers clients fut un jeune homme du pays, qui, se trouvant à Paris, avait été pris de fièvre typhoïde; après quelques jours, on le transporte dans son village et le jeune médecin lui ordonne quatre grammes d'acide salicylique dans une potion à prendre en une heure. Le malade meurt. Assurément, je trouve cette dose d'acide salicylique considérable et jamais je n'oserais donner une telle quantité de ce médicament en une heure, surtout à un malade que je ne connais pas et dont les reins peuvent être en mauvais état, et cependant, je ne devais pas dire que le médecin avait eu tort.

En effet, le vieux praticien ayant répété un peu partout que son jeune confrère avait occasionné la mort de son malade, je fus commis pour faire l'expertise. Je n'ai pas eu de peine à démontrer que si ce médecin avait donné cette dose d'acide salicylique, c'était parce qu'il avait maintes fois vu un médecin des hôpitaux, Vulpian, dont il avait été l'externe, donner cette même dose sans avoir jamais eu à déplorer le moindre accident ; bien plus, Vulpian venait de faire à l'Académie de médecine une communication sur cette méthode qu'il appuyait de trente observations, dans lesquelles les malades paraissaient avoir recueilli un véritable bénéfice de cette médication ; enfin à l'Académie personne n'avait élevé la voix pour protester contre la quantité d'acide salicylique donnée en aussi peu de temps.

De plus, ne savons-nous pas qu'il arrive souvent dans le cours de la fièvre typhoïde qu'un malade tombe dans le collapsus et meurt, sans que l'on puisse en aucune façon incriminer la médication ? Ne trouvons-nous pas des exemples frappants de ce genre de mort au cours de la fièvre typhoïde dans les livres de Louis (1), de Lorain (2), de Wunderlich (3), et pouvons-nous affirmer que le malade en question n'est pas mort naturellement dans le collapsus, surtout après les fatigues du transport de Paris à Sedan en chemin de fer et de Sedan à son village en voiture?

Quand il s'agit d'une médication nouvelle, où l'on ne peut être couvert par l'avis d'autres médecins, il faut agir avec la plus grande prudence.

Il y a quelques années, avant les découvertes de Roux en France et de Behring en Allemagne dans le domaine de la sérumthérapie, un médecin de Paris eut l'idée de saigner des chèvres et d'injecter le sérum à des tuberculeux.

Je fus commis par le parquet pour faire une enquête sur le fait suivant :

Un homme, phtisique peu avancé, vient se faire traiter ; on lui fait l'injection ; notez que pour la pratiquer le

(1) Louis, *Recherches sur la fièvre typhoïde*. Paris, 1841.
(2) Loráin, *La température du corps humain et ses variations dans les maladies*. Paris, 1877.
(3) Wunderlich, *De la température dans les maladies*. Paris, 1872.

médecin n'avait qu'un aide, qui n'était même pas étudiant en médecine; le malade tombe mort dans le cabinet de consultation. Je ne veux pas discuter la valeur de cette méthode; je ne veux pas savoir, restant sur le terrain médico-légal, si elle est bonne ou mauvaise, si elle peut amener des désordres capables d'occasionner la mort, mais ce que je puis affirmer, c'est que l'on a souvent cité le cas d'hommes ne présentant que des signes légers de tuberculose et qui cependant ont été frappés de mort subite; par conséquent on ne peut dire, dans le cas dont il s'agit, que « le malade est mort du traitement », attendu qu'il aurait pu se faire que la mort fût survenue subitement en ce moment sans application de ce traitement.

Le médecin ne fut donc pas poursuivi, mais je dus lui faire remarquer, à lui, combien sa conduite était imprudente. L'essai de médications nouvelles ne peut se faire qu'après des expériences nombreuses et contrôlées sur des animaux, en présence de personnes compétentes, capables de vous prêter instantanément une assistance efficace.

N'oubliez pas que l'homme à qui on a prescrit la médication incriminée était un malade, que dans le cours de toute maladie il y a des surprises, et demandez-vous toujours s'il ne pouvait se faire que, par l'évolution naturelle de son affection, l'accident suspect ait pu se produire.

De plus, il faut s'enquérir des fautes commises par le malade lui-même. Combien de fois n'arrive-t-il pas qu'un malade meurt inopinément pour avoir négligé les avis de son médecin, quand par imprudence il commet un écart de régime, qu'il fait des efforts violents malgré les conseils qui lui sont donnés? Ce sont autant de cas de mort que l'on peut parfois attribuer à la médication, et l'enquête ne parvient pas toujours à écarter toutes les chances d'erreur.

Il ne faut pas, Messieurs, que le médecin légiste se laisse impressionner par une erreur de diagnostic considérée en elle-même, alors qu'il lui semble qu'on aurait pu facilement l'éviter; nous avons tous vu des erreurs de diagnostic, nous en avons tous fait et pendant les 25 ans que j'ai passés à la tête d'un service hospitalier, je me le rappelle et mes élèves peuvent aussi s'en souvenir, plusieurs fois j'ai commis de ces erreurs ; mais on ne peut rien nous reprocher, si nous nous sommes minutieusement renseignés, si une fois que les antécédents et les symptômes nous ont éclairés, nous formulons un diagnostic ; il peut n'être pas exact, mais nous l'avons fait avec la préoccupation d'écarter les causes d'erreur ; nous n'avons pas réussi, car nous ne sommes pas infaillibles ; l'on ne doit pas nous en tenir rigueur, et nous ne devons pas oublier que les plus grands maîtres ont pu se tromper.

Dupuytren n'a-t-il pas ouvert un anévrysme de l'artère axillaire croyant avoir à faire à un abcès du creux de l'aisselle ?

Je me souviens, alors que j'étais élève du professeur Laugier et qu'il expérimentait le traitement de Scoutetten pour les kystes de l'ovaire par l'électrisation, qu'une femme vint le trouver avec un ventre volumineux. Le chirurgien diagnostiqua un kyste de l'ovaire et le traitement fut aussitôt commencé. Au bout de quelques jours, la tumeur diminua de volume et Laugier espérait déjà pouvoir compter sur un succès, lorsqu'un matin, en arrivant à l'hôpital, nous fûmes très étonnés de voir auprès de notre malade un berceau dans lequel notre soi-disant kyste de l'ovaire s'agitait et criait.

Ne soyons donc pas trop sévères les uns envers les autres. Bien souvent nous n'avons pas fait d'erreur de diagnostic sur la nature de la maladie, mais il n'est pas rare que nous en ayons fait une sur l'étendue de la lésion, ou bien qu'une lésion même importante soit passée inaperçue sur l'individu vivant. Si l'on prenait la précaution, avant de faire une autopsie, d'écrire en détail le diagnostic anatomo-pathologique, je suis sûr qu'il ne serait pas toujours vérifié dans toutes ses parties. Il serait excessif de ne pas s'en souvenir et de juger un confrère par les seuls résultats de l'autopsie.

La justice doit être égale pour tous, mais ce serait commettre une injustice que de juger avec la même sévérité une erreur commise par un médecin des grandes villes ou un médecin de la campagne. En effet, à Paris, dans un cas de responsabilité où il y aura eu soit erreur de diagnostic, soit erreur de traitement, le magistrat pourra demander pour quelle raison le médecin de la ville incriminé n'a pas, s'il n'était pas absolument sûr de lui, demandé l'avis d'un consultant. Ainsi moi, qui n'ai pas fait d'accouchement depuis 1871, il est certain que me trouvant en face d'une femme enceinte, j'aurais tort d'essayer de faire une version, une basiotripsie ou une symphyséotomie, alors que bien d'autres, qu'il m'est facile d'appeler, sont plus aptes que moi à pratiquer ces opérations obstétricales.

Au contraire, à la campagne, il faut que le médecin soit simultanément médecin et chirurgien, accoucheur et oculiste, qu'il soigne aussi bien les maladies urinaires que les affections cutanées, et cependant on ne peut lui demander d'être spécialiste dans chacune de ces parties.

Si vous avez un jour à faire un rapport sur un sujet de médecine spéciale, vous pouvez demander à un spécialiste son avis sur les faits ; mais il ne doit pas rédiger le rapport, car il se pourrait que lui, spécialiste, considérât comme une faute grave, une erreur commise dans la partie dont il s'occupe particulièrement, alors qu'en réalité cette erreur peut être fort pardonnable pour un autre. Rappelez-vous les paroles du Lord chief justice de Londres : « Un homme n'est pas tenu d'apporter dans sa tâche une habileté extraordinaire, mais seulement un degré d'habileté normale. »

En terminant cette question de l'expertise en matière de responsabilité, après vous avoir exposé les difficultés de ce rôle bien délicat et envers la justice et envers des confrères, je dois conclure : Je crois que le jugement d'un expert, qui signe le rapport qu'il écrit et par là en prend l'entière responsabilité, est préférable à un jugement rendu par un conseil de médecins. En effet le médecin légiste, au moment où il signe son rapport, sait que, s'il se trompe dans ses appréciations, cette faute le suivra pendant toute sa carrière, tandis que, dans une commission, personne n'a de responsabilité ; à la responsabilité du juge unique qui ne peut se dérober, on substituerait un *anonymat* irresponsable.

La responsabilité du médecin peut se trouver engagée par la violation des articles des lois qui régissent la profession. Il en est ainsi pour le *secret médical*, les *déclarations de naissance*, les *inhumations*, les *expertises médico-légales*. Ces questions feront l'objet du cours de cette année.

L'an prochain j'étudierai la *loi générale sur l'exercice de la médecine* (30 novembre 1892). Je passerai en revue devant vous les cas dans lesquels la pratique de la médecine, de la chirurgie, des accouchements peut compromettre le médecin, et je terminerai en vous exposant l'éternelle question de l'*exercice illégal* et du *charlatanisme en médecine*.

II. — LE SECRET MÉDICAL.

J'ai écrit il y a quelques années un petit volume sur le
secret médical (1). Les opinions que j'y ai soutenues ont été
discutées avec beaucoup de bienveillance par les médecins
et par les magistrats. Il s'est dégagé de ces discussions des
idées nouvelles; à des solutions qui me semblaient logiques,
on a opposé d'autres solutions auxquelles je n'avais pas
songé; je veux vous faire bénéficier de ces travaux nouveaux et vous exposer cette question si intéressante pour le
praticien.

Le secret médical présente un intérêt social tel que le
législateur a voulu que, quel que soit le malade, il soit
certain de pouvoir se confier en toute sécurité à un homme
capable de lui donner les soins que réclame son état, incapable de le trahir. Que votre malade soit un assassin qui au
cours de son crime a reçu une blessure, qu'il soit indigne
de toute compassion, vous devez lui donner les soins nécessaires et votre devoir vous interdit de le livrer aux tribunaux. Le législateur a pensé que l'intérêt de la santé de cet
homme était supérieur même à celui de la justice.

Il faut que cette question du secret médical vous soit fa-
milière, que votre opinion soit établie par avance, car vous
vous trouverez dans la pratique en face de cas graves qui
nécessiteront une décision immédiate, et si vous hésitez, si
vous dites une parole imprudente, le secret dans son entier
sera bientôt dévoilé. Les difficultés naissent de ce que vous

(1) Brouardel, *Le secret médical.* Paris, 1887; 2ª édition, Paris, 1893.

vous trouvez en présence de l'intérêt particulier de votre malade et de l'intérêt général, et de ce que les prescriptions légales vous imposent deux devoirs contradictoires. En principe le secret médical prime toutes les autres obligations. Ainsi, une fille accouche clandestinement, vous l'assistez ; elle tue son enfant ; vous êtes d'une part obligé de faire la déclaration de naissance sous peine de commettre une infraction à la loi, d'autre part vous ne pouvez pas faire connaître l'infanticide, ce qui serait une faute plus grave encore. Nous étudierons ce cas dans une prochaine leçon.

Le secret médical a existé de tout temps ; on le trouve formulé dans les plus anciens documents médicaux, dans le serment d'Hippocrate qui a été la règle de conduite des médecins jusqu'à la Révolution française, et qui figurait en tête des thèses de la Faculté de Montpellier :

Je jure par Apollon médecin, par Esculape, par Hygie et Panacée, par tous les dieux et toutes les déesses, les prenant à témoin, que je remplirai, suivant mes forces et ma capacité, le serment et l'engagement suivants :

Je mettrai mon maître de médecine au même rang que les auteurs de mes jours, je partagerai avec lui mon avoir, et le cas échéant, je pourvoirai à ses besoins ; je tiendrai ses enfants pour des frères, et s'ils désirent apprendre la médecine, je la leur enseignerai sans salaire ni engagement. Je ferai part des préceptes, des leçons orales et du reste de l'enseignement à mes fils, à ceux de mon maître et aux disciples liés par un engagement et un serment suivant la loi médicale, mais à nul autre. Je dirigerai le régime des malades à leur avantage, suivant mes forces et mon jugement, je m'abstiendrai de tout mal et de toute injustice. Je ne remettrai à personne du poison si on m'en demande, ni ne prendrai l'initiative d'une pareille suggestion ; semblablement, je ne remettrai à aucune femme un pessaire abortif. Je passerai ma vie et j'exercerai mon art dans l'innocence et la pureté. Je ne pratiquerai pas l'opération de la taille, je la laisserai aux gens qui s'en occupent. Dans quelque maison que j'entre, j'y entrerai pour l'utilité des malades, me préservant de tout méfait volontaire et corrupteur, et surtout de la séduction des femmes et des garçons libres ou esclaves. *Quoi que je voie ou entende dans la société pendant l'exercice de ma profession, je tairai ce qui n'a jamais*

*besoin d'être divulgué, regardant la discrétion comme un devoir en
pareil cas.*

Si je remplis ce serment sans l'enfreindre, qu'il me soit donné
de jouir heureusement de ma vie et de ma profession, honoré à
jamais parmi les hommes ; si je le viole et que je me parjure,
puissé-je avoir un sort contraire !

Le Parlement de Paris avait formulé ces mêmes pensées
sous une forme plus brève et à partir de 1761 on imprima
sur les thèses cette simple phrase : *Ægrorum arcana visa,
audita, intellecta, eliminet nemo.*

Le législateur, dans l'article 378 du Code pénal, a donné
une forme légale à ce que les médecins depuis bien des
siècles considéraient comme leur devoir :

Les médecins, chirurgiens et autres officiers de santé, ainsi
que les pharmaciens, les sages-femmes et toutes autres personnes
dépositaires par état ou profession, des secrets qu'on leur confie,
qui, hors le cas où la loi les oblige à se porter dénonciateurs,
auront révélé ces secrets, seront punis d'un emprisonnement d'un
mois à six mois et d'une amende de cent francs à cinq cents
francs.

Dans cet article du Code, la seule profession médicale est
citée, mais par « toutes autres personnes dépositaires par
état ou profession », le législateur a voulu comprendre les
notaires (1), les avoués, les prêtres, en un mot tous ceux
qui peuvent connaître par état, les secrets d'une famille;
citons seulement un des derniers arrêts de la Cour de cassation, rendu en 1891. Des poursuites avaient été intentées
contre l'abbé Pierre Fay, desservant de Pont-Farcy (Calvados), qui, cité comme témoin dans une affaire de meurtre
par un mari jaloux, avait été condamné à 100 francs
d'amende pour s'être refusé à déposer de ce qu'il pouvait
avoir appris par les confidences de la femme du prévenu
reçues en dehors du confessionnal. La cour a proclamé, non
pas que le prêtre pouvait ne pas révéler, mais qu'il ne

(1) Cour d'assises de Lot-et-Garonne, 15 déc. 1887. Voir pièce n° 2.

devait pas révéler le secret auquel il était tenu en vertu de l'article 378.

Sur le même sujet, M. Ch. Muteau, conseiller à la Cour, a écrit (1) : « Cet article a pour origine la nécessité d'assurer à certains secrets la barrière d'une infranchissable discrétion. Ces secrets sont notamment ceux dont la révélation serait de nature à produire des effets plus funestes que le fait lui-même, quelque grave qu'il fût, qui a fait l'objet de la confidence. »

« De là les confidents nécessaires, médecins, avocats, etc., et tous leurs auxiliaires, chacun dans le cercle de leur profession ou de leur état. »

« On ne saurait jamais s'en relever soi-même, on ne saurait en être relevé par la personne qui l'a confié, même par la justice ; cela a été maintes fois jugé (2). »

Le secret est donc, d'après l'article 378, un devoir pour tous ceux que l'exercice de leur profession fait *les confidents nécessaires* d'une personne donnée.

Par cette expression *confident nécessaire*, M. Ch. Muteau entend la personne dont la profession appelait la confidence à l'exclusion de toute autre. C'est, suivant nous, une définition très juste et qui doit être conservée.

Que doit-on entendre par les mots *secret médical*? Tout est-il secret dans les rapports du malade et du médecin ? Qu'est-ce qu'*un secret* dans la vie ordinaire? C'est une confidence faite par une personne à une autre avec la conviction intime que celle-ci ne la révélera pas. L'individu qui révèle la confidence ainsi faite sous le sceau du secret commet une trahison. Mais il y a des choses, confidentielles par nature, que l'on dit sans faire aucune recommandation à une personne que l'on sait discrète, et non pas à une

____

(1) Ch. Muteau, *Assistance hospitalière*, p. 41.
(2) Garraud, *Traité théorique et pratique du droit français*. — Cour d'assises de Bruxelles, 26 juin 1894. — Arrêts de Besançon, 17 février 1887 ; de Paris, 1891 (Daguet c. Gaudron et le *Phénix*).

autre que l'on sait bavarde ; une fois qu'une personne a révélé une confidence, on ne lui confie plus rien, on ne lui dira que les choses qui peuvent être répétées sans inconvénient. Que de nuances, Messieurs, entre ces deux points : confier sous le sceau du secret, ou au cours d'une conversation faire une confidence livrée à la discrétion d'un ami.

Que doit-on entendre en médecine par *des secrets qu'on leur confie*? Assurément cela ne doit pas être compris dans le sens absolu ; on ne doit pas entendre seulement les secrets que l'on vous dit en vous prévenant que c'est un secret. Ainsi, j'ai exercé la médecine pendant 25 ans, je n'ai jamais vu entrer dans mon cabinet un malade qui m'ait dit : « Je viens vous confier telle chose sous le sceau du secret. »

Doit-on comprendre le secret comme Trébuchet (1), qui écrit :

Un médecin, appelé auprès d'une femme qui est menacée d'une fausse couche, explore l'état des parties génitales ; il trouve une plaie au museau de tanche.... Un instrument piquant a été implanté sur cette partie. Une tentative de provocation d'avortement au moyen de cet instrument a été faite : il n'en peut douter ! Il n'est pas tenu au secret par la loi, car on ne lui a rien confié.

Ne devons-nous pas plutôt nous ranger à l'avis de MM. Dalloz (2) sur cette question ?

Nous ne pensons pas que l'on puisse dire sérieusement que la femme qui aura permis au médecin d'examiner ses parties génitales, ne lui a rien confié, car il est facile de comprendre qu'en se livrant à l'examen d'un homme de l'art, elle lui a confié tout ce qu'il peut apprendre par des investigations auxquelles elle se prête.

Il me semble que nous ne devons pas avoir la moindre hésitation et que l'interprétation de MM. Dalloz est seule juste.

---

(1) Trébuchet, *Jurisprudence de la méd. et de la pharm.*, p. 284.
(2) Dalloz, *Répertoire de législation*, n° 18.

I. — Quels sont les éléments constitutifs du secret médical ?

Les éléments constitutifs du secret médical portent sur la nature de la maladie, le pronostic et les circonstances spéciales dans lesquelles une maladie se produit.

La *nature* de certaines maladies, que l'on est convenu d'appeler *maladies secrètes*, indique assez qu'elles ne doivent pas être dévoilées ; d'autres affections qui dans le monde ont la réputation d'être *héréditaires* doivent être aussi considérées comme secrètes : Supposez un père de famille ayant des enfants à marier, s'il y a eu des cas de tuberculose, d'épilepsie ou d'aliénation mentale parmi les siens, il désire que ce fait soit tenu secret, et le médecin ne doit les révéler à qui que ce soit.

Au point de vue du pronostic, je vous signalerai *les maladies ayant la réputation d'entraîner plus ou moins rapidement la mort du malade* ; le diagnostic doit être secret, parce qu'un certain nombre de ces états morbides peuvent s'améliorer rapidement, ou demeurer compatibles avec une activité physique ou intellectuelle suffisante pour que le malade soit capable de pourvoir aux besoins des siens.

Le diabète, l'albuminurie passent aux yeux du public pour des maladies rapidement mortelles, mais les accidents qu'ils occasionnent peuvent guérir : témoin l'un de mes amis, qui, faisant partie de l'armée de Bourbaki, fut atteint après Villersexel d'une néphrite très grave, et eut des accidents urémiques ; il en guérit et est aujourd'hui l'un de vos maîtres dans les hôpitaux de Paris.

J'ai donné, en 1863, des soins à un diabétique qui survécut vingt-cinq ans. Il est donc certain que dans ces cas, il est nécessaire de garder le secret absolu sur la nature de la maladie à cause de son pronostic, car dire qu'une personne est atteinte de l'une de ces maladies, c'est l'exclure de tous les emplois qu'elle peut convoiter, et annihiler ses rêves d'ambition.

Le pronostic d'une affection doit parfois être un secret que vous devez cacher même à la famille d'un malade. Ainsi, une dame vient vous trouver, amenant une jeune fille, pâle, amaigrie, toussotante: direz-vous, après l'avoir examinée, qu'elle a des bacilles dans l'un des sommets du poumon? Vous direz qu'elle a une congestion pulmonaire, une bronchite localisée, vous conseillerez de l'emmener dans le Midi où elle peut trouver la guérison.

Le malade lui-même ne connaît pas tout le secret, parfois même il l'ignore tout à fait. N'est-ce pas un moyen de traitement d'entretenir chez nos malades et dans leur famille un espoir souvent salutaire à la guérison ?

On ne saurait s'entourer de trop de précautions non plus quand il s'agit d'aliénation mentale.

Legrand du Saulle a raconté le fait suivant : Deux frères viennent le trouver, l'un d'eux entrant le premier dans son cabinet lui explique que son frère n'est plus le même ; que ses allures, son humeur, son caractère ont changé... puis Legrand du Saulle examine le malade et en le reconduisant dit à son premier interlocuteur : « Votre frère a une paralysie générale à son début avec à peu près trois ans de survie. »... Immédiatement le frère valide fait contracter au malade une assurance sur la vie de 100 000 francs dont il touche le bénéfice en effet trois ans après.

Vous devez aussi songer au ménagement que vous devez garder vis-à-vis du malade dont vous verriez s'aggraver l'état s'il connaissait le pronostic de la maladie dont il souffre.

En 1877, je fus consulté par une personne de province atteinte d'une insuffisance aortique. Ce malade était un grand chasseur. Je me contentai de lui donner quelques conseils de prudence, et je le rassurai. Mais avant de quitter Paris, il s'en alla trouver un de mes confrères, ancien chef de clinique de Bouillaud, qui se crut obligé de l'avertir qu'il avait une insuffisance aortique, qu'il ne devait plus chasser, qu'il ne devait jamais sortir seul, parce que son affection le prédisposait à une mort subite. Le malade épouvanté revint chez moi, pâle et dans un état indescriptible ; je maintins mes affirmations rassurantes et pour trancher le différend entre mon confrère et moi, je proposai au malade d'aller le lendemain voir Bouillaud lui-même. Prévenu par moi, celui-ci voulut bien répéter au malade ce que je lui avais dit : « Mais, dit alors celui-ci, je suis allé chez le Dr X..., parce que je savais qu'il a été votre chef de clinique. » Bouillaud lui répondit : « Caligula avait bien fait son cheval consul ! » Le malade est parti rassuré, il a continué à chasser et il est mort en 1893... d'une pneumonie ; il a donc eu seize ans de survie.

Il existe, Messieurs, certaines maladies qui, sans être des maladies secrètes par elles-mêmes, surviennent dans des *circonstances* telles que le secret doit être absolu.

Un accouchement n'a rien de secret, puisque tous les ours nous recevons des lettres imprimées par lesquelles nos amis nous annoncent la naissance de leur enfant. Mais cet accouchement peut devenir un fait absolument secret quand il s'agit d'une jeune fille séduite, qui accouche clandestinement ; la révélation de cet accouchement serait pour elle et sa famille un éternel déshonneur.

Le choléra n'est pas une maladie secrète, tant s'en faut, c'est d'ailleurs presque la seule maladie infectieuse qui puisse tuer en quelques heures ; supposez un individu pris du choléra (le cas s'est produit lors de l'épidémie de 1885) et succombant la nuit dans l'appartement, dans la chambre d'une dame chez laquelle il n'aurait pas dû être ; supposez un homme foudroyé par une attaque d'apoplexie dans une maison mal famée ; il est de règle en ce cas que le défunt soit transporté dans un hôtel voisin ; on prévient la famille qu'il y a eu décès sur la voie publique et que l'on a transporté le corps à l'hôtel. Ici le secret est tout aussi obligatoire et il est organisé à Paris avec la connivence très heureuse de la Préfecture de police.

Un coup d'épée, un coup de feu, ne sont pas par eux-mêmes des faits que l'on tienne secrets, cependant il peut se rencontrer des cas où le médecin doit se demander s'il doit ou non se taire, même devant les tribunaux. J'ai reçu à ce sujet plusieurs lettres, je vais vous donner lecture de l'une d'elles :

Le sieur X..., chassant sans permis de chasse avec un camarade, reçut dans la nuit du 19 au 20 décembre dernier un coup de fusil chargé avec des grains de plomb. La justice ayant eu vent de l'accident se livre à une enquête.

Le blessé prétend avoir reçu le coup chez lui, par conséquent n'être pas coupable du délit de chasse; tandis qu'on l'accuse d'avoir été blessé par mégarde, par son camarade qui, comme lui, sans permis, se livrait à la chasse nocturne (circonstance aggravante, paraît-il).

Ayant été appelé à donner mes soins au blessé, j'ai été interrogé par le juge qui fait l'enquête. Voici ses questions :

1° Indiquer la gravité de la blessure, la durée du séjour au lit, ainsi que les jours de repos qu'a occasionnés l'accident.

2° Indiquer approximativement le nombre de grains de plomb, le numéro de ce plomb, et les différents points où a été atteint le sieur X...

3° Donner une appréciation aussi exacte que possible sur la distance à laquelle devait se trouver le blessé de celui qui portait l'arme qui est partie ; et en même temps indiquer la position dans laquelle devait se trouver le sieur X..., afin de savoir si le coup a été tiré de bas en haut ou de haut en bas.

Les faits sur lesquels on m'interroge, ayant été portés à ma connaissance *confidentiellement*, et *dans l'exercice de ma profession*, dois-je répondre, ou me retrancher derrière le secret professionnel?

Je vous serais très reconnaissant, Monsieur le Professeur, de me répondre le plus tôt possible, car j'ai à peine deux ou trois jours pour prendre une détermination.

Dans ce cas, Messieurs, il est bien évident que le médecin n'a pas à répondre, car le blessé étant son client il a été pour lui le *confident nécessaire*, auquel il n'a pu rien cacher, entre les mains duquel il a déposé sa confidence.

Après avoir étudié ces différents cas, il nous reste à savoir si un fait quelconque, venant à la connaissance du médecin, celui-ci est tenu au secret.

Dans le serment d'Hippocrate on trouve les mots : « *Je tairai ce qui n'a jamais besoin d'être divulgué, regardant la discrétion comme un devoir en pareil cas* »; dans le frontispice des thèses de la Faculté de Paris, on lit : « *Ægrorum arcana.* » D'après ces mots, les seuls faits ne devant pas être révélés, sont ceux qui divulgués pourraient porter préjudice au malade, c'est-à-dire les faits *confidentiels par leur nature*, suivant l'expression employée par le conseiller Tanon, au sujet de l'affaire Watelet dont nous parlerons dans un instant. Le médecin doit donc tenir comme secret tout ce qui peut être préjudiciable, non seulement au malade, mais encore à sa famille. C'est à Cazeaux que revient l'honneur d'avoir pour la première fois fait admettre par la Cour en 1853 la phrase suivante : « *Je considère comme confidentiels les rapports qui ont amené à ma connaissance ce que vous me demandez, et je ne puis vous répondre.* »

Cependant il y a des faits qui peuvent venir à la connaissance du médecin à l'occasion de l'exercice de sa profession, qu'il ne connaît que parce que, comme médecin, il est entré dans la maison, mais qui n'ont pas de rapport avec le malade ou la maladie, qui sont extra-médicaux.

C'est ainsi qu'un médecin me demanda mon avis, il y a quelques années, sur le fait suivant : Étant appelé près d'un malade mourant, les héritiers ne se gênent pas pour dire devant lui que leur parent a fait un testament, mais qu'ils ont l'intention de le faire disparaître; et en effet il fut impossible de le retrouver.

Autre exemple : Il y a quelques années un médecin m'adressa la lettre suivante :

Je viens vous demander conseil au sujet de la conduite que je dois tenir dans une circonstance fort délicate, où le secret médical me semble ne pouvoir être enfreint. Voici les faits :

J'assistai ces jours derniers, à ses derniers moments, un de nos confrères, qui vivait séparé de sa femme et de ses enfants. Dans la maison, mais à un étage différent, habitait sa maîtresse, qui durant sa maladie lui donnait des soins.

Dès que notre confrère eut expiré, Madame X... s'écria au milieu

des déchirements et des larmes, qu'elle ne voulait pas laisser
entre les mains de la femme légitime, — qui à la nouvelle de la
mort de son mari, allait sans doute venir, — sa photographie qui
devait, disait-elle, se trouver dans un album.

Les clefs se trouvant à sa disposition, elle se mit en devoir de
chercher dans les meubles. Je voulais partir, mais elle me supplia de rester. Au même instant, elle ouvrait un secrétaire, et un
album apparaissait. « Le voilà, lui dis-je, prenez votre photographie ; je m'en vais. » — Sur l'album se trouvait une liasse de titres
nominatifs ou au porteur, je ne sais pas. — « Ah, me dit-elle, ne
partez pas, vous serez témoin que je n'ai pas touché à ces valeurs. »

La photographie prise, elle replaça les valeurs sur l'album et
referma le secrétaire ; — je partis, mais les clefs restaient à sa
disposition.

Deux jours après, le juge de paix apposait les scellés.

Quant à moi, à peine au bas de l'escalier, je courus au télé-
graphe prévenir la femme de notre collègue, qui habite la localité
voisine, et son frère qui est médecin dans les environs. Ce dernier arriva le premier, avant que la formalité des scellés ne fût
terminée.

Ayant pris rendez-vous avec lui dans la soirée je le fis causer,
sans dévoiler ma pensée, et appris que le juge de paix et lui
n'avaient trouvé dans le secrétaire qu'une somme peu importante
en argent ; les titres avaient disparu.

J'eus beaucoup de peine à ne pas révéler leur existence, je me
tus cependant.

Et maintenant que faut-il faire ? Dois-je parler, dois-je me
taire définitivement, même si l'on me questionnait ?

Veuillez agréer, etc.

Je pense que dans les circonstances étrangères à la profession, comme celles dont je viens de vous citer deux exemples,
on a dépassé la limite du secret ; il y a là un point délicat,
particulier à chaque cas et soumis à votre appréciation
personnelle ; dans des circonstances semblables, je ne pense
pas qu'il y ait secret médical, je considère que le médecin a
le droit de dire ce qu'il a vu ou entendu, car ce ne sont
pas des « ægrorum arcana ».

II. — Des différentes manières d'envisager le secret médical.

Prenons maintenant le cas où il y a secret médical certain. Le secret est-il absolu ou relatif, le médecin a-t-il le *droit* ou bien le *devoir* absolu de ne pas révéler le fait porté à sa connaissance?

Se plaçant à un point de vue général, ne tenant pas compte des législations des divers pays, MM. A. Moreau et G. Smets-Mondel, considérant le secret médical devant la justice, ont proposé au Congrès international de médecine légale de Bruxelles, le 4 août 1897, de conclure que le secret est relatif (1), que le dépositaire du secret peut, lorsque c'est l'intérêt de son client, le révéler.

Cette proposition a été vivement combattue. Être tenu relativement au secret, c'est en être absolument relevé. Conçoit-on une personne confiant un secret à une autre, alors qu'elle sait que celui-ci ne tiendra pas ce dépôt pour absolument confidentiel, qu'il pourra lorsqu'il le jugera bon, révéler ou ne pas révéler?

Mieux vaut pour le confident savoir qu'il n'y a pas de secret auquel soit astreint le médecin, au moins il sera prudent et en fait, même à son détriment, ne lui fera aucune confidence.

Jusqu'en 1885, beaucoup de médecins avaient une certaine tendance à ne considérer le secret médical que comme relatif et presque tous les jurisconsultes avaient admis que la révélation n'est délictueuse que si elle a été faite dans l'intention de nuire (2). La Cour de cassation avait admis cette doctrine : « Attendu que l'article 378 est placé sous la rubrique des *calomnies, injures et révélations de secrets*, qu'il a pour objet de punir les révélations indiscrètes

----

(1) *Annales de la Soc. de méd. lég. de Belgique*, 9ᵉ année, nᵒ 1, p. 45, et *Ann. d'hyg. et de méd. lég.*, 1897, t. XXXVIII, p. 379.

(2) Hémar, *Le secret médical* (*Ann. d'hyg.*, 2ᵉ série, 1869, t. XXXI, p. 187, et *Bull. de la Soc. méd. lég.*, t. I, p. 151).

inspirées par la méchanceté et le dessein de diffamer et de nuire. » Lorsqu'il y avait violation de secret médical les juges regardaient d'abord l'intention, bien à tort suivant moi, car, qu'il y ait intention de nuire ou non, le dommage causé par l'indiscrétion est aussi grand ; dans les deux cas, le médecin cause au malade un même préjudice. Cette opinion, que je soutenais déjà depuis plusieurs années, fut défendue au Palais par MM. Muteau, Hallays et combattue par M. Verwaest qui, lui, préfère rester fidèle à l'interprétation ancienne.

Pour comprendre l'intérêt de cette discussion sur le secret *absolu* et le secret *relatif*, voyons comment la question est envisagée par le malade, le médecin ou le magistrat.

Le malade n'admet pas que l'on puisse révéler son secret, quand il pense que cette révélation pourra lui causer le moindre préjudice ; cette conviction peut être assez violente pour inspirer un acte criminel, c'est ce qui arriva au Dr J.-M. Delpech, de Montpellier. Il avait enlevé à un jeune homme les deux testicules ; malgré l'ablation de ces organes celui-ci chercha à se marier, et après quelques pourparlers la famille de la jeune fille rompit. Le jeune homme fut persuadé que ce refus provenait d'une indiscrétion de son médecin, il l'attendit à la sortie du théâtre et le tua d'un coup de pistolet ; l'enquête révéla que le médecin n'était en rien cause de la rupture et que jamais il n'avait violé le secret médical.

Mais si le malade a un intérêt quelconque à ce que son médecin parle, il lui demandera de révéler ce qu'il lui a confié, il le citera comme témoin même devant le tribunal, il le relèvera de son secret. Ce cas s'est présenté bien souvent, surtout dans les affaires de divorce, nous y reviendrons.

Telle est l'interprétation du malade, voyons celle du médecin. En vertu de l'article 378, le médecin a longtemps pensé que son diplôme lui conférait le privilège de ne pas déposer devant les tribunaux, il n'en est rien ; il peut être appelé comme témoin, il doit obéir à la citation quitte à ne pas révéler ce qu'il juge être une confidence faite par le malade. Lorsque la justice intervient, le médecin donne au secret une valeur extrêmement restrictive.

Mais dans la vie ordinaire, il n'en est pas de même ; beaucoup de médecins sont trop loquaces, ils causent de leurs malades à table, entre amis ; ils ont, comme l'a dit Labruyère, « *cette intempérance de langue qui ne permet pas à un homme de se taire* ». Il faut vous garder de ce défaut, car si par malheur une indiscrétion est commise, bientôt tout un quartier, toute une ville, connaît le secret d'une maladie, et votre fâcheux bavardage peut avoir les plus funestes conséquences.

Le secret imposé par l'article 378 n'est pas un privilège, c'est un devoir imposé au médecin lorsqu'il y a un secret. C'est un devoir impérieux. Ainsi un médecin se trouve en face d'un criminel qui vient réclamer ses soins ; quelle que soit son émotion, son indignation, il doit se souvenir que la législation a voulu que l'homme, quelque indigne qu'il fût, puisse recevoir des soins en toute sécurité, même si le silence doit compromettre les intérêts de la justice. Le médecin ne doit voir en cet homme qu'un malade ; il ne peut pas se faire son dénonciateur.

Il en est de même dans des cas moins tragiques en apparence. Ainsi, un homme reçoit, au cours d'une scène de jalousie avec sa maîtresse, deux balles de revolver ; il rentre chez lui et raconte à sa femme qu'il a été assailli par des rôdeurs ; il appelle son médecin qui s'aperçoit à son attitude embarrassée de la fausseté de son récit, il lui fait avouer la vérité ; sortant de chez son malade, outré de la conduite de la maîtresse, il se rend chez le commissaire de police et lui raconte la tentative de meurtre commise dans son quartier. Ce magistrat le reçoit très mal, lui demandant de quoi il se mêle ; le médecin répond par des paroles aigres-douces. Le commissaire de police se rend à l'adresse indiquée, trouve le blessé bien étonné de sa visite ; l'affaire a eu des suites devant les tribunaux. La dénon-

-ciation du médecin a eu de très fàcheuses conséquences, elle a porté le trouble dans le ménage de son malade, alors qu'au contraire son devoir professionnel lui commandait d'écouter tout et de ne rien révéler.

Vous ne devez pas oublier que le secret a été imposé au médecin par l'intérêt social, et il ne faut pas le sacrifier à un intérêt personnel immédiat quelle que soit l'importance de celui-ci. Dechambre (1) a dit avec juste raison : « C'est en opposant l'utilité publique au droit et au devoir qu'on arrive en toutes choses à la dissolution des principes tutélaires de la société ; en politique à l'arbitraire ; en droit à l'injustice ; en morale au relâchement. N'est-ce donc pas dans un intérêt public que la loi nous impose le secret ? et quand cet intérêt nuirait à d'autres, fût-ce à de plus considérables, qui nous a constitués juges de la différence ? Qui nous a donné le pouvoir de choisir ? »

Bruno-Lacombe a résumé ces quelques lignes en une seule phrase qui exprime bien nettement cette même pensée : « Nul n'est assez sûr de lui-même pour mettre sa conscience au-dessus de la loi. »

L'interprétation de la justice, comme je vous le disais il y a quelques instants, a été jusqu'en 1885 la suivante : La révélation n'est délictueuse que si elle a été faite dans l'intention de nuire. L'affaire Watelet a remis cette interprétation en question et l'arrêt de la Cour de cassation a établi définitivement en France la jurisprudence sur ce point délicat.

Voici les faits :

A la suite de la mort de Bastien-Lepage, qui avait été soigné par son ami le Dr Watelet, médecin d'une honorabilité parfaite, une campagne de presse s'ouvrit contre notre confrère, auquel on reprochait d'avoir envoyé Bastien-Lepage en Algérie, où, disaient les journalistes, la température était contraire au tempérament du malade.

____

(1) Dechambre, *Le médecin.*

Le Dr Watelet, indigné de ces attaques injustifiables, écrivit la lettre suivante au directeur du journal *Le Matin* :

Monsieur le Directeur du « Matin ».

Monsieur.

Dans le *Voltaire* de ce jour, 13 décembre, à propos de la mort de M. Bastien-Lepage, on parle d'une consultation qui aurait eu lieu, il y a plus d'un an, entre les Drs Potain, Alfred Fournier, Marchand et Watelet, votre serviteur, laquelle consultation aurait eu pour conclusion l'impossibilité d'intervenir chirurgicalement.

Le même journal déclare également que le climat d'Alger a dû *activer* le développement de la maladie, *sans doute* à cause de la chaleur.

Ces deux allégations sont fausses, et je vous demanderai la permission d'y répondre, comme c'est mon droit.

Pendant près de dix années, j'ai été le confident et le médecin de Bastien-Lepage et, à ses derniers moments, à son retour d'Alger, une coterie infâme m'a écarté de son chevet, après avoir persuadé à sa pauvre mère, à son frère, que je l'avais envoyé mourir là-bas, pour décharger sans doute ma responsabilité.

Cette imputation déloyale m'oblige à rétablir les faits, et je suis sûr qu'en cette circonstance je ne serai démenti par aucun des maîtres dont je m'étais entouré dans l'intérêt de mon pauvre ami.

Il y a vingt mois, en mai 1883, je constatais chez mon ami une tumeur du testicule gauche. Immédiatement je fis venir en consultation M. le Dr Marchand, chirurgien des hôpitaux, professeur agrégé de la Faculté de Paris, et M. le professeur Alfred Fournier, pour lequel Bastien semblait avoir une grande prédilection comme médecin consultant. Une opération radicale fut décidée, et la tumeur fut enlevée par M. Marchand. Je l'assistai, et M. le professeur Fournier voulut bien administrer le chloroforme.

L'examen de la tumeur fut confié au Dr Malassez, préparateur au Collège de France, et il déclara que la nature cancéreuse ne laissait aucun doute ; que la mort était certainement à courte échéance.

Les suites de l'opération furent heureuses. Bastien partit à la mer, passa l'hiver à Damvillers et revint à Paris, au mois de mars 1884, très affaibli, souffrant de tout le ventre et désirant aller à Alger, guérir ses rhumatismes, comme il disait.

A cette époque, je fis venir en consultation mon maître, le professeur Potain, qui conseilla vivement ce voyage.

Il partit. Je ne l'ai plus revu. Voilà les faits.

Il est nécessaire, dans l'intérêt de la vérité, plus encore que pour me laver d'accusations infâmes et mensongères, qu'on sache bien que la maladie était bien définie et de nature cancéreuse ; que les sommités médicales et chirurgicales ont conclu à une opération terrible, la castration, opération qui ne pouvait être que palliative et accorder au maximum deux années d'existence ; que la récidive était prévue, le cancer devant se reproduire fatalement dans l'intestin ou dans les reins.

Enfin, que le climat d'Alger si incriminé auprès de la famille, ne pouvait avoir, de l'avis du Dr Potain, la mauvaise influence qu'on lui a prêtée.

Mon pauvre ami devait fatalement mourir, et ni mon dévouement ni la science ne pouvaient le sauver.

Recevez, Monsieur le Directeur, l'assurance de ma considération distinguée.

Dr WATELET.

Il suffit de lire la lettre pour voir que l'intention de nuire n'existe certainement pas. Le Dr Watelet n'est mû par aucun mobile d'ordre inférieur, il s'est senti blessé dans son honneur professionnel, il a protesté et rétabli les faits tels qu'ils s'étaient passés.

Poursuivi par le ministère public pour « avoir adressé à un journal, sur les causes de la mort d'un de ses clients, une lettre destinée à la publicité et dévoilant un ensemble de faits secrets par leur nature et dont il n'avait eu connaissance qu'en raison de sa profession », M. le Dr Watelet fut condamné en première instance à 100 francs d'amende; la condamnation fut confirmée par la Cour le 5 mai 1885 et par la Cour de cassation le 18 décembre 1885.

Le conseiller Tanon, rapporteur à la Cour de cassation, fait remarquer qu'il semble bien résulter de l'article 378 que le législateur ne fait aucun distinction entre les révélations selon l'intention qui les a dictées, et cette pensée est également conforme au texte même de l'article qui n'affranchit le révélateur de la sanction pénale qu'il édicte

qu'en un cas : celui où la loi l'oblige à se porter dénonciateur.

Dans l'espèce qui vous est soumise, le Dr Watelet a fait la révélation qui lui est imputée, non pas, il est vrai, dans l'intention de
nuire, mais dans un but d'intérêt personnel, de défense personnelle,
si l'on veut, et pour répondre à certains reproches d'impéritie qu'il
supposait lui être adressés. Il n'importe.

Il a fait cette révélation volontairement, c'est-à-dire librement ;
c'est le premier élément de l'incrimination pénale.

Il l'a faite avec connaissance. Il a eu la conscience de l'acte tel
qu'il est déterminé par la loi, c'est-à-dire qu'il a su qu'il révélait
un fait confidentiel de sa nature et qu'il n'avait appris que dans
l'exercice de sa profession. C'est le second élément de l'incrimination ; c'est l'élément intentionnel.

Que si, donnant en principe à cet élément une base moins large,
on voulait y prendre en considération, dans quelque mesure, le
caractère préjudiciable de l'acte, on le trouverait encore ici. Si en
effet, le Dr Watelet a agi dans un but d'intérêt personnel ou de
défense, et s'il n'a pas eu l'intention directe de nuire, il n'en a pas
moins eu la conscience du préjudice que son acte pouvait occasionner ; et cette conscience du préjudice individuel ou social
d'une action prévue par la loi pénale suffirait dans le cas à ca-
ractériser l'intention coupable.

Vous estimerez peut-être, dans ces circonstances, que le demandeur a commis volontairement et avec intention le délit qui
lui est imputé, et que l'arrêt attaqué a fait, de ce chef, une juste
application de la loi.

M. Watelet présentait un second moyen à l'appui de son
pourvoi. Il disait que les faits qu'il était censé avoir révélés
étaient connus du public et qu'il n'y avait donc pas de
secret, par suite, pas de révélation.

M. Tanon répond en ces termes à ce deuxième argument :

Les faits secrets de leur nature tomberont donc sous l'application de l'article 378 ; mais la divulgation plus ou moins complète
qui viendrait à en être faite par d'autres voies au public relève-
rait-elle le médecin, l'avocat, de l'obligation du secret ? Nous avons
peine à l'admettre.

Et d'abord, que sera le genre de notoriété qui fournira cette excuse au médecin ? De simples bruits dans le public ou quelques
nouvelles de presse suffiront-ils ? Faudra-t-il que tous les récits
s'accordent ? Et si les faits sont contestés ou présentés au public

d'une manière différente, devront-ils être encore considérés comme suffisamment divulgués ?

Il serait bien difficile, dans le système du pourvoi, de préciser le caractère que devrait avoir la notoriété des faits pour affranchir le révélateur des peines portées par l'article 378.

Mais cette notoriété, quels qu'en soient le caractère et le degré, ne saurait, semble-t-il, avoir cet effet. Quelle qu'elle soit, le témoignage du dépositaire du secret viendra toujours y ajouter quelque chose. Il transformera toujours en un fait certain et avéré ce qui n'avait été jusqu'alors qu'un fait, peut-être divulgué, mais livré à la controverse.

La révélation du secret professionnel, outre qu'elle constitue un manquement à un devoir étroit, ne sera jamais indifférente, même dans le cas où le fait aurait été l'objet, non pas simplement de bruits, de nouvelles, de commentaires dans le public ou les journaux, mais d'une divulgation en quelque sorte officielle. Est-ce qu'un avocat pourra, après la condamnation de son client qui aura protesté jusqu'au bout de son innocence, révéler l'aveu qu'il lui aurait fait de sa culpabilité ?

Est-ce qu'après des débats en séparation de corps qui auraient révélé une maladie honteuse chez l'un des époux, le médecin serait autorisé à confirmer ce fait, dans le public, par le poids d'un témoignage qu'on n'aurait pas reçu en justice ?

Il semble qu'en principe, la notoriété du fait, quel qu'en soit le caractère, ne puisse relever le médecin, l'avocat du secret professionnel.

La Cour de cassation a adopté les opinions exposées par son rapporteur et elle a rendu l'arrêt suivant :

La Cour, etc.

Sur le premier moyen tiré de la violation de l'article 378 du Code pénal en ce que l'intention de nuire n'aurait pas été établie à la charge du prévenu :

Attendu que l'article 378 du Code pénal punit d'un emprisonnement d'un à six mois et d'une amende de 100 à 500 francs, les médecins, chirurgiens et autres officiers de santé, ainsi que les pharmaciens, les sages-femmes et toutes autres personnes dépositaires par état ou profession des secrets qu'on leur confie, qui hors le cas où la loi les oblige à se porter dénonciateurs auront révélé ces secrets ;

Attendu que cette disposition est générale et absolue et qu'elle punit toute révélation du secret professionnel, sans qu'il soit nécessaire d'établir à la charge du révélateur l'intention de nuire ;

Que c'est là ce qui résulte tant des termes de la prohibition que de l'esprit dans lequel elle a été conçue ;

Attendu qu'en imposant à certaines personnes sous une sanction pénale, l'obligation du secret, comme un devoir de leur état, le législateur a entendu assurer la confiance qui s'impose dans l'exercice de certaines professions et garantir le repos des familles qui peuvent être amenées à révéler leurs secrets par suite de cette confiance nécessaire ;

Que ce but de sécurité et de protection ne serait pas atteint si la loi se bornait à réprimer les révélations dues à la malveillance en laissant toutes les autres impunies ;

Que le délit existe dès que la révélation a été faite avec connaissance, indépendamment de toute intention de nuire.

Sur le deuxième moyen tiré de la violation des articles 378 du Code pénal et 7 de la loi du 20 avril 1880, en ce que l'arrêt attaqué aurait omis de répondre à des conclusions sur lesquelles il était articulé que les faits dont la publication était imputée au demandeur avaient été divulgués dès avant cette publication, et qu'il n'y avait point eu dès lors de révélation de secret :

Attendu que ce moyen manque en fait ; qu'aucunes conclusions n'ont été prises par le demandeur de ce chef :

Que celles mêmes qui auraient été, d'après sa prétention, déposées par son coprévenu, n'existent point en minute, et que le jugement ni l'arrêt n'en font aucune mention ;

Attendu, d'ailleurs, qu'il résulte de l'arrêt attaqué et du jugement dont l'arrêt a adopté les motifs, que Watelet, en adressant au journal *Le Matin*, sur les causes de la mort de Bastien-Lepage et les circonstances de sa dernière maladie, une lettre destinée à la publicité et insérée, conformément à ses intentions, dans le numéro du 13 décembre, a révélé au public un ensemble de faits secrets par leur nature et dont il n'avait eu connaissance qu'à raison de sa profession, alors qu'il traitait Bastien-Lepage en qualité de médecin ;

Que, par cette constatation souveraine de fait, l'arrêt attaqué aurait suffisamment répondu aux articulations du demandeur, à supposer qu'elles eussent été formulées dans des conclusions régulièrement prises ;

Et attendu, d'ailleurs, que l'arrêt est régulier ;

Par ces motifs,

Rejette le pourvoi du docteur Watelet contre l'arrêt de la Cour d'appel de Paris, chambre correctionnelle du 5 mai 1885.

Ainsi maintenant la jurisprudence est formelle, il suffit pour être condamnable que la révélation ait été faite consciemment; il n'est plus question de savoir si l'intention a été de nuire ou non.

Muteau, dans ses commentaires sur ce jugement, étudie le cas du médecin aliéné et conclut qu'il est irresponsable de ses paroles et du dommage qu'il aurait pu causer ; mais si ce médecin est ivre, si pendant son ivresse il raconte ce qu'il aurait dû taire, on doit, d'après Muteau, le considérer comme conscient, et par conséquent responsable. Ce sont des cas heureusement très rares dont on n'a, je crois, pas encore eu d'exemple.

Cette interprétation est tellement entrée dans la jurisprudence que, dans un cas qui fut jugé à Caen, le médecin, bien que n'ayant agi que pour le bien de son malade, a été condamné, à une peine légère il est vrai, pour violation du secret professionnel : voici les faits :

Un aubergiste alcoolique tombe et se casse la jambe; il appelle le médecin du pays avec lequel il était dès longtemps en mauvais termes. L'appareil est placé, et après trois mois, il n'y a pas de consolidation. Venant à Paris, le médecin se rend dans les hôpitaux, parle de ce cas à MM. Terrier et Périer qui lui rappellent que souvent chez des alcooliques, des diabétiques, des albuminuriques, des syphilitiques la consolidation se fait très tardivement et très difficilement. Revoyant son malade, il est dans l'impossibilité de lui parler seul, car la femme était toujours au chevet de son mari. Dans le but de pouvoir appliquer une médication générale rationnelle, il interroge un ami de son client, lui demandant de vouloir bien s'informer si, par hasard, il n'aurait pas eu la syphilis. Le lendemain il est fort mal reçu par son malade et sa femme, qui intentent des poursuites. Le médecin fut condamné, pour violation de l'article 378, à 25 francs d'amende et 200 francs de dommages et intérêts.

Dans ce cas, Messieurs, il est impossible de dire que le

médecin a eu l'intention de nuire, il agissait dans l'intérêt de son malade, il ne révélait pas que celui-ci avait eu telle maladie, mais pour le traiter utilement, il s'informait s'il l'avait eue. C'est dans ce sens que j'ai rédigé la consultation qui m'était demandée. Je rappelais que dans certains cas les parents ou les amis seuls peuvent nous donner des renseignements utiles. Je disais : J'ai examiné avec Fournier et Motet un paralytique général ; ne pouvant obtenir de réponse précise du malade qui était à demi dément, nous n'avons pas hésité à écrire aux médecins qui l'avaient soigné antérieurement, et comme ceux-ci n'avaient pu nous renseigner, nous nous sommes adressés à ses amis du régiment. En agissant ainsi, nous n'avons rien révélé, nous avons fait notre devoir de médecin, nous nous sommes efforcés de faire bénéficier notre malade d'une dernière chance de guérison. » Je vous ai dit que cette opinion n'avait pas été acceptée par le tribunal, je crois que c'est à tort.

J'espère que cet exposé vous aura convaincus que l'observance du secret médical n'est pas facultative, mais est obligatoire. Ce n'est pas un droit dont vous resteriez juges d'user ou de ne pas user, c'est un devoir.

III. — Un médecin peut-il être relevé du secret professionnel ?

Pour que votre malade puisse vous relever d'un secret personnel, il serait nécessaire qu'il connaisse lui-même le secret dont il vous délie ; et le plus souvent il ne le connaît pas. Ainsi une personne vient vous trouver, elle est atteinte de cancer de l'estomac ; assurément vous ne le lui direz pas ; vous lui parlerez de dyspepsie, de rhumatisme intestinal ; mais si plus tard ce malade vous délie du secret, il ne se doute pas que le secret existe entre vous et lui, et il ne connaît pas la portée de l'autorisation qu'il vous donne.

De quoi vous relève-t-il? Uniquement de ce que vous lui avez dit? Si vous dites tout, vous trahissez ce malade, vous révélez un secret dont il ne pouvait vous relever, puisqu'il ne le connaissait pas. Si vous ne dites que ce qu'il sait, vous trahissez la justice.

Il y a quelques années, MM. Guillot et Demange soumirent à la Société de médecine légale (1) la question suivante : Une veuve, mère de deux filles, se remarie ; elle amène un jour à son médecin sa fille aînée âgée de dix-sept ans, disant qu'elle a de mauvaises habitudes, et priant le médecin de lui faire de la morale. Plus tard, elle se brouille avec son second mari et l'accuse d'entretenir des rapports avec sa fille aînée. Elle appelle en témoignage le médecin, qu'elle a mis au courant des habitudes vicieuses de sa fille. Le médecin refuse de répondre. MM. Guillot et Demange demandaient à la Société de dire si le médecin, ainsi délié de son secret, pouvait parler. La Société de médecine légale, après une discussion à laquelle prirent part Lasègue, Lunier, Chaudé, Gallard, a déclaré que le médecin ne devait pas se laisser délier de son secret professionnel.

Dans ce cas, en effet, de quoi la mère pouvait-elle relever le médecin? elle n'en savait absolument rien, attendu qu'elle n'avait pas assisté à l'examen, ni à l'entretien du médecin avec sa fille; il lui était donc impossible de savoir ce que le médecin avait pu constater et même s'il avait constaté quelque chose.

Du reste c'est chose jugée par la Cour d'appel de Grenoble le 23 août 1828 au sujet de l'affaire Rémusat.

La dame Rémusat demandait la séparation de corps contre son mari qu'elle accusait de lui avoir communiqué la syphilis. La plaignante fit citer comme témoin son médecin, le Dr Fournier, qui l'avait soignée dans sa maladie, le déliant du secret médical.

____

(1) *Annales d'hygiène* et *Bull. de la Soc. méd. légale.*

Le Dr Fournier refusa de parler, alléguant que le secret lui était imposé par l'article 378. Un jugement du tribunal lui enjoignit de déposer sur les faits dont il avait eu connaissance.

La Cour de Grenoble rendit un arrêt se terminant ainsi :

Attendu que le refus du docteur Fournier de déposer sur les faits retenus par le jugement interlocutoire intervenu entre la dame Rémusat et son mari, à l'occasion de la demande en séparation de corps de ladite dame Résumat, a été motivé sur les considérations les plus impératives ;

Attendu que le jugement précité avait pour objet la preuve de la communication d'une maladie par le mari à sa femme, du traitement fait à celle-ci par des gens de l'art, du traitement fait au mari pour la même cause, etc..., en sorte que le docteur Fournier était cité par la dame Résumat pour s'expliquer sur une maladie secrète, sur une maladie dont il n'aurait pu avoir connaissance qu'en qualité de médecin et par suite d'une confidence qui lui aurait imposé le devoir de ne point révéler le secret qui lui aurait été confié ;

Attendu qu'il est de principe, en effet, que toute personne dépositaire par état ou profession des secrets qui lui sont confiés ne peut les révéler sans manquer d'une manière sensible à la morale, sans encourir punition ; que ce principe, qui repose sur les plus grands intérêts, a été professé par les auteurs les plus distingués et consacré par nombre d'arrêts ;

Attendu que si cette personne est assignée pour déposer en justice, elle doit, ainsi que l'a fait le docteur Fournier, déclarer que sa conscience et sa profession ne lui permettent pas de s'expliquer sur des faits dont elle n'aurait été instruite que dans l'exercice de cette même profession, que par des confidences que l'honneur lui commandait de respecter ;

Attendu que le devoir du silence doit être surtout rigoureusement observé lorsqu'il s'agit de médecins ou chirurgiens, de maladies dont la nature honteuse ne pourrait être publiée sans porter atteinte à la réputation des personnes et à l'honnêteté publique ;

Attendu qu'en portant sa pensée sur les révélations immorales et préjudiciables, le législateur a infligé des peines correctionnelles contre quiconque révélerait des secrets qui ne lui auraient été confiés que dans l'exercice de son état ou de sa profession ; l'article 378 du Code pénal dispose, en effet, que les médecins, les chirurgiens et autres officiers de santé, ainsi que les pharmaciens, les sages-femmes et toutes autres personnes dépositaires, par état ou par profession, des secrets qu'on leur confie, qui, hors le cas où la loi les oblige à se porter dénonciateurs (s'il s'agit du salut public), auront révélé ces secrets, seront punis d'amende et d'emprisonnement ; à l'appui de cet article, l'orateur du gouvernement disait qu'on devait considérer comme un délit grave des révélations qui souvent ne tendent à rien moins qu'à compromettre la réputation de la personne dont le secret est trahi, à détruire en elle une confiance devenue plus nuisible qu'utile, à déterminer ceux qui se trouvent dans la même situation, à mieux aimer être victimes de leur silence que de l'indiscrétion d'autrui, enfin à ne montrer que des traîtres dans ceux dont l'état semble ne devoir offrir que des êtres bienfaisants et de vrais consolateurs ;

Attendu que cette disposition de la loi, dictée par la morale, l'ordre public et l'honneur des familles, a été appliquée par la Cour de cassation aux avocats dont on avait invoqué le témoignage ; elle aurait exprimé, dans un arrêt du 5 août 1816, que toute confidence secrète faite à un avocat ne pouvait être révélée à la justice, sans trahir le secret du cabinet ; dans un autre arrêt du 20 janvier 1826, qu'un avocat qui a reçu des révélations qui lui ont été faites à raison de ses fonctions ne pourrait, sans violer les droits spéciaux de sa profession et de la foi due à ses clients, déposer de ce qu'il aurait appris de cette manière ; qu'il n'est point obligé de déclarer comme témoin ce qu'il ne sait que comme avocat ; dans un autre arrêt du 22 février 1828, que les avocats ne sont pas tenus de révéler ce qu'ils ont appris par suite de la confiance qui leur est accordée ; que c'est aux avocats appelés en témoignage à interroger leur conscience, à discerner ce qu'ils doivent dire de ce qu'ils doivent taire ;

Attendu que si un arrêt de la même Cour, à la date du 14 septembre 1827, a validé la déposition d'un avocat appelé devant une Cour d'assises, cela a été par le motif que la déposition de cet avocat ne portait que sur des faits qui étaient venus à sa connaissance autrement que dans l'exercice de sa profession d'avocat ;

Attendu qu'on ne peut contester que les médecins, les chirurgiens, appelés en témoignage, doivent, comme les avocats, comme toutes les personnes soumises à l'empire de la loi, déclarer à la justice tout ce qui est à leur connaissance, autrement que comme dépositaires, par état, des secrets confiés à l'occasion d'événements extraordinaires, ou de maladies cachées, de maladies honteuses ;

que c'est en ce sens qu'ils doivent interroger leur conscience et ne taire que ce que la morale et les devoirs de leur état leur défendent de révéler ; que c'est en ce sens qu'ils peuvent concilier les exigences de la justice avec les obligations qu'imposent des professions aussi utiles qu'honorables ;

Attendu qu'il se serait agi, dans l'espèce, de secrets qui auraient été confiés au docteur Fournier, en sa qualité de médecin, et sur lesquels celui-ci, fort de sa conscience et des principes qui doivent diriger celui qui se dévoue au soulagement de ses semblables, en même temps qu'il est le confident des faiblesses humaines, aurait avec raison refusé de rendre témoignage ;

Attendu que les premiers juges ne pouvaient pas, pour enjoindre au docteur Fournier de déposer, s'étayer, de la circonstance que c'est la dame Rémusat elle-même qui invoque son témoignage ;

Attendu, en effet, que ce ne serait pas moins, de la part du docteur Fournier, trahir un secret important, un secret à la conservation duquel la femme et le mari étaient également intéressés ;

Attendu que le sieur Rémusat aurait pu, de diverses manières, prendre part à la confidence faite par sa femme au médecin, et que, sous ce rapport, le secret de la dame Rémusat aurait aussi été celui du mari ;

Attendu d'ailleurs que la dame Résumat, voulant faire déposer le docteur Fournier, même sur la maladie qu'elle reprocherait au sieur Rémusat, cette circonstance serait encore exclusive de toute déposition empreinte de révélation ;

Attendu enfin que la loi qui défend aux médecins, aux chirurgiens, de révéler les secrets qui leur sont confiés, ne faisant aucune espèce d'exception, il est évident que, dans toutes les hypothèses, ce qui ne parvient à la connaissance des médecins et chirurgiens que par cette voie doit rester impénétrable ;

Attendu qu'il résulte de ce qui précède qu'en refusant de révéler un secret dont il n'aurait été dépositaire que par état, qu'en refusant de se livrer à un acte que sa conscience aurait repoussé, et qui d'ailleurs aurait pu compromettre les intérêts d'un tiers qui n'aurait pas été étranger au secret, le docteur Fournier a donné la mesure de son respect pour la loi, pour la morale et l'ordre public ;

A mis l'appellation et ce dont est appel au néant, et par nouveau jugement déclare que le docteur Fournier, en tant que dépositaire de secrets à lui confiés en sa qualité de médecin, est dispensé de déposer sur les faits retenus par le jugement interlocutoire du 11 mars 1828, intervenu entre les mariés Rémusat, etc... (1).

Cet arrêt très net a établi la jurisprudence sur cette question ; le médecin ne doit en aucun cas révéler ce qu'il sait et personne n'a le droit de le délier de son secret.

Cependant dans un procès analogue, la Cour de Poitiers reçut la déposition du Dr Boiflin, de Nantes, et je crois qu'elle eut tort (2).

Non seulement le médecin ne doit pas parler devant le tribunal au sujet de soins donnés à un malade, mais il n'a pas le droit d'autoriser la production en justice de lettres signées de lui, et se rapportant à des soins donnés à un malade.

C'est ainsi qu'il a été jugé par la Cour d'appel de Douai. Elle refusa de prendre connaissance de lettres contenant les faits sur lesquels le médecin n'aurait pu déposer verbalement :

Attendu que les médecins sont tenus à garder le silence sur ce qu'ils peuvent avoir appris dans l'exercice de leur profession ; que la violation de ce secret professionnel constitue un délit lorsque les médecins divulguent soit par un témoignage, soit par une déclaration écrite, le secret de ce qu'ils savent ainsi.

Attendu que les lettres écrites par le Dr C... se rapportent à des constatations qu'il a faites en donnant des soins au sieur F..., qu'il n'appartient pas dès lors, à ce médecin d'en autoriser la production en justice, pas plus qu'il ne pourait déposer lui-même sur ces faits ; que la justice ne peut donc sanctionner cette autorisation.

Votre responsabilité peut être mise en cause non pour violation du secret médical, mais pour diffamation consciente dans des cas assez semblables en fait, différents en droit. Il y a deux ans, le Dr Aubry (de Saint-Brieuc) avait publié une étude sur les *familles de criminels*. Il avait cité notamment une famille de Rennes dans laquelle s'étaient succédé des criminels, des prostituées, des alcooliques établissant nettement le bien fondé de sa thèse. Une de

(1) Dalloz, *Rép.*, v° *Témoin*, n° 49.
(2) Cour de Poitiers, 3 décembre, 1894.

ces personnes vivait encore, elle-même était visée comme ancienne prostituée dans cette longue énumération.

Poursuivi par elle, le Dr Aubry et l'éditeur furent condamnés, bien qu'il n'y ait pas eu intention de nuire, non pas comme ayant violé le secret médical, mais pour diffamation consciente (1).

Vous ferez bien de vous souvenir de cet arrêt, lorsque vous publierez des observations.

IV. — Quelles sont les limites du secret médical?

Vous pourrez, Messieurs, être interrogés par le commissaire de police ou par le juge d'instruction qui désire savoir si, à une époque déterminée, vous n'avez pas donné des soins à une certaine personne ; dans ce cas, le médecin répond presque toujours : « Je n'ai pas à dire si j'ai ou non donné des soins à telle personne, car cela fait partie de ce que je sais par suite de mes fonctions ? » A cela, le magistrat réplique : « Quand vous êtes allé chez votre client toutes les personnes passant dans la rue, les commerçants avoisinant la maison vous ont vu sonner à la porte et entrer. Tout ce qui s'est passé une fois la porte franchie peut rester secret, mais jusque-là tout est public. » C'est cette jurisprudence qui semble acceptée et le médecin ne peut se refuser à dire : « A telle époque j'ai donné des soins » sans d'ailleurs entrer dans aucun détail concernant la maladie.

Il est un point qui semble plus difficile à résoudre ; en effet, l'article 30 du Code d'instruction criminelle est ainsi conçu :

Toute personne qui aurait été témoin d'un attentat, soit contre la sûreté publique, soit contre la vie ou la propriété d'un individu sera pareillement tenu d'en donner avis au procureur de la République, soit du lieu du crime ou du délit, soit du lieu où le prévenu pourra être trouvé.

Cet article semble être en contradiction avec l'arti-

(1) Voy. pièce 3.

cle 378 du Code pénal qui défend : *à toutes les personnes dépositaires par état ou par profession, des secrets qu'on leur confie*, de les révéler sous peine d'amende et d'emprisonnement.

L'article 30 est commenté par M. Hémar, conseiller à la Cour, dans les termes suivants :

« Nous avons déjà dit (1) que le secret médical institué dans un but d'humanité ne devait pas prévaloir contre les exigences de l'ordre public, et qu'en conséquence, l'homme de l'art qui romprait le silence pour accomplir le devoir de la dénonciation civique échapperait à toute responsabilité pénale ou pécuniaire. L'article 30 du code d'instruction criminelle *permet* donc la révélation du crime ou du délit connus dans l'exercice de la profession : mais l'obligation légale existe-t-elle, en ce sens qu'une pénalité puisse être invoquée en cas de non-accomplissement du devoir ? La négative est certaine. L'article 30 du Code d'instruction criminelle, de même que l'article 29, sont dénués de sanction. Cette omission n'est pas une lacune involontaire. Nous en trouvons la preuve dans la discussion préparatoire de la loi : on lit, en effet, dans le procès-verbal de la séance du conseil d'État du 14 juin 1808 (2) :

L'article 31, (qui est aujourd'hui l'article 30) est discuté.

M. Corvetto dit que ces mots : *toute personne*, rendent la règle absolue et n'admettent aucune exception. Cependant la loi forcera-t-elle le fils de dénoncer son père, le mari de dénoncer son épouse ?

M. le comte de Berlier observe que l'article ne fait que poser une règle dont la sanction se trouve, mais avec beaucoup de modifications, dans la partie pénale du code : on y verra que le défaut de révélation n'est puni qu'à l'égard de quelques crimes d'État, et avec exception de certaines personnes, comme les parents en ligne directe et les frères, sœurs, etc...

L'article est adopté.

Il faut appliquer ici ce que M. le comte Bastard disait à la

(1) Hémar, *Le Secret médical* (*Ann. d'Hyg.*, 1869, 2ᵉ série, t. XXXI, p. 187, et *Bull. de la Soc. méd. lég.*, t. 1, p. 174).
(2) Locré, *Législation de la France*, t. XXV ; code d'Instr. crim., p. 157.

Chambre des Pairs en présentant le rapport de la loi de 1832.

Dans l'impossibilité de fixer la limite entre ce que l'intérêt public semble commander et ce qu'une certaine délicatesse réprouve... le législateur devait abandonner à la conscience éclairée des citoyens l'accomplissement de ce devoir.

Le médecin appréciera dans sa conscience et dans la plénitude de sa liberté. Lui tracer à ce point de vue des règles fixes et invariables serait tenter une entreprise téméraire que défieraient la complication des actions humaines et la diversité des situations possibles.

Nous avons tenu à reproduire ces paroles de M. Hémar, parce qu'il est bien plus que nous autorisé à interpréter les textes de loi.

Je me range absolument à son avis, car l'article 30 n'ayant pas de sanction pénale, il est probable que le législateur a voulu laisser une certaine latitude aux témoins, tandis que l'article 378, qui a une sanction, doit être observé dans toute sa rigueur. Il a été jugé ainsi, le 15 décembre 1887, par la Cour de Lot-et-Garonne (1).

Il y avait autrefois une grande différence au point de vue de l'obligation de la révélation des coupables entre les médecins et les chirurgiens. En effet, le médecin n'était pas tenu à la dénonciation, mais en vertu d'un édit de Louis XIV rendu en 1666, les chirurgiens étaient :

Tenus de tenir boutiques ouvertes, à peine de 200 livres d'amende pour la première fois, et, en cas de récidive, de l'interdiction de la maîtrise pendant un an, et pour la troisième, de la privation de leur maîtrise. Seront tenus, lesdits chirurgiens, de déclarer au commissaire du quartier les blessés qu'ils auront pansés chez eux ou ailleurs, pour en être fait par ledit commissaire son rapport à la police : de quoi faire lesdits chirurgiens seront tenus sous les mêmes peines que dessus : ce sera pareillement observé à l'égard des hôpitaux, dont l'infirmier ou administrateur qui a les soins des malades fera déclaration au commissaire du quartier (2).

Il est vrai de dire qu'à ce moment Paris se trouvait encombré de gentilshommes, de soldats licenciés, de laquais;

(1) Voy. pièce n° 2.
(2) Isambert, *Anciennes lois françaises*, t. XVIII, n° 495, p. 93.

tout ce monde portait l'épée, et par conséquent les duels, les rixes et les assassinats se répétaient si souvent que Boileau fait de la capitale ce tableau charmant (1) :

> Le bois le plus funeste et le moins fréquenté
> Est, au prix de Paris, un lieu de sûreté,
> Malheur donc à celui qu'une affaire imprévue
> Engage un peu trop tard au détour d'une rue !

Cet édit n'était applicable qu'à Paris, et toutes les fois qu'il y eut des troubles, sous la Révolution ou l'Empire, on songea à l'appliquer ; du reste, il n'a jamais été abrogé.

Le 9 juin 1832, après les journées des 5 et 6 juin, le préfet de police Gisquet fit afficher une ordonnance, aux termes de laquelle les chirurgiens des hôpitaux devaient donner le nom des insurgés blessés, soignés dans leur service. Cette ordonnance souleva dans le corps médical une indignation générale que Dupuytren a bien interprétée, quand il répondit à celui qui venait chercher des renseignements : « Je n'ai pas vu d'insurgés dans mes salles d'hôpital, je n'ai vu que des blessés. »

Cette formule doit être la nôtre, et il est bien certain qu'aujourd'hui, il serait impossible de faire revivre cet antique édit, qui blesserait les sentiments de toute la population.

Je vous ai dit, Messieurs, que cette ordonnance de police ne valait que pour Paris ; cependant, il y a trois semaines environ, j'ai reçu une lettre d'un médecin de la Guadeloupe, qui se plaint qu'une ordonnance analogue soit encore appliquée dans toute sa rigueur. Cela tient sans doute à ce que jusqu'à ces dernières années les colonies étaient sous la dépendance de la marine et que les indigènes et les colons étaient regardés un peu comme des insoumis. J'ai écrit à ce sujet au ministre des colonies et j'attends sa réponse.

Vous avez remarqué dans le texte de l'article 378 ces mots : « Hors le cas où la loi les oblige à se porter dénon-

---

(1) Boileau, *Satire des Embarras de Paris*.

ciateurs ». Autrefois, le médecin devait dénoncer les complots contre l'Empereur, contre la sûreté de l'État et le crime de fausse monnaie. Ces articles ont été abrogés par la loi du 28 avril 1832.

V. — Qui est astreint au secret médical ?

Dans l'article 378, il est dit : *toutes les personnes dépositaires par état ou profession des secrets.* Dans cette catégorie nous avons vu qu'il faut ranger les pharmaciens, les médecins, les sages-femmes, les avocats, les avoués, les notaires, les prêtres, en un mot, tous les *confidents nécessaires.* Quelle est sous ce rapport, la situation des auxiliaires du médecin ou du pharmacien ; aides, préparateurs, etc. ?

Un arrêt de la Cour de la cassation du 8 décembre 1864 déclare que l'article 378 ne leur est pas applicable.

Attendu que le témoin appelé devant la justice lui doit toute la vérité, qu'il ne saurait être dispensé de cette obligation que dans le cas où, dépositaire par état ou profession d'un secret qu'on lui a confié, la loi elle-même lui en interdit la révélation sous les peines établies par ledit article 378 ;

Qu'il est constaté par l'arrêt que le sieur Dando n'exerce aucune des professions énoncées audit article, dont les dispositions restrictives ne sauraient être étendues à ceux qui sous la direction d'un médecin sont appelés accidentellement à soigner un malade etc...

Rejette.

Ainsi d'après cet arrêt les médecins ou pharmaciens sont tenus au secret alors que les aides, qui cependant sont là en vertu de leur profession et deviennent des confidents nécessaires, puisqu'il est impossible de s'en passer pour faire une opération ou pour préparer un médicament, ne sont pas rangés parmi ceux que désigne l'article 378, qui cependant ne spécifie pas toutes les professions dans lesquelles on peut recevoir confidentiellement un secret.

N'est-ce pas là une décision en contradiction formelle avec toute la théorie admise par le législateur? Quelle sécurité y aura-t-il pour le malade si l'aide du chirurgien, celui du pharmacien peuvent révéler ce que eux-mêmes doivent taire?

D'un avis unanime tout le monde s'accorde, malgré cet arrêt, à considérer les aides comme liés par le secret professionnel au même titre que le médecin ou le pharmacien, c'est l'avis de MM. Muteau, Tourdes, Hallays, Gallard, et j'espère que si la Cour de cassation était appelée de nouveau à statuer sur un cas de ce genre, en vertu de l'article 378, elle se refuserait à accepter la déposition des aides.

VI. — Difficultés créées par la position spéciale du médecin.

Le cumul est toujours une mauvaise chose, mais dans la pratique médicale il crée des difficultés insurmontables. Un médecin peut être en même temps : médecin traitant et expert, médecin de l'état civil et médecin de la famille, médecin et maire de la commune.

Prenons le cas où le *médecin traitant* est plus tard nommé *expert?* Quand vous aurez soigné un malade, vous devez vous récuser comme expert; la justice a le droit de vous requérir, mais vous n'aurez qu'à dire au juge qu'en vertu de l'article 378, ayant reçu des confidences nécessaires au traitement de la maladie, il vous est impossible de vous charger de l'expertise; le juge commettra un de vos confrères, et vous vous épargnerez bien des ennuis.

Je vais vous citer plusieurs exemples, qui, je le pense vous éclaireront suffisamment :

Le docteur X... est appelé comme médecin à soigner une petite fille qui a subi une tentative de viol et qui présente des plaques muqueuses de la vulve. On arrête l'individu soupçonné, et on le fait examiner par le même médecin, agissant comme expert. L'inculpé reconnaît le médecin comme étant celui qui l'a soigné à l'hôpital au début de la syphilis, le docteur ne reconnaît pas son client (1). Que doit-il faire? Dans ce cas il n'y a pas de difficulté, le médecin ne se souvenait pas de son client qu'il n'avait du reste vu qu'au cours d'une visite à l'hôpital; devant les assises, il devra dire tout ce qu'il sait.

Un homme voulant se venger d'une femme et ne pouvant la tuer cherche, à l'aide d'un rasoir, à couper le cou de son enfant âgé de neuf ans. Un médecin est appelé, pratique les sutures nécessaires, fait le pansement. Le lendemain ce même médecin est commis à titre d'expert. Le juge lui pose certaines questions et notamment l'interroge sur la couleur de la blouse de l'enfant; il s'étonne qu'il ne puisse répondre. Dans ce cas, il n'y a pas de question de secret, mais il est bien certain que comme médecin traitant le docteur ne s'était pas inquiété de mesurer la largeur de la plaie, sa profondeur, et qu'il n'avait pas examiné la couleur des vêtements de la victime.

Voici un fait plus scabreux : Un médecin est appelé pour soigner une petite fille qui a subi un attentat à la pudeur; les blessures sont insignifiantes, n'entraînant pas de suites fâcheuses, au début la famille ne poursuit pas; la gendarmerie est informée par la voix publique et le même médecin est commis trois ou quatre jours après pour l'expertise.

Il fait son examen et dans son rapport il constate ne remarquer aucune lésion au niveau des organes génitaux de l'enfant. Le juge l'interroge, mais le médecin veut garder le silence sur ce qu'il a vu précédemment. Il se donna beaucoup de peine pour faire admettre qu'il y avait en lui deux personnes : le médecin traitant appelé le premier, qui a vu, mais qui ne doit pas dire ce qu'il a vu, et le médecin légiste qui n'a rien constaté, mais qui peut dire tout ce qu'il a vu (2).

Nous étudierons le cas où le *médecin* est en même temps *maire de la commune* quand nous parlerons des déclarations de naissance.

(1) Voir pièce n° 12.
(2) Voir pièce n° 13.

Prenons maintenant le cas où le médecin est en même temps *médecin de la famille* et *médecin de l'état civil*.

Vous savez que légalement la mort doit être constatée par l'officier de l'état civil ; à Paris et dans quelques grandes villes, ce magistrat est remplacé par un médecin chargé de constater le décès et qui agit à titre de délégué. Dans certaines villes, pour simplifier les formalités, ce sont les médecins qui s'entendent entre eux pour constater les décès qui surviennent dans leur clientèle. Cette pratique peut présenter de graves inconvénients.

Un médecin est appelé près d'un malade qui lui confie, devant sa femme d'ailleurs, qu'il vient d'être surpris en flagrant délit d'adultère par un voisin et que celui-ci lui a tiré un coup de feu dans la région du bas-ventre. Le malade a des complications péritonéales, il peut mourir et le médecin qui en même temps que médecin traitant est médecin de l'état civil m'écrit :

Quelle conduite tiendrai-je ? Je dois dire sur le certificat que le décès est constant et par quelle cause il paraît avoir été occasionné.

Si je m'abstiens, cela équivaut à une dénonciation.

Si je signe le certificat et que j'indique comme diagnostic un phlegmon de la cuisse par exemple sans faire mention de la cause, que me dira le ministère public dans le cas où les faits lui viendraient aux oreilles et où la femme du blessé voudrait se porter partie civile ?

Sans compter, que ma conscience d'officier de l'état civil, n'est pas du même avis que ma conscience de médecin traitant.

Vous conviendrez que le cas est délicat, et que ce médecin était dans une cruelle alternative. Je n'ai pu que lui donner le conseil, s'il voyait son malade près de mourir, de s'absenter pendant quarante-huit heures, en recommandant à un confrère de le remplacer comme médecin de l'état civil.

VII. — Difficultés créées par l'âge et la position des malades.

Au point de vue théorique les mineurs doivent être considérés comme les malades majeurs et l'on ne doit pas vis-à-vís d'eux se départir du secret (Muteau).

En principe, Messieurs, je partage l'opinion de M. Muteau, mais en pratique cette donnée me semble parfois bien difficilement applicable. Tout d'abord que doit on entendre par ces deux termes *mineur* et *obligation du secret?* Il est évident que avant sept ou huit ans, vous ne pouvez vous dispenser de tout révéler au père ou à la mère, mais jusqu'à quel âge s'étend cette règle? Peut-on trouver une indication dans l'article 66 du code pénal qui fixe à seize ans l'âge du discernement? Je ne le pense pas, et nous verrons tout à l'heure que certaines personnes sont réellement sans discernement au delà de cet âge, que d'autres sont émancipées beaucoup plus jeunes.

Je crois qu'en thèse générale le médecin doit s'efforcer d'obtenir que le mineur prévienne lui même sa famille ou qu'il vous charge de ce soin. C'est bien souvent le seul moyen pour le médecin de donner les soins utiles, d'empêcher qu'une carrière soit brisée ou parfois qu'un crime ne soit commis. Ainsi, Messieurs, j'ai été pendant longtemps médecin du collège Sainte-Barbe; il m'arriva assez fréquemment de recevoir à ma consultation, des jeunes gens qui présentaient certaines affections vénériennes. Que devais-je faire dans ce cas? Il leur était impossible de se traiter au collège. Si l'on s'en était aperçu, on les aurait renvoyés, j'ai pensé que je devais garder leur secret. A tous ces jeunes gens j'ai proposé d'avertir moi-même leur famille, leur faisant comprendre qu'ils méritaient une admonestation, tous ont toujours accepté, et les parents m'ont maintes fois remercié.

Quand il s'agit d'une fille mineure, il faut tenir la même conduite ; mais que nous devons-nous entendre par fille mineure? Il y a mineure légalement et mineure de fait. Une fille de dix-neuf ans qui est mineure légalement, mais qui a quitté sa famille depuis trois ans devient enceinte, celle-là je pourrai la considérer comme majeure de fait. Mais dans d'autres cas les choses sont plus embarrassantes.

Je me rappelle qu'étant interne de Lorain, j'examinai à la consultation une petite fille de onze ans et quatre mois que je reconnus être enceinte de cinq mois et demi. Dans ce cas, Messieurs, où un accouchement pouvait entraîner de si graves complications, devions-nous garder le secret vis-à-vis de la mère ? Assurément non et Lorain n'a pas hésité à dire à la mère que sa fille était enceinte.

Si vous vous trouvez en présence d'une fille de seize à dix-sept ans et qui est enceinte, vous devez tâcher de l'amener à avouer sa faute à sa famille ; au besoin, vous pourrez l'y aider, apaiser le courroux du père ou de la mère, et par là vous aurez contribué à éviter un avortement, peut-être même un infanticide.

Si vous ne voyez pas la jeune fille seule, la question devient plus délicate. Un médecin reçoit dans son cabinet une fille de dix-neuf ans accompagnée de sa mère et de son oncle, il examine la jeune fille dans une pièce voisine et reconnaît qu'elle est enceinte. Elle lui recommande le secret ; donc il ne doit rien dire. Il donne un léger traitement et dit à l'oncle qui l'interrogeait : « Cela ne sera rien, cela se passera. » Au bout de peu de temps le médecin rencontre la mère, qui lui annonce que sa fille vient de se replacer comme fille de ferme. Le médecin, sans songer au secret, s'écrie : « Comment ! elle va se placer. Mais elle est enceinte ! » Dans ces mêmes moments, on retrouva le cadavre de l'enfant, l'affaire vint en cour d'assises et le président du tribunal admonesta le médecin pour avoir été pour ainsi dire complice et responsable de cet infanticide (1). Ce médecin, Messieurs, aurait dû revoir cette fille seule, sans ses parents, lui montrer les avantages qu'elle avait à tout avouer à sa famille qui, comme elle, avait intérêt à tenir le fait soigneusement caché, lui faire comprendre que c'était le seul moyen d'éviter le déshonneur pour elle et pour sa famille si des poursuites étaient ultérieurement engagées.

(1) Voir pièce n° 14.

P. BROUARDEL. — Respons. méd.   7

En résumé, il faut autant que possible obtenir que la malade mineure fasse elle-même l'aveu de sa faute, soit pour éviter les avortements et les infanticides qui pourraient occasionner le déshonneur de toute une famille, soit afin de pouvoir instituer le traitement normal de la maladie.

Examinons maintenant le cas d'une fille mineure entrant à l'hôpital : Que doit faire l'administration ? est-elle tenue au secret ? M. Muteau a fait sur cette question un rapport très étudié et très intéressant, toutefois la doctrine qu'il défend me paraît un peu excessive. D'après lui, l'administration de l'hôpital est tenue au secret absolu, car c'est un confident nécessaire et il dit : « Le cas se présente souvent pour les filles mères. M. Sabran trouve difficile que l'on puisse dissimuler à un père, à une mère qui insistent, en vertu des droits que leur confère la puissance paternelle, pour connaître la vérité, ou reprendre leur enfant. Je regarderais pourtant comme tout à fait contraire au texte, au vœu et au but de la loi, qu'il en fût autrement : à son texte, car à moins de voir dans la prohibition de l'article 378, le privilège, le droit, la faculté qu'on s'est plu à y trouver, la révélation ne se justifierait par rien ; à son vœu et à son but, parce qu'admettre comme licite cette révélation, ce serait ouvrir la porte toute grande à des crimes que, précisément, elle a voulu prévenir, l'avortement, l'infanticide, auxquels la fille séduite sera surtout poussée par la crainte de la colère paternelle (1). »

Cette manière de voir a été partagée par la Cour de Rouen. Le juge d'instruction poursuivant une femme accusée d'avortement fit saisir les livres de l'hôpital. La Cour ordonna la remise immédiate des livres et de plus déclara que tout ce qui avait été connu par suite de la compulsion de ces livres devait être considéré comme nul et non avenu.

Cependant l'avis de M. Muteau, qui au point de vue purement juridique est très probablement exact, me semble

---

(1) Muteau, *L'assistance hospitalière et le secret professionnel*, p. 20.

difficile à observer en pratique, car la fille mineure est sous la tutelle du père et de la mère, à tel point que ceux-ci sont civilement responsables de ses actes.

M. Muteau va plus loin et dit, prenant le cas où une hospitalisée serait morte en couches :

« N'y aurait-il pas là un motif de plus d'informer la famille, qui pardonnant peut-être devant la mort de la mère, la faute ignorée jusque-là, voudrait se charger de l'orphelin ?... L'administration, en donnant aux parents un pareil renseignement, violerait encore un secret qu'elle n'a le droit de révéler sous aucun prétexte, fût-ce dans une intention inspirée par les sentiments les plus naturels et les plus honorables (1). »

A ces arguments. M. Sabran a répondu que cette théorie était en somme la résurrection du droit d'asile; mais M. Muteau a fait remarquer avec raison, qu'il ne s'agissait pas d'un droit d'asile, mais que le malade soigné à l'hôpital, parce qu'il est pauvre, doit jouir des mêmes garanties que celui qui est soigné à son domicile parce qu'il est riche.

Il y a sûrement dans les différents cas de ce genre, à côté de la question juridique pure, une question de conscience que chacun doit se poser, en tenant compte des circonstances de fait.

Quand vous avez comme clients des *domestiques*, vous leur devez le secret, quand bien même ce serait le maître qui vous aurait fait appeler pour les soigner ; si la maladie est contagieuse, vous ne pouvez que conseiller au domestique de quitter sa place, lui exposer le danger qu'il fait courir aux personnes qui l'entourent, les conséquences qui en résulteront pour lui, mais vous ne devez révéler à personne la nature de la maladie.

Nous allons maintenant étudier le cas où le malade dépend d'une *administration* ou fait partie d'une *société de secours mutuels*.

(1) Muteau, *L'assistance hospitalière et le secret professionnel*, p. 22.

Dans l'*armée* jusqu'en 1869 et en vertu du règlement médical du 4 avril 1845, les médecins militaires devaient le secret aux officiers. Le 9 avril 1869, le maréchal Niel ordonna de remettre sous pli cacheté le diagnostic au chef de corps ; de plus, la nature de la maladie devait être spécifiée sur le billet d'hôpital. D'après la circulaire du 7 décembre 1883, le médecin militaire soignant un officier doit envoyer sous pli cacheté le diagnostic au lieutenant-colonel ; le diagnostic doit être mis sur le billet d'hôpital ; mais comme cette pièce est à la vue de tout le personnel, c'est le plus souvent, je pense, un diagnostic de fantaisie qu'on inscrit. Pour les soldats il n'existe pas de secret (1).

Donc dans l'armée, on viole l'article 378. Cette violation serait, affirme-t-on nécessitée par les besoins du service, il faut qu'un chef de corps puisse être renseigné sur les officiers qu'il a sous ses ordres, et s'il leur advient quelque maladie, il faut qu'il soit prévenu de sa durée, de manière à pouvoir assurer le service en cas de mobilisation.

Les *Compagnies de chemins de fer* ont des médecins nommés pour soigner leur personnel ; quand ils sont appelés à donner leurs soins, ils doivent indiquer le diagnostic de la maladie et sa durée probable. Y a-t-il violation de l'article 378 ? Cela est discutable ; on peut faire remarquer que le médecin de la compagnie ne se trouve pas dans la même situation qu'un médecin exerçant dans sa clientèle. Il a passé un contrat avec la compagnie, le médecin est en quelque sorte un expert ; le personnel sait que ce contrat existe. La Compagnie lui fait examiner ses malades et ceux-ci sont prévenus que le médecin fera un rapport sur leur maladie. Dans certains cas, il agit absolument comme expert. Quand un mécanicien doit entrer dans les chemins de fer, le médecin lui examine les yeux pour voir s'il n'est pas atteint de daltonisme, et cette précaution n'est pas inutile, puisqu'il est reconnu qu'une personne sur quinze a de la dyschromatopsie ; dans ce cas, c'est le

(1) Voir pièce n° 15.

postulant lui-même qui se prête à l'examen et il existe un accord tacite entre le sujet et le médecin, il est convenu qu'il y aura révélation de l'état dans lequel se trouve l'organe de la vision.

Mais quand le médecin agit uniquement comme médecin traitant il est tenu par les règles que nous avons établies plus haut. Y a-t-il des limites particulières à ces règles ?

Le médecin de la compagnie peut parfois se trouver dans une situation bien délicate.

J'ai reçu d'un confrère la lettre très intéressante que voici, relative à un point spécial du secret professionnel (1) :

Je suis médecin d'une Compagnie de chemin de fer. En cette qualité, appelé par un employé de cette compagnie j'apprends de lui qu'il a eu deux vertiges, avec chute, l'un y il a dix ans, l'autre tout récemment. Cet agent, chef d'une petite gare, fait en outre le service de l'aiguillage, capital pour la sécurité des trains. Que dois-je faire ?

Dans un entretien vague avec un inspecteur général de la compagnie, j'ai pu me convaincre, à peu près, qu'un employé déplacé pour des raisons analogues, recevrait probablement un emploi sédentaire dans les bureaux, équivalent pécuniairement au poste précédent.

Cette compensation, la vie de nombreux voyageurs, ne sont-elles pas suffisantes pour m'autoriser à violer le secret professionnel ? Peut-être la question que je n'ai vue posée nulle part pourrait-elle l'être à la société de médecine légale.

J'ai répondu ainsi qu'il suit ;

Je crois, comme vous, que la sécurité des voyageurs est en péril et que vous ne pourriez sans grave inconvénient assumer la responsabilité de ce qui pourrait arriver.

Si j'étais à votre place, je tâcherais de convaincre le malade en lui disant : « Si un accident survenait, je ne pourrais vous faire exonérer qu'en déclarant que je vous savais malade. » Vous seriez donc obligé de trahir votre secret professionnel ou de laisser · condamner cet homme.

Après avoir obtenu son autorisation j'irais trouver son chef et je tâcherais d'obtenir pour lui un emploi.

Dans le cas où le malade refuserait de vous donner son autorisation, je lui déclarerais que je ne puis, moi médecin de la com-

(1) Brouardel, *Secret médical* (*Bull. de la Soc. de méd. lég.*, 12 déc. 1887, et *Ann. d'hygiène*, 1888, 3e série, t. XIX, p. 158).

pagnie de chemin de fer, trahir la confiance que celle-ci m'a accordée, que la sécurité des voyageurs est une des parties confiées à ma sollicitude, et je ferais la déclaration au chef de service.

Si vous le désirez, je soumettrai votre demande, et la réponse que je vous adresse à la Société de médecine légale.

Le 10 décembre 1887, je recevais la réponse suivante :

Le malade a compris la portée de votre lettre; il s'est rendu à mes conseils et il se décide à demander un autre poste sédentaire où sa sécurité et celle des voyageurs ne courront aucun risque. Ce malheureux m'a avoué que ces crises ont été beaucoup plus nombreuses qu'il ne me l'avait dit.

En outre pour un rien, à l'occasion de la plus légère contrariété, dans son service, il a un accès de délire.

J'ai fouillé son passé. Il a trente-trois ans, à l'âge de vingt-deux ans une roue de voiture lui est passée sur la tête. Les crises datent de là. Au niveau d'une cicatrice dans la région fronto-pariétale droite, zone motrice, il existe une dépression du crâne en forme de godet, large comme une pièce d'un franc. Les convulsions sont beaucoup plus marquées du côté gauche et y débutent.

En somme : épilepsie Jacksonnienne d'origine traumatique. j'ai proposé la trépanation au malade, qui l'a presque acceptée.

Il est certain, Messieurs, que cet état de choses est dommageable et pour le malade et pour le médecin ; il n'y aurait qu'un moyen de le faire cesser, ce serait que les compagnies aient dans leurs médecins une confiance assez grande pour qu'elles se contentent d'un rapport ainsi conçu : « Le nommé X est incapable de remplir ses fonctions pendant tant de jours. » Seulement la responsabilité des médecins ne serait pas diminuée, elle serait augmentée ; il n'est pas probable d'ailleurs que cette solution soit acceptée, car les compagnies craignent toujours de se trouver en présence de simulateurs, et c'est une des causes pour lesquelles elles exigent le diagnostic et le pronostic.

Du reste, c'est un contrat accepté d'un commun accord par les patrons, les ouvriers et les médecins. Bien qu'un contrat ne puisse valoir contre la loi, il existe en fait.

Ainsi dans les *verreries*, vous savez qu'autrefois les ouvriers soufflaient le verre à tour de rôle dans la même canne ; on leur donna des embouts mobiles et chacun avait un embout personnel; malgré cette précaution, on continua à constater souvent des épidémies de syphilis dues à l'infection par le fait de cannes ayant été en contact avec des plaques muqueuses. Le médecin attaché à l'établissement inspecte la bouche des ouvriers et dès qu'il constate une éraillure suspecte, l'ouvrier supposé infecté quitte momentanément l'atelier, mais est payé comme s'il travaillait. Dans ce cas, il n'y a pas de secret, il y a consentement de tous les intéressés, et cependant il s'agit de la maladie la plus secrète. Le contrat a prévalu contre la loi.

Les *ouvriers allumettiers* de Pantin, d'Aubervilliers, de Marseille sont exposés à la nécrose phosphorée, et ce sont eux qui vont trouver le médecin, pour solliciter un certificat afin d'obtenir une indemnité.

Les médecins inspecteurs des *nourrices* sont en quelque sorte des experts enquêteurs ; ils vont s'informer de la santé des nourrices et des nourrissons ; s'ils découvrent qu'une nourrice présente une affection contagieuse, il doivent en prévenir l'autorité compétente.

Nous arrivons à un autre groupe d'administrations où il nous semble qu'il y a véritable violation de la loi par les bureaux et les conseils d'administration, sans que cette violation se trouve non pas justifiée, mais expliquée par des circonstances analogues à celles que nous avons invoquées plus haut.

Tout d'abord dans les *postes et télégraphes*, il existe des médecins assermentés, et comme tels l'administration supérieure devrait avoir toute confiance en eux ; il y a donc abus d'exiger qu'ils notent dans leur rapport, non seulement la durée probable de la maladie, mais encore qu'ils la nomment et en expliquent la nature.

C'est pour cette raison qu'un de ces médecins fut révoqué il y a quelques années. Un facteur avait un bubon; le médecin demanda pour lui quinze jours de repos, mais sans indiquer le nom de la maladie ; le directeur des postes du département réclama un rapport contenant le nom et la nature de l'affection ; le médecin refusa, en vertu de l'article 378, et en référa au ministère qui donna pleinement raison au directeur départemental.

Il y a donc abus, à moins que, ce que j'ignore, le certificat donné par le médecin n'ait parfois qu'une valeur relative et que celui-ci concilie par un mensonge ou une inexactitude son devoir professionnel et les exigences de l'administration.

Dans l'*administration de l'instruction publique*, bien que le ministère n'ait pas adressé de circulaire formelle, les directeurs et surtout les directrices d'Écoles, qui ne nourrissent pas toujours des sentiments très affectueux vis-à-vis de leurs subordonnés, exigent le nom de la maladie. J'ai reçu à ce sujet la lettre suivante :

Je soigne une institutrice qui m'a demandé un certificat de maladie. Je délivre un certificat déclarant que madame X., souffrante, est obligée de garder la chambre pendant plusieurs jours. La directrice de l'école refuse ce certificat, le *déclarant nul* parce qu'il ne détermine pas la nature de la maladie et en exige un autre, portant le nom de l'affection de ma cliente, plus le visa du médecin des écoles...

Refus de ma part, fureur de la directrice, qui ne pouvant m'atteindre, se venge en faisant annoncer à ma cliente que lorsqu'elle sera guérie elle fera une classe inférieure à celle où elle professait antérieurement ; celle-ci effrayée m'écrit qu'à son grand regret, et *pour ne pas compromettre sa situation menacée,* elle est obligée de changer de médecin et de me quitter.

Plainte de ma part à l'administration, qui ne daigne pas me répondre et par là donne raison à la directrice....

Ce médecin me demandait s'il devait poursuivre la directrice comme lui ayant causé préjudice. Assurément il y avait eu dommage causé, mais cependant je lui conseillai de ne pas poursuivre, car il aurait été contre le but qu'il voulait atteindre. Il n'était nullement répréhensible d'avoir gardé le secret, c'était son devoir ; cependant s'il poursuivait, toute la discussion porterait sur la nature de la maladie de sa cliente, maladie qu'avec raison il n'avait pas voulu nommer, mais à laquelle le public à tort ou à raison donnerait immédiatement un nom. Il causerait donc un préjudice à sa cliente, et dans ce cas, j'estime qu'il vaut mieux que ce soient les intérêts du médecin qui soient sacrifiés.

Quelle est la pratique dans les *sociétés de secours mutuels*, les bureaux de *bienfaisance* et les *hôpitaux?* Nous sommes ici en présence de personnes de condition de fortune moindre, ou de pauvres qui sont obligés de s'adresser à un médecin qui leur est désigné ; ce n'est plus pour eux le *confident nécessaire*, mais le *confident imposé* (1).

Dans quelques sociétés de secours mutuels, le traitement de certaines maladies est exclu, ce sont les maladies vénériennes. Dans un cas d'affection de ce genre, le médecin ne soigne pas le malade, ou bien le soigne en se couvrant du secret professionnel ; mais quand vient le moment de payer la note de pharmacie, le comité d'administration trouve le prix des médicaments trop élevé, il épluche les prescriptions, et si par malheur le mercure est prescrit, immédiatement le comité diagnostique une maladie vénérienne, interroge le médecin, fait une enquête.

C'est ainsi qu'il y a quelques années, je fus choisi comme arbitre pour donner mon avis sur l'affection d'une femme faisant partie d'une société. Le médecin lui avait prescrit, pour une blessure, des lotions avec la liqueur de Van Swieten. Aussitôt on s'écrie : « Liqueur de Van Swieten, donc syphilis ! » Et j'ai eu grand'peine à faire comprendre que, si, il y a deux siècles, cette liqueur avait été formulée en vue de la syphilis, elle était devenue le plus précieux des médicaments comme désinfectant des plaies. Il convient d'ajouter que ceci s'est passé au début de l'ère antiseptique et qu'alors le sublimé ne coulait pas à flots comme aujourd'hui.

On commence à réagir contre cette violation continue du secret médical, et un jugement du tribunal de Lille, dont je n'ai pu retrouver les considérants, a condamné un médecin

(1) Pièce n° 16.

de société de secours mutuels, qui dans un certificat avait
donné le nom de la maladie, à 16 francs d'amende.

Dans les *hôpitaux* où vous vous rendez journellement, je
n'ai pas besoin de vous dire que le respect du secret médical n'existe pas.

Sur la pancarte on note soigneusement le nom, le sexe,
l'âge, le domicile du malade; au bas de la feuille le diagnostic est inscrit sans réserve. Le diagnostic est parfois
compromettant, même si l'on n'a pas à faire à une maladie
dite secrète. A l'hôpital il n'y a pas de secret médical et le
diagnostic de la maladie est à la merci des autres malades,
des visiteurs, ainsi qu'à celle des aides, infirmiers, infir-
mières, employés de bureau, qui, ne rentrent pas, d'après la
jurisprudence de la Cour de Cassation, dans la catégorie des
confidents nécessaires.

Je vous ai rappelé que la Cour de Rouen a refusé de prendre
connaissance de renseignements que l'on s'était procurés en
pratiquant la saisie des livres d'un hôpital; dans l'état actuel de la jurisprudence, la police n'a pas le droit de demander des renseignements à un directeur d'hôpital sur un
individu en traitement ou ayant séjourné dans les salles de
malades; mais si des poursuites sont commencées, le directeur doit répondre aux demandes qui lui sont adressées par
le juge d'instruction. Un exemple vous fera comprendre
cette distinction. A la Faculté de médecine, même cas s'est
présenté, il y a quelques années, alors qu'on accusa quelques
étudiants étrangers de préparer des bombes. Le préfet de
police me demanda de lui donner leurs adresses; je refusai
et j'en référai au Ministre de l'Instruction publique, qui me
répondit qu'il soumettrait la question au conseil des ministres. Le conseil décida qu'il n'y avait pas lieu de livrer
les adresses. Il n'en eût pas été de même si j'avais eu à
répondre à une demande du juge d'instruction.

L'inscription du diagnostic sur les pancartes peut prêter
à de fâcheuses interprétations. Ainsi une femme fait une
fausse couche de trois mois, le médecin écrit sur la pancarte

avortement, le terme médical est exact, puisque jusqu'à cinq mois l'expulsion du fœtus est ainsi nommée ; mais pour le public, pour les amis de cette femme, pour la justice, le mot *avortement* implique l'idée de manœuvres criminelles, l'emploi de substances abortives.

Supposez que sur la pancarte d'une jeune femme soit inscrit le mot *syphilis*, à quels ennuis ne sera-t-elle pas exposée ? Tout le monde dans sa maison, son atelier connaîtra le nom de sa maladie, et elle serait en droit de demander une indemnité au médecin qui étale ainsi son secret sous les yeux de tout venant.

Enfin, Messieurs, la violation du secret continue par la publication des observations : je ne veux pas vous faire un reproche qui s'adresserait aux plus travailleurs. Vous prenez le nom, l'âge, le domicile, vous recueillez avec soin toutes les tares héréditaires d'une famille, vous notez toutes les maladies qu'a eues un individu, puis si ce travail vous paraît intéressant, vous le publiez dans un journal, dans une thèse, où souvent les noms et parfois même le domicile sont en toutes lettres. En agissant ainsi, vous violez l'article 378 et vous êtes passibles de poursuites. Ainsi un médecin de Dôle a publié l'observation d'une dame aliénée, il n'indiquait pas le nom, mais certains détails et certaines allusions ne permettaient pas de se méprendre sur l'identité de la malade ; il fut condamné pour violation du secret médical.

Quel est le remède ? Il est bien simple, il suffit qu'il y ait deux pancartes ; l'une exclusivement administrative, portant les noms, le sexe, le domicile ; l'autre exclusivement médicale, à l'abri des regards indiscrets, et mentionnant le diagnostic.

Si un jour les tribunaux étaient appelés à juger la pratique actuelle, je suis certain qu'elle serait sévèrement appréciée, et par les magistrats et par l'opinion publique. Plus encore que pour les autres malades, le secret du malheureux qui vient à l'hôpital demander des secours doit être sauvegardé. Le médecin n'est pas pour lui le *confident né-*

cessaire, puisqu'il n'a pas le choix entre les confidents professionnels, il est le *confident obligé*.

Avant de quitter ce sujet, je veux vous mettre en garde contre une pratique qui tend à se généraliser. Sitôt qu'un homme ayant une certaine notoriété politique, littéraire ou scientifique tombe malade, son médecin, après avoir appelé en consultation plusieurs confrères, rédige un *bulletin de santé* que l'on dépose chez le concierge ; ce bulletin est mis à la disposition des amis et livré à la publicité des journaux, de sorte qu'il n'y a plus de secret que pour le malade. Il n'en est même pas toujours ainsi.

Ces indiscrétions sont fâcheuses si on se place au point de vue de l'observation de la loi. Elles peuvent en certains cas être nuisibles pour le malade lui-même. Celui-ci n'est pas toujours assez gravement atteint pour ne pas lire les journaux, il y trouve le bulletin de santé que vous avez rédigé. Pensez-vous qu'il y puise toujours des encouragements ?

Il y a quelques années, le vice-président d'une des deux Chambres tombe gravement malade. Aussitôt réunion de médecins et rédaction d'un bulletin de santé.

Le lendemain le malade, qui était encore assez valide, apprend, par un journal, qu'il est atteint d'un cancer de l'intestin, avec obstruction intestinale et que son état est très grave. Il fut exaspéré et licencia tout son personnel médical. C'est dans ces conditions qu'il me fit appeler. Jamais je ne remis de bulletin de santé chez le concierge, et, malgré ce silence absolu, de temps en temps, on voyait paraître dans un journal, des bulletins qui tous étaient la paraphrase du premier. Vous comprendrez la responsabilité qui pesait dans ce cas sur les médecins, qui ont empoisonné les six derniers mois de l'existence de cet homme. Si une plainte avait été déposée, sans nul doute, les médecins mis en cause auraient été sévèrement condamnés, non seulement pour le fait même de la violation du secret médical, mais encore à cause des tortures morales qu'ils avaient fait endurer à leur malade.

VIII. — Difficultés survenant par suite de la présomption d'un crime ou délit.

Un médecin est appelé près d'un malade; le médecin soupçonne qu'il est victime d'une *tentative d'empoisonnement*. Que doit-il faire?

La Société de médecine de Jonzac discuta cette question Voici le fait :

Deux médecins soupçonnant un empoisonnement criminel hésitent à prévenir la justice, ils appellent un des membres de votre société en consultation, pour prendre son avis et déterminer une règle de conduite. Votre collègue, se basant sur ce que le médecin a pour mission de guérir ou tout au moins de soulager celui qui l'appelle, et non de remplir les fonctions d'officier judiciaire en recherchant des coupables, s'est prononcé pour l'abstention la plus complète. Vous avez été unanimes à approuver sa conduite.

Un crime surpris par nous, dans l'exercice de notre art, devient un secret professionnel qu'à défaut de notre conscience la loi et les arrêts des cours supérieures nous obligent à garder (1).

« A mon avis, dit Legrand du Saulle, cette théorie est inacceptable et la Société de Jonzac se trompe. »

Ce même sujet fut discuté à la Société de médecine légale de Paris. La Société se rangea à l'avis de Legrand du Saulle qui est aussi le mien ; je ne pense pas qu'on puisse dire qu'en ce cas, il y aurait violation du secret médical. Qu'a voulu le législateur en promulguant l'article 378? Protéger le malade contre de coupables indiscrétions. Or, le plus souvent, le malade ignore qu'il est victime d'une tentative d'empoisonnement, et serait-ce entrer dans les vues du législateur que de laisser cet homme exposé à de nouvelles tentatives, de lui refuser la protection qui a inspiré cet article de loi (2)? J'ajoute que le plus souvent le médecin est la seule personne qui puisse jouer ce rôle de protecteur. L'empoi-

(1) *Comptes rendus de la Société de médecine de Jonzac*, 1867-1868.
(2) Legrand du Saulle, *Société de médecine légale*, t. I, p. 358, *et Annales d'hygiène*, 1870, t. XXXIII, p. 197

sonnement est un crime familial, il faut vivre dans l'intimité d'une personne, partager ou préparer ses repas pour pouvoir mettre du poison dans ses aliments. L'empoisonneur est le plus souvent celui qui veille autour du lit du malade. Vous seul pouvez venir à son secours et interrompre ou tenter d'interrompre l'acte criminel. Cette opinion est aussi celle de M. Muteau, qui cependant est partisan convaincu du secret absolu.

Pour moi, le médecin doit donc révéler qu'il y a tentative d'empoisonnement, mais permettez-moi d'ajouter quelques conseils inspirés par les difficultés de la pratique. Le diagnostic d'un empoisonnement est souvent très incertain. C'est ainsi que Hélène Jeguado, condamnée en 1851, empoisonna 30 personnes; la femme Jeanneret de Genève 14; Mme Van der Linden en 1885, en avait empoisonné plus de 20. Ces longues séries de crimes impunis ne montrent-elles pas combien le diagnostic est souvent difficile? Les symptômes sont parfois bien semblables à ceux de maladies parfaitement naturelles; ainsi l'empoisonnement subaigu par l'arsenic ne présente-t-il pas le même tableau symptomatique que l'urémie à forme gastro-intestinale?

Il faut vous renseigner par vous-mêmes avec une extrême prudence, sans vous laisser impressionner par les accusations que peut porter le malade lui-même. Trébuchet (1) emprunte au *Journal de médecine* de 1830, un exemple intéressant:

Deux médecins appelés à donner des soins à un enfant, puis à sa mère, croient reconnaître des symptômes d'empoisonnement. La mère leur remet une substance vénéneuse qu'elle dit avoir été déposée dans sa tisane par son mari. Deux jours après, cette dame rétracte par écrit auprès des médecins toute cette confidence et déclare s'en être laissé imposer par les apparences. Les médecins sur les premières indications avaient fait une révélation qui avait servi de base à une instruction, à la suite de laquelle le mari avait

_____
(1) Trébuchet, *Jurisprudence de la médecine*, p. 279.

été renvoyé devant la cour d'assises de la Seine. Au débat public, les deux médecins vinrent établir devant la justice les motifs des soupçons d'empoisonnement, conçus à l'examen des accidents éprouvés... L'énumération peu méthodique des symptômes par lesquels ils motivèrent leurs soupçons ne laissa aucun doute pour les magistrats que, si l'enfant et la mère n'avaient réellement présenté que les phénomènes que l'on rapportait, il était impossible que la conviction des hommes de l'art ait pu se former sur de tels signes évidemment sans valeur... Aussi l'accusation, qui ne reposait que sur la révélation des médecins, a-t-elle échoué. M. Hémar ajoute : « En droit l'erreur des deux hommes de l'art aurait pu fonder une demande en dommages-intérêts, de la part de l'accusé acquitté. »

On conçoit, en effet, que dans le doute le médecin hésite. Mais sans entrer dans des détails qui ne seraient pas ici à leur place, qu'il me soit permis de donner aux médecins le conseil suivant : Sous prétexte d'analyse, quand un soupçon traverse leur esprit, qu'ils saisissent eux-mêmes, qu'ils emportent les linges souillés par les vomissements ou les matières fécales, qu'ils recueillent les urines rendues par le malade (le rein est le meilleur filtre pour le plus grand nombre des substances toxiques), et qu'ils les soumettent de suite à l'examen d'un chimiste ou d'un pharmacien. Le diagnostic est dans les mains du chimiste. Le résultat de cette petite enquête permettra d'agir ou de s'abstenir avec une plus complète sécurité.

D'ailleurs en voyant le médecin recueillir ces matières, le coupable, sans que le médecin lui dise quel est son but, se sentira surveillé et il suffira parfois de la crainte ainsi éveillée pour arrêter dans son cours une criminelle tentative.

On a soulevé contre cette doctrine un argument qui ne me semble pas très probant. Certaines personnes, a-t-on dit, aiment mieux mourir que de laisser déshonorer, par une dénonciation, leur femme ou leur famille. J'avoue que cette hypothèse me semble inventée pour les besoins de la cause, mais si un malade me tenait ce langage, et me confiait sous le sceau du secret qu'il est empoisonné, je me garderais de trahir sa confiance; toutefois je chercherais à le protéger en l'éloignant de son domicile, en lui conseillant d'aller dans une maison de santé, où j'imposerais pour sa surveillance une personne sûre. Du reste, je ne crois pas que ce cas se soit jamais présenté.

Quand il s'agit de *sévices commis sur des enfants*, le méde-cin a également un devoir de protection à remplir. S'il s'agit de parents dénaturés qui battent leurs enfants ou qui les séquestrent, le médecin doit les dénoncer. Je ne fais qu'ap-pliquer à ces parents criminels la théorie que je vous ai exposée en parlant des empoisonnements; ce sont le plus souvent des alcooliques invétérés, de véritables brutes, des hystériques, des impulsifs.

Je fus appelé, il y a quelques années, à examiner deux enfants de 7 et 9 ans qui présentaient des chancres indurés de l'anus. Je les fis voir au professeur Fournier, et d'un commun accord, nous avons conclu qu'il était de notre devoir d'appeler l'attention de la police sur les faits donnant lieu à l'application de l'article 331 du Code pénal, qui se passaient dans l'atelier où étaient employés ces jeunes gar-çons. L'affaire vint devant les tribunaux et l'un des ouvriers fut condamné.

Dans la discussion sur le secret médical qui eut lieu en 1870 à la Société de médecine légale, M. le Dr Worms (1) cite un cas analogue d'enfants infectés par des actes du même genre. Le médecin était parfaitement libre d'instruire les parents, ou ceux qui les remplaçaient, de la nature de l'affec-tion et de ses causes. Nous pensons que tel était son devoir. C'est l'intérêt évident de l'enfant d'être soustrait à toute manœuvre criminelle qui menace sa santé ou sa vie, et le médecin exerce ici un *droit de protection*, conséquence naturelle de ses devoirs envers le malade.

(1) Worms, *Secret médical* (*Ann. d'hyg.*, 1870, t. XXXIII, p. 219).

Nous allons nous occuper maintenant d'une question en présence de laquelle vous vous trouverez trop souvent dans votre clientèle.

La conduite du médecin était relativement simple dans les cas précédents. La victime était innocente et le médecin pouvait dévoiler le crime sans compromettre le malade. Dans les cas suivants la situation est précisément renversée. S'il s'agit d'*un avortement provoqué*, le médecin connait le fait parce que la victime, parfois même la matrone qui a pratiqué l'avortement, effrayées des conséquences de leurs manœuvres, demandent ses conseils.

Appelé dans ces conditions, le médecin a deux devoirs à remplir : L'un résulte de son secret professionnel : il doit le silence à la femme qui lui a confié ce secret, et même à l'auteur des violences abortives, si celui-ci a participé à la confidence (1). Sur ce point il n'y a pas de doute, mais le médecin a une autre obligation. Les sages-femmes, matrones ou médecins, qui, hélas! se livrent à la pratique des avortements, en font véritablement profession, le médecin se trouve en présence d'un crime se répétant fréquemment, dépeuplant parfois une contrée, il est seul renseigné sur ces actes criminels; doit-il, enfermé dans son silence professionnel, laisser cette industrie se perpétuer?

Tardieu (2) cite les faits suivants:

Une sage-femme jugée par la cour d'assises de Grenoble tenait une maison d'accouchement dans une bourgade de l'Isère. En moins de trois ans il y avait eu chez elle trente et un enfants mort-nés ou décédés peu après leur naissance, sans compter les fausses couches et les avortements ou les accouchements avant terme qui n'avaient pas été déclarés.

Une autre sage-femme, qui a comparu en 1867 devant la cour d'assises de la Seine, était connue sous le nom singulièrement expressif de *Mère Tire-monde*.

(1) Voir pièces 17, 18, 19, 20, 21, 22.
(2) Tardieu, *Étude médico-légale sur l'avortement*, 5º éd., 1898, p. 21.

Une autre dans le département de la Drôme avait reçu le surnom de *faiseuse d'anges.*

Le devoir du médecin est de mettre un terme à de semblables pratiques, c'est un devoir impérieux parce que le médecin seul connaît ces crimes. Mais il doit le remplir de façon que sa révélation au parquet soit faite en un temps et dans des conditions qui ne puissent mettre en cause aucune des femmes qu'il a soignées, dont il a reçu les confidences, ou dont il a surpris le secret à l'occasion de ses fonctions.

Le médecin se trouve dans une situation très délicate, je le sais, en observant la loi du secret ; le plus souvent les amies de la coupable connaissent le fait et votre silence sera interprété par le public comme une complicité. Je pourrais vous citer cinq ou six de vos camarades, jeunes médecins, qui ont été obligés de quitter leur poste au bout de quelques années à cause de faits semblables qui s'étaient passés dans leur clientèle et qui étaient arrivés aux oreilles du public. Dans le cas où, jeune médecin, une cliente vous confie un fait de cette nature, je vous conseille d'aller trouver un de vos confrères, installé depuis longtemps, ayant une réputation d'honnêteté bien établie, pour lui demander de partager avec vous le poids de cette responsabilité.

M. Muteau a pensé que le conseil que je donne expose à violer le secret professionnel ; je me suis sans doute mal fait comprendre. Il est un premier cas qui ne saurait être douteux pour M. Muteau pas plus que pour moi. Un médecin apprend par la voix publique, sans aucune participation professionnelle de sa part, qu'une matrone exerce l'industrie d'avorteuse ; son devoir, comme celui de tout citoyen, est de dénoncer le fait à la justice.

Il a reçu les confidences d'une femme, sans la participation de la matrone, les circonstances sont telles, et elles sont fréquentes, que sa confidente ne peut être soupçonnée. Le secret confié lie-t-il le médecin vis-à-vis de la coupable qui n'a rien confié ?

Mais je partage son avis en ce sens que si un soupçon quelconque peut toucher votre confidente, morte ou vivante, le devoir est de se taire.

Un de mes auditeurs m'a écrit à ce sujet ; il fait remarquer que le médecin peut s'adresser directement à la sage-femme pour la sommer de cesser ses pratiques criminelles. Il est certain que le médecin est en droit de le faire, mais je ne crois pas que les admonestations ou les menaces, même si cette sage-femme ignore que le médecin est lié par le secret professionnel, puissent avoir un résultat quelconque. Il me suffira de vous rappeler le cas d'une sage-femme de Charenton qui fut inculpée d'avortement, passa aux assises et fut acquittée ; l'année suivante, je fus commis une seconde fois pour des actes semblables commis à nouveau par cette même femme, elle fut de nouveau acquittée ; enfin, deux ans après je fus encore appelé à m'occuper de cette avorteuse qui, cette fois, fut condamnée. La prévention, le fait de passer devant les assises, peuvent compter pour des avertissements sérieux, ils n'avaient pas empêché cette femme de continuer ses pratiques criminelles ; et comme je le lui faisais remarquer, elle répondit : « Que voulez-vous ? c'est mon métier ! Il faut bien vivre ! »

IX. — Du témoignage devant la justice.

Cette question a beaucoup préoccupé les médecins. Le principe est celui-ci : le législateur a voulu « qu'un individu, quelque indigne qu'il soit, puisse trouver des soins en toute sécurité ». Donc, l'indignité de l'homme, l'horreur que nous inspire l'acte accompli, ne nous délient pas du secret médical, et la justice, malgré l'intérêt public, nous oblige d'une façon absolue à ne pas trahir notre malade sous peine d'un emprisonnement de un à six mois et d'une amende de cent, à six cents francs (art. 378).

Beaucoup de médecins se sont basés sur cet article pour tenir le raisonnement suivant : « Je suis appelé pour témoigner devant le juge d'instruction, au sujet d'une affaire concernant un de mes clients, je dois me retrancher derrière le secret professionnel, donc il me suffit d'écrire au juge d'instruction qu'il m'est impossible de répondre. » Le médecin écrit et est condamné à cent francs d'amende. J'ai reçu à ce sujet un grand nombre de lettres.

Messieurs, en vertu de l'article 80 du code d'instruction criminelle, personne n'est dispensé de se rendre à l'appel du magistrat enquêteur. Cet article est ainsi conçu :

Toute personne citée pour être entendue en témoignage sera tenue de comparaître et de satisfaire à la citation ; sinon elle pourra y être contrainte par le juge d'instruction, qui, à cet effet, sur les conclusions du procureur de la République, sans autre formalité, ni délai, et sans appel, prononcera une amende qui n'excédera pas 100 francs et pourra ordonner que la personne citée sera contrainte par corps à venir donner son témoignage.

Cette disposition est étendue par le même code aux témoins cités devant les tribunaux de police (art. 157), devant les tribunaux correctionnels (art. 189), devant la cour d'assises (art. 304).

Nous empruntons à M. Hémar l'exposé des conséquences de ces articles à notre point de vue spécial (1) :

Cette disposition impose deux devoirs aux médecins : celui de *comparaître* et celui de *satisfaire à la citation*.

L'obligation du secret n'exempte jamais le médecin de *comparaître*. Il trouve au contraire dans l'obéissance à la citation le moyen de faire valoir utilement la dispense de déposer dont il entend se prévaloir... Il est nécessaire, en effet, que le juge vérifie a qualité du témoin et la valeur de l'exception proposée. Toute autre conduite de la part du médecin l'exposerait à l'amende portée par l'article 80.

Le témoin ne satisfait à la citation qu'en disant *toute la vérité, rien que la vérité*, suivant la formule du serment prescrit par la loi (art. 75, 155, 189, 317 C. Instr. crim.).

Quelle sera la conduite du médecin appelé en témoignage ?

____

(1) Hémar, *Le Secret médical* (*Bull. de la Soc. méd. légale*, t. I, p. 179 et suivantes, et *Annales d'hygiène*, 1869, t. XXXI, p. 187.

Devra-t-il, déclarant toute la vérité, rien que la vérité, révéler le crime dont il doit la connaissance à l'exercice de ses fonctions ?

Un premier point est indiscutable. *Il peut parler*. La révélation faite dans ce cas est licite. Provoqué par la justice, sollicité au nom de l'intérêt social, le médecin qui livre son témoignage aux magistrats et aux jurés, remplit un devoir civique et n'encourt aucune responsabilité. L'obligation morale de la dénonciation imposée par l'article 30 du Code d'instruction criminelle *à toute personne témoin d'un crime* implique d'ailleurs la faculté d'en rendre témoignage.

Mais la révélation est-elle *obligatoire ?* M. Legraverend est le seul criminaliste qui ait osé répondre affirmativement (1).

M. Hémar reproduit le texte de l'argumentation de Legraverend et il la fait suivre des réflexions suivantes que je ne saurais trop engager les médecins à méditer :

La doctrine et la jurisprudence s'accordent à repousser cette opinion. N'est-il pas évident que si l'ordre social est intéressé à la répression des crimes et des délits, il ne lui importe pas moins « de conserver à des fonctions, sur lesquelles la société s'appuie, une indépendance qui seule peut garantir les intérêts qu'on leur a confiés (2) ».

Porter jusqu'à ses dernières limites le droit de punir, exiger ensuite en son nom la violation des confidences les plus intimes, tout immoler en vue de l'expiation, c'est enlever du même coup leur sûreté et leur dignité à ces relations qui unissent le client à l'avocat, le malade au médecin, le pénitent au confesseur et qui elles aussi touchent à l'ordre public. La punition de quelques criminels ne compense pas un si grand sacrifice.

Telles sont les considérations développées par M. Hémar, et moi, médecin, je suis heureux de les emprunter à quelqu'un d'étranger à notre profession et par conséquent dégagé des traditions médicales. La concordance des opinions des juristes avec celles du corps médical donne à ces conclusions une force nouvelle.

D'accord avec M. Hémar nous disons donc :

(1) Legraverend, *Législation criminelle*, 1, p. 157.
(2) Faustin Hélie, *Rapport sur l'arrêt Lamarre* (Dalloz, R. P., 53, 1, 205).

Le médecin appelé en témoignage est, comme toute autre personne, tenu de comparaître ;

Comment doit-il répondre pour satisfaire aux exigences de la justice et du secret professionnel ?

Analysant les arrêts rendus par la Cour de cassation, M. Hémar indique dans les termes suivants comment le médecin peut concilier ces deux devoirs souvent opposés :

L'obligation de satisfaire à la citation, imposée par l'article 8 (inst. crim.) à *toute personne*, ne s'applique pas à *tous les faits* connus de cette personne. Elle ne comprend pas les faits confiés au médecin sous le sceau du secret ou qui seraient de nature à l'exiger.

Telle est la doctrine de Merlin :

Les médecins, chirurgiens, apothicaires et sages-femmes ne peuvent être forcés de déposer sur les faits relatifs aux maladies qu'ils ont traitées et pour lesquelles on leur a demandé le secret.

Cette doctrine est adoptée aujourd'hui par tous les auteurs.

La Cour de cassation a proclamé ces principes dans son arrêt du 26 juillet 1845. L'importance doctrinale de cette décision nécessite un exposé des faits.

Le docteur Saint-Pair, chirurgien de première classe de la marine, avait donné des soins à un sieur Giraud, blessé en duel.

Cité comme témoin devant le juge d'instruction de la Pointe-à-Pitre, il motiva son refus de répondre sur cette seule circonstance qu'il avait eu connaissance des faits dans l'exercice de sa profession. « Je suis appelé, dit-il, en qualité de médecin pour répondre à des questions posées sur des faits dont je puis avoir eu connaissance dans l'exercice de ma profession ; je ne crois pas devoir répondre aux questions qui me sont faites conformément aux dispositions du Code. »

Par ordonnance du 10 décembre 1844, le juge d'instruction le condamna à 150 francs d'amende.

Pourvoi en cassation contre cette ordonnance.

Appelé comme témoin devant la Cour d'assises de la Guade-

Joupe, le docteur Saint-Pair refuse de déposer, mais il ajoute, sous la foi du serment, que « ce qui s'était passé entre lui et le sieur Giraud était confidentiel, et que ce n'était que secrètement qu'il avait été introduit près du blessé ».

Arrêt du 9 janvier 1845, qui décide que le Dr Saint-Pair ne sera pas entendu :

Attendu que tout citoyen doit fournir à la justice les renseignements qui sont de nature à faire connaître la vérité... Attendu que ce principe général ne reçoit d'exception, en ce qui concerne les médecins, que lorsque les questions auxquelles ils sont appelés à répondre touchent à des faits confidentiels, soit par leur nature, soit par la volonté des parties ; Attendu que s'il est impossible d'admettre, dans sa généralité, la théorie soutenue par le Dr Saint-Pair, il a déclaré devant la Cour que, dans l'espèce, ce qui avait eu lieu entre lui et le sieur Giraud avait été confidentiel ; que ce n'avait été même que secrètement qu'il avait été introduit dans sa chambre.

Pourvoi du ministère public.

« Devant la Cour de cassation, M. l'avocat général Quénault conclut à l'annulation de l'ordonnance du juge d'instruction et au rejet du pourvoi contre l'arrêt de la Cour.

« La Chambre criminelle, au rapport de M. Vincent-Laurent, et sous la présidence de M. Laplagne-Barris, rejeta les deux pourvois par les motifs suivants :

Attendu que tout citoyen doit la vérité à la justice lorsqu'il est interpellé par elle ; qu'aucune profession ne dispense de cette obligation d'une manière absolue, pas même celles qui sont tenues au secret, au nombre desquelles sont rangées, par l'article 378 du Code pénal, celles de médecin ou de chirurgien ; qu'il ne suffit donc pas, à celui qui exerce une de ces professions, pour se refuser à déposer, d'alléguer que c'est dans l'exercice de sa profession que le fait sur lequel sa déposition est requise est venu à sa connaissance, mais qu'il en est autrement, lorsque *ce fait lui a été confié sous le sceau du secret auquel il est astreint, en raison de sa profession.* Attendu, en ce qui concerne les médecins, chirurgiens et sages-femmes, que si l'on admettait la dispense de déposer dans le premier cas, la justice pourrait se trouver privée de renseignements et de preuves indispensables à son action, sans aucun motif que le caprice du témoin. Que si on le refusait dans le second, il en pourrait résulter les inconvénients les plus graves pour l'honneur des familles et pour la conservation de la vie des citoyens ; que ces intérêts exigent, en effet, dans les cas particuliers où le secret est nécessaire, que le malade soit assuré de le trouver dans l'homme de l'art auquel il se confie. Attendu que la dispense de déposer, ainsi restreinte, a toujours été admise dans l'ancienne jurisprudence, à laquelle n'a dérogé aucune disposition de nos Codes ;

Et attendu, en effet, que devant le juge d'instruction le sieur Saint-Pair s'est borné à déclarer, pour justifier son refus de répondre, qu'il était appelé, en sa qualité de médecin, pour répondre à des questions posées sur des faits dont il pouvait avoir eu connaissance dans l'exercice de sa profession ; que c'est seulement devant la Cour d'assises qu'il a déclaré, sous la foi du serment, que ce qui s'était passé entre lui et le sieur Giraud avait été confidentiel, ajoutant que ce n'était que secrètement qu'il avait été introduit près du blessé ; que, dans ces positions différentes, d'après les principes ci-dessus fixés, le juge d'instruction a pu condamner ledit sieur Saint-Pair à l'amende, comme la Cour d'assises a été autorisée à le dispenser de déposer ;

Par ces motifs, rejette.

Cet arrêt de la Cour a été considéré comme illogique, il semble que les deux pourvois se contredisent. Assurément à première vue, mais légalement, en pesant tous les mots, il n'en est rien. En effet, devant le juge d'instruction, Saint-Pair a simplement dit, pour justifier son refus, qu'appelé en qualité de médecin il ne pouvait répondre, d'où condamnation. Au contraire, devant les assises, il a prononcé le mot *confidentiel* et la Cour d'appel ainsi que la Cour de cassation ont conclu qu'il était couvert par l'article 378. Ces distinctions sont subtiles, il est vrai, mais il importe d'autant plus de les connaître, car lorsque par la forme devant le juge d'instruction on s'est mal engagé, il est bien difficile de ne pas compromettre le fond.

Les principes affirmés dans cet arrêt ont été confirmés depuis par la Cour de cassation dans un arrêt du 18 juin 1853 :

Me Lamarre, notaire à Pontoise, cité devant le juge d'instruction, déclara ne pouvoir prêter serment que sous

la réserve du secret qui lui était imposé par les faits dont il
n'avait eu connaissance qu'en sa qualité de notaire et dans
l'exercice de ses fonctions. — Ordonnance. qui le condamne
à 100 francs d'amende. — Pourvoi. — La Cour, au rapport de M. Faustin Hélie, contrairement aux conclusions
de M. l'avocat général Plougoulm :

Attendu, en fait, que devant le juge d'instruction du tribunal
de Pontoise, le sieur Lamarre, interpellé d'expliquer l'emploi d'une
somme faisant partie du montant d'une obligation souscrite devant
lui, s'est borné à déclarer, pour justifier son refus de répondre, qu'il
n'avait eu connaissance de ce, qu'en sa qualité de notaire et dans
l'exercice de ses fonctions ; que dans cet état et d'après la règle
ci-dessus posée, le juge d'instruction a pu condamner le demandeur à 100 francs d'amende pour refus de déposition.
Rejette.

Le médecin devra donc affirmer le caractère confidentiel des faits sur lesquels sa déposition est requise. A quels
signes pourra-t-il le reconnaître ? Il faut décider, avec la
Cour de la Guadeloupe, que ce caractère peut résulter, soit
de la nature des faits, soit de la volonté des parties.

La Cour suprême, dans l'arrêt Saint-Pair, ne contredit
pas cette doctrine, qu'elle adopte d'ailleurs très nettement
dans un autre arrêt du 6 janvier 1855 :

La Cour...
Attendu que toute personne appelée en témoignage est tenue de
déclarer tous les faits à sa connaissance, sous la seule restriction
qu'imposent, dans un intérêt d'ordre public, à certains témoins,
les lois et devoirs de sa profession ; que le tribunal de Montbri-
son, en déclarant ainsi qu'il l'a fait que les avoués appelés en
témoignage seraient entendus pour déposer sur tous les faits à
leur connaissance, sans autres restrictions que celles qu'ils juge-
raient leur être imposées par les devoirs de leur profession à
l'occasion des faits qui leur auraient été confiés sous le sceau du
secret, ou qui seraient de nature à exiger le secret, n'a pas violé les
dispositions de l'article 378 du Code pénal et s'est conformé aux
principes qui régissent la matière.
Rejette.

Nous pensons aussi que l'appréciation des circonstances

qui rendent les faits confidentiels et secrets, ne peut relever que de la conscience du médecin. Tout contrôle judiciaire sur ces points délicats conduirait à la destruction du secret. Telle est l'opinion exprimée par M. l'avocat général Quénault :

> Si, dans certaines circonstances, au moins, la loi du secret est inviolable, il semble que la conscience du médecin doive seule en demeurer juge, car les magistrats ne pourraient apprécier les applications de la règle et de l'exception dans les rapports avec les circonstances de fait, sans porter eux-mêmes atteinte à l'inviolabilité du secret.

Telle est également la doctrine de la Cour de cassation. La Chambre criminelle, dans les affaires Saint-Pair et Lamarre, s'est bornée à viser les déclarations faites par les témoins cités, et à rechercher s'il en résultait l'affirmation d'un secret confié au médecin ou au notaire. Elle n'a pas examiné si l'appréciation du témoin était exacte. En outre, dans l'arrêt de 1855, la Cour dit expressément :

> Sans autre restriction que celle qu'ils jugeront leur être imposée par le devoir de leur profession.

Il convient enfin de citer, dans le même ordre d'idées, d'après MM. Briand et Chaudé (1), le fait relatif au Dr Cazeaux :

En 1853, le Dr Cazeaux se refusa à témoigner de faits dont il avait eu connaissance dans l'exercice de sa profession, bien que toutes les parties intéressées lui eussent laissé toute liberté à cet égard, et il porta la question devant l'Association des médecins de Paris pour maintenir l'inviolabilité du secret médical. L'Association adopta la réponse suivante, pour être faite par le Dr Cazeaux au magistrat interrogateur :

« Je considère comme confidentiels les rapports qui ont amené à ma connaissance les faits sur lesquels vous m'in-

(1) Briand et Chaudé, *Manuel complet de médecine légale*, 10e édition, Paris, 1880, tome II, p. 573.

terrogez. Je ne puis donc répondre à votre question. »

Cette réponse a été agréée par le ministère public, qui, par conséquent, a renoncé à ses poursuites contre le Dr Cazeaux.

Nous devons faire observer que la Cour de cassation plus favorable aux avocats qu'aux médecins, dispense l'avocat de déposer non seulement sur les faits qu'il déclare lui avoir été révélés confidentiellement, mais sur tous ceux qu'il apprend dans l'exercice de sa profession. Cette différence s'explique par les traditions professionnelles, conservées, comme usage du barreau.

Donc il est bien entendu que le médecin doit se rendre à l'appel du juge d'instruction et qu'il doit faire la réponse du Dr Cazeaux : *Je considère comme confidentiels les rapports qui ont amené à ma connaissance les faits sur lesquels vous m'interrogez, je ne puis donc répondre à votre question.*

Mais à quel moment devra-t-il faire cette déclaration ? M. Faustin Hélie est d'avis qu'elle doit être faite avant la prestation du serment.

C'est au moment où le médecin est requis de prêter serment comme témoin qu'il doit déclarer les réserves qu'il prétend apporter à sa déposition, à raison des devoirs que lui impose le secret médical. M. Faustin Hélie pense même que la déclaration faite après le serment prêté serait évidemment tardive ;... que le témoin ne peut, sans violer la religion de ce serment, restreindre la déposition et céler tout ou partie de la vérité. Il renonce par là même à la dispense qu'il pouvait invoquer. Il est acquis comme témoin à l'instruction.

Cette décision, qui placerait le témoin, malgré lui, dans un cas de révélation obligatoire, nous semble bien rigoureuse. Le respect du secret médical intéresse l'ordre public, et c'est à ce titre que le médecin est dispensé de déposer dans certains cas où la violation de ce secret serait dangereuse. Ce n'est pas un bénéfice personnel à l'homme de l'art dont on puisse présumer l'abandon par l'omission ou l'accomplissement tardif d'une formalité.

Le témoin, d'ailleurs, ne trouve pas dans la citation l'indication complète des faits sur lesquels son témoignage est demandé. Le développement de la procédure peut le conduire au delà de ses prévisions sur le terrain des faits confidentiels. Serait-il juste de lui interdire alors, en vertu de son serment, l'observation d'un devoir d'honneur et de conscience ? Nous ne le pensons pas. Mais il est évident qu'au moment où le médecin jugera que le devoir du silence a remplacé celui du témoignage, il devra en faire la déclaration et la soumettre à l'appréciation du juge. M. Faustin Hélie invoque à l'appui de son opinion un arrêt de la Cour de cassation du 20 janvier 1826, dont il paraît tirer des inductions excessives. La Cour a seulement décidé que l'avocat

Qui, avant de prêter serment, annonce au tribunal qu'il ne se considère point comme obligé par ce serment à déclarer comme témoin ce qu'il ne sait que comme avocat, satisfait pleinement au vœu de la loi.

Il n'en résulte pas qu'une déclaration tardive oblige à la révélation du secret.

La Cour d'assises a accepté cette opinion. M. Bouchez, après avoir donné sa démission de procureur général, fut appelé comme témoin devant la Cour d'assises au sujet de l'affaire du Panama. En se présentant à la barre, il prévint le président qu'il allait peut-être lui être posé des questions auxquelles il ne pourrait répondre, parce qu'il considérait certains faits qu'il connaissait comme confidentiels. Le président l'interrompit et lui demanda de prêter d'abord serment, puis de faire ensuite sa déclaration.

C'est la règle qui semble acceptée par les tribunaux ; mais, si vous vous trouvez dans ce cas, je vous recommande d'agir ainsi : commencez par dire que si vous êtes interrogé sur des faits que vous considérez comme confidentiels, vous serez obligé de vous taire, puis prêtez serment ; si le président vous commande de prêter serment d'abord, vous ferez votre déclaration ensuite, mais le fait même d'avoir annoncé vos restrictions avant la prestation du serment, ne permettra pas au tribunal de dire qu'il est trop tard pour les faire valoir.

Quand le médecin agit ainsi, il doit se garder d'aller à l'encontre de ses bonnes intentions, il est lié par le secret, mais il ne faut pas qu'il devienne pour son client un témoin à charge. Ainsi il ne devra pas dire : « L'accusé m'a défendu de parler ; ce que je sais, il me l'a confié sous le sceau du secret » ; car dans ce cas les juges ou les jurés concluront nécessairement que ce secret se rapporte à l'inculpation ; il faut, pour la sauvegarde des intérêts et du prévenu et du médecin, qu'il soit autorisé à se taire, sans avoir besoin de dire quelle est la cause de son silence, sinon ce silence même serait accusateur.

Mais la prestation du serment est obligatoire. Le Dr Berrut qui, dans une affaire d'avortement, avait refusé de prêter serment sous prétexte que cette obligation de dire toute la vérité était en contradiction avec les restrictions imposées par le secret, fut, le 11 avril 1877, condamné à 100 francs d'amende, comme témoin défaillant.

Considérant qu'aucune loi ne dispense les médecins de comparaître comme témoins devant la justice et d'y prêter le serment prescrit ; qu'en interdisant la révélation des secrets qui leur sont confiés dans l'exercice de leur profession, l'article 378 n'a pas dit qu'ils ne seraient pas appelés en témoignage ; qu'en effet, ils peuvent être invités à s'expliquer sur des faits qui ne sont pas couverts par le secret professionnel, et que c'est seulement quand les questions leur sont posées qu'il leur appartient de déclarer s'il leur est possible ou non d'y répondre.

Pour sauver un innocent, le médecin peut-il dénoncer le coupable ? Le Dr Barth a posé cette question au Congrès médical de 1845 :

Le Dr Barth avait dit : « Dans le cas où une condamnation terrible menacerait un individu accusé injustement d'un crime, dont le médecin aurait connu le véritable auteur par suite de l'exercice de sa profession, celui-ci ne devrait pas hésiter à se présenter devant les juges et à leur dire : « Ar-

« rêtez, vous allez condamner un innocent, je connais le
« coupable. » Mais là devrait s'arrêter sa déclaration. »

M. Alfred Fournier va plus loin (1) :

Deux fois, j'ai été assez heureux pour sauvegarder de l'infamie des gens qui n'étaient que victimes d'une odieuse spéculation.

Bien loin de moi, assurément, l'intention d'ériger en principe que le médecin doive jamais échanger son rôle contre celui du juge d'instruction, c'est-à-dire procéder par voie d'interrogatoires et d'enquête, au lieu de se borner à exécuter des pansements et à formuler des prescriptions. Ce que je prétends, ce que je dis, c'est purement et simplement que, si d'aventure le médecin dans l'exercice de sa profession est mis sur la piste d'une de ces simulations criminelles que je viens de signaler, il a l'obligation morale, vis-à-vis de la société comme vis-à-vis de lui-même, de décharger un innocent de l'accusation formidable qui pèse indûment sur lui.

Je connais et respecte le serment d'Hippocrate. Je sais que le médecin est astreint à ne rien savoir et partant à ne rien révéler de ce qu'il pourra apprendre dans l'exercice de sa profession ;... mais tout autre est la situation dans l'ordre de cas qui nous occupe actuellement. Ici, d'une part, une simulation criminelle pouvant coûter à un homme plus que la vie, à savoir l'honneur et la liberté ; ici, d'autre part, un innocent à sauver, et que le médecin risquerait de laisser condamner en restant aveugle et muet. Le bon sens et la conscience me disent à moi, médecin, qu'il y a, en pareille circonstance, plus qu'un droit à exercer ; un devoir à accomplir.

Entre le silence professionnel dont je pourrais faire bénéficier un scélérat, et la préservation, la protection que je dois à un honnête homme, mon choix est tout fait, et il n'est pas à mon sens d'hésitation possible en pareil cas. Enrayer une machination criminelle, et au besoin la dénoncer à la société en vue de sauvegarder un innocent me semble constituer *un devoir*, je répéte le mot à dessein, *un véritable devoir social*, auquel je n'ai pas le droit, quoique médecin, de me dérober.

Nous avons tenu à vous lire cette page d'un si beau jet.

(1) A. Fournier, *Étude sur la simulation d'attentats vénériens sur de jeunes enfants* (*Bulletin de l'Académie de médecine*, 26 octobre 1880, et *Annales d'hygiène*, 3ᵉ série, t. IV, p. 507).

Mais quelque honnête que soit le sentiment qui l'a dictée, la conclusion formulée en termes absolus mettrait souvent le médecin dans une situation bien terrible. Se figure-t-on ce médecin comparaissant seul accusateur en assises, et disant : « J'ai su quel était le nom du criminel parce que j'étais son médecin, j'ai pu écarter de la tête d'un innocent l'accusation qui le menaçait, je vous amène le vrai coupable ! »

Que **M.** Alfred Fournier ne réponde pas que dans le cas qu'il suppose il n'y aura pas de coupable, qu'il n'y a qu'un simulateur : la thèse qu'il soutient est-elle vraie, si un innocent risque d'être puni pour un coupable ?

Dechambre l'a bien compris et il dit (1) :

Ne m'attachant qu'au principe posé, je crains que la thèse de notre si digne et si distingué confrère n'offre le danger de mettre trop à l'aise en bien des circonstances, la conscience du médecin. Un meurtrier se blesse dans sa lutte avec sa victime ; ou (si l'on veut un exemple plus rare et qui s'est produit en 1880 devant les tribunaux) un commis infidèle cache en lieu sûr l'argent qu'il devait apporter à la caisse et se blesse volontairement pour faire croire à une attaque de voleurs. Le blessé s'adresse à un médecin et lui fait connaître la vérité. Jusque-là, pour tout le monde, pour M. Fournier lui-même, le secret est obligatoire : mais la justice informe, elle s'égare et met la main sur un innocent. Est-ce que le contrat tacitement passé entre le malade et le médecin traitant a cessé d'exister ? Est-ce que le contrat était conditionnel ? Est-ce que le client était prévenu que telle ou telle conjoncture pourrait se présenter qui vous délivrerait de tout engagement ? L'article 378 est, dans son esprit, la sauvegarde de l'honneur des familles ; est-il bon de livrer à la diversité des appréciations individuelles l'obéissance à la loi et surtout à une loi de cette importance ?

Je pense donc que, dans ce cas encore, une réquisition de témoignage devrait trouver le médecin muet. Est-ce à dire qu'il doit s'enfermer dans ce rôle passif ? Lié par une obligation de conscience envers le coupable, ne peut-il absolument rien pour l'innocent ? Il s'en faut bien.

Qu'il s'adresse au criminel ; qu'il se déclare, *sauf à régler en-*

(1) Dechambre, *Le médecin*, Paris, 1883, p. 171.

suite sa conduite conformément à son devoir, décidé à ne pas se
prêter à une erreur de la justice ; qu'il fasse appel à ce qui reste
à cet homme de bons sentiments ; pourquoi réussirait-il moins
dans cette tâche avec la possibilité d'une évasion (dont il n'a pas
à s'occuper) que le juge d'instruction ou le président de cour
d'assises, auxquels il arrive si souvent d'obtenir de l'accusé, en
face d'une condamnation inévitable, la rétractation d'attestations
fausses et intéressées ? Le procédé échoue-t-il, il reste la menace du refus des soins médicaux. Enfin, si la prière et la menace
restent également sans effet, l'innocent restant toujours en péril,
on n'oserait blâmer un médecin qui irait trouver l'autorité judiciaire pour l'avertir, sans autre indication, qu'elle fait fausse route.
Encore cette démarche elle-même pourrait-elle, non sans quelque
raison, être considérée comme une dénonciation indirecte, rendue
seulement excusable par la gravité des circonstances ; mais au
moins ne serait-elle pas une violation ouverte et préméditée de
la loi.

M. Hémar dit :

Pour se tirer de cette position si pénible, que le médecin se pose
franchement comme témoin à décharge. La voix de l'honnête
homme proclamant l'innocence de l'accusé, malgré les réticences
auxquelles l'oblige sa profession, ne pourra que faire une impression profonde sur les juges.

Si l'on accepte l'opinion de M. le Dr Alfred Fournier, le
médecin ne pourra être poursuivi, il est couvert par l'article 30 du code d'instruction criminelle. Mais je crois, et
c'est pour cela que j'ai reproduit les avis si éclairés de
Dechambre et de M. Hémar, que le médecin fera bien
d'épuiser tous les moyens que son amour de la vérité et son
respect pour la loi du secret pourront lui suggérer, mais il
ne devra pas violer celui-ci.

En fait la situation est celle-ci : Le médecin est placé en
face de deux devoirs également élevés et en même temps
contradictoires : sauver un innocent, couvrir son malade,
quelque coupable qu'il soit ; si, comme le déclare M. Alfred
Fournier, en présence d'un innocent à sauver, il n'y a pour
lui aucune hésitation, et que, interrogé par un magistrat, il
déclare qu'il se tait, respectueux de la loi du secret profes-

sionnel, le magistrat tirera rapidement la seule conclusion logique : « Vous proclamez que votre devoir est de ne pas laisser condamner un innocent, vous vous taisez, donc votre client est coupable. »

A mon avis, notre devoir est de nous taire; c'est là le principe. Mais si un innocent est menacé d'être victime de notre réserve, nous devons, par tous les moyens imaginés en dehors de la violation du secret, concourir à son salut. Sous aucun prétexte nous ne devons dénoncer notre confident, même coupable.

Je ne connais qu'un seul fait de ce genre, il s'est passé à Reims. Un individu était poursuivi dans une affaire criminelle. Le médecin alla trouver le juge d'instruction qui avait déjà commencé les poursuites et lui affirma l'innocence de l'inculpé; l'affaire n'eut pas de suites.

En résumé, la conduite du médecin français est très nette : il doit *d'abord obéir à la citation, ensuite faire ses réserves*, soit avant, soit après la prestation du serment.

X. — Le secret médical devant les tribunaux dans les pays étrangers.

En Angleterre, il n'y a pas de secret médical ; Taylor (1) a critiqué la législation établie en France à ce sujet :

Quelques médecins, dit Taylor, ont réclamé le privilège de ne pas répondre à certaines questions qui leur sont posées, en se fondant sur ce que ces faits sont venus à leur connaissance par des communications privées et confidentielles avec leurs malades. Il est bon de constater d'abord que la loi ne concède aucun privilège spécial de cette nature à des membres de la profession médicale. Personne n'est tenu de répliquer à une question si la réponse tend en n'importe quelle manière à l'incriminer, car personne n'est forcé d'être témoin contre soi-même. Avec cette exception, il faut répondre à toutes les questions pourvu qu'elles relèvent de l'affaire, et leur rapport est un sujet d'appréciation pour le juge qui préside.

(1) Taylor, *Traité de médecine légale*, traduit sur la 10e édition, par le Dr Coutagne. Paris, 1881, p. 29 et suivantes,

Suivent des exemples, qui prouvent que Taylor n'a pas compris ce qui constitue le secret médical.

Il continue:

Comme il n'y a aucun privilège spécial accordé aux membres de notre profession, le témoin doit se rappeler *qu'il n'y a pas de secrets médicaux.*

Dans l'affaire de la duchesse de Kingston, ce privilège de refuser des déclarations fut réclamé par un témoin médical, mais il fut écarté.

Dans un cas où une femme était poursuivie pour meurtre de son enfant, un chirurgien fut appelé pour prouver certains aveux qu'elle lui aurait faits pendant qu'il l'assistait. Il s'y refusa, se fondant sur ce qu'il l'avait soignée comme une malade de sa clientèle privée. L'honorable juge Parke dit que ce n'était pas une raison suffisante pour empêcher une révélation utile à la justice, et il fut sommé de répondre aux questions (1).

Ainsi toutes les déclarations qui sont faites à des médecins ou à des chirurgiens, pendant qu'ils assistent des personnes avec un caractère privé, quoiqu'elles ne soient pas offertes volontairement en témoignage, peuvent être données en réponse à des questions, quelles que soient les conséquences qui peuvent en résulter.

Des cas d'empoisonnement ou de coups et blessures, de duel et d'infanticide, de même que ceux qui portent sur des questions d'assurances sur la vie, de divorce ou de légitimité du rejeton, peuvent être influencés d'une façon positive par les réponses d'un médecin sur des matières qui ont été l'objet de communications privées.

Taylor conclut enfin dans les termes extraordinaires suivants:

Un homme de notre profession qui réclame un privilège quand aucun ne lui est accordé, essaye simplement de se mettre au-dessus de la loi. *Il est absurde de supposer qu'il y ait une violation réelle de confidence* dans ces circonstances, parce qu'ainsi que l'observe avec raison le Dr Gordon Smith (2), la société en général admet l'autorité des tribunaux comme supérieure à tous les obstacles et à toutes les considérations privées, de sorte qu'en cédant à une autorité semblable, un homme de notre profes-

(1) Beck's, *Medical Jurisprudence*, vol. II, p. 922.
(2) Gordon Smith, *Analysis of medical Evidence*, p. 98.

sion sera pleinement acquitté, même dans l'opinion de ceux qui peuvent en être les victimes. L'opinion exprimée du juge indemnisera pleinement le témoin. Cependant le médecin qui aurait violé volontairement la confiance mise en lui par un malade ou qui aurait communiqué des secrets professionnels à un avocat en dehors d'une nécessité publique, dans un tribunal, s'exposerait avec justice à une censure sévère.

N'est-il pas étrange de trouver cette théorie adoptée dans un pays où, comme le dit Taylor, « personne n'est forcé d'être témoin contre soi-même » ? Quand un blessé, un malade, a un secret à cacher à la justice, en appelant un médecin ne se fournit-il pas un témoin contre lui-même ?

Quand parut le livre que j'ai écrit sur *le Secret médical*, il fut très discuté en Angleterre, et j'ai trouvé dans les articles de cinq ou six journaux médicaux l'explication suivante de cet état défectueux de la législation anglaise :

En Angleterre, il n'existe pas entre les médecins et les clients une intimité semblable à celle que l'on constate en France. Dans ce pays, le médecin est considéré comme un homme qui vend sa science; il soigne, on le paye et tout est dit. On l'appelle et on le renvoie quand on veut; ce n'est pas lui qui est juge du moment où il doit cesser ses visites. Ainsi, supposons un médecin qui fasse payer ses visites 10 francs. A la première visite on lui donne 20 francs ; à la deuxième, on lui paye 10 francs ; il revient une troisième fois, on ne lui remet rien : cela veut dire que le malade pense n'avoir plus besoin de lui, et les 10 francs donnés en plus lors de la première visite, payent la dernière ; c'est donc bien une affaire commerciale, et par cela même, « le malade manque de la confiance absolue en son médecin, qu'il a à l'étranger (1) ».

En Allemagne, le secret médical est réglé par l'article 300 du Code pénal qui équivaut à notre article 378. Il est ainsi conçu :

Seront punis d'une amende jusqu'à 1500 marcs (1 875 francs)

____

(1) *Médical Press*, 6 avril 1887.

et d'un emprisonnement jusqu'à trois mois les avoués, avocats, défenseurs, médecins, chirurgiens, sages-femmes, pharmaciens, ainsi que les aides de ces personnes, qui auront sans autorisation révélé des secrets qui leur avaient été confiés à raison de leurs fonctions, profession ou métier. La poursuite n'aura lieu que sur demande.

Cependant, cette législation n'est pas encore bien entrée dans les mœurs. Je vous en citerai comme preuve le triste spectacle qu'ont donné les médecins allemands lors de la maladie de l'empereur Frédéric III ; ils ont rempli les journaux de leurs discussions sur le diagnostic et le pronostic de l'affection cancéreuse dont était atteint le souverain. Cette discussion était d'autant plus inopportune qu'il s'agissait d'un chef d'État, et que lorsqu'on soigne un personnage de cette importance, il peut y avoir grand intérêt à ne pas tromper le public par des affirmations trop souvent démenties par la marche et l'issue de la maladie.

En Belgique, la législation fut longtemps la même qu'en France.

Dans la nouvelle législation l'article 458 remplace l'article 378 du code de 1810. Il établit que :

Les médecins, chirurgiens, officiers de santé, pharmaciens, sages-femmes et toutes autres personnes dépositaires par état ou profession des secrets qu'on leur confie, qui, hors le cas *où ils sont appelés à rendre témoignage en justice* et celui où la loi les oblige à faire connaître ces secrets, les auront révélés, seront punis d'un emprisonnement de huit jours à six mois et d'une amende de 100 à 500 francs.

Donc le médecin appelé en justice comme témoin ne peut se retrancher derrière le secret professionnel ; depuis la promulgation de cette loi un grand nombre de faits se sont produits qui montrent tout ce qu'elle a d'arbitraire ; aussi, les médecins belges s'efforcent de faire réformer cet article, et ils espèrent y parvenir.

En Italie, le secret médical est réglé par les articles 102 et 103 du code pénal.

Art. 102. — Les médecins, chirurgiens et autres officiers de santé notifieront dans les vingt-quatre heures et immédiatement dans le cas de péril grave, l'empoisonnement (*veneficio*), les blessures et autres violences corporelles quelles qu'elles soient, pour lesquels ils auront prêté les secours de l'art, au juge chargé de l'instruction, ou à n'importe quel autre officier de police judiciaire du lieu où se trouve la personne atteinte, et à leur défaut à l'officier de police judiciaire le plus voisin ; sous peines établies par l'article 308 du code pénal. Dans la déclaration, seront indiqués le lieu où se trouvait l'offensé, et autant qu'il sera possible ses nom et prénoms et toutes les autres circonstances exprimées dans l'article 131 du présent code.

Quand cette soudaine déclaration ne pourra être faite aussitôt avec serment, le déclarant devra le prêter, le plus tôt possible, devant l'instructeur ou le préteur.

Art. 103. — Ceux qui n'étant pas médecins ou chirurgiens auront eu à soigner la même personne seront également tenus à faire la déclaration contenue dans l'article précédent.

En Italie, il n'y a donc pas de secret devant la justice.

J'ai tenu à vous exposer ces divers articles de la législation étrangère, pour vous montrer que la théorie que la tradition et la loi ont imposée en France, est loin d'être universellement acceptée, et que, si la législation française est encore incomplète sur cette question, elle est en avance sur toutes les législations étrangères. Il est prudent, je crois, de s'établir solidement sur le terrain conquis, avant d'essayer de faire de nouvelles conquêtes.

XI. — Le secret médical et le médecin expert.

D'après le code de 1808, l'instruction est secrète.

Lorsque pendant l'enquête, il surgit une question médicale, le juge d'instruction, incompétent sur certains points, fait appel à la compétence d'un médecin. Vos investigations font donc partie de l'instruction, vous n'avez pas à étendre votre rôle, vous devez rester exclusivement sur le terrain médico-légal, mais, par le fait même que votre action fait partie de l'instruction, elle doit rester secrète.

Si vous jugez qu'il importe à la découverte de la vérité que l'inculpé assiste à vos recherches, que certaines questions lui soient posées, vous devez en prévenir le juge ; c'est ainsi il m'est souvent arrivé dans les cas de responsabilité médicale de convoquer le confrère incriminé à une autopsie, de manière que l'opération soit contradictoire et qu'il puisse au besoin se justifier du fait dont il est accusé à tort ou à raison. Mais vous devez garder le secret vis-à-vis du public, de la presse, de la famille et de l'avocat.

Vous devez à la justice, au juge d'instruction seul ou au magistrat qui vous a commis, tout ce que vous pouvez découvrir au cours de l'expertise, mais en restant confiné, je le répète, sur le terrain médical. Si par exemple un inculpé vous fait des aveux, vous devez les ignorer. Vous n'avez pas à vous substituer au juge, et du reste, si le lendemain il se rétractait, vous vous trouveriez dans une fâcheuse situation ; en assises, vous seriez expert et accusateur, ce double rôle nuirait singulièrement à votre situation d'expert, qui doit rester en fait et en apparence absolument impartiale.

Quand vous serez commis dans une affaire retentissante, vous recevrez aussitôt la visite des parents, des amis de l'inculpé, sans compter celle des reporters qui viendront vous demander des renseignements. Vous ne devez rien dire qui puisse satisfaire la curiosité du public, toujours si avide de connaître les mystères de l'instruction judiciaire.

Si l'instruction se clôt par une ordonnance de non-lieu, le médecin expert doit garder le silence sur tout ce qu'il a appris pendant la durée de l'enquête.

S'il publie ses rapports, il peut s'exposer à ce que la personne inculpée contre laquelle le juge d'instruction n'a pas reconnu des charges suffisantes, lui intente une action en dommages et intérêts ; s'il s'agit d'une affaire de mœurs, de viol par exemple, ni l'inculpé, ni la victime, n'ont intérêt à rendre publics les actes dont on les a soupçonnés ou dont ils ont eu à souffrir.

Si l'affaire a été jugée, l'expert doit garder le secret jusqu'au moment où les délais d'appel et de cassation sont écoulés et où le jugement est devenu définitif ; même dans ce cas, il ne doit publier que les parties strictement médico-légales du procès auquel il a pris part comme expert.

Cette obligation de garder le silence quand un accusé bénéficie d'une ordonnance de non-lieu, tend à laisser accréditer cette opinion que l'expert est toujours du côté de l'accusation. Il n'en est rien. Nous avons fait le compte avec MM. Descoust et Vibert des affaires d'empoisonnement, d'avortement, de viol, dans lesquelles nous avons été commis, et dans plus de la moitié des cas l'expertise a eu un résultat négatif. Il est bien rare que, dans ces conditions, le juge d'instruction poursuive ; dans ces affaires, nous n'avons donc pas été des accusateurs, puisque c'est par le fait même de notre rapport que l'instruction a été close. Quand nos conclusions sont positives, il en est tout autrement, et comme c'est seulement avec un rapport favorable à l'accusation que nous paraissons aux assises, pour le public, nous sommes toujours accusateurs.

A côté des expertises vraies, nous devons étudier le *certificat de santé ;* je ne veux pas parler ici des certificats de santé nécessaires pour qu'un fonctionnaire malade ou fatigué puisse prendre du repos ou sa retraite, dans ce cas le secret est un devoir. Mais supposez que, au cours d'un procès, une des deux parties tombe malade ; vous êtes commis pour l'examiner ; vous concluez que la maladie est réelle, la procédure est interrompue. Le rapport du médecin chargé de vérifier cet état de maladie est immédiatement communiqué à la partie adverse ; et il faudra lui communiquer de nouveau, pour que la procédure puisse être reprise, le second rapport par lequel l'expert constatera que la maladie a pris fin. Il ne saurait ici être question de secret médical, puisque vos rapports sont immédiatement placés sous les yeux des avoués, des avocats et des parties intéressées.

La publicité des certificats de santé est donc impossible à éviter, elle est la seule exception à la loi de 1808, qui déclare que tous les actes de l'instruction et de la procédure demeurent secrets.

Messieurs, c'est parce que la différence qui existe entre les nécessités de l'instruction et celles du rapport de santé a été mal comprise, il y a quelques années, par mes collègues de l'Académie de médecine que je tiens à m'expliquer. Je désire qu'il n'existe pas de malentendu à ce sujet.

Vous vous souvenez dans une affaire récente, quelles récriminations a suscitées la publication d'un rapport médico-légal, qui n'était qu'un certificat de santé, c'est-à-dire un document qui par sa nature même n'était nullement secret.

Je vais en quelques mots vous exposer les faits :

Le 20 juin 1893, le chef de cabinet du Ministre des affaires étrangères, M. Revoil, vint me trouver à 6 heures du soir et me pria de partir le soir même pour Bournemouth voir Cornélius Herz, à l'effet de savoir s'il pouvait être transporté à Londres, au tribunal de Bow street. Il ajouta que les ministres désiraient que je partisse sans les voir et sans avoir d'eux une lettre, pour éviter toute suspicion de pression. Je déclarai que je ne pouvais partir le soir même, et que je ne voulais pas partir seul.

Nous allâmes ensemble chez M. Bouchard, qui ne put m'accompagner ; à la suite d'incidents relatifs à un de ses élèves, il était brouillé avec Cornélius Herz : son intervention aurait pu être considérée comme une marque de mauvais vouloir pour ce dernier ; d'autre part, M. Potain avait été le médecin consultant de Herz à Paris, il aurait été soupçonné de bienveillance.

M. Charcot, bien qu'il fût déjà très souffrant, consentit à m'accompagner ; il ne voulait pas se dérober à cette pénible épreuve : il considérait comme un devoir d'éclairer l'opinion publique sur l'état réel de Cornélius Herz.

Nous partîmes le lendemain matin, à 8 heures. Nous descendîmes à Bournemouth dans un hôtel tenu par un Français, qui nous prévint que nos chambres étaient prêtes et que nous étions attendus depuis vingt-quatre heures, tant le secret avait été bien gardé; à 10 heures du soir, nous étions près du malade.

Après nous être assurés qu'il était réellement très souffrant, nous ajournâmes au lendemain matin un examen complet.

Le lendemain, les médecins consultants étaient arrivés de Londres, et MM. Ferrier, Brunton, Frayser, Malcolm Mc Hardy, nous firent un excellent accueil. Je le note avec intention, Messieurs : c'est la première fois, à ma connaissance, que des médecins étrangers ont été appelés a faire officiellement un acte médico-légal en dehors de leur pays. Nous étions envoyés en Angleterre pour contrôler la véracité des certificats délivrés par les médecins désignés plus haut et les rapports de MM. Andrew Clarke et Brunton. Nos confrères avaient été violemment attaqués par une partie de la presse française; rien ne révéla dans leur attitude que notre intervention leur fût désagréable, ils furent d'une courtoisie parfaite. Je souhaite, Messieurs, que si un jour les rôles étaient renversés, si des médecins anglais venaient en France contrôler nos assertions, ils reçoivent de nos confrères un semblable accueil.

Le malade, âgé de quarante-huit ans, paraissait soixante-cinq ans au moins; les chairs étaient amaigries, flasques; la faiblesse était extrême. Après une heure d'examen, Cornélius Herz eut devant nous une crise d'angoisse avec dépression du pouls, sueurs froides, on entendait au niveau de la crosse de l'aorte un bruit de souffle doux. La rate était volumineuse (12 à 15 cent.). La température du corps présentait une singularité : elle était notablement plus basse dans les membres du côté gauche que dans ceux du côté droit. Cette différence fut la même lors de notre premier examen, au commencement et à la fin du second. Les renseignements fournis par nos collègues anglais nous apprirent que Cornélius Herz avait été reconnu diabétique en 1890, qu'il avait été soigné par les Drs Reliquet et Potain. La quantité de sucre rendue en un jour aurait atteint, en 1891, 362 grammes. Lors de notre visite, les urines contenaient un peu d'albumine, et il y avait encore une quantité considérable de sucre.

Le 6 février 1893, Cornélius Herz, à la suite d'une promenade sur la falaise de Bournemouth, aurait eu une aortite aiguë, suivie probablement d'une embolie splénique. De plus il y avait des crises ayant toutes les apparences de l'angine de poitrine. L'alimentation était devenue très difficile, il y avait des vomissements incoercibles, et on avait dû renoncer à nourrir le malade par la voie stomacale ; depuis quelques jours, on ne le nourrissait plus que par la voie rectale.

Nous déclarâmes que le transport du malade était impossible, qu'une rémission dans la marche de la maladie était possible, et qu'une terminaison fatale pouvait survenir brusquement.

Des dépêches envoyées d'Angleterre annoncèrent, les jours suivants, que l'agonie commençait, que Cornélius Herz était mort, etc. On nous considéra comme les auteurs de ces divers bruits, et nous ne démentîmes rien, parce que, bien qu'il ne s'agît que d'un certificat de santé, et que par conséquent notre rapport ne soulevât pas la question du secret professionnel, nous savions que Cornélius Herz lisait les journaux, et nous pensions humain de ne pas aggraver l'état du malade en lui faisant passer sous les yeux les graves prévisions consignées dans notre rapport.

Je crois inutile, Messieurs, de défendre dans cet amphithéâtre la mémoire de Charcot ; vous l'avez connu : il suffit. Je ne me permettrai pas davantage de défendre ici l'honorabilité de nos collègues d'Angleterre, qui sont la gloire médicale de leur pays. On nous avait, disait-on, montré un faux Cornélius Herz ; le vrai jouait au crocket, il voyageait en France, etc. : tous ces racontars font plus d'honneur à l'imagination de ceux qui les ont inventés, qu'à notre propre nation.

En septembre et octobre 1893, les attaques recommencèrent, et à la fin d'octobre, le gouvernement pria M. Dieulafoy et moi de procéder à un nouvel examen.

Messieurs, Cornélius Herz nous dit lui-même qu'il était beaucoup mieux ; il mangeait, il avait engraissé ; il n'y avait plus de vomissements ; l'œil, la voix, tout indiquait une amélioration, que constataient avec nous nos collègues d'Angleterre. La lésion aortique avait diminué, le volume de la rate était moindre.

M. Dieulafoy et moi déclarâmes que Cornélius Herz pouvait être transporté à Londres.

Cette conclusion souleva des clameurs assez violentes et l'étonnement parut grand. Il semblait que l'on n'avait jamais vu un malade atteint de diabète, d'albuminurie ou d'affection du cœur, avoir une rémission dans la marche de sa maladie.

Nous n'avions pas publié le premier rapport, parce que nous n'avions pas voulu ajouter aux angoisses du malade, mais comme ses médecins ou ses hommes d'affaires le lui avaient communiqué, comme nous avions trouvé Cornélius Hertz occupé à corriger les épreuves de sa traduction en anglais, nous pensâmes que, puisque la question du secret médical ne pouvait être soulevée, nous devions essayer de couper court aux légendes en le publiant *in extenso* (1).

Nous voulûmes donner lecture de notre rapport à l'Académie de médecine ; elle refusa de l'entendre, pensant à tort qu'il y aurait eu violation du secret professionnel.

Ce que je vous ai dit montre que dans cette affaire il n'y avait aucune question de secret, puisque la procédure était interrompue et que la plus grande publicité devait être donnée à notre rapport non par nous, experts, mais par celui-là même qui avait été l'objet de l'expertise.

(1) Voir pièce n° 11.

XII. — Secret médical et mariage.

Il arrive souvent, à propos d'un mariage, que les parents de l'une des deux parties connaissant le nom du médecin de l'autre, viennent lui demander des renseignements sur la santé de son client. La situation est délicate, c'est pourquoi il faut que, sur ce point, le médecin ait une opinion ferme, décidant de sa conduite, le mettant à l'abri des surprises.

Pour ma part, lorsqu'une personne entre dans mon cabinet, et me dit : « Docteur, ce n'est pas pour une consultation que je viens vous trouver », je l'interromps de suite et lui dis : « Si c'est pour un mariage, ne prononcez pas de nom, je ne réponds jamais, car je ne veux pas que vous interprétiez mon silence dans un sens défavorable à la personne dont vous voulez me parler ; pour moi, le silence est une règle absolue qui ne souffre pas d'exception. »

Exprimer son opinion quand elle est favorable, se taire quand elle est défavorable, est inadmissible. Si vous avez répondu à M. A. et si, lorsque son ami M. B. vient vous interroger, vous refusez de répondre, n'est-ce pas lui dire que le client sur la santé duquel il sollicite votre avis a une tare personnelle ou héréditaire ?

Je sais que des médecins fort instruits, d'une honorabilité absolue, ne partagent pas cette opinion.

En 1863, les sociétés médicales du VIIIe arrondissement sur le rapport du Dr Caffe, et du IXe sur celui du Dr Piogey, avaient admis que le « médecin doit s'interdire toute sorte de renseignements sur la santé de son client à l'occasion d'un mariage ».

Un des médecins les plus estimés de Paris, le Dr Gaide, protesta avec énergie et formula ainsi la thèse contraire :

« Qu'un de nos clients rongé par une de ces syphilis constitutionnelles qui résistent à tout traitement, ne craigne pas de solliciter la main d'une jeune fille pure et qui fait

la joie de sa famille ; que le père de cette jeune fille vienne
avec confiance vous demander s'il peut en toute sécurité
la donner à l'homme qui va la souiller au premier contact
et qui, pour toute consolation, lui laissera des enfants infectés de la maladie de leur père, devrons-nous répondre
par un silence qui peut être mal compris, et nous rendre
complices d'un mariage dont les fruits seront si déplorables ?
Je ne le crois pas, et, pour ma part, je le déclare, jamais
je ne me sentirai le courage d'obéir à la loi en pareille circonstance ; ma conscience parlerait plus haut qu'elle, et sans
hésiter je dirais : « Non, ne donnez pas votre fille à cet homme. »
Je n'ajouterais pas un mot, j'aurais la prétention de ne pas
avoir trahi mon secret ; et si par impossible la peine prononcée par l'article 378 m'était appliquée pour ce fait, j'en
appellerais à tous les pères de famille, et, la tête haute, je
plaindrais le tribunal qui se serait cru autorisé à me punir
d'avoir préservé d'une infection presque certaine, une femme
et sa génération tout entière (1). »

Tardieu, Amédée Latour, Brochin, Legrand du Saulle ont
donné, avec certaines réserves, leur approbation à la théorie très respectable en apparence du Dʳ Gaide.

Je reste convaincu cependant qu'elle doit être repoussée :
d'abord parce qu'elle est contraire à la loi, et qu'il
n'appartient à personne de se mettre au-dessus d'elle, puis
parce qu'alors même qu'il n'en serait pas ainsi, elle est
contraire au dogme médical qui est une sauvegarde pour
la société, enfin parce que nous ne sommes pas désarmés
autant que le pense le Dʳ Gaide devant le danger qui menace
cette fiancée.

Cette théorie est contraire à la loi. En effet, une des raisons
qu'invoque Legrand du Saulle pour se rallier à la thèse du
Dʳ Gaide est celle-ci.

« Que s'est proposé le législateur ? Il a voulu atteindre la
pensée coupable et frapper l'intention de nuire. En effet, la

(1) Gaide, *Gaz. des hôpitaux*, 1863.

Cour de cassation, par un arrêt en date du 23 juillet 1830, a déclaré que l'article 378 est placé sous la rubrique *des calomnies, injures et révélations de secrets* et qu'il a pour objet de punir les révélations et divulgations inspirées par la méchanceté et par le dessein de diffamer et de nuire. C'est donc l'intention de nuire à l'un de nos malades qui constitue l'élément essentiel du délit. Enlevez l'intention et la criminalité disparaît (1). »

L'arrêt intervenu dans l'affaire Watelet (18 décembre 1885) fait disparaître cet argument. Le délit est constitué par la révélation et non par l'intention du révélateur, et, d'après la doctrine actuelle, il serait impossible « au tribunal que plaindrait » le Dr Gaide, de ne pas appliquer la loi.

Parlant de la théorie formulée par le Dr Gaide, M. Dechambre disait déjà avant l'arrêt du 18 décembre 1885 :

Il est vrai que cette règle n'a été formulée dans toute sa rigueur qu'en vue de l'infection syphilitique; mais on sent qu'elle ne pourrait guère fléchir à l'égard d'autres maladies constitutionnelles telles que la scrofule ou la phtisie. Quant à moi, je ne saurais l'accepter, c'est en opposant l'utilité publique, au droit et au devoir qu'on arrive èn toutes choses à la dissolution des principes tutélaires de la société, en politique à l'arbitraire; en droit à l'injustice; en morale au relâchement. N'est-ce donc pas dans un intérêt public qué la loi nous impose le secret? Et quand cet intérêt nuirait à d'autres, fût-ce à de plus considérables, qui nous a constitués juges de la différence? qui nous a donné le pouvoir de choisir? Ne comprend-on pas que la libre disposition des secrets au gré des circonstances pourrait devenir entre les mains de quelques-uns un instrument perfide, quand il ne serait pas faussé par des erreurs de clinique ou des fautes de jugement? Qui empêchera un médecin mal intentionné de s'embusquer dans le sanctuaire occulte de la science pour lancer sur la santé des gens des diagnostics empoisonnés? Où sera la garantie de sa sincérité? Ce serait infâme; soit, mais c'est pour les infamies que le code pénal a été inventé. D'ailleurs il faut savoir accepter d'une position les inconvénients avec les avantages. C'est aussi un intérêt public qui rendrait notre témoignage utile, décisif même, dans les causes

(1) Legrand du Saulle, *Soc. méd. lég.*, t. I, 7, 366, et *Ann. d'hyg.*, 1870, tome XXXIII, p. 204.

criminelles, et pourtant nous réclamons chaque jour le bénéfice de la loi qui nous en dispense (1).

La loi est donc formelle, et on ne saurait la laisser arbitrairement interpréter par chacun de nous, obéissant chaque jour à des mobiles divers, quelque honorables qu'ils soient.

Le D' Gaide et les médecins qui ont accepté son opinion plus ou moins atténuée, ont oublié encore que ce secret qui vous pèse, vous l'avez reçu parce qu'il vous a été confié, que vous l'auriez toujours ignoré si vous n'aviez pas été, comme médecin, le confident nécessaire. Qu'un ami trahisse la confiance d'un de ses amis, la conscience publique ne se révolte-t-elle pas ? Or, la trahison d'un médecin est encore plus coupable. Lorsque quelqu'un a un secret à confier, un avis à demander, il peut choisir dans ses amis celui qu'il juge digne de le recevoir ou capable de lui donner un conseil. Mais le médecin est en quelque sorte un confident obligé. Le malade ne vous choisit pas à cause de vos qualités morales, mises par lui à l'épreuve dans un commerce antérieur, il franchit le seuil de votre cabinet parce qu'il sait que, quel que soit l'homme qu'il trouvera, il est par la loi et la tradition condamné au silence ; il entre chez vous sous la protection de là loi, et vous resteriez libre de vous placer au-dessus de celle-ci et d'utiliser ce secret au profit d'autrui, contre le confident ! Je ne saurais souscrire à pareille doctrine.

Mais, dites-vous, ce confident est infâme. Ne l'est-il donc pas cet assassin qui, blessé en accomplissant son crime, demande votre appui? Vous refuserez en cour d'assises de dévoiler son secret, la loi admet que l'intérêt social du secret est assez grand pour se placer au-dessus de l'intérêt de la justice, et dans un cas particulier, faisant ce que la justice elle-même ne fait pas, vous auriez le pouvoir d'interpréter, de dire dans quels cas vous observerez la loi, dans quels cas vous la violerez? Non, et nous répéterons avec M. Hémar :

(1) Dechambre, *Le médecin*, 1883, p. 190.

« L'exigence du devoir ne fléchit pas devant l'infamie d'autrui (1). »

Le médecin est-il d'ailleurs désarmé devant ce projet de mariage? Nullement. Il peut agir sur ce fiancé suspect, lui démontrer les conséquences du mariage qu'il médite, le prendre au besoin par les sentiments les plus égoïstes, lui prédire les scandales des débats soulevés à propos de la séparation de corps, de l'infection de la nourrice qui en seront la suite.

Nous venons de raisonner en ayant en vue l'infection syphilitique ; s'il s'agit d'une phtisie au début ou d'autre maladie dont nous ne voulions pas exposer les probabilités au malade, on pourra faire temporiser ; bientôt ce qui était un secret cessera de l'être même pour les personnes étrangères à la médecine, et le projet tombera de lui-même.

On peut encore envisager la question à un autre point de vue ; je reprends l'exemple qui m'a servi il y a quelques leçons, quand je vous parlais de l'absolue nécessité où le médecin se trouve de garder le secret même vis-à-vis du malade.

Une mère vous amène sa fille atteinte de tuberculose au début; vous ne lui direz pas : « Votre fille est phtisique », mais seulement qu'elle a un peu de congestion des sommets, de la bronchite localisée, vous lui conseillerez de l'emmener dans le Midi, et ce n'est que beaucoup plus tard que vous aborderez la question de la tuberculose.

Dans ces conditions, cette jeune fille est demandée en mariage, on vous prie de donner des renseignements : Que pouvez-vous dire? Ou vous répéterez au jeune homme ce que vous avez dit à la mère ; dans ce cas, vous le trompez ; ou vous lui direz la vérité, ce que vous avez caché à la famille de la jeune fille et vous violerez le secret de votre malade au profit d'une tierce personne. Si la famille de la jeune fille vient à l'apprendre elle aura recours contre vous.

(1) Hémar, *Le secret médical* (*Ann. d'hyg.*, 1869, tome **XXXI**, et *Bull. de la Soc. méd. lég.*, p. 150).

De plus, êtes-vous sûr de toujours bien connaître votre malade ?

Vous soignez une famille, vous êtes son médecin, mais supposez que le fils soit atteint de syphilis, tout le monde l'ignore dans sa famille : croyez-vous que c'est vous qu'il ira consulter ? Et même si la famille le sait, il y a de grandes chances pour que l'on n'aille pas dévoiler ce secret au *medicus familiaris*. En province, on craindra, non pas peut-être l'indiscrétion du médecin, mais le bavardage des habitués des officines et des aides, aussi se hâtera-t-on de se rendre à la consultation du spécialiste de la grande ville voisine ; là, le malade est certain que les soins lui sont donnés par un médecin, et les médicaments vendus par un pharmacien, qui ignorent le nom et l'adresse de leur client.

Si dans ce cas on vous interroge, que pouvez-vous répondre ? Vous direz que le jeune homme n'a pas la syphilis et cependant il peut être en pleine éruption. Pour toutes ces raisons, vous devez absolument vous abstenir de donner le moindre renseignement sur la santé de vos clients.

Vous pouvez vous trouver dans des situations plus pénibles encore. Par exemple un jeune homme syphilitique se laisse engager par sa famille, par des considérations tirées de l'intérêt de sa carrière, de ses relations, etc., dans un projet de mariage ; il ne voudrait pas conclure, il hésite, et, si une circonstance fortuite ne vient pas amener une rupture, le mariage est conclu sans que le jeune homme ait pu ou su s'y dérober.

Il m'est arrivé de concourir à la rupture d'un mariage conçu dans ces conditions. Le futur gendre avait la syphilis. Je n'étais pas absolument sûr de le convaincre et d'arrêter le projet d'union ; sa carrière dépendait de son futur beau-père et les familles avaient conclu plus que lui-même. Je ne pouvais arrêter les démarches de sa propre famille sans révéler le secret de mon malade. Le père de la fiancée vint me voir et au cours de la conversation, nous parlâmes d'une jeune femme dont le mari venait de mourir, la laissant

enceinte et à la tête d'une situation de fortune peu brillante.
Je fis remarquer au père de la fiancée que son futur gendre
n'apportait que les espérances d'une belle carrière, et que
s'il venait à mourir la position de sa fille serait aussi très
précaire, qu'il y avait donc avantage à faire contracter au
jeune homme une assurance sur la vie proportionnée à la
dot de la jeune fille. Le père approuva, et exposa sa volonté
en ce sens. Le jeune homme ne voulut pas se soumettre à une
épreuve dont il ne pouvait ignorer l'issue : le projet fut rompu.

A ce sujet, un docteur de Paris m'a écrit et m'a fait remarquer que contrairement aux règles que j'établis, j'ai,
dans ce cas, non pas livré le secret de mon client, mais trahi
sa confiance en faisant rompre son mariage et en utilisant
son secret au profit d'autrui.

Tout d'abord je nie avoir trahi le secret de mon malade,
personne n'a su qu'il avait la syphilis, mais ce que m'accor-
dera mon confrère, c'est que dans les cas analogues à celui-ci
nous sommes placés entre deux devoirs tous deux respectables. Nous devons d'abord ne pas livrer le secret de notre
malade, c'est la loi, le dogme professionnel ; puis nous devons,
dans la mesure des moyens dont nous disposons et sans compromettre ce secret, nous efforcer d'empêcher qu'une jeune
fille soit frappée, elle et ses descendants. C'est justement
parce que ce second devoir est impérieux que le Dr Gaide avait
formulé une protestation indignée contre le secret absolu, et
mon correspondant avoue qu'il était autrefois partisan des
opinions du Dr Gaide. Le sentiment qui animait le Dr Gaide,
je ne le méconnais pas et je dois, comme médecin, faire tous
mes efforts pour empêcher une infamie, en m'adressant au
malade, je l'ai dit, et si j'échoue dois-je me déclarer désarmé ?

Dans le cas en question, le beau-père vient me voir ; je
l'arrête d'un mot, en lui disant que je ne donne jamais aucun
renseignement sur la santé de mes malades. J'étais depuis
longtemps en relations avec lui. Il me parle de l'avenir
réservé au jeune homme dans une carrière où il peut l'appuyer ; j'acquiesce à tous ces pronostics favorables. Puis je

lui parle d'un de ses collègues qui vient de perdre son gendre et laisse sa jeune femme veuve, enceinte. Je lui fais remarquer combien ce collègue a été imprudent en n'assurant pas l'avenir de sa fille et de ses enfants en obligeant son gendre à contracter une assurance. C'est cette suggestion d'ordre général que j'ai émise, elle pouvait l'être par toute personne étrangère à la médecine; mon correspondant croit que j'ai trahi, non pas le secret, mais la confiance du malade en l'empêchant de contracter un mariage qu'il désirait. Je ne puis répondre que ceci : Si j'avais laissé le mariage se faire, alors que je pouvais l'empêcher sans trahir mon secret médical, je serais devenu le complice de mon malade. Je n'ai pas trahi ce secret, j'ai satisfait au premier des devoirs que j'indiquais plus haut, j'ai empêché le mariage, l'infection de se produire, j'ai satisfait au second.

Je puis encore vous citer le cas d'un jeune homme, clerc de notaire, qui devait épouser la fille du notaire chez lequel il était occupé et auquel il devait succéder. Or il était impuissant et il se sentait incapable de rompre l'union projetée par sa famille. Il vint à Paris sous prétexte d'achats et tenta de se suicider dans un grand hôtel du centre de la ville; voulant cacher l'acte qu'il avait commis, il simula une tentative de meurtre. On l'interrogea, il raconta que des cambrioleurs s'étaient introduits dans sa chambre, lui avaient tiré un coup de revolver, chose tout à fait inadmissible dans un hôtel où la surveillance était des plus actives. Je fus commis par M. Guillot, juge d'instruction, pour examiner le blessé, qui m'expliqua les causes de sa tentative de suicide; il n'y eut pas de poursuites.

Vous voyez, Messieurs, l'intensité avec laquelle le malade désirait garder son secret, puisqu'il préférait recourir au suicide plutôt que de le laisser soupçonner. Dévoiler le secret de cet homme eût été de la part de son médecin un acte profondément malhonnête.

Un cas fréquent se présente encore, il s'agit de lettres anonymes envoyées parfois à la famille du jeune homme, mais plus souvent à la famille de la jeune fille. Il y a quelques années, je reçus la visite d'un jeune homme que j'avais soigné autrefois, il était sur le point de se marier et la famille de sa fiancée avait reçu une lettre la prévenant qu'il était syphilitique. Il venait me demander de lui donner un certificat constatant la fausseté de cette accusation ; je lui fis remarquer que cela m'était impossible à moi, mais que, s'il le désirait, il pouvait se faire examiner par un professeur agissant en quelque sorte à titre d'expert.

Le secret médical, avant le mariage, peut amener parfois des coïncidences bizarres et des situations des plus délicates.

Il y a environ dix ans j'ai reçu d'un médecin, ancien interne des hôpitaux, établi depuis quelques mois en province, une lettre très intéressante ainsi conçue :

Je prends la liberté de soumettre à votre haute expérience, en vous priant de m'éclairer, le cas suivant :

Pendant mon internat, j'ai donné mes soins à un de mes amis atteint d'accidents syphilitiques secondaires. Or il se trouve que ce jeune homme a, sans me consulter et m'en donner avis, demandé et obtenu la main d'une de mes cousines germaines.

Je sais parfaitement qu'il n'est pas guéri de son affection et que tout récemment encore, il a eu une nouvelle poussée de plaques muqueuses. Je lui ai fait part de mes craintes et l'ai vivement engagé à différer son mariage, le menaçant même de prévenir la famille de la jeune fille ; il reste sourd à mes observations, sachant bien que je suis lié par le secret professionnel.

C'est justement ce point-là que je désirerais éclaircir, et je viens vous demander, Monsieur le Professeur, si je dois me considérer comme lié par le secret professionnel pour *un fait que j'ai connu alors que je n'étais pas encore docteur*.

En supposant que je n'eusse pas pu, pour une cause quelconque, terminer mes études médicales, devrais-je me considérer comme lié par le secret professionnel? Ne serais-je pas en droit, dans ce cas particulier, de penser que l'obligation morale de taire ce secret n'a commencé pour moi que le jour où j'ai prêté serment, c'est-à-dire le jour de la soutenance de ma thèse?

Voilà, Monsieur le Professeur, le cas que je désirais vous soumettre, certain de trouver, auprès de vous, les conseils les plus éclairés. Vous excuserez, j'en suis sûr, la démarche que je tente auprès de vous; elle m'est inspirée par le vif désir que j'ai de mettre

le calme dans mon esprit que tourmente beaucoup en ce moment
cette lutte entre ma conscience de médecin et mon devoir de parent.

Il est certain que ce jeune médecin se trouvait dans une
terrible situation, il avait eu connaissance de la syphilis alors
qu'il n'était qu'*aide* et, par conséquent, non tenu au secret
professionnel, comme nous l'avons vu dans une précédente
leçon, mais, d'autre part, il avait revu son malade alors
que reçu médecin il était sous le coup de l'article 378 ; légalement il se pouvait qu'il eût raison et devant le tribunal
il aurait pu être acquitté, mais il était tellement sur la
limite légale et si certainement en contradiction avec les
obligations morales, que je lui donnai le conseil de garder le
secret ou, si cela était possible, de tâcher de faire rompre,
mais sans toucher à la question médicale. Nous échangeâmes
plusieurs lettres à ce sujet, et je reçus une dépêche m'annon-
çant que tout avait été rompu pour une question d'argent.

En résumé, quand une famille vient vous trouver pour
demander des renseignements au sujet du mariage d'un de
vos clients, ne dites rien, prévenez le demandeur, même avant
de connaître aucun nom ; si vous attendez que l'on vous ait
nommé la personne, vous aurez l'air de ne pas vouloir donner
de réponse, parce que vous savez quelque chose de grave. Si
vous donnez une seule fois des renseignements, il vous faudra
continuer ; s'ils sont mauvais vous serez obligé de ne pas
les donner, de vous retrancher derrière le secret que vous
ne devez pas violer, et votre mutisme sera l'aveu de la faute
de votre client.

Le rôle du médecin *pendant le mariage* est plus délicat
encore ; vous ne serez guère appelé à donner votre avis que
dans les cas de séparation ou de divorce, basés sur des
maladies communiquées (syphilis ou blennorrhagie) ou sur
des actes de sodomie.

Le médecin peut se trouver dans deux conditions : il est
le médecin des deux parties ou médecin d'une seule.

Si *vous soignez les deux parties* et qu'il survienne une

action en séparation ou en divorce, l'une des deux parties peut vous délier du secret, espérant que vous déposerez en sa faveur ; si vous déposez en faveur de l'une, vous violez le secret que vous devez à l'autre ; donc vous devez absolument rester muet. Je n'ai pas besoin de vous rappeler l'arrêt rendu par la Cour de Grenoble le 23 août 1828 au sujet du rôle du Dr Fournier dans l'affaire Rémusat (1), arrêt dans lequel il est dit que le Dr Fournier, « en refusant de révéler un secret dont il n'est dépositaire que par état, en refusant de se livrer à un acte que sa conscience aurait repoussé et qui d'ailleurs aurait pu compromettre les intérêts d'un tiers qui n'aurait pas été étranger au secret, le Dr Fournier a donné la mesure de son respect pour la loi, pour la morale et l'ordre public... » Donc il est bien entendu que vous ne devez rien dire. Vous ne devez pas non plus délivrer de certificat constatant une maladie.

Le tribunal de Bordeaux, le 28 avril 1891, a rendu un verdict d'acquittement dans les poursuites intentées contre un chirurgien des hôpitaux de cette ville dans les circonstances suivantes : Une femme accuse son mari de lui avoir communiqué la syphilis, le chirurgien lui délivre un certificat, sur lequel elle base une instance en divorce. Le mari poursuit ; le tribunal acquitte ; mais le jugement se fonde sur ce fait que la femme avait le *mandat tacite* de son mari de retirer ce certificat. Je doute que ce jugement fasse jurisprudence, l'affaire n'a pas été plus loin et je crois bien qu'en cassation il aurait été infirmé (2).

Dans le cas où le médecin n'a soigné qu'une des parties, la jurisprudence n'est pas encore définitivement établie, cependant je vous donne le conseil de ne rien dire, car les deux parties s'efforceront de vous tendre des pièges pour tirer de vous ou une parole ou un certificat qu'elles interpréteront au mieux de leurs intérêts.

Sur ce sujet, j'ai reçu d'un médecin la lettre suivante :

(1) Voyez page 83.
(2) Voyez pièces n° 4 et n° 23.

Il y a environ un mois, je fus consulté par une jeune femme pour une légère vaginite. Au bout de quatre pansements, elle était parfaitement guérie et je n'en entendis plus parler.

Il y a huit jours, un individu se présenta chez moi, se nommant et se disant le mari de la dame en question, venant de sa part me dire que son mal avait reparu et me demandant si elle devait continuer le traitement prescrit (injections de tannin). Il m'avoua avoir eu lui-même un écoulement; je fus fort étonné de cette rechute, et l'engageai à me ramener sa femme le lendemain, ce ce qu'il ne fit pas.

Deux jours après, il guettait un jeune homme qu'il supposait être l'amant de sa femme et lui tirait plusieurs coups de revolver. Arrêté aussitôt, il déclara qu'il invoquerait mon témoignage pour faire constater la maladie honteuse de sa femme qui avait provoqué cette vengeance; c'est elle-même qui vint m'en prévenir.

Or hier, j'ai reçu une assignation du juge à comparaître le ... à 2 heures dans son cabinet.

Je viens donc vous demander, Monsieur le Doyen, de vouloir bien m'indiquer la ligne de conduite à suivre dans cette circonstance.

Dois-je me retirer derrière le secret professionnel ou raconter les choses telles qu'elles se sont passées?

Messieurs, le devoir de ce médecin était de se taire; le secret qu'il connaissait était celui de la femme qu'il avait soignée. Il avait déjà eu un grand tort, c'était de répondre à l'individu qui était venu lui demander des renseignements. Pourquoi lui donner des éclaircissements sur la maladie de sa femme? Savait-il même si cet homme était le mari? Quel indice lui prouvait qu'il ne se trouvait pas en face d'un escroc prêt à abuser de ses paroles pour faire une tentative de chantage? Ainsi vous voyez que par une parole malheureuse, ce médecin fut la cause d'un acte criminel et c'est son indiscrétion qui a servi de pivot à toute l'action judiciaire.

J'ai reçu une autre lettre au sujet d'un cas de syphilis communiquée à la femme par le mari. Le médecin la soigne à l'insu de son mari, une grossesse survient, un avortement se produit, dû, d'après le médecin, à de mauvais traitements; la femme retourne dans sa famille. Le mari fait les démarches nécessaires pour l'obliger à reprendre la vie commune, elle refuse; il intente une action en séparation et la femme ayant quitté le domicile conjugal, bien qu'ayant le bon droit de son côté, sera condamnée, à cause de cet abandon. La femme demande un certificat au médecin. Que doit-il faire (1)?

Le médecin se trouve à peu près dans le cas de celui qui connaissant le coupable laisse condamner un innocent, et cependant il ne doit rien dire, il ne doit pas donner de certificat. La conduite à tenir est pourtant bien simple et les médecins n'y recourent pas assez souvent dans certains cas embarrassants : il n'y a qu'à provoquer la nomination d'experts ; le juge d'instruction en nommera trois, qui auront pour mission d'examiner la femme et de faire un rapport sur son état. Ainsi se trouveront sauvegardés ses intérêts et ceux de sa cliente.

Il arrive parfois que le médecin se trouve être témoin de scènes de violences entre un mari et sa femme, ou l'une des parties se plaint à lui, une action en séparation, en divorce survient et l'on demande le témoignage du médecin. Que doit il faire ? Il doit garder le secret et ne s'en laisser relever par aucune des parties, ainsi que l'a jugé la Cour de Caen, dans un arrêt que je vous ai déjà cité (2), au sujet des poursuites intentées non contre un médecin, mais contre l'abbé Pierre Fay, desservant à Pont-Farcy (Calvados), qui, cité comme témoin dans une affaire de tentative de meurtre par un mari jaloux, avait été condamné à 100 francs d'amende pour s'être refusé à déposer de ce qu'il pouvait avoir appris par les confidences de la femme du prévenu (même en dehors de la confession). La Cour a proclamé, non pas que le prêtre pouvait ne pas révéler, mais qu'il devait ne pas révéler le secret auquel il était tenu par l'article 378.

Enfin, je vous citerai le cas suivant d'un médecin de Luchon. Il soignait Mme X... dans cette ville d'eaux. Le mari amène à sa consultation sa maîtresse. Une séparation entre les époux survient, et la femme demande le témoi-

(1) Voyez pièce n° 24.
(2) Voyez page 63.

gnage du médecin. Dans ce cas, comme nous l'avons vu, il n'y a pas à proprement parler de secret ; le médecin ne peut nier qu'une personne est venue chez lui, ou qu'il est allé chez elle, puisque jusqu'à la porte tout le monde a été témoin de son passage. Il doit garder le secret sur la nature de la maladie, mais il ne peut cacher qu'à telle date, il a donné des soins à telle personne.

Avant de terminer cette question des rapports du médecin avec ses clients avant ou pendant le mariage, je veux vous donner quelques conseils que je crois nécessaires.

Le médecin est trop disposé à prendre le parti de la femme. Bien souvent, c'est elle qui nous a consulté la première, elle déclare que c'est le mari qui a introduit la syphilis dans le ménage, nous acceptons son dire avec politesse, mais il ne faut pas que nous regardions cette assertion comme l'expression certaine de la vérité, il se peut fort bien que les rôles soient renversés. Ce que l'on oublie trop souvent, c'est que la femme ment avec perfection, tandis que l'homme ment mal. Les juges d'instruction le savent bien ; quand ils interrogent un homme qui leur débite un mensonge péniblement étayé, ils n'ont qu'à lui montrer l'invraisemblance de ses assertions pour l'amener à se troubler et à entrer dans la voie des aveux ; la femme, au contraire, échafaude une histoire extraordinaire ; on lui démontre la fausseté de tout ce qu'elle avance, rien n'y fait, elle persiste dans ses allégations sans jamais se troubler, sans avouer son mensonge, même en face de l'évidence absolue. Vous devez toujours songer qu'une femme peut être hystérique, même sans stigmates, et que, dans ce cas, son plaisir sera de se mettre en spectacle, de se faire plaindre comme une femme malheureuse, brutalisée, trompée, elle trouvera les mots qui vous toucheront, puis vous vous apercevrez trop tard que votre bonne foi a été surprise.

En tout cas, dans toutes les occasions, je vous conseille de rester fidèles à la loi, vous aurez le bon droit pour vous et vous éviterez bien des erreurs.

XIII. — Le secret médical et les assurances sur la vie.

Les détails dans lesquels nous sommes entrés en étudiant le secret médical avant et pendant le mariage nous permettront d'abréger un peu l'étude du secret professionnel, considéré dans ses rapports avec les assurances sur la vie.

La discussion s'est, dès le début, engagée sur ce terrain : Les compagnies d'assurances sur la vie ont intérêt à n'assurer que les personnes dont les chances de survie paraissent favorables, celles qui verseront pendant un temps plus long leur prime d'assurance annuelle. Elles tiennent donc à connaître l'état de santé de tout candidat à l'assurance ; dans ce but, elles le soumettent à l'examen d'un médecin choisi par elles, fonctionnant en quelque sorte comme un médecin expert ; elles exigent du postulant des déclarations parfois fort détaillées sur son état de santé antérieur, sur ses antécédents héréditaires, sur ses habitudes, et elles veulent souvent en contrôler la valeur par l'avis du médecin traitant ordinaire. La non-sincérité des déclarations du postulant, si plus tard elle vient à être démontrée, est ou peut être, suivant l'appréciation des tribunaux appelés à en décider, une cause d'annulation du contrat.

Les compagnies demandent donc, au moment de l'assurance, l'intervention de deux médecins, l'un le *medicus familiaris*, l'autre, inconnu du postulant, agissant au nom des intérêts de la compagnie. Il y a là deux positions absolument dissemblables pour ces deux médecins.

Plus tard, lorsque l'assuré vient à décéder, la compagnie demande de nouveau l'avis du médecin traitant sur la cause du décès.

Indiquons quelle doit être, suivant nous, la conduite de ces médecins dans ces diverses circonstances.

Nous nous occuperons d'abord du *médecin traitant*.

Généralement les compagnies demandent au postulant

le nom de son médecin et l'autorisation de s'enquérir auprès de lui. Puis, par des formulaires plus ou moins explicites, elles sollicitent de ce médecin un *certificat* concernant la constitution, les infirmités, les *antécédents de famille* de son client, ses maladies, etc.

Le médecin traitant est, il est vrai, délié de son secret professionnel par le postulant. Peut-il, doit-il parler (1)?

Legroux, qui a fait de cette question une étude fort intéressante (2), croit que l'autorisation de parler donnée par son client met le médecin en dehors de toute poursuite possible. Je ne veux pas discuter en ce moment ce point de droit, je ferai seulement remarquer qu'en permettant au médecin de dévoiler ses antécédents de famille, le client a délié le médecin d'un secret qui ne lui appartenait pas à lui seul client, mais à toute sa famille, et l'immunité légale me semble moins assurée pour le médecin que ne le pense Legroux. Malgré cette sécurité, que cet auteur considère comme acquise, il conclut que le devoir du médecin est de se taire et il dit avec juste raison :

Le respect du secret médical doit rester notre obligation absolue. Il est des cas où, munis de l'autorisation écrite de notre client, nous pourrons facilement et sans préjudice pour nous et pour lui, rédiger le certificat demandé. Mais combien de fois aussi serons-nous dans le cas de révéler telle ou telle maladie dont l'existence est connue de nous seuls, que nous avons surprise pour ainsi dire à l'état naissant, alors qu'il n'y a aucun trouble fonctionnel appréciable, dont la marche ultérieure ne peut être prévue! Et supposons que, par une indiscrétion du client lui-même qui prendra connaissance du certificat, sous enveloppe, que nous aurions la maladresse de mettre entre ses mains ou qu'un employé de compagnie livre sans réflexion ou dans un but intéressé (3) le dossier à la curiosité compréhensible de cet homme, il pourra arriver que la maladie, signalée par nous et jusque-là sans reten-

(1) Voy. pièce n° 5.
(2) Al. Legroux, *Arch. gén. de méd.*, août 1878.
(3) Nous avons connu personnellement un cas analogue à ceux auxquels Legroux fait allusion. Le certificat fut communiqué au futur beau-père de l'assuré. Celui-ci avait eu, douze ans avant, la syphilis : le mariage fut rompu.

tissement sur la santé générale, prenne en peu de temps une marche fatale. Les faits de morts subites ou rapides à la suite de la révélation imprudente d'un anévrysme, d'une maladie de cœur, d'une imminence apoplectique, ne sont pas absolument rares.

Il peut arriver aussi telle circonstance où le médecin, depuis longtemps au courant de la santé et du genre de vie de son client, s'exagère les mauvaises chances qui le menacent. Il peut se faire qu'il le juge destiné à mourir de pthisie pulmonaire, par exemple, alors qu'aucun signe n'est venu encore confirmer ses soupçons. Eh bien, s'il livre ainsi dans le certificat le fond de sa pensée, il peut nuire à son client, lequel pourra parfaitement échapper au pronostic pressenti sur son compte, et aura été refusé par la compagnie; ou bien, s'il garde pour lui ses soupçons, il manquera à la sincérité qu'on lui demande, et nuira à la compagne en ne formulant pas ses sentiments actuels sur la santé de la personne à assurer. Nuire à son client ou nuire à la compagnie, telle est l'alternative où se jette le médecin en accordant le certificat en question (1).

Et dès lors on a dit qu'il était permis de fournir des renseignements quand ils sont excellents, mais qu'il ne l'est pas quand ils sont mauvais. Mais, dans ce dernier cas, un simple refus ne peut suffire, car s'il vient après une série de certificats favorables, délivrés par vous, il sera lui-même assez significatif pour équivaloir au plus défavorable de tous les certificats (2).

C'est pourquoi il est juste d'établir en principe que le médecin d'une famille doit s'abstenir absolument de déférer aux demandes d'une société d'assurances, même quand elles sont appuyées des sollicitations des intéressés, pour éclairer ces compagnies sur la santé du client (Gallard).

Cette règle de conduite a été acceptée par l'Association générale des médecins de France; elle avait déjà été très bien tracée par Cerise, Marrotte, Moutard-Martin.

La Société médicale du IIe arrondissement de Paris avait voté, le 1er avril 1862, la délibération suivante :

(1) Legroux aurait pu ajouter que les compagnies ont tort d'attribuer à ces certificats une réelle valeur. Car le plus souvent les médecins qui en donnent, pour ne pas nuire à leurs clients, atténuent tellement la vérité, que ces certificats ne sont plus que des espèces de certificats de complaisance. Ils créent pour les compagnies une fausse sécurité.

(2) Gallard, *Rapport à l'Association des médecins de France sur les rapports des médecins avec les compagnies d'assurances* (*Annuaire*, 1874, p. 8).

1° Tous les membres de la Société médicale du II° arrondissement, se fondant sur l'obligation du secret médical, prennent l'engagement de ne délivrer aucun certificat demandé par les compagnies d'assurances sur la vie, quel que soit l'état de santé du postulant;

2° Cette décision sera transmise à toutes les sociétés d'arrondissement de Paris, en les invitant à prendre une détermination semblable.

Legrand du Saulle n'acceptait pas cette opinion, il regardait le refus systématique du certificat comme une erreur (1). Voici les arguments qu'il invoque contre l'opinion que nous défendons :

S'il nous est démontré que les transactions passées entre les compagnies d'assurances et nos clients tournent sérieusement au profit de ces derniers, pourquoi ne chercherions-nous pas le moyen de rendre notre intervention possible? Pourquoi, d'autre part, le médecin qui, en toute occasion, doit rester libre d'accorder ou de refuser son concours, abdiquerait-il l'une des plus *sérieuses prérogatives* de sa profession?

Sans revenir sur des raisons développées plus haut, nous dirons que l'article 378 ne consacre pas une prérogative pour le médecin, il lui impose un devoir dans l'intérêt du client. Nulle part la loi n'a dit, jamais nos ancêtres n'ont professé, que le secret médical comparaîtrait devant notre raison, et que celle-ci déciderait, à la manière d'un jury, quand il était utile à notre client ou nuisible pour lui de l'observer ou de le trahir.

La loi avait prévu des cas où la révélation était obligatoire, mais jamais la loi n'a dit que nous mettrions en balance ce qu'elle considère comme un intérêt social avec ce que nous pouvons considérer comme un intérêt particulier.

Autant que Legrand du Saulle, je considère les assurances sur la vie comme utiles; autant que lui, je conseille

(1) Legrand du Saulle, *Traité de médecine légale*, 2° édition, 1886, p. 1227.

aux jeunes médecins, plus riches en général d'espérances que de capitaux, d'assurer le sort de leur famille en cas de décès prématuré ; mais cet intérêt spécial ne peut prévaloir contre les raisons que nous avons fournies et celles que nous avons empruntées à Legroux, Gallard, Marrotte, etc.

Du principe de l'abstention, ajoute avec raison Legroux, découle sans que nous ayons besoin d'y insister, ce corollaire, à savoir que si un médecin examinateur d'une compagnie est commis par hasard à l'examen d'un de ses clients personnels, il devra en toutes circonstances, bonnes ou mauvaises, se récuser et faire procéder à l'examen par un de ses collègues de la compagnie ou par tout autre médecin.

Les intérêts apparents de nos clients ne nous délient donc pas de notre secret professionnel, et nous devons avoir pour règle de refuser les certificats demandés au moment de l'acceptation de la proposition d'assurance par les compagnies.

Que devons-nous faire quand les compagnies nous demandent, à nous médecins traitants, un *certificat post mortem*, lors du décès, de l'un de leurs clients ? Cette question fort intéressante a été posée à la Société de médecine légale par M. le Dr Gibert au nom du Syndicat des médecins du Havre.

Après un excellent rapport lu par M. G. Rocher, avocat à la Cour de Paris, la Société a déclaré qu'à son avis le médecin traitant ne devait pas délivrer de certificat (1).

Ce que demande la compagnie, dit M. Rocher, c'est :

La délivrance d'un certificat dans lequel le médecin énoncera ce qui est pour lui la cause de la mort de son client.

Tout d'abord, on pourra se demander qui pourra solliciter ce certificat. Est-ce la compagnie d'assurances ? Alors, sans hésitation, le médecin devra le refuser. Est-ce un tiers étranger, bénéficiaire

____

(1) G. Rocher, *Les médecins doivent-ils délivrer des certificats post mortem à produire aux compagnies d'assurances ? (Annales d'Hygiène*, 1884, t. XVI; p. 44, et *Bull. de la Soc. méd. légale.* Séances du 9 juin 1884 et du 4 août 1884, t. VIII, p. 337 et 389.

à un titre quelconque de l'assurance contractée par le défunt? Ici encore, sans nul doute, le certificat ne pourrait être délivré.

La question ne peut se poser que si c'est la famille qui vient solliciter le certificat; mais par la famille qui devra-t-on entendre? Sont-ce les descendants, les collatéraux, l'époux survivant? Qui aura le droit, au nom du défunt, de délivrer le médecin de son devoir de silence?

C'est là, ce nous semble, un point capital! Vous allez révéler les circonstances du décès de votre client, et qui sait si, lui, vous aurait autorisé à le faire?

M. Rocher se demande ensuite ce que doit faire le médecin, s'il a été formellement délié du secret par la volonté du défunt.

Pourquoi ne pas délivrer ce certificat? demande M. Rocher :

Parce que, ajoute-t-il, de deux choses l'une :

Ou vous ne délivrerez ce certificat que s'il est favorable, et alors toutes les fois que vous n'en délivrerez pas, votre silence sera significatif et équivaudra au plus défavorable de tous les certificats.

Ou bien vous le délivrerez toujours, même quand il devra être préjudiciable aux intérêts de celui qui vous l'aura demandé, et alors vous atteindrez un but diamétralement opposé à celui que se proposait votre client.

Nous retrouvons donc encore sous la plume autorisée d'un juriste cet argument, qui est capital, c'est que notre malade ne connaît qu'une vérité relative, et que, si nous obéissons à son ordre, nous devons donner la vérité absolue.

Enfin, ajoute M. Rocher :

Ce certificat que vous allez délivrer dans un intérêt pécuniaire propre au bénéficiaire de l'assurance, ne pourra-t-il pas quelquefois préjudicier aux intérêts plus respectables d'autres individus, des enfants du défunt, dans certains cas, par exemple?

La Société de médecine légale, après discussion, adopta la conclusion proposée par le rapporteur :

« Que les médecins feront bien de refuser toujours et absolument de délivrer des certificats indiquant la nature de la maladie à laquelle a succombé un de leurs clients et les circonstances dans lesquelles il est mort. »

Des exemples feront mieux comprendre la nécessité de cette règle.

Dans sa lettre d'envoi, le Dr Gibert cite les faits suivants :

L'été dernier, un assuré mourut d'une phtisie pulmonaire, après avoir payé une prime. La veuve, après le décès, supplia son médecin de ne pas indiquer sur le certificat la mention de phtisie pulmonaire, mais celle de bronchite chronique, sans quoi, disait-elle, elle ne serait certainement pas payée.

Le médecin se trouvait donc dans l'alternative ou de nuire aux intérêts de sa cliente ou de ne pas dire dans le certificat toute la vérité.

L'an dernier, également, un homme ayant depuis de longues années des habitudes d'intempérance s'assura à deux compagnies pour une forte somme. Après le paiement d'une prime, il fut atteint d'une écorchure, qui amena, grâce à l'alcoolisme, des accidents graves, puis mortels.

Le médecin refusa, après d'inutiles sollicitations, de spécifier la cause de la mort, et la veuve fut payée.

Un homme qui s'adonnait à des débauches de tout genre mourut des suites de ses vices.

Le médecin, sollicité par les compagnies et par la famille également, refusa de donner aucune indication sur la cause réelle de la mort de son client, et les compagnies payèrent.

Dans le cours de la discussion soulevée dans le sein du Syndicat des médecins du Havre, le Dr Margueritte, au nom de la minorité, s'éleva contre l'admission d'une règle absolue. Son argumentation suffit, suivant moi, pour démontrer que les compagnies ne trouvent dans ces certificats que des garanties illusoires.

Voici les arguments invoqués par le Dr Margueritte, qui depuis s'est rangé à l'avis de l'abstention absolue :

Lorsque cette réclamation (celle du certificat *post mortem*) est faite par la famille elle-même, qui souvent compte sur cet argent pour ne pas rester dans l'embarras, il y aurait de la part du médecin quelque chose de ridicule, sinon d'odieux, à refuser ce certificat et à appuyer ce refus sur ce motif que la délivrance d'un certificat serait une violation du secret professionnel.

Ce secret existe-t-il donc réellement? Non, cent fois non.

Tout le monde, dans l'entourage du malade, et même au delà, connaît le nom de la maladie. Et chacun le connaît si bien qu'on prête en plus au malade des affections dont il n'est pas atteint, de telle sorte que le médecin lui-même est obligé de rectifier ces diagnostics superposés par la fantaisie du public.

Parcourez la liste des maladies que le bureau d'hygiène a mise entre nos mains pour faciliter la déclaration des décès, vous ne trouverez qu'une maladie qui réclame le secret, c'est la syphilis (1). Et ce secret doit être gardé même vis-à-vis de la famille. Mais dans ces cas très rares où le nom de la maladie doit être caché, *le médecin peut se contenter de donner le même nom qu'à l'état civil.* De plus, chacun de nous sait parfaitement qu'il peut donner le nom d'une maladie sans énoncer ses causes, lesquelles sont souvent loin d'être tout à fait évidentes et péremptoires.

Il est enfin des cas dans lesquels le médecin peut seul trancher la question au profit des héritiers. Je veux parler de ces faits de suicide d'un malade en cours de traitement pour une maladie aiguë et fébrile.

La compagnie d'assurances vous tiendra ce langage : « Le malade s'est suicidé; le suicide est une cause prévue de rupture de contrat; donc je ne paye pas. » Alors que doit faire le médecin auquel on arrivera toujours à s'adresser? Est-ce que spontanément il ne s'écriera pas : « Non, le malade ne s'est pas suicidé; il s'est tué sous l'empire de la fièvre ou de souffrances atroces. »

Agir autrement serait tout bonnement odieux de sa part et l'exposerait à de justes récriminations.

A propos de la déclaration relative à la syphilis, M. Margueritte est obligé de se condamner à faire un certificat inexact par omission, ou par des *distinguo* incompatibles avec la vérité. Pour le suicide, M. Margueritte n'a supposé qu'un cas, celui où le malade atteint d'une affection fébrile se tue sous l'empire de la fièvre ; mais que répondra-t-il quand le suicide a été réellement volontaire?

M. le Dr Blanche disait très bien, dans la discussion de la Société de médecine légale :

(1) Les maladies réputées héréditaires, phtisie, cancer, épilepsie, aliénation, sembleront probablement, autant que la syphilis, exiger le secret de la part du médecin traitant.

Supposons qu'il s'agisse d'un cas de suicide, de folie, de cancer, de syphilis, d'épilepsie, est-ce que c'est à moi d'aller révéler la nature du mal?

M. le Dr Blanche ne prévoyait pas les restrictions mentales.

En fait, le médecin doit ou refuser un certificat *post mortem*, d'une façon systématique, ou se condamner à faire des certificats de complaisance. Entre ces deux règles de conduite, notre choix ne peut être douteux.

Rappelons d'ailleurs que le secret du défunt ne lui appartient pas tout entier dans les maladies réputées héréditaires, et que rien ne peut nous autoriser, même au point de vue pénal, à révéler un secret dont une part quelconque appartient à autrui.

Cette opinion a reçu une première consécration juridique dans un jugement rendu par le tribunal civil du Havre, le 30 juillet 1886.

J'emprunte le fait au travail du Dr Barat-Dulaurier (1).

Un boulanger du Havre s'était assuré à la Compagnie *le Monde* pour une somme de dix mille francs, qui devait être comptée, après son décès, à sa femme ou, à son défaut, aux héritiers directs laissés par l'assuré au moment de sa mort.

« N... meurt en octobre dernier, quelques jours après sa femme, laissant pour héritières trois filles mineures. Le tuteur de ces jeunes filles réclame à la Compagnie *Le Monde* les dix mille francs stipulés au contrat d'assurance. Mais la Compagnie refuse de s'exécuter avant que le tuteur des jeunes N... ait fourni un certificat de médecin constatant le genre et la durée de la maladie, s'appuyant pour soutenir ses prétentions, sur l'article 19 de ses conditions générales ainsi conçu :

Art. 19. — Les sommes dues par la Compagnie sont payées à

____

(1) Barat-Dulaurier, *Journal de médecine de Bordeaux*, 1886, n°s 2 et 3 ; 8 et 15 août 1886.

son siège social, dans les trente jours de la remise de la police et des pièces justificatives dûment légalisées, lesquelles devront comprendre notamment les actes de naissance et de décès de l'assuré, *le certificat du médecin constatant le genre et la durée de la maladie ou l'accident qui a causé la mort.*

« Des démarches furent faites par le tuteur des demoiselles N... près du *médecin qui avait soigné leur père pendant sa dernière maladie.* Notre confrère refusa énergiquement de délivrer la pièce requise et, comme conséquence de son refus, il recevait, le 2 juin, au nom du tuteur, une assignation où nous relevons les motifs suivants :

Attendu que, sans approuver en aucune manière le bien fondé des exigences de la Compagnie, le requérant pense *qu'il est utile à ses intérêts* de faire toutes les diligences nécessaires pour obtenir le certificat du médecin *qu'il n'a aucun intérêt à refuser ;*

Attendu qu'en s'obstinant à refuser ce certificat, le Dr B... cause un grand préjudice aux héritières N... et qu'il y a lieu, au cas où par impossible le tribunal n'admettrait pas cette réclamation de M. T... (le tuteur) vis-à-vis du *Monde, de contraindre M. le Dr B... à fournir le certificat* sus-indiqué et à défaut de payer au requérant la somme de dix mille francs, montant de l'assurance ;

Qu'en tous les cas, il est passible de dommages-intérêts qui ne sauraient être évalués à moins de trois mille francs ;

Par ces motifs,

Voir dire et juger que M. le Dr B... devra, dans les vingt-quatre heures du jugement à intervenir, *fournir au requérant un certificat constatant le décès de M. N..., le genre et la durée de la maladie,* et ce, sous une contrainte de dix mille francs, acquise en cas d'inexécution constatée par une mise en demeure ;

S'entendre condamner, en tout cas, à trois mille francs de dommages-intérêts et, en outre, aux dépens. »

Après avoir reproduit cette assignation, M. Barat-Dulaurier, rappelant quels sont les devoirs du médecin vis-à-vis de ses malades, ajoute :

« Avons-nous aussi assumé l'obligation de délivrer au client ou à sa famille les certificats qu'il lui plairait de nous demander ? Pouvons-nous être astreints, en dehors des cas d'expertise, à fournir ces pièces et particulièrement *des certificats de décès constatant le genre et la durée de la maladie?* Et, dans tous les cas, de semblables certificats ne constituent-ils pas des révélations de secret que la loi puisse atteindre? »

Le tribunal civil du Havre a complètement admis la théorie que l'Association des médecins, la Société de médecine légale, nous-même et M. Barat-Dulaurier avions exprimée sur le devoir du médecin de refuser ces certificats.

Voici le jugement (1) :

Les principes de la liberté professionnelle et la règle absolue du secret médical imposent au médecin l'obligation d'ordre public de se refuser à la délivrance de tout certificat constatant les causes de la mort du client qu'il a traité, alors même que ce certificat serait exigé par une compagnie d'assurances sur la vie préalablement à tout versement de capital assuré. La police qui renferme une telle clause n'est pas opposable au médecin qui est un tiers au regard du contrat d'assurance de son client.

Le secret étant personnel au client décédé, personne, et principalement le tuteur des héritiers mineurs, n'a le droit d'en relever celui qui l'a reçu, en admettant même, contrairement à la jurisprudence, que ce droit pût appartenir au client lui-même.

Un syndicat de médecins a qualité pour ester en justice, alors du moins qu'aucune des parties en cause ne s'y est opposée.

Attendu que la Compagnie d'assurances sur la vie *le Monde*, après avoir assuré le sieur Jean-Félix Nicolle, aujourd'hui décédé, pour une somme de dix mille francs, élève la prétention, en se fondant, paraît-il, sur un article de ses statuts, de ne verser la somme qu'elle doit aux héritiers Nicolle que sur le vu d'un certificat de médecin constatant le genre et la durée de la maladie qui a entraîné la mort de son assuré;

Attendu que Truffault, tuteur des héritiers, les mineurs Nicolle, agissant évidemment à l'instigation et sous la pression de la Compagnie d'assurances, a assigné le Dʳ Boutan, qui a soigné l'assuré pendant sa maladie, pour le contraindre à donner le certificat demandé; que le médecin se retranchant derrière le secret professionnel qui lui est imposé, se refuse absolument à donner le certificat dont s'agit et a appelé en garantie le Syndicat des médecins du Havre, qui a prescrit à tous ses membres de ne fournir ni directement ni

(1) Tribunal civil du Havre, première chambre. M. Bayeux, président. Audience du 30 juillet 1886.

indirectement aucuns certificats de cette nature aux Compagnies d'assurances sur la vie ;

Attendu que, si on admet que le client d'un médecin peut, dans certains cas, relever celui-ci du secret professionnel qui lui est imposé par la loi sous des peines sévères, il semble que ce doit être dans tous les cas, un droit absolument personnel, qui ne peut se transmettre aux héritiers et, spécialement dans l'espèce actuelle, à un tuteur de mineurs qui pourrait compromettre les intérêts de ses pupilles et autoriser maladroitement la révélation de secrets de nature à nuire à leur avenir ;

Attendu qu'aux termes d'une jurisprudence constante, celui que la loi oblige au secret professionnel est seul juge dans son âme et conscience de la question de savoir s'il a été, ou non, consulté sous le sceau du secret ; que, dans l'espèce, le Dr Boutan affirme qu'il se considère comme astreint au secret et qu'il ne peut dès lors, sous aucun prétexte, être contraint de violer ce secret ; qu'on ne s'explique vraiment pas d'ailleurs comment, alors que le ministère des médecins n'est pas obligatoire et que les familles même ne peuvent exiger d'eux certaines révélations, des Compagnies d'assurances sur la vie peuvent avoir l'étrange prétention d'obliger ces médecins à fournir des certificats et à violer en leur faveur le secret qu'ils sont tenus de garder...

Attendu que l'appel en garantie du Syndicat des médecins du Havre a été nécessité par les prétentions reconnues mal fondées de Truffault qui succombant doit supporter tous les dépens...

Le 24 mars 1887, le tribunal civil de Besançon a jugé dans le même sens et les considérants du jugement méritent d'être retenus (1) :

Le médecin qui s'abrite derrière la prohibition de l'article 378 du Code Pénal doit être le seul juge dans son âme et conscience, de la question de savoir s'il a été consulté sous le sceau du secret ; autrement, en voulant le contraindre à déduire les motifs de son silence, ce serait précisément l'obliger, par une voie indirecte, à trahir le secret qu'il a résolu de garder.

L'autorisation anticipée qu'un assuré aurait donnée à son futur médecin en le dispensant du secret professionnel, par une clause d'une police énonçant le certificat médical parmi les pièces à produire au cas de décès, doit être considérée comme nulle, comme ayant été concédée inconsciemment, et au mépris d'une prohibition légale d'ordre public. .

(1) Voir pièce n° 5.

Un médecin est donc bien fondé à refuser la délivrance d'un certificat constatant les clauses du décès de l'assuré, etc.

Le rôle du *médecin de la Compagnie* est en tout différent. Celui-ci n'a pas été appelé à pénétrer dans le sein de la famille, il n'a pas pu recevoir ou surprendre quelque secret. Le postulant vient devant un médecin qu'il sait chargé de constater tout ce qui pourrait être objecté à sa proposition; il ne peut y avoir pour lui aucune surprise, il est devant une personne représentant les intérêts de la Compagnie et non devant son confident habituel.

De bonne foi ou non, ce candidat fait, sous sa responsabilité, sous sa signature, les déclarations prescrites sur ses antécédents de famille, sur sa santé, sur ses habitudes.

Le devoir du médecin est de vérifier si quelque lésion existe et dans quelle mesure elle peut modifier les risques de la Compagnie au nom de laquelle il procède. Là, plus de secret professionnel, le candidat dit ce qu'il croit devoir dire au médecin, il sait que le médecin a charge de compléter ses confidences et il se livre à lui.

Le devoir du médecin est de déjouer les ruses des clients qui cachent leurs tares héréditaires ou personnelles et d'être assez sagace pour dépister toute dissimulation.

Une tentative de cet ordre est restée célèbre parmi les médecins des compagnies d'assurances.

Un postulant se présente devant le Dr Siredey, médecin de l'une d'elles; il a une belle prestance, rien ne révèle une infirmité. Notre collègue demande à ce monsieur, appartenant au meilleur monde, de lui donner de ses urines. Celui-ci témoigne son regret, il a uriné avant de monter. M. Siredey lui donne un rendez-vous, le monsieur apporte dans un flacon des urines froides, parfaites. — Pardon, répond le médecin, je ne les analyse que chaudes. — Nouvelles excuses du postulant, pris de nouveau à l'improviste. — Eh bien! réplique Siredey, nous allons causer jusqu'à ce que cette envie survienne. Lassé, le postulant s'exécute: il était diabétique.

D'autres fois, le médecin se trouve en présence de tromperies dont le postulant lui-même n'est pas responsable. Legrand du Saulle raconte le fait suivant que je vous ai déjà cité :

Deux hommes d'un certain âge — les deux frères — se présentent un jour dans le salon d'un médecin aliéniste de Paris. L'aîné pénètre seul d'abord dans le cabinet de notre confrère et le prie d'examiner avec soin le malade qu'il lui amène : « Il n'a rien, dit-il, il se porte bien, et cependant il n'est plus le même. »

Après un long interrogatoire, le frère aîné prend en particulier le médecin aliéniste et le supplie de lui parler à cœur ouvert.

« La situation me paraît fort grave, répond l'homme de l'art, votre frère à des signes avant-coureurs de paralysie générale. »

Des explications furent réclamées et données au sujet de cette terrible maladie, et on parla même de la possibilité d'une échéance fatale dans l'espace de trois ou quatre ans.

Les visiteurs disparurent, mais une assurance de 100,000 francs fut placée sur la tête du malade, et trois ans après, le frère aîné recueillait tranquillement le produit de son vol (1).

Rien dans le rôle du médecin examinateur ne relève du secret médical ; il doit à la Compagnie, au nom de laquelle il opère, tous les renseignements reçus ou découverts. Cette opinion a été vivement contestée, et certains médecins ont conclu qu'il y avait violation du secret professionnel, parce que le médecin de la Compagnie confie à un morceau de papier, appelé à passer sous les yeux de différentes personnes qui ne sont pas liées par le secret professionnel, les tares d'un individu ou d'une famille entière. Il est certain qu'il y a des abus, et je sais personnellement qu'il a été possible d'obtenir communication d'un certificat médical de la part du directeur d'une Compagnie d'assurance. Ce cas n'a pas encore été jugé, mais je suis sûr que si une personne ainsi lésée portait plainte, la Compagnie serait sévèrement punie pour violation du secret dont elle a le dépôt.

(1) Legrand du Saulle, *Traité de médecine légale*, 2ᵉ éd., p. 1243.

Certains médecins se sont ralliés à la proposition de Gallard que pour ma part je n'accepte pas. D'après lui le questionnaire du médecin de la Compagnie devrait se composer d'une formule unique : *Il y a* ou *il n'y a pas lieu d'admettre le postulant*. Il est bien certain que dans ce cas il n'y aurait en aucune façon violation du secret, mais je pense avec Me Guerrier, qu'un rapport aussi laconique aurait pour résultat de mettre en cause le médecin dans les si nombreux procès intentés par les Compagnies. Il est vrai que le questionnaire que le médecin expert de la Compagnie doit remplir est peut-être trop détaillé ; Tardieu [avait déjà insisté sur ce point et demandait qu'il fût simplifié ; on peut le diminuer, mais il est impossible de le supprimer, car il est la sauvegarde du médecin.

Quand la Compagnie cherche à ne pas payer la prime, le plus souvent elle s'appuie sur ce fait que le postulant s'est efforcé de tromper le médecin expert en dissimulant son état de santé. Qu'y a-t-il de fondé dans ces assertions (1) ?

Dans le cas du paralytique général de Legrand du Saulle, en quoi le postulant a-t-il cherché à tromper le médecin ? Il ne savait pas, lui, qu'il était au début de cette terrible maladie ; sa famille ne l'ignorait pas, mais personnellement il n'a rien dissimulé ; si le médecin n'a pas songé à lui demander s'il bégayait par moments, s'il ne lui a pas fait prononcer les mots révélateurs de l'embarras de la prononciation, il a fort bien pu passer à côté du diagnostic, et sa sauvegarde est justement la multiplicité des demandes de la police d'assurance en regard desquelles il doit mettre une réponse. Si ce questionnaire n'existait pas, c'est le médecin qu'on accuserait d'avoir pour une raison ou pour une autre trompé la Compagnie en fournissant un certificat mensonger (2).

Autre exemple. Un homme assez bien portant contracte une

(1) Voir pièces nos 6, 7, 8 et 9.
(2) Voir pièce no 8.

assurance sur la vie, le médecin lui pose de multiples questions et entre autres choses, lui demande s'il est fréquemment enrhumé. Le malade répond qu'en effet l'hiver il a des rhumes; à une autre question du médecin enquêteur, il répond qu'il va passer les hivers dans le Midi parce que sa famille a une villa au bord de la Méditerranée; comme il est rentier, il profite de cette circonstance pour vivre pendant la mauvaise saison dans des régions plus chaudes. On l'assure pour 400,000 francs. Dix-huit mois ou deux ans après il meurt. La Compagnie refuse de payer; l'autopsie est faite et l'on trouve des dilatations bronchiques de l'emphysème, mais pas de tubercules. Je fus commis dans cette affaire. Dans ce cas encore, le malade n'avait pas cherché à tromper la Compagnie; il avait répété au médecin de la Compagnie ce que son médecin personnel lui avait dit; celui-ci lui avait parlé de rhumes pour ne pas l'effrayer, même en employant le terme de bronchite, il était donc de bonne foi; la Compagnie paya (1).

Les procès sont encore engagés quand un individu contracte une assurance beaucoup trop élevée pour son degré de fortune et qu'il vient à mourir d'une façon imprévue. Dans ce cas, la Compagnie soupçonne qu'il y a eu calcul, crime ou suicide. C'est pour une combinaison de ce genre que La Pommerais fut poursuivi, lors de la mort mystérieuse de madame de Paw; dans cette affaire, le calcul de La Pommerais fut bien plus évident que l'empoisonnement par la digitale (2).

Il y a quelques années, un ancien instituteur qui habitait une sorte de soupente dans le quartier de Passy, s'assura pour une somme de 400,000 francs. La Compagnie accepta. Il paya sa première prime, mais la veille de l'échéance de la seconde, le fils de l'assuré vint prévenir la Compagnie que son père était mort subitement. La Compagnie entame un

(1) Voir pièce n° 9.
(2) Voir Tardieu, *Étude médico-légale sur l'empoisonnement*, 2° édit., Paris, 1875.

procès et, trois semaines après, me fait demander s'il me serait possible par une autopsie de reconnaître un empoisonnement par l'aconitine. Je répondis que ce serait bien difficile, sinon impossible de retrouver cet alcaloïde, car un milligramme en injection sous-cutanée est une dose suffisante pour amener la mort. De plus, je fis remarquer qu'il était encore bien plus difficile de retrouver cet alcaloïde, dont nous reparlerons du reste, dans un corps déjà en putréfaction et où le développement des ptomaïnes peut être une sérieuse cause d'erreur. En effet, dans des cadavres de chiens que nous avions empoisonnés avec l'aconitine, il nous avait été impossible, à M. Pouchet et à moi, d'en retrouver même des traces.

Je vous cite ce fait pour une autre raison, c'est qu'il survint au cours du procès une dénonciation étonnante. On avait trouvé sur la table du mort un flacon vide ayant contenu des granules d'aconitine. Le médecin traitant, sans que personne le lui ait demandé, et qui, s'il avait été appelé en justice, aurait dû se retrancher derrière le secret professionnel, écrivit à la Compagnie pour la prévenir que jamais il n'avait prescrit d'aconitine. Vous avouerez que ce médecin entendait son devoir professionnel d'une façon absolument contraire à tous les usages et à toutes les jurisprudences, et qu'il sacrifiait de gaîté de cœur les intérêts de son client.

La Compagnie ne continua pas le procès et paya.

Enfin, je vous citerai un dernier cas : Un homme contracte une assurance sur la vie pour une somme considérable. Au bout de quelques mois, il va trouver son médecin et lui dit que depuis un certain temps il est triste, qu'il a des idées sombres ; que dans sa famille on ne croit pas à sa maladie et qu'il désirerait un certificat constatant son état mélancolique. Le médecin donne le certificat demandé ; quelques jours après, le malade se noie, entraînant sa femme avec lui. Cette mort sembla suspecte, car, si le mélancolique a des tendances au suicide, ce qui est incontestable, il se suicide seul ; et la simultanéité de la submersion des deux époux fit penser à un suicide combiné. Les experts, pour cette raison et d'autres, tirées de l'enquête médicale instituée sur la vie de cet homme, écartèrent la possibilité de l'aliénation mentale. La Compagnie ne paya pas (1).

En résumé, Messieurs, si vous êtes *médecin traitant,* vous n'avez rien à dire, ni avant, ni après la mort de votre client.

Si vous êtes *médecin de la Compagnie,* il est indispensable que vous indiquiez dans votre rapport, d'une façon détaillée, l'état de santé ou l'état de maladie. Dans ce dernier cas, il faut indiquer la nature de la maladie, à quel état elle est parvenue, quelle sera sa durée probable... Je vous en prie, faites un rapport complet, aussi complet que celui d'un médecin expert en justice.

Enfin, si comme médecin de la Compagnie vous êtes appelé à examiner un malade qui appartienne à votre clientèle, récusez-vous, car ce cumul ne saurait être pour vous qu'une source inépuisable de désagréments.

(1) Voir pièce n° 10.

III. — DÉCLARATION DE NAISSANCE.

Le législateur s'est depuis longtemps préoccupé de régulariser et conserver les actes de l'état civil : témoin l'article 51 de l'ordonnance royale du 1ᵉʳ août 1539 qui portait :

Il sera tenu registre en forme de preuve des baptêmes qui contiendra le temps et l'heure de la nativité et, par l'extrait du registre, se pourra prouver le temps de majorité ou de minorité, et fera foi à cette fin.

Depuis le 20 septembre 1792 c'est l'autorité municipale qui est chargée de tenir les registres de l'état civil. Le titre III de la loi de 1792 était ainsi conçu :

Art. 1ᵉʳ. — Les actes de naissance seront dressés dans les vingt-quatre heures de la déclaration qui sera faite par les personnes ci-après désignées, assistées de deux témoins de l'un ou de l'autre sexe, parents ou non parents, âgés de vingt-un ans.

Art. 2. — En quelque lieu que la femme mariée accouche, si son mari est présent et en état d'agir, il sera tenu de faire la déclaration.

Art. 3. — Lorsque le mari sera absent ou ne pourra agir, ou que la femme ne sera pas mariée, le chirurgien ou la sage-femme qui auront fait l'accouchement, seront obligés de déclarer la naissance.

Art. 4. — Quand la femme accouchera, soit dans une maison publique, soit dans la maison d'autrui, la personne qui commandera dans cette maison ou qui en aura la direction, sera tenue de déclarer la naissance.

L'article 5 prononce une peine de deux mois d'emprisonnement contre les personnes chargées de faire la déclaration de naissance et qui auraient manqué à cette obligation.

Cette loi est aujourd'hui remplacée par les articles suivants du titre II du Code civil :

Art. 55. — Les déclarations de naissance seront faites dans les trois jours de l'accouchement, à l'officier de l'état civil du lieu ; l'enfant lui sera présenté.

Art. 56. — La naissance d'un enfant sera déclarée par le père, ou, à défaut du père, par les docteurs en médecine ou en chirurgie, sages-femmes, officiers de santé ou autres personnes qui auront assisté à l'accouchement, et lorsque la mère sera accouchée hors de son domicile, par la personne chez qui elle sera accouchée. L'acte de naissance sera rédigé de suite en présence de deux témoins.

Art. 57. — L'acte de naissance énoncera le jour, l'heure et le lieu de la naissance, le sexe de l'enfant et les prénoms qui lui seront donnés, les prénoms, noms, profession et domicile des père et mère et ceux des témoins.

La sanction de ces règles se trouve dans l'article 346 du Code pénal :

Code pénal, art. 346. — Toute personne qui, ayant assisté à un accouchement, n'aura pas fait la déclaration à elle prescrite par l'article 56 du Code civil et dans les délais fixés par l'article 55 du même Code, sera punie d'un emprisonnement de six jours à six mois, et d'une amende de 16 francs à 300 francs.

On remarquera que le seul article du Code pénal relatif aux déclarations de naissance vise les articles 55 et 56, et ne parle pas de l'article 57, c'est-à-dire de celui qui obligerait le médecin à déclarer le nom de la mère et le lieu de la naissance. Il est admis aujourd'hui que ce silence de l'article 346 du Code pénal autorise le médecin à ne pas indiquer le nom de la mère et le lieu de l'accouchement. On peut se demander la raison de l'omission de l'article 57 dans les pénalités édictées par l'article 346 du Code pénal ; si on consulte les débats qui ont précédé le vote on ne trouve qu'une raison de sentiment ; dans son discours au Corps législatif, le 20 ventôse an XI, Chabot de l'Allier dit : « qu'on ne doit pas craindre qu'il se trouve encore aujourd'hui des hommes assez imprudents pour compromettre leur état, celui de leurs enfants et la tranquillité de leur famille en re-

fusant d'obéir à la loi... » Si tel était l'avis du législateur,
la jurisprudence ne l'a pas absolument suivi, et jusqu'en
1846 les jugements et les arrêts ont souvent varié sur ce point.
M. Hémar l'a reconnu dans les termes suivants (1) :

« Les Cours impériales de Paris (2) et de Dijon (3) ont admis
que l'obligation imposée aux médecins, s'appliquait, non
seulement au fait matériel de la naissance de l'enfant, mais
aussi à toutes les énonciations de nature à constituer et à
assurer son état civil dans les termes de l'article 57 du Code
civil, qui prescrit, en effet, d'énoncer dans l'acte les prénoms,
noms, profession et domicile des père et mère.

« Les cours d'Agen (4) et d'Angers (5) se sont prononcées
en sens contraire.

« C'est en ce sens également qu'a statué la Cour suprême
par ses arrêts des 16 septembre 1843, 1er juin 1844, 1er août
1845, qui ont mis fin à la controverse (6). La jurisprudence
de la Cour de Cassation est fondée sur une raison décisive
en droit criminel. L'article 346 du Code pénal ne punit que
*l'omission de la déclaration prescrite par l'article 56 du Code
civil;* or, l'article 56 ne prescrit que la déclaration de naissance. La pénalité ne peut donc être étendue aux déclarations exigées par l'article 57 du même code, et, par
conséquent, au refus de déclarer le nom de la mère. Aussi
Demolombe, qui pense que la solution donnée par la
Cour de Cassation est contraire à l'esprit de la loi civile,
reconnaît-il qu'en droit criminel une opinion contraire ne
pouvait prévaloir (7).

« La Cour de Cassation n'invoque pas sans réserve l'argu-

(1) Hémar, *Le Secret médical* (*Ann. d'hyg.*, 1869, t. XXXI, p. 226,
et *Bull. de la Soc. méd. lég.*, t. I, p. 187).
(2) Paris, 20 avril 1843 (Depuille). — Dalloz, *Répert.*, Voir État
civil, n° 233.
(3) Dijon, 14 août 1840 (Clertau). — Dalloz, *ibid.*
(4) Agen, 20 avril 1844 (Rigaud). — Dalloz, *ibid.*
(5) Angers, 18 nov. 1850 (Chédanne). — D. P. 51, 2, 20.
(6) Chambre Criminelle Res. 16 septembre 1843 (Mallet). — D. P.,
44, 1, 137; 1er juin 1844 (Romieux et Demasson), 44, 1, 282, 283. 1er août
1845 (Prevost), 1, 363.
(7) Demolombe, I, *Actes de l'état civil*, n° 294.

ment tiré de l'article 346 du Code pénal. Elle s'appuie en même temps sur l'obligation du secret imposé par l'article 378 du même code, et ne semble exonérer l'accoucheur des pénalités de la loi que dans le cas où le secret aurait été exigé par la mère. On lit en effet dans l'arrêt de 1844 :

Que l'article 346 ne peut spécialement être appliqué, en ce qui concerne la désignation du nom de la mère, au médecin qui n'a su qu'en raison de son état la grossesse et le nom de la mère, et à qui tout a été confié sous le sceau du secret;... que le silence sur toutes ces choses à lui confiées lui est imposé par l'article 378 du même code;... que telle était la position dans laquelle se trouvait placé le Dr Romieux.

« Dans l'arrêt de 1845, la Cour :

Attendu que les personnes qui ont assisté à l'accouchement sont affranchies de la pénalité établie par l'article 346, lorsqu'elles ont déclaré le fait de la naissance et les circonstances accessoires qui sont à leur connaissance.

Attendu, de plus... que les sages-femmes peuvent être rendues dépositaires des secrets de famille ;...

Attendu, en fait, qu'il est constaté dans l'espèce que la femme Prévost a été rendue dépositaire, par la mère de l'enfant... et en qualité de sage-femme, du secret relatif à la filiation de cet enfant.

Rejette.

« Il résulte des termes de ces deux arrêts que la discrétion professionnelle permet au médecin de taire le nom de la mère, si le secret lui a été demandé. Il en serait de même, s'il jugeait dans sa conscience qu'il n'a connu la filiation de l'enfant que dans des circonstances confidentielles de leur nature.

« La même discrétion est légitime dans le cas où la révélation du lieu de l'accouchement peut conduire à la découverte du nom de la mère (1). »

(1) Angers, 18 novembre 1850. — D. P., 51, 2, 20. — Voyez Briand et Chaudé, *Manuel de médecine légale. De l'accouchement*, 10e édition, Paris, 1879.

Cette doctrine a été confirmée depuis par un jugement de la première chambre du Tribunal de la Seine, en date du 30 décembre 1875, dont nous reparlerons plus loin.

En *Belgique*, jusqu'en 1867, l'interprétation fut la même qu'en France. Mais à cette date l'article 346 du code ancien fut remplacé par l'article 461, d'après lequel la personne astreinte à faire la déclaration de naissance doit indiquer le lieu de l'accouchement.

En *Allemagne*, la jurisprudence est encore plus sévère : la fille-mère doit se rendre auprès de l'officier de l'état civil aussitôt qu'elle sent remuer l'enfant et l'avertir qu'elle est enceinte. Je doute que nous arrivions jamais à une telle pratique, d'ailleurs en contradiction absolue avec nos mœurs.

I. — Situation du médecin vis-à-vis de la loi.

La loi fait, dans des conditions déterminées, au médecin, un devoir de déclarer la naissance des enfants. Le législateur a voulu assurer la possession d'état du nouveau-né, il a pensé de plus que cette déclaration constituait pour l'enfant une notoriété, une garantie contre un crime qui peut facilement effacer jusqu'aux traces de sa naissance. Il a pensé qu'à défaut du père, le médecin devait remplir cette œuvre de protection. Le corps médical a, dans ces circonstances, une haute mission à remplir, c'est un devoir pour lui de ne pas chercher à s'y soustraire.

Malheureusement, il est des conditions dans lesquelles l'accomplissement de ce devoir irait juste à l'inverse du but qu'a voulu atteindre le législateur.

Une jeune fille, une veuve ou une femme séparée de son mari devient enceinte ; si l'accouchement se fait dans les conditions ordinaires, son déshonneur est certain. En présence d'un tel avenir, l'idée du suicide ou l'idée du crime germe dans son esprit (1). C'est un avortement ou un in-

____

(1) Voir pièces n° 29 et n° 30.

fanticide qui se prépare. Il faut que cette femme sache que si elle se confie à un médecin, celui-ci lui donnera les soins nécessaires sans qu'aucune révélation puisse atteindre son honneur. En lui assurant le secret, le médecin ne se conforme pas, il est vrai, au texte des articles du Code civil qui régissent les déclarations de naissance, mais il se conforme au vœu du législateur; il protège la vie d'un enfant; celle-ci sera terriblement menacée, au contraire, s'il obéit au texte de la loi qui ne s'occupe que de la possession d'état du nouveau-né.

D'ailleurs, en ce cas, le médecin ne peut encourir aucune poursuite; pour les magistrats comme pour nous, le fait a été confié sous le sceau du secret par la mère au médecin.

M. Hémar, se plaçant à un autre point de vue, arrive à la même conclusion :

« La déclaration de naissance avec indication du nom de la mère, peut entraîner la révélation des crimes tendant à détruire la preuve de l'état civil d'un enfant (art. 345 du code pénal : enlèvement, recel, suppression, substitution d'un enfant) et du délit d'adultère, s'il s'agit d'une femme séparée de corps ou en instance de séparation de corps qui accouche dans les conditions prévues par l'article 312 du Code civil (Désaveu de paternité). »

La règle pour le médecin est donc de faire les déclarations prescrites par les articles 55, 56 et 57 du Code civil ; mais il peut, lorsque le secret lui a été demandé par la mère, ne faire que celles qui sont formulées dans les articles 55 et 56.

Voyons comment, dans la pratique, le médecin doit satisfaire à ces devoirs et comment il peut être exposé à commettre une infraction à ces prescriptions.

L'enfant est vivant, de père légitime. Il n'y a aucun secret, tout le monde est heureux ; on fait part de cette naissance à la famille, aux amis, tout semble donc devoir bien se passer. Mais supposez que le père soit absent au moment de l'accouchement, il est libéré de toute déclaration par la loi et la jurisprudence, c'est le médecin qui doit faire la déclaration de naissance. Ainsi, un médecin passe en voiture dans un village, on l'arrête pour faire un accouchement; bien que très pressé, il descend, assiste la femme, fait la délivrance, puis s'en va. En route, il rencontre le père et lui recommande d'aller faire la déclaration à la mairie. Celui-ci néglige d'accomplir cet acte, le médecin est poursuivi et condamné à 200 francs d'amende.

Le père n'est pas poursuivi, parce qu'il n'était pas présent au moment de l'accouchement.

Je me souviens qu'étant étudiant, un soir de décembre, en sortant du concours de l'externat, je vis un rassemblement à l'entrée d'une grande allée qui menait au Prado, bal public alors à la mode; je m'arrêtai et j'aperçus un médecin, occupé à faire un accouchement; ce fut le premier accouchement auquel j'assistai. La mère et l'enfant furent transportés à l'Hôtel-Dieu, et le médecin, qui ne songea pas à faire la déclaration de naissance, fut condamné à 100 francs d'amende seulement, vu les circonstances particulières qui avaient entouré cette délivrance et le dévouement dont il avait fait preuve.

Les responsabilités, s'il y a eu omission de déclaration, sont énoncées dans l'article 56 dans un certain ordre : d'abord le père, puis les docteurs et sages-femmes, en troisième lieu, les personnes ayant assisté à l'accouchement, et enfin la personne chez laquelle la femme est accouchée. Cet ordre n'a rien d'absolu; un arrêt de la Cour de Rennes a décidé :

Que l'obligation de déclarer la naissance de l'enfant imposée par l'article 56 du Code civil au père ou à son défaut au médecin, à la sage-femme, à l'officier de santé, ou aux autres personnes ayant assisté à l'accouchement, pèse sur toutes ces personnes sans distinction.

Que bien que le père soit désigné en première ligne comme chargé de la remplir, les personnes de l'art, notamment, n'y sont pas moins soumises simultanément avec lui, en sorte qu'elles ne sauraient être relaxées des poursuites dirigées contre elles à raison du défaut de déclaration, sous prétexte que le père aurait dû être poursuivi lui-même.

Dubrac critique cet arrêt et est d'avis que le père de l'enfant est d'abord et seul tenu de déclarer la naissance lorsqu'il est présent et peut agir ; que c'est seulement lorsqu'il est absent ou empêché que cette obligation passe aux gens de l'art et aux autres personnes ayant assisté à l'accouchement (1).

L'enfant est vivant, mais de père inconnu. Dans ce cas votre devoir est formel, vous devez faire la déclaration de naissance ; cependant il peut se présenter des cas assez délicats. En effet, appelé chez une femme en travail, vous trouvez auprès d'elle un homme qui a toutes les apparences du mari ; vous ne pouvez pas demander à ces personnes si elles sont mariées ; ce sont, du reste, des renseignements que vous ne pourriez contrôler. Cependant, il est bon que vous soyez prévenus qu'il arrive fréquemment que vous soignez, durant de longues années, avant d'en être averti, des clients vivant en concubinage. Si le père illégitime n'a pas fait la déclaration, non comme père, mais comme assistant à l'accouchement, vous serez poursuivi. Donc dans tous les cas, je vous conseille de passer à la mairie dans le cours du troisième jour pour vous assurer que la déclaration a été faite. Si elle ne l'est pas, vous faites cette déclaration d'après les articles 55 et 56, car vous ne pouvez pas, sans son aveu, donner le nom de la mère. Cette question, soulevée à propos de la reconnaissance des enfants naturels, a toujours été résolue dans le même sens par la jurisprudence.

Certains cas peuvent engager d'une façon encore plus imprévue la responsabilité du médecin. Voici un exemple qui m'a été fourni par M. le Dr Corlieu :

(1) Dubrac, *Traité de jurisprudence méd. et pharmaceut.*, 1893, p. 14.

Un docteur en médecine, maire de sa commune, est appelé dans une commune voisine pour accoucher la fille de l'instituteur, secrétaire de la mairie. Cette fille était devenue grosse sans être mariée.

L'accouchement se fit au domicile de l'instituteur; l'enfant vécut quelques heures seulement.

L'accouchement terminé, le médecin crut inutile de dire à l'instituteur, secrétaire de la mairie, d'avoir à inscrire la naissance de l'enfant, naissance à laquelle il était présent.

Pour éviter cette tache à l'honneur de sa fille, l'instituteur n'inscrivit sur les registres de l'état civil, ni la naissance, ni la mort de l'enfant.

Le maire de cette commune n'y prit garde.

Le médecin-maire de la commune voisine crut que l'instituteur avait inscrit la naissance de l'enfant.

Quelques mois après, le procureur impérial, en feuilletant le double des registres de l'état civil déposés au greffe, s'aperçut de l'omission volontaire.

L'affaire fut portée devant la Cour impériale à cause des fonctions administratives du docteur-maire.

Le médecin fut condamné à la prison et à une amende; il en appela : la prison fut supprimée et l'amende augmentée...

Nous avons supposé que le médecin assistait à l'accouchement, son devoir est formel; quel est-il s'il n'était pas présent?

Messieurs, le fait s'est produit et il a été jugé : je ne crains pas de dire que dans cette circonstance il a été mal jugé, et je crois que si un cas semblable surgissait de nouveau, le jugement rendu serait tout autre. Voici les faits :

Le 11 septembre 1868, le Dr Roques, de Foix, est appelé auprès d'une fille mère qui venait d'accoucher. Il se rend à cet appel et constate que l'enfant était expulsé, mais que la délivrance n'était pas faite, le cordon sortait par la vulve. Il pratique la délivrance, et demande à voir l'enfant qu'on lui dit avoir été porté chez une voisine. Il ne s'inquiète pas davantage et le soir il est rappelé ; on lui présente alors un enfant mort sur lequel il reconnaît tous les signes extérieurs de la strangulation. Que devait-il faire? Aller déclarer la naissance? Il n'avait pas assisté à l'accouchement et rien ne lui prouvait que l'enfant qu'on lui présentait était bien celui qui se trouvait au bout du cordon et du placenta qu'il avait extrait. Dénoncer l'infanticide? Il était tenu par le secret médical d'après l'article 378. Il s'abstint. Sa cliente fut poursuivie pour infanticide, et un jugement du tribunal du 11 décembre 1868 condamna, d'une part, la femme à trois ans de prison, et déclara le Dr Roques coupable d'avoir, à l'occasion de l'accouchement auquel il avait *assisté*, enfreint les dispositions de l'article 56, faute pour laquelle il fut condamné à 200 francs d'amende.

Ce jugement constitue, suivant moi, une erreur grave, car dans ce cas il était impossible d'affirmer que l'enfant présenté était bien celui dont l'inculpée était accouchée; il pouvait y avoir substitution d'enfant. Si, plus tard, la justice était venue à apprendre qu'une substitution avait été faite, nul doute que le médecin eût été puni comme complice, en vertu de l'article 345 du Code pénal.

Je pense qu'il faut, dans ce cas, adopter l'opinion émise par MM. Demange, Devergie et Gery dans un rapport fait à la Société de médecine légale, le 12 juillet 1869 : 1° Par accouchement, on doit entendre, dans l'article 56, la sortie de l'enfant du sein de sa mère ; 2° les médecins, officiers de santé ou sages-femmes qui l'auront vu sortir du sein de sa mère, ou qui auront été appelés au moment où cet enfant tenait encore à la mère par le cordon ombilical, sont tenus de faire la déclaration ; en dehors de ces deux cas, la loi n'exige rien d'eux (1).

Dans quels cas le médecin peut-il invoquer le secret médical?

Une femme vient vous trouver pour que vous l'assistiez pendant un accouchement ; elle est veuve, en instance de divorce, ou fille mère, et ne veut pas être déshonorée. Elle

---

(1) Demange, Devergie et Gery. *Des devoirs imposés aux médecins, sages-femmes et officiers de santé par les articles 55, 56, 57 du Code Nap., et 345 du Code pénal* (*Annales d'hygiène et de méd. lég.*, 2° série, t. XXXIII, 1870, p. 223).

vous demande le secret absolu ; que devez-vous faire? Vous devez le lui promettre, la persuader qu'elle n'a rien à craindre, qu'à aucun moment une personne étrangère ne connaîtra sa faute, et vous éviterez ainsi bien des infanticides ou des avortements. Du reste, c'est votre droit absolu, et la jurisprudence a été établie par un jugement de la première chambre du tribunal de la Seine, en date du 30 décembre 1875.

Au mois de décembre 1875, le Dʳ Berrut se présenta à la mairie du VIIᵉ arrondissement de Paris, pour y faire la déclaration de la naissance d'un enfant du sexe féminin né dans la circonscription de cet arrondissement de père et de mère inconnus, à laquelle il entendait donner les prénoms de Louise-Armande. Le maire du VIIᵉ arrondissement, M. Arnaud de l'Ariège, refusa l'inscription sur les registres de l'état civil, parce que le lieu de naissance dont l'article 57 exige l'énonciation n'était pas désigné.

Le médecin, pour se couvrir, fit immédiatement mettre en demeure le maire de faire l'inscription, par ministère d'huissier. L'affaire vint devant le tribunal qui rendit le jugement suivant :

Attendu que le Dʳ B... demande que le maire soit tenu de recevoir et d'inscrire sur les registres des actes de naissance une déclaration déjà faite par lui le 9 décembre, constatant qu'il présente une enfant du sexe féminin, née le 7 décembre, à midi, dans la circonscription de l'arrondissement, de père et mère inconnus, à laquelle il entend donner les noms de Louise-Armande ; — que le défenseur soutient qu'il est fondé à refuser une déclaration faite en ces termes, par ce motif que le lieu de naissance, dont l'art. 57 du Code civil exige l'énonciation, n'est désigné que d'une manière incomplète ; qu'il ne suffit pas d'indiquer l'arrondissement dans lequel est né l'enfant, mais qu'il est nécessaire de faire connaître la maison même dans laquelle s'est produit l'accouchement ; — qu'il est constant qu'une déclaration expresse sur ce point a un intérêt sérieux, et qu'il est dans l'esprit de la loi que mention en soit faite dans les actes de naissance ; mais que la question à résoudre par le tribunal est celle de savoir si, à défaut de cette déclaration, l'officier de l'état civil pouvait refuser de dresser l'acte

dont s'agit, alors que l'arrondissement de Paris dans lequel aurait
eu lieu la naissance était désigné ; — attendu que l'intérêt domi-
nant en cette matière est qu'il soit procédé sans retard à la constatation de la naissance de l'enfant; que le délai fixé par l'art. 55
du Code civil et la sanction donnée spécialement à cette disposition par l'art. 346 du Code pénal témoignent suffisamment de la
pensée du législateur à cet égard ; — attendu, en conséquence, que
lorsque l'officier de l'état civil trouve dans la déclaration qui lui est
faite un principe de compétence, l'acte doit être dressé; que jusqu'à preuve contraire, à raison de l'urgence de la constatation, la
désignation du lieu de naissance, tel que l'indique le comparant,
doit être tenue pour vraie, alors d'ailleurs que toute fraude sur ce
point ferait peser sur son auteur la plus grave responsabilité ; —
attendu que, dans l'espèce, l'indication de l'arrondissement de
Paris où était née l'enfant suffisait à établir la compétence du
maire ; que dès lors, en vertu du principe ci-dessus posé, la déclaration devait être reçue ; — attendu, à un autre point de vue, que la
loi n'a pas entendu que toute infraction à ses prescriptions entrai-
nerait la nullité des actes de l'état civil ; que spécialement en ce
qui concerne les actes de naissance, il résulte des travaux prépa-
ratoires du titre dont il s'agit, que le législateur a refusé d'établir
à ce sujet des règles absolues, déclarant que ce serait toujours par
les circonstances qu'il faudrait juger de la nullité des actes, et s'en
rapportant par conséquent à l'appréciation des tribunaux ; —
attendu que, dans l'espèce, il est au moins douteux que le seul
défaut d'indication de la maison où a eu lieu l'accouchement ait
suffi pour invalider l'acte et le faire considérer comme inexistant :
qu'on ne saurait dès lors admettre que l'officier de l'état civil ait
pu, pour cette cause, refuser de recevoir la déclaration et d'assurer à l'enfant le bénéfice d'un acte de naissance; — attendu, au
surplus, que le demandeur, dans ses observations à la barre, a
affirmé que c'était par suite de sa profession de médecin qu'il connaissait le domicile où est née l'enfant, et a invoqué la disposition
de l'art. 378 du Code pénal, qui lui ferait un devoir de garder le
secret sur ce point aussi bien que sur le nom de la mère : —
attendu qu'il est constant que, le plus souvent, l'indication de la
maison, où a eu lieu l'accouchement, équivaudrait à la divulgation
du nom de la mère ; qu'en conséquence, la déclaration de ce domicile ne peut être exigée du demandeur ; — attendu que la déclaration de naissance, n'ayant pas été constatée dans les trois jours
impartis par l'art. 55 du Code civil, le Dr B... ne peut plus
être admis à en faire une nouvelle, qu'il y a lieu de procéder par
voie de rectification, conformément à l'avis du conseil d'État du

12 brumaire au XI...; — par ces motifs, déclare que Louise-Armande, enfant du sexe féminin, est née le 7 décembre 1875, à midi, dans la circonscription du septième arrondissement de Paris, de père et mère inconnus; dit que le présent jugement tiendra lieu à la susnommée d'acte de naissance; ordonne que le maire sera tenu d'inscrire ledit jugement sur les registres des actes de naissance (1).

Voici les observations que ce jugement a suggérées à M. l'avocat général Hémar :

Ce jugement, a dit le savant magistrat, est conforme à la jurisprudence actuelle; mais il n'était pas nécessaire dans ce jugement, pas plus que dans plusieurs de ceux que nous avons cités, notamment dans l'arrêt de la Cour de Dijon du 14 août 1840, et dans le jugement d'Angers du 19 juillet 1850, de viser la qualité de médecin et d'invoquer ou de combattre un argument tiré du secret professionnel. La déclaration imposée par l'art. 56 du Code civil, sous la sanction de l'art. 346, non seulement au médecin, mais à toute personne ayant assisté à l'accouchement, a pour objet exclusif « la naissance de l'enfant ». Le législateur a cédé à de puissants motifs. Qui ne connaît le danger des accouchements solitaires? Dans ces extrémités, le sacrifice de l'enfant est trop souvent le prix auquel la mère tente de racheter son honneur! N'eût-il pas été imprudent d'écarter par la certitude d'une révélation les témoins dont la présence empêchera l'accomplissement d'un crime? Pour que l'enfant vive, pour qu'il reçoive même le bienfait d'un état civil que la reconnaissance ou la recherche de la maternité pourront compléter plus tard, il faut que la mère soit assurée de la discrétion de ceux qui l'entourent, il faut que son nom ne soit ni prononcé ni soupçonné; c'est dans cette pensée qu'a été rédigé l'art. 346 du Code pénal. Il n'y a donc pas lieu de distinguer si le déclarant est ou non médecin, et d'exiger de celui qui n'est pas médecin des déclarations plus complètes.

A Paris, il est facile de procéder comme l'a fait le Dʳ Berrut.

Moi-même, je me suis trouvé participer à une déclaration de naissance faite dans ces conditions à la suite d'un accouchement clandestin. Le Dʳ Charpentier vint, pour couvrir sa responsabilité, me prier d'assister à l'accouchement d'une

(1) Tribunal de la Seine, 30 déc. 1875, *Gaz. des trib.*, 31 déc. 1875. — Voy. *Bulletin de la Société de médecine légale*, t. IV, p. 251.

de ses clientes qui tenait à ce que le secret lui fût gardé.
L'accouchement fut normal et nous présentâmes l'enfant à
la mairie, déclarant qu'il était né dans l'arrondissement
tel jour, à telle heure. Le maire accepta notre déclaration.

Mais en province, Messieurs, il n'en va pas de même;
la mairie n'accepte pas toujours la déclaration sans la présence de deux témoins; admettre cette adjonction, c'est
supprimer le secret. Si vous vous trouviez en présence d'un
cas semblable, souvenez-vous qu'il n'a jamais été déclaré
par la Cour de cassation que la présence de deux témoins
fût nécessaire, et que les arrêts des cours d'Angers et de
Dijon n'obligent même pas à présenter l'enfant.

A ces difficultés de procédure il faut en ajouter une dernière. Dans les grandes villes, en déclarant qu'un enfant
est né dans telle circonscription, le secret est difficile à pénétrer, mais à la campagne, lorsque des communes comptent
moins de mille habitants et parfois seulement cent cinquante,
déclarer au maire que tel enfant est né dans la commune
c'est presque nécessairement faire connaître le nom de la
mère. Je ne sais comment on pourrait faire pour conserver
un secret réel, car il est impossible de ne pas déclarer la
naissance.

Si l'accouchée est mineure (1) ou domestique (2), le mé-
décin doit le secret à sa malade vis-à-vis du maître ou des
parents. Si ces personnes sont présentes à l'accouchement,
il va de soi qu'il n'existe aucun secret.

Certains médecins ont essayé de tourner la difficulté en
s'arrangeant de façon que certaines personnes, non liées
par le secret professionnel, aient connaissance de l'accouchement; l'un, par exemple, laisse le placenta exposé à la
vue des voisins; un autre, appelé dans une famille, recommande d'aller chercher une sage-femme. Ce sont là de mauvais moyens, et je ne vous conseille pas de les employer.

(1) Voir pièces nᵒˢ 31 et 32.
(2) Voir pièces nᵒˢ 33, 34, 35, 36.

Enfin, d'autres difficultés ennuyeuses pour le médecin peuvent provenir du cumul de fonctions ; il arrive fréquemment que le médecin est en même temps maire de sa commune. Un de nos confrères placé dans ces conditions fait un accouchement clandestin, et comme officier de l'état civil il se voit obligé de déclarer comme né de parents inconnus l'enfant qu'il vient de mettre au monde. Il m'écrit à ce sujet en demandant ce qu'il doit faire. Je lui répondis de passer pour une journée ses fonctions à son adjoint auquel il ferait la déclaration ; il me répond que ses relations avec celui-ci ne le lui permettent pas. J'ai dû lui expliquer que les bonnes ou mauvaises relations que les citoyens entretiennent entre eux ne peuvent être opposées à l'exécution de la loi.

Un autre médecin-maire m'écrivit, il y a quelques années, pour m'instruire du procédé qu'il avait employé pour tourner la difficulté. Il était allé faire la déclaration de naissance dans une commune voisine. Je lui répondis qu'il avait commis, sans s'en douter, un faux en écritures publiques, et était, pour ce fait, passible de la Cour d'assises ; effrayé à bon droit, il me demanda ce qu'il devait faire, et je n'ai pu que lui donner le conseil de se taire.

Une circonstance particulière peut compliquer la situation : l'enfant que vous avez déclaré, en n'indiquant ni le nom des parents ni leur demeure, vient à mourir. Je me suis trouvé en présence de ce cas, avec le Dr Charpentier. à la suite de l'accouchement clandestin dont je vous ai parlé ; la mère avait changé de domicile ; nous nous rendîmes, le Dr Charpentier et moi, à la mairie, et nous déclarâmes que l'enfant que nous avions fait inscrire sur le registre de l'état civil de tel arrondissement, à telle date, était mort. Le maire accepta cette déclaration sans difficulté.

Jusqu'à ce moment, nous n'avons envisagé que le cas où l'enfant est vivant, mais il peut se faire que l'enfant soit né vivant et qu'on ait cherché à le faire disparaître par un *crime*, ou bien qu'il soit *mort-né*.

Il y a quelques années, un médecin vient me trouver et me dit que la veille il a fait un accouchement dans les circonstances suivantes : Il est appelé par le père : à son arrivée, il trouve l'enfant expulsé, mais tenant encore au cordon ; le délivre était encore dans l'utérus ; l'enfant remue, pousse quelques vagissements et meurt. En sortant, le médecin recommande au père d'aller faire la déclaration ; il revient le lendemain, soigne sa malade et s'informe si la déclaration a été faite. Le père dit que cette démarche l'ennuyait, que, du reste, la femme et lui n'étaient pas mariés. et comme le médecin lui demande ce qu'il a fait du cadavre, il répond : « Que ne voulant pas obstruer le conduit des fosses d'aisances, il l'a brûlé pour s'en débarrasser. » Le médecin vient aussitôt me trouver pour savoir quelle conduite il devait tenir. Dans ce cas, il n'y avait, pour le médecin, que manque à la loi sur la déclaration de naissance, l'infraction à la loi sur les inhumations n'intéressant que les parents. Je lui conseillai de se rendre à la mairie, comme s'il ignorait les incidents survenus, et de déclarer qu'il avait fait un accouchement la veille, dans l'arrondissement, sans indiquer ni nom ni domicile. L'affaire n'eut sans doute pas de suites, car je n'en entendis plus parler.

Le crime d'infanticide peut être commis soit avant que vous arriviez, soit après votre départ. S'il a lieu *avant votre arrivée* vous n'avez qu'à faire la déclaration de naissance, ainsi que je vous l'ai dit, sans indications, laissant à la famille le soin de faire la déclaration de décès.

Si vous êtes jeune médecin établi depuis peu dans une localité et qu'un cas semblable se présente, je vous conseille d'appeler en consultation un confrère : autant que possible, un médecin établi depuis longtemps dans le pays et jouissant de la considération générale, de manière à mettre votre responsabilité à couvert.

Si l'infanticide a été commis *après votre départ*, après la déclaration faite par vous et que vous en ayez connaissance, votre devoir est de garder le silence ; la jurisprudence a été établie par un arrêt de la Cour d'Angers, du 18 novembre 1850. Le fait est intéressant parce que, dans les considérants du jugement du tribunal et de l'arrêt de la Cour d'Angers, on trouve exposés avec une grande autorité les arguments contradictoires qui troublent si profondément et à si juste titre la conscience des magistrats et des médecins.

Le tribunal d'Angers, le 19 juillet 1850, rendit le jugement suivant :

Attendu qu'il résulte des débats que, le samedi, 2 février, le Dr Chédanne a assisté, vers 9 heures du matin, à Angers, à l'accouchement d'une fille servant en qualité de domestique chez les personnes qui l'avaient appelé ; que cette fille restée jusqu'à ce jour inconnue, est accouchée d'un enfant du sexe féminin qui, le même jour, a été déposé, vers 6 heures du soir, au tour de l'hospice général de cette ville ; que l'enfant a succombé, vers 2 heures du matin ; que le lundi, 4, le cadavre de cet enfant fut présenté par la sœur surveillante au Dr Chédanne, chargé du service spécial des enfants déposés à l'hospice général ;

Attendu que, des indices de mort violente existant sur ce cadavre, il fut soumis, le lendemain, 5, à l'examen du Dr Daviers ; que ce médecin procéda de suite à l'autopsie et constata que la mort de l'enfant ne pouvait être attribuée qu'à un attentat commis sur lui avant son dépôt au tour de l'hospice ;

Attendu qu'au moment où ce cadavre avait été présenté, le lundi 4, vers 9 heures du matin, au Dr Chédanne, celui-ci l'avait parfaitement reconnu comme étant le cadavre de l'enfant à la naissance duquel il avait assisté deux jours auparavant ; qu'il déclare avoir reconnu en même temps que la mort de cet enfant était le résultat d'un crime ;

Attendu que le lundi, 4 février, vers midi, le Dr Chédanne se présenta au bureau des actes de l'état civil de la ville d'Angers, déclara qu'il avait assisté, le samedi 2, à la naissance d'un enfant du sexe féminin ; qu'il avait la certitude que, le jour même de sa naissance, cet enfant avait été déposé au tour de l'hospice, et qu'ayant ajouté, sur l'interpellation du chef de bureau, qu'il n'avait pas à donner d'autres indications que celles qui seraient contenues dans le procès-verbal constatant le dépôt au tour de l'hospice, le chef de bureau ne crut pas devoir consigner la déclaration du Dr Chédanne sur les registres de l'état civil ;

Attendu qu'à la vérité, le chef de bureau de l'état civil n'a pas formellement interpellé Chédanne de déclarer le lieu de la nais-

sance ou de faire connaître le nom de la mère, mais que Chédanne reconnaît qu'en se présentant au bureau de l'état civil, il
avait la résolution arrêtée de ne faire connaître ni le nom de la
mère ni le lieu de la naissance ; qu'il doit donc être considéré
comme si le chef de bureau avait constaté sur ses registres sa déclaration avec les seules indications qu'il donnait ; qu'interpellé
depuis, au cours de l'instruction, et enfin à la dernière audience,
il a persisté dans son silence ;

Attendu que Chédanne a déclaré avoir connu le nom de la mère
de l'enfant, mais que, dans la conviction où il était de ne pouvoir
révéler ce nom, il n'avait fait aucun effort pour le retenir, et qu'il
l'avait oublié déjà lorsqu'il s'est présenté au bureau des actes de
l'état civil ;

Que Chédanne ne prétend point que ni la mère de l'enfant ni
les personnes chez lesquelles elle servait lui aient imposé l'obligation du secret, qu'il prétend seulement « n'avoir connu le nom
de la mère que *dans l'exercice de ses fonctions de médecin ; que* désigner d'une manière précise le lieu de la naissance, ce serait
mettre sur les traces de la mère, et qu'il ne peut donner ces indications sans violer la loi qui l'oblige au secret et sans manquer
aux devoirs de sa profession » ;

Attendu, en droit, que la loi impose à toute personne qui a assisté à un accouchement l'obligation de faire la déclaration de
naissance, et que le défaut de déclaration est puni par l'article 346
du Code pénal ;

Attendu que cette obligation ne consiste pas seulement à déclarer le fait matériel d'une naissance, mais que la déclaration doit
comprendre tous les renseignements nécessaires pour la rédaction
de l'acte de naissance, exigés par l'article 57 du Code civil, autant du moins que ces renseignements sont à la connaissance de
la personne qui fait la déclaration ; que l'acte de naissance n'est,
à vrai dire, autre chose que la transcription, sur les registres de
l'état civil, de la déclaration de la naissance ; que l'article 346 du
Code pénal est placé sous la rubrique des crimes et délits tendant
à empêcher ou à détruire la preuve de l'état civil d'un enfant ; que
cet article a donc pour but évident d'obliger à fournir une déclaration qui puisse servir à la preuve de l'état civil de l'enfant, en
punissant ceux qui manqueraient à cette obligation ;

Attendu qu'en présence d'une mère qui, pour cacher une faute,
cherche à rompre les liens qui l'attachaient à son enfant et à en
faire disparaître la trace, la loi a cru devoir prendre l'enfant sous
sa protection, et qu'en imposant à toute personne qui a assisté à
un accouchement l'obligation de déclarer la naissance, elle a pour

but de veiller à la conservation de l'enfant, de faire constater, dès sa naissance, son état civil, et de lui fournir tous les moyens d'user plus tard du droit que la loi lui accorde de rechercher la maternité ;

Attendu que si l'on peut invoquer la jurisprudence de la Cour de cassation pour soutenir que l'obligation de déclarer la naissance ne comprend pas l'obligation de déclarer le nom de la mère, soit parce que le médecin accoucheur ou la sage-femme peuvent, à la rigueur, ignorer ce nom, soit parce que la déclaration du nom de la mère, faite sans son consentement, ne peut former une preuve légale contre elle, il n'en est pas de même de donner les autres indications exigées par le Code civil, et notamment de déclarer le lieu de la naissance ; que toutes ces indications, en effet, comprennent des faits précis, constants, et qui ne peuvent être ignorés d'aucune des personnes ayant assisté à l'accouchement ;

Attendu que cette obligation de faire connaître le lieu de la naissance ne doit pas s'entendre seulement de l'obligation de déclarer la commune ; mais que, dans les villes habitées par une population nombreuse, elle comprend l'obligation de déclarer la rue et le numéro même de la maison dans laquelle l'accouchement a eu lieu ; que ces indications peuvent seules satisfaire au but et aux prescriptions de la loi ;

Attendu que, pour se soustraire à cette obligation de déclarer le lieu précis de la naissance, les médecins accoucheurs et sages-femmes ne peuvent invoquer l'article 378 du Code pénal ; que cet article, en effet, ne punit que les révélations spontanées et indiscrètes, mais ne s'applique nullement aux révélations provoquées par la justice, ni, ainsi que cela résulte de son texte même, aux déclarations que la loi commande par une disposition formelle ;

Attendu que la prétention du médecin accoucheur ou de la sage-femme de ne pas déclarer le lieu de la naissance est manifestement contraire à l'esprit de la loi, qui impose nominativement cette obligation aux médecins, sages-femmes et officiers de santé ; que la loi ayant imposé la même obligation à la personne chez qui l'accouchement a eu lieu, lorsque la mère est accouchée hors de son domicile, et les accouchements clandestins ayant lieu le plus souvent chez des médecins ou chez des sages-femmes, c'est évidemment aux médecins accoucheurs et aux sages-femmes que la loi a entendu imposer plus spécialement l'obligation de déclarer les accouchements auxquels ils ont assisté ;

Attendu que Chédanne ne peut être admis à cacher le lieu de la naissance sous le prétexte que l'accouchement n'ayant pas eu lieu dans une maison de santé, mais dans une maison particulière, désigner cette maison serait mettre sur la trace de la mère ; qu'admettre cette prétention serait admettre que la loi impose l'obligation de désigner le lieu de la naissance, lorsque cette désignation aurait peu d'utilité pour l'enfant, et qu'elle dispense de cette obligation lorsque la désignation pourrait avoir au contraire pour cet enfant une grande importance ; qu'un pareil système ne peut se soutenir, puisque la loi, en imposant l'obligation de déclarer la naissance, a eu évidemment pour but principal de défendre les intérêts de l'enfant et de veiller à la conservation de ses droits ;

Attendu que de toutes les considérations ci-dessus exposées il résulte que Chédanne était dans l'obligation de dénoncer d'une manière précise le lieu de la naissance de l'enfant, qu'il n'a fait qu'une déclaration incomplète ; qu'ainsi il n'a pas rempli l'obligation que la loi lui imposait et s'est rendu coupable du délit prévu par l'art. 346 du Code pénal ;

Attendu, au surplus, qu'aux termes de l'art. 30 du Code d'instruction criminelle, toute personne qui a été témoin d'un attentat contre la vie d'un individu est tenue de donner connaissance au Procureur de la République du lieu du crime ou du délit ; qu'il est établi judiciairement que l'enfant à la naissance duquel Chédanne avait assisté, le 2 février, a été victime d'un attentat commis sur sa personne avant son dépôt au tour de l'hospice ; que Chédanne a déclaré avoir eu connaissance de la cause de la mort de cet enfant ; que cette connaissance lui imposait plus impérieusement encore l'obligation de rompre le silence, et que, faute par lui de déclarer au bureau de l'état civil le lieu précis de la naissance, l'attentat commis sur cet enfant est, jusqu'à ce jour, resté impuni ;

Mais attendu qu'il existe dans la cause des circonstances atténuantes, le tribunal condamne Chédanne à 100 francs d'amende et aux dépens (1).

Appel par le docteur Chédanne.

Prétendre, disait-il, que l'art. 346 du Code pénal oblige le médecin qui fait une déclaration de naissance à fournir à l'officier de l'état civil toutes les indications contenues dans l'art. 57 du Code civil, c'est lire dans la loi pénale ce qui n'y est pas écrit, c'est exiger une chose quelquefois impossible, toujours peu utile, souvent dangereuse pour l'enfant ; c'est méconnaître le sens, la portée, la corrélation des art. 55, 56 et 346 de ces Codes.

(1) Conf. Paris, 20 avril 1843. — Dalloz, *Rép.*, v° *État civil*, n° 233. — Dijon, 14 août 1840 (Clertan), *ibid*.

Pour peu qu'on examine l'ensemble des énonciations demandées par l'art. 57, il est aisé de voir qu'il ne se préoccupe que des naissances légitimes, à l'occasion desquelles on n'a rien à cacher. La mention qu'il fait du nom du père ôte toute incertitude, la recherche de la paternité étant interdite. L'art. 346 du Code pénal règle à la fois ce qui concerne les naissances légitimes et illégitimes ; pour les unes et les autres, il se borne à exiger la déclaration du fait de la naissance, prescrite par les art. 55 et 56 du Code civil, sans parler aucunement de l'art. 57. Y a-t-il si grand intérêt pour l'enfant à l'inscription du nom de sa mère ? — Évidemment non, dans la plupart des cas, puisque, n'émanant pas de la personne à qui on l'opposerait, elle ne peut constituer un commencement de preuve. Libre de ne pas faire connaitre ce nom, il n'y a plus à révéler l'origine de certaines naissances, révélations sans profit pour l'enfant, scandale et perturbation pour la société, honte et malheur pour les familles. Placée dans l'alternative d'être un sujet d'humiliation pour les siens ou de se rendre coupable d'avortement, la mère se verrait souvent entrainée à d'horribles excès. Le système des premiers juges pousse à l'accouchement solitaire, éloigne l'homme de l'art, qu'il transforme en dénonciateur, prive la fille mère des indispensables conseils qu'il ne manque jamais de lui donner, compromet la vie de la mère en même temps que celle de l'enfant.

L'art. 378 du Code pénal prononce une peine contre les médecins ou chirurgiens qui révèlent les secrets à eux confiés, hors les cas où la loi les oblige à se porter dénonciateurs, restriction qui se rattache à l'art. 30 du Code d'instruction criminelle, suivant lequel toute personne témoin d'un attentat contre la sûreté publique, la vie ou la propriété d'un individu, est tenue d'en donner avis aux magistrats. Mais cette obligation ne saurait concerner les faits venus à la connaissance du médecin dans l'exercice de son ministère et ne l'atteint qu'en qualité de simple citoyen.

La règle du secret absolu doit-elle fléchir quand les révélations sont provoquées par la justice elle-même ? Non, car l'abstention de déposer n'est, de la part du médecin, que l'accomplissement d'un devoir, pourvu qu'il déclare que c'est à raison de sa profession que lui est commandé le silence. Autrement c'en serait fait de toute confiance et sécurité chez l'être souffrant à qui la douleur ou la nécessité arrache les plus déplorables confidences.

Le 18 novembre 1850, la Cour d'Angers, sur les conclusions conformes de M. l'avocat général d'Aigny, rendit l'arrêt suivant :

La Cour : — attendu que si, dans un intérêt public et de famille, l'art. 346 du Code pénal a apporté aux articles 55 et 56 du Code civil une sanction pénale dont l'expérience avait révélé la nécessité, il est certain que la nouvelle disposition ne peut atteindre que les infractions formelles à ces articles ;

Qu'ils se bornent à exiger que la déclaration de naissance soit faite par les médecins accoucheurs et autres qui y sont obligés, dans les trois jours de l'accouchement, à l'officier de l'état civil du lieu ;

Que l'art. 57 du Code civil, auquel ne se réfère pas l'art. 346 du Code pénal, dont l'observation n'est pas prescrite par cet article, comme celle des articles précédents 55 et 56, n'est relatif qu'aux énonciations que doit contenir généralement l'acte de naissance ; que toutes ces énonciations, au nombre desquelles se trouve celle du lieu de la naissance de l'enfant, des prénoms, nom, profession et domicile des père et mère, sont mises sur la même ligne ; qu'on ne peut pas les dire plus étroitement obligatoires les unes que les autres ; que sans doute toutes sont utiles, mais qu'aucune n'est essentielle ; que le législateur n'ayant pas attaché de pénalité à leur omission, il s'en infère nécessairement que l'acte de naissance qui ne fait connaitre ni la mère, ni le lieu de la maison de l'accouchement lui a paru suffire pour que la société avertie puisse étendre sa protection sur le nouveau-né ;

Attendu, en thèse, quant à la mère spécialement, que sa désignation exigée sans son aveu n'aurait, en dehors du mariage, aucun effet légal ; qu'au contraire il pourrait en résulter pour elle, lorsqu'elle a intérêt à rester inconnue, le grave inconvénient soit de compromettre une réputation qui forme le plus souvent le plus précieux patrimoine d'une famille, soit de la déterminer à se priver des secours dont elle a besoin dans un moment suprème ;

Attendu que l'art. 57 du Code civil a conservé, depuis la promulgation de l'art. 346 du Code pénal, la seule et même autorité qu'auparavant aux art. 55 et 56 du premier Code, c'est-à-dire qu'il est resté à l'état de précepte ou de commandement législatif sans sanction ;

Attendu que prescrire l'observation de l'art. 57 du Code civil, sous les peines de l'art. 346 du Code pénal, serait ajouter aux dispositions de cet article, l'étendre des cas qui y sont prévus à des cas pour lesquels il ne s'est pas expliqué et qui ne sont ni identiques ni même parfaitement analogues ; que ce serait aller contre toutes les règles exclusives de toute peine par rapprochement ou induction ;

Attendu que la déclaration faite par l'appelant, le 4 février dernier, à la mairie d'Angers, de la naissance à laquelle il avait assisté comme médecin le 2 du mois, ne peut être arguée d'infraction délictueuse à la loi pour omission du nom de la mère et de l'indication de la maison où l'accouchement s'était accompli ; que ce n'est cependant que sous le seul rapport de cette double omission que la poursuite a été intentée contre lui, et que de même il n'a été condamné par le jugement attaqué qu'à raison du défaut d'énonciation de ladite maison ; en quoi il y a eu fausse application de l'art. 346 et violation de l'art. 4 du Code pénal ;

Infirme ledit jugement ; — décharge l'appelant des condamnations contre lui prononcées, et, statuant à nouveau, le renvoie de la prévention sans dépens (1).

Prenons maintenant le cas où l'enfant est *mort-né*.

Le Code n'a rien prévu à ce sujet ; ce n'est que le 4 juillet 1806 qu'un décret-loi fut rendu, portant que :

Lorsque le cadavre d'un enfant dont la naissance n'a pas été enregistrée sera présenté à l'officier de l'état civil, cet officier n'exprimera pas qu'un tel enfant est décédé, mais seulement qu'il lui a été présenté sans vie, afin de ne pas préjuger de la question de savoir s'il y a eu vie ou non.

Ce décret a été rendu pour empêcher les discussions soulevées par les questions d'héritages, car si la mère meurt et si l'enfant lui survit, même un instant, c'est la famille de l'enfant qui hérite ; au contraire, si l'enfant est mort-né, c'est la famille de la mère qui a droit à la succession.

Vous savez que la justice n'interprète pas les termes médicaux de la même façon que les médecins ; ainsi, par *avortement*, nous entendons l'expulsion naturelle d'un fœtus mort ; au palais, c'est une *fausse couche*, et pour qu'il y ait avortement, il faut que l'expulsion ait eu lieu à la suite de manœuvres criminelles ; le terme *mort-né* est interprété également de façons différentes.

Au point de vue légal, est considéré comme mort-né, tout enfant venu au monde après 180 jours de gestation,

(1) *Journal du Palais*, 1851, 1. 21.

c'est le temps nécessaire pour que la justice considère l'enfant comme viable ; nous verrons tout à l'heure ce qu'il faut penser de cette appréciation.

De quatre à six mois, le produit de la conception est dit *fœtus*, et au-dessous de quatre mois *embryon*.

Le mort-né, conformément au décret du 4 juillet 1806, doit être présenté à l'officier de l'état civil et être inhumé conformément à l'article 77 du Code civil, dont la sanction se trouve dans l'article 358 du Code pénal. Il n'y a rien de prévu dans le code relativement aux fœtus et aux embryons.

Deux arrêts ont établi la jurisprudence :

Le premier a été rendu par la Cour de Paris le 15 juin 1865, il porte que :

Les enfants mort-nés doivent être présentés à l'officier de l'état civil dans les délais fixés et ne peuvent être inhumés sans son autorisation, ces prescriptions sont générales et s'appliquent à tous les enfants morts à quelque époque de la gestation qu'ils soient parvenus, pourvu qu'ils aient les formes d'un être humain.

La Cour de Cassation, le 7 août 1874, déclare :

Que l'art. 345 du Code pénal doit être combiné avec l'art. 312 du Code civil, aux termes duquel l'enfant n'est réputé viable qu'après un minimum de 180 jours ou 6 mois de gestation : que l'être qui vient au monde avant ce terme, privé non seulement de la vie, mais des conditions organiques indispensables à l'existence, ne constitue qu'un produit innomé et non un enfant, dans le sens que le législateur a attaché à cette expression ; que ce n'est point en vue d'un pareil être qui, suivant que sa venue au jour se rapproche davantage de l'époque de la conception, peut ne pas même présenter les signes distinctifs de la forme humaine, que le décret du 3 juillet 1806 a prescrit la présentation du cadavre de tout enfant mort-né à l'officier de l'état civil ; qu'une telle représentation, sans utilité pour l'intérêt social, pourrait, dans certains cas, blesser la pudeur publique.

Dans l'application de la loi, la jurisprudence a été constante, je vais en citer un exemple que je choisis parce qu'il a suivi toute la filière judiciaire :

La fille Rosalie Boulon étant accouchée d'un enfant mort-né, son maître, le sieur Muret, chez lequel elle était accouchée, et le sieur Courbassier, officier de santé, qui l'avait assistée, crurent pouvoir se dispenser de la déclaration de naissance prescrite par l'art. 56 du Code civil, et pouvoir procéder à l'inhumation sans se conformer aux prescriptions de l'art. 77.

Le tribunal de Montélimart condamna la servante à deux mois de prison et 50 francs d'amende, Muret à six mois de prison et 300 francs d'amende pour ces doubles infractions à la loi, et Courbassier à trois mois de prison et 300 francs d'amende pour le défaut de déclaration de naissance.

Ces deux derniers en appelèrent, et le 3 juin 1843 le tribunal supérieur de Valence les renvoya absous, se fondant sur ce que l'enfant était mort-né.

Mais sur le pourvoi du ministère public, la Cour de cassation cassa, le 2 septembre 1843, ce jugement :

« Attendu, dit l'arrêt de la Cour, sur le moyen tiré de la violation de l'art. 346 du Code pénal, que le législateur a principalement voulu la constatation de l'accouchement de tout enfant ; que les considérations les plus impérieuses d'ordre public commandent à toute personne qui y a assisté la déclaration du fait à l'officier de l'état civil ; qu'elles ne sont pas exclusivement applicables à la preuve de l'état de ces enfants ; — attendu qu'un décret spécial du 3 juillet 1806 a imposé aux officiers de l'état civil le devoir de recevoir cette déclaration, à l'égard des enfants, lorsqu'il est incertain de savoir s'ils ont eu vie ou non...; que ce décret a nécessairement sa sanction dans la disposition pénale de l'art. 346...

« Sur le moyen tiré de la violation de l'art. 358 : — Attendu que ces dispositions concernant les inhumations sont générales et absolues, qu'elles sont indépendantes des causes de la mort d'un individu dont une femme est accouchée ; et que, d'après le décret précité, il n'était pas permis aux *personnes privées* qui ont fait cette inhumation de préjuger si l'enfant avait eu vie ou non ; que cette constatation a été dévolue par la loi à un homme public; que l'art. 358 obligeait Muret de se munir au préalable de l'autorisation de l'officier public, ce qu'il n'a pas fait ; — casse et renvoie devant la Cour de Grenoble... »

Cette Cour a rendu son arrêt le 22 janvier 1844 : elle a confirmé le jugement du tribunal de Montélimart à l'égard de Muret, et porté à six mois la durée de l'emprisonnement de Courbassier, les déclarant tous les deux coupables des mêmes faits, et par conséquent passibles des mêmes peines. Mais il faut remarquer que, tout en déclarant les art. 56 et 346 applicables aux enfants mort-nés, la Cour de Grenoble semble disposée à admettre quelque tempérament et aller moins loin que la Cour de cassation, qui paraît, au contraire, n'admettre aucune distinction, quel que soit l'âge du fœtus. En effet, nous lisons dans l'arrêt de Grenoble ce considérant :

« Attendu que s'il peut y avoir des difficultés à résoudre, lorsqu'il s'agit d'accouchements plus ou moins prématurés, ces difficultés peuvent, sans inconvénient notable, être laissées à l'appréciation des magistrats. »

Sur un nouveau pourvoi, la Cour a, le 2 août 1844, rendu un arrêt de rejet (1).

Je vous ai dit que la loi admet que l'enfant n'est viable qu'après 180 jours de gestation ; cette limite est tout à fait arbitraire. Je ne vois pas comment un médecin pourrait affirmer qu'un fœtus a 160, 170 ou 180 jours de gestation ; sur quoi pourra-t-il se baser, puisque, même quand un enfant est né à terme, les signes sont inconstants ? Prenons le plus probant de ces signes, le point d'ossification de l'extrémité inférieure du fémur ; à la Morgue, nous avons souvent constaté, en faisant des autopsies de nouveau-nés à terme, l'absence de ce point d'ossification ; parfois il n'existait que d'un seul côté.

Tardieu à ce sujet dit avec raison (2) :

« Quand même la législation interviendrait pour reproduire, au sujet de l'état civil, une fiction analogue à celle qui, aux termes de l'article 312 du Code civil, enferme la légitimité entre le trois-centième et le cent-quatre-vingtième jour de la conception, il n'y aurait jamais qu'arbitraire dans cette fixation qui ne serait soumise ni à une déclaration authentique ni à un contrôle officiel. On ne prétendra pas, sans doute, que l'on puisse se contenter à cet égard de l'appréciation soit de la mère, soit des personnes qui ont assisté à l'accouchement, puisque ce sont précisément là ceux dont on peut avoir à se défier, et dont il importe, dans un inté-

(1) Sirey, 44. 2. 125.
(2) Tardieu, *Étude médico-légale sur l'avortement*, 5e éd., 1898.

rèt d'ordre public, de vérifier les déclarations. S'il était besoin d'exemples pour montrer qu'on ne saurait, dans aucun cas, laisser à l'appréciation d'une personne peu expérimentée, ou dégagée de toute responsabilité légale, la constatation non seulement de l'âge, mais bien plus de la vie ou de la mort d'un enfant né avant terme, il nous suffirait de rappeler un des faits qu'a révélés, dès son origine, l'inspection de la vérification des décès de la ville de Paris : « Un « enfant âgé de 6 mois et demi environ, qui avait été déclaré « *mort* à la mairie par la sage-femme, à onze heures du matin, « fut trouvé *vivant* à quatre heures et demie de l'après-midi, « au milieu des linges dans lesquels on l'avait enveloppé, sans « s'assurer seulement s'il donnait quelques signes de vie (1). »

Du reste, il est inexact qu'un enfant né avant 180 jours ne puisse pas vivre, surtout depuis que s'est généralisé l'emploi des couveuses. Pour vous en convaincre, vous n'avez qu'à vous rendre dans le service de M. le professeur Tarnier, de M. le professeur Pinard ou dans celui de M. Budin à la section des débiles, à la Maternité; vous verrez sortir des couveuses, bien portants et parfaitement constitués, des enfants venus au monde après cinq mois au plus de gestation. Dans ces conditions, la limite de la viabilité se trouve avancée de beaucoup, elle varie également suivant les conditions qui ont accompagné la grossesse, je pense donc que la justice a tort d'assigner une date fixe à une chose variable.

Je vous ai dit tout à l'heure que la Cour de Cassation a jugé que la présentation du cadavre d'un enfant nouveau-né et à plus forte raison d'un fœtus pourrait dans certains cas *blesser la pudeur publique;* nous n'avons pas à chercher ce qu'il y a d'exact dans cette affirmation, mais nous allons indiquer quelles sont les conséquences de cette doctrine.

Dans les grandes villes, les familles ne savent comment se débarrasser des embryons et des fœtus, on les jette dans les fosses d'aisances, dans les égouts, sur les tas d'ordures,

(1) *De la vérification des décès dans la Ville de Paris* (*Ann. d'hyg. et de méd. légale*, 1re série, 1843, t. XXX, p. 118).

ce qui blesse bien plus, à mon avis, la pudeur publique que ne ferait leur présentation à l'officier de l'état civil. L'autorité recherche la provenance de ces fœtus. Souvent les commérages de quelque concierge font suspecter une jeune fille, une veuve, avec lesquelles cette femme ne vit pas en bonnes relations. Alors même qu'une enquête judiciaire n'est pas ouverte, la réputation de ces femmes peut être gravement compromise.

D'autres fois, une présomption sérieuse d'avortement criminel peut s'élever : nous avons eu personnellement à intervenir dans bien des cas de ce genre : deux fois, l'expertise révéla que les jeunes filles ainsi soupçonnées étaient vierges.

Une autre affaire de ce genre fut particulièrement scandaleuse. Dans une ville des environs de Paris, on trouve un fœtus sur un tas de fumier ; des présomptions s'élèvent contre une jeune fille, qui précisément allait se marier. Un jeune substitut, en l'absence du procureur, ordonne l'arrestation de l'inculpée, ce qui fut exécuté au moment même où le cortège nuptial sortait de l'église. L'expertise révéla que la mariée était vierge. Le scandale fut énorme et le substitut fut révoqué.

Pour parer à tous ces inconvénients, le 21 novembre 1868, le Préfet de la Seine, après entente avec le parquet, après avoir pris l'avis de médecins éclairés, parmi lesquels figurait Tardieu, adressa une circulaire aux maires des arrondissements, prescrivant la déclaration des fœtus à partir de quatre mois ; les événements de 1870 et de 1871 firent oublier l'arrêté de 1868.

L'état antérieur persista et on continua chaque année à apporter à la Morgue un nombre considérable de fœtus trouvés un peu partout, à tel point que, le 26 janvier 1882, Floquet, alors préfet de la Seine, adressa une nouvelle circulaire, prescrivant la déclaration de tous les embryons, même de six semaines. Une voiture des pompes funèbres devait passer à domicile recueillir ces débris, sans que personne le sût dans la maison ; de plus, les embryons présentés à l'officier de l'état civil, pouvaient être déposés dans une boîte *ad hoc* placée dans chaque mairie. Cet arrêté préfectoral ne put être exécuté dans son intégrité, à cause des résistances venant d'une part des concierges des mairies ennuyés d'avoir la garde des boîtes à embryons, d'autre part des médecins.

M. Durand-Fardel, à la Société de médecine de Paris, s'éleva contre cette circulaire, prétendant qu'il y avait violation du secret professionnel, du moment que la déclaration était obligatoire.

Je repousse absolument cette interprétation. Lorsqu'un médecin a assisté une femme pendant une fausse couche, si la mère désire que le fait ne soit pas révélé, le médecin n'a qu'à procéder comme nous l'avons dit plus haut, au sujet de la déclaration de naissance d'un enfant vivant : de plus, cette déclaration permettra d'éviter les enquêtes scandaleuses dont je vous parlais plus haut, dans lesquelles, d'autre part, les médecins se trouvent placés entre leur secret médical et l'intérêt de leurs clientes (1).

M. G. Rocher, à la Société de médecine légale (2), protesta contre la circulaire, au point de vue légal, disant qu'une circulaire prise par un préfet ou un maire, ne peut pas compléter un article de loi. Il est facile de lui répondre que le préfet n'avait nullement l'intention de compléter la loi, mais qu'il se bornait à prendre une mesure de police.

D'ailleurs, la population de Paris n'a pas éprouvé ces scrupules, et elle s'est conformée aux prescriptions préfectorales. L'administration procède ainsi chaque année à l'inhumation de 600 ou 700 embryons, sans qu'une seule fois le secret médical se soit trouvé mis à l'épreuve (3). Ce sont autant d'embryons ou à peu près, pour lesquels toute recherche ou enquête a été évitée.

(1) Rapport sur la question des embryons, voir pièce 25.
(2) Georges Rocher, *Secret médical dans ses rapports avec les déclarations de naissance (Ann. d'hyg. et de méd. légale*, 1882, 3e série, t. VII, p. 571).
(3) Voir pièces nos 26, 39 et 40.

Enfin, sur ce sujet, je veux signaler un dernier point, intéressant pour le médecin. Une famille ne sait que faire d'un embryon ou d'un fœtus, le médecin l'emporte et le place dans l'alcool (1); il le conserve pendant un temps plus ou moins long, puis à un moment donné, il veut s'en débarrasser. Il le jette dans les fosses d'aisances ou dans un égout; on le trouve, la police fait une enquête qui peut causer au médecin de graves ennuis.

J'eus à intervenir, avec Verneuil, dans un cas de ce genre. Un de ses anciens internes avait collectionné six ou huit fœtus; sur le point de se marier, il s'en débarrasse en les jetant dans les water-closets, on vide la fosse; la police est prévenue; le juge d'instruction commence une enquête : le futur beau-père apprend que ce jeune médecin est sous le coup de poursuites judiciaires et le mariage est rompu. Verneuil et moi avons eu beaucoup de peine à convaincre le juge d'instruction que la conservation des fœtus dans l'alcool est usuelle dans les hôpitaux.

Un médecin de province m'adressa sur ce même sujet, la lettre suivante :

En 187., je fus appelé dans une commune voisine à faire un accouchement. La personne avait une hydramnios considérable et après l'avoir débarrassée de 20 litres de liquide environ, j'eus un petit fœtus de six à sept mois présentant les anomalies suivantes : Le développement était celui d'un fœtus de cinq mois; la tête fortement aplatie était coiffée d'une membrane très épaisse et très vasculaire lui formant une espèce de bonnet retombant jusqu'au menton. Les yeux très éloignés l'un de l'autre étaient séparés par un nez très aplati surmontant une bouche largement fendue donnant à cette figure une ressemblance avec la face du singe... Le fœtus était velu de partout ou du moins présentait sur tout le corps des poils longs et soyeux en abondance.

Je crus devoir garder ce fœtus, en raison de ces particularités et j'en prévins le maire.

Depuis cette époque, je suis venu habiter la commune de..... et la jalousie d'un confrère, servie par la rancune de quelques

____

(1) Voir pièce 11.

personnes qui se trouvèrent à cet accouchement, a fait qu'on me cherche des désagrements pour le fait d'avoir conservé ce fœtus ; ils ont poussé le père à m'actionner devant le tribunal, et bien que l'on sache partout à quel misérable mobile obéissent mes ennemis, je crains d'être obligé de payer des frais ou des indemnités.....

Il n'est pas du tout question de secret médical, il n'existait pas, puisque les femmes du village où le fait s'est passé avaient, avec leur babil ordinaire, parlé de ce fait curieux, dont quatre ou cinq furent témoins.

L'affaire n'eut pas de suite, ce qui était fort juste ; mais vous voyez quels ennuis peut occasionner cette curiosité de collectionneur.

En résumé, Messieurs, la jurisprudence semble à peu près constante et vous devez vous conformer aux principes suivants : Avant six mois, pas de déclaration obligatoire ; après six mois, déclaration en vertu du décret de 1806 et de l'article 77 du Code civil sur les inhumations.

C'est à cette jurisprudence que s'est rangé le tribunal correctionnel de Toulouse dans deux affaires de suppression d'enfants.

Dans la première affaire (1), la fille Eugénie N..., âgée de dix-neuf ans, précédemment domestique chez M. R..., notaire à Lag..., présentement domiciliée à Muret, fut relaxée.

Furent également relaxées sans dépens la sage-femme poursuivie pour n'avoir pas fait la déclaration prescrite par la loi et la fille de cette sage-femme poursuivie comme complice.

Dans son dispositif, le jugement du tribunal déclare qu'en l'état de la jurisprudence il n'est pas possible de considérer comme une suppression d'enfant la disparition du fœtus expulsé par la fille N..., le fœtus ayant eu seulement quatre mois et demi de gestation.

Dans la deuxième affaire (2), le tribunal, reconnaissant que le fœtus, accidentellement expulsé au mois de mars dernier

______

(1) Trib. corr. de Toulouse, audience du 2 décembre 1896.
(2) Trib. corr. de Toulouse, audience du 16 décembre 1896.

par la dame Marie L..., ménagère, alors domiciliée rue des
Prés, n'avait pas six mois de gestation et qu'il était par conséquent inutile de le représenter à l'état civil, le tribunal la
relaxa purement et simplement des fins de la poursuite
dirigée contre elle.

A fortiori, le tribunal prononça-t-il sans dépens, l'acquittement de la dame Jeanne B..., épouse V..., sage-femme,
à qui on reprochait de n'avoir pas fait au même état civil
la déclaration prescrite par la loi.

Pour ma part, je ne vois aucun argument probant à opposer par le médecin à l'exécution de l'arrêté du préfet de
la Seine. Je trouve au contraire qu'il évite des caquets, dans
lesquels le secret est lui-même souvent mis en cause, qu'il
est de nature à entraver l'industrie des matrones qui se livrent à la pratique des avortements, qu'il répond à une nécessité de la police sanitaire, qu'il évite, pour rappeler l'expression de la Cour, de blesser la pudeur publique en
fournissant un mode de sépulture convenable aux embryons
et fœtus humains.

II. — Maisons d'accouchements.

La question que nous allons maintenant aborder est
importante, parce que depuis quelques mois le public s'en
est beaucoup occupé et qu'elle est par conséquent dans
une phase de transformation : je veux vous parler des
maisons de santé et spécialement des maisons d'accouchements.

Une maison d'accouchements doit satisfaire à deux conditions essentielles : elle doit être organisée de façon que
les femmes y trouvent les soins les plus attentifs ; d'autre
part il faut que les personnes, qui désirent accoucher dans
un secret absolu, soient sûres d'y être à l'abri de toute
indiscrétion.

Ces deux conditions sont difficiles à concilier. Le 9 août
1828 (la loi sur les aliénés ne devait être promulguée que

dix ans plus tard), le Préfet de police prit un arrêté comprenant toutes les maisons de santé, notamment celles qui recevaient des aliénés, des opérés, des accouchées. Il les assimilait dans une certaine mesure aux auberges, et aux maisons garnies, ce qui mettait les directeurs dans l'obligation de se soumettre à l'article 475 du Code pénal ainsi conçu :

Seront punis d'amende depuis 6 francs jusqu'à 10 francs inclusivement :

Les aubergistes, hôteliers, logeurs ou loueurs de maisons garnies, qui auront négligé d'inscrire de suite et sans aucun blanc, sur un registre tenu régulièrement, les noms, qualités, domicile habituel, date d'entrée ou de sortie de toute personne qui aurait couché ou passé une nuit dans leurs maisons; ceux d'entre eux qui auraient manqué à représenter ce registre aux époques déterminées par les règlements, ou lorsqu'ils en auraient été requis, aux maires, adjoints, officiers ou commissaires de police, ou aux citoyens commis à cet effet, le tout sans préjudice des cas de responsabilité mentionnés en l'article 73 du présent Code, relativement aux erreurs ou aux délits de ceux qui, ayant logé ou séjourné chez eux, n'auraient pas été régulièrement inscrits.

On nomma même des médecins inspecteurs payés par l'administration ; mais quand parut la loi sur les aliénés, le danger des séquestrations arbitraires n'existant plus dans ces maisons, la Préfecture remplaça les inspecteurs médecins par des agents non médicaux qui vinrent simplement parapher le registre.

La Cour de Cassation a toujours repoussé l'assimilation des maisons de santé ou d'accouchements avec les maisons garnies. Par deux arrêts du 12 septembre 1846 (Seuget, Dorcy), la Cour a jugé que les sages-femmes ne pouvaient être assimilées aux aubergistes ni tenues des obligations auxquelles ceux-ci sont soumis ; que la disposition de l'article 475 du Code pénal était limitative et que l'article 378 du même code s'opposait à une assimilation contraire au secret médical ; que l'autorité administrative ne pou-

vait étendre l'un, ni dispenser des devoirs imposés par
l'autre.

L'article 471 du Code pénal donne-t-il à l'autorité administrative des pouvoirs plus étendus ?

L'article 471 est ainsi conçu :

Seront punis d'amende depuis 1 franc jusqu'à 5 francs inclusivement :

5° Ceux qui auront contrevenu aux règlements légalement faits
par l'autorité administrative, et ceux qui ne se seront pas con-
formés aux règlements ou arrêtés publiés par l'autorité municipale en vertu des articles 3 et 5, titre XI, de la loi des
16-25 avril 1790.

Discutant la portée de cet article, M. Hémar passe en
revue les textes des lois du 14 décembre 1789 (art. 50), des
16-24 août 1790 (titre XI, art. 3), des 18-22 juillet 1837
(art. 11).

« En vertu de ces lois, dit M. Hémar (1), l'autorité municipale, considérant les maisons de santé et d'accouchement
comme *lieux publics*, a tenté, à plusieurs reprises, de les
soumettre à des obligations inconciliables avec le devoir
du secret. La Cour de Cassation a déclaré illégaux les arrêtés pris dans ces circonstances et a rejeté les pourvois
formés contre les sentences des tribunaux de police municipale qui avaient refusé d'appliquer l'amende aux contrevenants.

« Il résulte de cette jurisprudence :

« 1° Que l'autorité municipale ne peut défendre aux
sages-femmes de recevoir en pension des femmes enceintes
étrangères à la ville ; un semblable règlement est en dehors des pouvoirs confiés aux maires par la loi (2).

« 2° Que l'autorité municipale ne peut imposer aux
sages-femmes l'obligation de déclarer à la mairie les noms

(1) Hémar, *Le Secret médical* (*Ann. d'hyg.*, 1869, t. XXXI, p. 187, et
Bull. de la Soc. méd. lég., t. I, p. 192).
(2) Arrêté du maire de Strasbourg ; Cassation, Chambre Crim. Rej.,
20 août 1844 (Couleaux), D. P., 33, 1, 308.

des personnes enceintes qui voudraient faire leurs couches dans leurs établissements. Un semblable règlement ne rentre pas dans les pouvoirs conférés aux maires par la loi. Il est contraire à l'article 378 du Code pénal. La conservation de l'état civil de l'enfant est suffisamment assurée par l'obligation qu'a la sage-femme de déclarer le fait de la naissance (1) :

« 3° Que l'autorité municipale ne peut imposer aux sages-femmes l'obligation de tenir registre des noms des personnes qui viennent faire leurs couches chez elles (2) ;

« 4° Qu'enfin, l'autorité municipale ne peut exercer sur les maisons d'accouchement le droit de surveillance qui lui appartient sur les lieux publics (3). La Cour a jugé que ce droit de surveillance ne pouvait résulter que d'une loi spéciale qui n'existait pas, ou des principes posés par les lois générales; que les lois du 14 décembre 1789 et des 16-24 août 1790 exigent des conditions de publicité qui n'existent pas dans l'espèce ; qu'en effet :

Les maisons d'accouchement où les femmes enceintes viennent chercher, en même temps que les soins particuliers qu'exige leur état, le secret que l'article 378 du Code pénal leur garantit, et qui importe autant au respect des mœurs qu'à l'intérêt et à l'honneur des familles, ne sauraient être, sans un étrange abus de langage, considérées comme des lieux publics soumis à la surveillance de l'administration, et ouvertes de tout temps aux agents même les plus subalternes de la police.

« Toutefois l'administration peut, à un autre titre, exercer sur ces maisons une surveillance effective. Investie par la loi des 16-24 août 1790, titre XI, art. 3, n° 5, du droit « *de prévenir par des précautions convenables... les accidents* « *et fléaux calamiteux tels que... les épidémies* », l'autorité

---

(1) Même arrêté. Arrêté du maire de Stenay. Cassation, Chambre Crim. Rej., 22 août 1845 (femme Lhote), D. P., 45, 1, 47, n. 14.

(2) Arrêté du préfet de la Manche. Cassation, Chambre Crim. Rej., 1ᵉʳ juin 1846 (femme Lossif), D. P., 45, 1, 233.

(3) Arrêté du préfet de la Manche. Cassation, Chambre Crim. rej., 23 janv. 1865 (femme Hardy). D. P. 64, 1, 152.

municipale peut régler le nombre des pensionnaires que les sages-femmes sont autorisées à recevoir (1). Renfermée dans ces limites, la surveillance administrative ne porte pas atteinte aux obligations imposées par le devoir du secret. »

La Cour de Cassation est restée fidèle à cette doctrine comme en témoigne l'arrêt suivant (2) :

Sage-femme recevant des pensionnaires. — Registre des loyers. — Arrêté du maire. — Illégalité. — Les sages-femmes recevant uniquement chez elles les femmes enceintes, ne peuvent, tant à raison du secret professionnel qu'à raison de ce que les maisons d'accouchement ne sauraient être considérées comme des lieux ouverts au public, être assimilées aux aubergistes et logeurs.

Est dès lors illégal l'arrêté par lequel un maire entend les soumettre à l'obligation de tenir un registre semblable à celui imposé aux aubergistes et logeurs.

Ainsi jugé, par le rejet du pourvoi du ministère public de Privas, contre jugement du tribunal de simple police de cette ville, du 13 mars 1886, ayant relaxé la femme Chaussedent.

La Cour,

Ouï M. le conseiller Sallantin en son rapport, et les conclusions conformes de M. l'avocat général Loubers ;

Sur l'unique moyen du pourvoi pris de la violation des lois des 16, 24 août 1790 et 19-22 juillet 1791 et de l'article 471, n° 15, du Code pénal, en ce que le jugement attaqué a déclaré illégal et non obligatoire l'arrêté du maire de Privas du 8 novembre 1875 qui prescrit aux sages-femmes, recevant chez elles des pensionnaires, de tenir un registre semblable à celui imposé aux aubergistes et logeurs ;

Attendu que le jugement attaqué constate en fait que la femme Chaussedent exerce la profession de sage-femme et reçoit uniquement chez elle des femmes enceintes qui viennent réclamer ses soins ;

Attendu que les sages-femmes ne peuvent être assimilées aux aubergistes, logeurs, hôteliers ou loueurs de maisons garnies, ni être tenues des obligations imposées à ceux-ci par l'article 474, n° 2, du Code pénal ; qu'une pareille assimilation serait d'ailleurs contraire aux prescriptions de l'article 378 du Code

(1) Arrêté du préfet de police de la Seine. Cour de Cassation, Chambre Crim. Rej. 3 août 1866 (Bertin), D. P., 66, 1, 452.

(2) Cour de Cassation, Chambre criminelle, présidence de M. le président Lœw, audience du 20 juin 1886.

pénal qui oblige les sages-femmes, aussi bien que les médecins, à garder les secrets dont elles sont dépositaires à raison de leur profession ;

Attendu qu'aucune loi spéciale n'a placé les maisons d'accouchement sous la surveillance de l'autorité municipale ; que, d'une autre part, les maisons de ce genre ne peuvent être considérées comme des lieux ouverts au public sur lesquels les maires ont un droit de police et de réglementation en vertu de la loi du 5 avril 1884 ;

Attendu, dès lors, qu'en refusant de reconnaître la légalité des articles 6, 7 et 8 de l'arrêté de police pris par le maire de Privas, le 8 novembre 1875, le tribunal de simple police de cette ville, loin d'avoir violé la loi, en a fait une juste appréciation,

Rejette (1).

La jurisprudence de la Cour de Cassation a été invariable. Elle a déclaré nuls tous les arrêtés des maires qui portaient atteinte au secret médical. Elle n'a reconnu légitime que le droit conféré aux maires par la loi du 16-24 août 1790, c'est-à-dire le droit de veiller à ce que ces maisons présentent des conditions d'hygiène suffisantes. Ce droit a été confirmé par l'article de la loi du 4 avril 1880.

L'Académie de médecine s'était prononcée, à diverses reprises, pour que les conditions imposées aux maternités publiques ou privées permettent aux femmes qui veulent accoucher sans livrer leur nom, d'être sûres que leur secret serait à l'abri de toute indiscrétion.

Le Conseil municipal de Paris n'avait voté les fonds nécessaires à la reconstruction de la Maternité, qu'à la condition expresse que six chambres seraient réservées aux accouchements clandestins.

L'unanimité des opinions est absolue. Toutefois pendant et après le procès Boisleux-Lajarrige, l'attention se porta sur l'insuffisance de la surveillance imposée aux maisons de santé : et pendant quelques semaines on put craindre que ce courant d'opinion ne fît promulguer des arrêtés contraires aux règles si formellement acceptées.

(1) Journal *Le Droit*, 18 août 1886.

Le Conseil d'hygiène de la Seine s'occupe en ce moment de proposer au Préfet de Police une nouvelle réglementation. J'espère qu'il se maintiendra exclusivement sur le terrain de l'hygiène et qu'aucun article ne portera atteinte à l'observation du secret médical.

L'accouchement clandestin est une nécessité, il faut que la femme qui désire accoucher à l'insu de tout le monde puisse le faire ; il y a là un intérêt social. Tout médecin établi à Paris depuis quelque temps n'a pas été sans recevoir une ou plusieurs lettres de confrères de province, lui parlant d'une jeune fille séduite, devenue enceinte, le priant au nom de la famille de l'aider dans ces circonstances délicates ; on lui demande s'il ne connaîtrait pas un endroit, maison de santé ou d'accouchement, remplissant les conditions voulues. C'est un cas fréquent, il faut qu'une femme puisse accoucher clandestinement, sans quoi, comme je vous l'ai déjà dit, c'est le suicide, l'infanticide ou l'avortement.

III. — Suppression d'état.

Il nous reste pour terminer l'exposé des conditions dans lesquelles le médecin doit faire les déclarations de naissance à envisager le cas de suppression d'état ou de part.

La loi du 25 septembre 1791 punissait de douze ans de fer «quiconque était convaincu d'avoir volontairement détruit la preuve de l'état civil d'une personne ». Mais si l'enfant était mort-né ou non déclaré, la preuve n'existait pas, on ne pouvait la détruire et cependant il y avait bien suppression d'état.

L'article 345 du Code pénal portait :

Les coupables d'enlèvement, de recélé ou de suppression d'un enfant, de substitution d'un enfant à un autre ou de supposition d'enfant à une femme qui ne sera pas accouchée, seront punis de réclusion. La même peine aura lieu contre ceux qui étant chargés d'un enfant ne le représenteront point aux personnes qui ont le droit de le réclamer.

P. BROUARDEL. — Respons. méd.   14

La loi du 13 mai 1863 a modifié ainsi cet article :

Les coupables d'enlèvement, de recélé ou de suppression d'un enfant, de substitution d'un enfant à un autre ou de supposition d'un enfant à une femme qui ne sera pas accouchée, seront punis de la réclusion.

S'il n'est pas établi que l'enfant ait vécu, la peine sera d'un mois à cinq ans d'emprisonnement.

S'il est établi que l'enfant n'a pas vécu, la peine sera de six jours à deux mois d'emprisonnement.

Seront punis de la réclusion ceux qui étant chargés d'un enfant ne le représenteront point aux personnes qui ont le droit de le réclamer.

Il ne faut pas confondre le crime de *suppression d'enfant* qu'on nomme aussi *suppression de part* avec l'infanticide ; c'est le fait qui tout en laissant la vie à l'enfant le prive de son état civil.

Le plus souvent, le médecin se trouve mêlé à des affaires de ce genre comme complice inconscient.

Par exemple, un mari a la certitude que l'enfant dont sa femme vient d'accoucher est le produit d'un adultère ; il ne veut ni accepter la paternité, ni provoquer un scandale par un procès en désaveu ; il oblige sa femme à faire élever l'enfant au loin et sous un nom d'emprunt. Le mari ainsi que toutes les personnes qui auront prêté leur concours à cet acte seront passibles des peines édictées par l'article 345, soit comme auteur principal, soit comme complices.

Quand la justice apprend qu'une femme est accouchée, et lorsqu'elle en acquiert la preuve, notamment par une expertise médicale, il faut que la femme accouchée fasse connaître ce qu'est devenu l'enfant ; elle doit le représenter *mort ou vif*, faute de quoi, elle est passible des peines édictées par l'article 345.

Le 31 août 1878, M. Dufour d'Astafford, substitut du Procureur général, exposait ainsi devant la Cour de Poitiers les principes qui régissent cette question :

En introduisant dans notre loi pénale les deux paragraphes
additionnels qui complètent l'ancien art. 345, le législateur de 1863
voulut combler une lacune depuis longtemps signalée par les cri-
minalistes. Cet article punissait le crime de suppression d'un enfant
nouveau-né, sans établir la distinction entre l'enfant vivant et
l'enfant mort-né. Après avoir admis, dans l'un et l'autre cas, la
possibilité de l'infraction, la Cour de cassation décida que l'article
n'était applicable qu'au seul cas de suppression d'un enfant né
vivant. On aperçoit les conséquences qu'entraînait avec elle cette
nouvelle interprétation. Le ministère public avait charge d'établir que l'enfant supprimé avait vécu. Mais il suffisait à la mère
de ne pas représenter le produit de son accouchement pour
rendre impossible, dans presque tous les cas, l'administration de
cette preuve et faire obstacle, par conséquent, à la poursuite.

Cependant l'impunité assurée désormais à la plupart des faits
de cette nature sollicitait l'attention des jurisconsultes. L'un des
projets de loi déposés lors de la revision de 1863 eut pour objet
de punir la non-représentation de l'enfant, alors même qu'il ne
serait pas établi que l'enfant avait vécu. L'exposé des motifs
éclaire d'un jour singulier la pensée du législateur. Celui-ci n'aurait pas trouvé excessif de mettre à la charge de la mère, qui ne
peut pas ou ne veut pas représenter l'enfant dont elle est accouchée, la preuve que cet enfant n'avait pas vécu.

« La mère d'un enfant mort-né, disent les auteurs du projet (1),
pourra bien cacher le cadavre ou l'enterrer secrètement pour
dissimuler sa honte, mais elle ne le détruira pas. Elle voudra
pouvoir le représenter à la justice, si sa faute vient à être découverte. Quand elle l'a détruit ou qu'elle refuse de le représenter,
elle autorise contre elle les plus terribles soupçons... Serait-ce
donc une exigence outrée de la part de la loi de présumer, jusqu'à preuve contraire, que l'enfant a vécu ? »

La rigueur de la loi n'ira cependant pas jusque-là. Une doctrine
plus intelligente a inspiré la rédaction de la disposition addition-
nelle. La non-représentation de l'enfant constituera un crime ou
un délit, suivant les cas. S'il est établi que l'enfant a vécu, ou s'il
est établi qu'il n'a pas vécu, la non-représentation ne sera plus
qu'un délit puni de peines distinctes, à raison de la gravité différente des deux infractions. Mais, quelque atténuation qu'apporte
le projet de loi aux présomptions qui résulteront contre la mère
de la non-représentation du produit de sa grossesse, la pensée
génératrice de l'article additionnel demeure nettement indiquée

____

(1) *Journal du Palais, Lois et décrets* de 1863, p. 96.

dans cette phrase de l'exposé des motifs : « L'enfant doit être représenté vivant ou mort; il faut à ce principe nécessaire une sanction pénale. » Et l'on retrouve la même idée clairement reproduite dans le rapport de la commission législative : « C'est la non-représentation de l'enfant qui est la base de la poursuite et qui prend le caractère du délit. »

Ainsi la mère qui vient d'accoucher, doit, pour échapper à toute responsabilité pénale, représenter le produit de sa grossesse. Cette obligation a pour sanction la nouvelle disposition de l'article 345.

Le ministère public n'a donc à prouver que deux choses, dans le cas où une infraction à cette loi a pu être constatée : la grossesse d'abord, l'accouchement ensuite (1). Sa tâche est alors remplie, et c'est à la femme à échapper aux conséquences de cette double preuve en rapportant une preuve contraire ou en établissant que le fruit de l'accouchement n'était pas un enfant organisé, viable, qu'elle fût tenue de représenter, mais un fœtus ou un embryon inhabile à vivre, et que la loi ne couvre pas de sa protection.

Le législateur n'entend punir, en effet, que la suppression d'un enfant, c'est-à-dire d'un être parvenu à un degré de maturité suffisante pour réunir les conditions d'une viabilité possible, fixée par l'art. 312 du Code civil au cent quatre-vingtième jour de la gestation, et avoir droit par suite aux garanties accordées à tout être civilement existant.

Sur ce point, la thèse du jugement est de toute exactitude, et on a pu l'appuyer avec raison des termes mêmes de l'arrêt de la Cour de cassation du 7 août 1874 (2). Mais l'erreur grave des premiers juges, qui ne trouvent plus alors de point d'appui dans l'arrêt précité, est de mettre à la charge de l'action publique la preuve de cette viabilité; c'est là méconnaître d'une manière évidente le sens et la portée de la loi.

Comment le législateur aurait-il pu enjoindre au ministère public de poursuivre comme délit la non-représentation de l'enfant, en lui imposant en même temps l'obligation d'une preuve dont l'administration supposerait d'abord la représentation et l'examen de cet enfant ? N'est-il pas évident que la mère coupable rendrait impossible cette preuve, et impossible par conséquent la poursuite, en refusant de remettre le fruit de sa grossesse ? De telle sorte qu'elle s'assurerait l'impunité par l'acte même qui

(1) Chambéry, 29 févr. 1868. — Dijon, 16 déc. 1868. *Journal du Palais*, 1869. 719.
(2) *Journal du Palais*, 1875. 65.

constituerait l'infraction. Une telle conséquence suffit à faire juger de la valeur du système admis par le tribunal. En vain prétendrait-on que la preuve d'un délit incombe toujours à la partie poursuivante. Cet argument péremptoire en d'autres cas, cesse de l'être en l'espèce actuelle. Si la loi de 1863 n'avait pas entendu consacrer une exception à la règle générale, elle ne serait qu'une œuvre stérile, laissant, comme l'ancien article 345, le magistrat désarmé devant la non-représentation de l'enfant. Elle cesserait de répondre à la pensée de ses auteurs, du moment que le but qu'ils se proposaient ne pourrait plus être atteint. Et que deviendrait donc la sanction pénale du principe consacré par la loi : « L'enfant doit être présenté vivant ou mort » ?

Aussi bien, si la preuve de la viabilité est une tâche impossible, dans la plupart des cas, pour le ministère public, et si, pour ce motif, il ne peut être tenu de la fournir, il sera au contraire toujours facile à la mère de rapporter la preuve de la non-viabilité. Le fœtus est en sa possession, et sa production n'aura, en vérité, pour la pudeur publique aucun des inconvénients que le jugement se plaît à signaler. L'examen qu'en fera le médecin ou la sage-femme ne comporte aucune publicité blessante pour les mœurs, et la mère, inculpée à tort d'un délit de suppression, n'aurait-elle pas même la ressource d'établir son innocence par le témoignage de ceux qui ont suivi les phases de la grossesse ou connu les circonstances de l'accouchement ?

Celle qui a voulu cacher une faute et peut-être un crime au moyen d'un accouchement clandestin, aura donc seule à souffrir de la rigueur de la loi. C'est donc à juste titre que lui incombera le devoir d'établir la non-viabilité qui ferait disparaître le délit. A défaut de cette preuve, elle restera nécessairement en face de la présomption de viabilité du fruit de la grossesse, par la vertu même du texte qui a pour objet de punir le fait de la non-représentation de l'enfant. Cette présomption est en effet la base de la loi nouvelle. Ses auteurs n'auraient pas jugé excessif d'admettre que l'enfant avait vécu quand la mère le dérobait à la justice. On se borne à présumer qu'il est viable, c'est-à-dire suffisamment formé, organisé pour prendre vie.

Ceux qui se refuseraient à considérer cette présomption comme légitime saperaient du même coup l'édifice du législateur de 1863. Le paragraphe 2 de l'article 345 ne serait plus qu'une lettre morte, un texte sans utilité ni efficacité possibles. Il n'y a rien d'ailleurs dans une telle présomption qui ne soit entièrement conforme à la raison, à la nature même des choses. La non-représentation, qu'un intérêt coupable peut seul expliquer, suppose par là même la maturité du produit que l'on a voulu tenir caché. Quel motif plausible aurait la mère innocente de se refuser à exhiber le fruit d'une grossesse de courte durée ? Et enfin l'accouchement, avec ses symptômes, ses désordres, ses traces sanglantes reconnues par le médecin, n'implique-t-il pas généralement l'expulsion d'un enfant de constitution assez avancée pour qu'il ait atteint l'âge de viabilité légale ? — Tel est donc, à n'en pas douter, le sens de la loi sur cette matière.

La Cour estimera vraisemblablement qu'il convient de rétablir des principes dont les premiers juges se sont grandement écartés, et qui ont reçu déjà la consécration de deux arrêts : l'un de la Cour de Dijon, en date du 16 décembre 1868, et l'autre de la Cour de Chambéry, rendu le 29 février de la même année (1).

La Cour adopta ce système :

Attendu qu'aux termes de la législation de 1863, l'enfant doit être représenté mort ou vivant ; que lorsque la gestation régulière, la grossesse dans les conditions ordinaires, l'accouchement clandestin et la suppression ont été établis, on ne saurait imposer une autre preuve à la vindicte publique, sous peine d'exiger l'impossible ou d'assurer à la prévenue l'impunité puisée précisément dans le fait qui constitue l'infraction (2).

Il résulte donc de cette jurisprudence parfaitement établie sur un texte précis, et tout à fait conforme à l'esprit de la loi, que le produit d'un accouchement, *quel qu'il soit*, ne doit pas être dissimulé. Les médecins accoucheurs et surtout les sages-femmes doivent se bien pénétrer de cette idée et se conformer au principe posé par le nouvel article 345, que le produit de l'accouchement doit être représenté, que l'enfant, qu'il ne soit qu'un fœtus ou qu'il soit né à terme, doit être montré, mort ou vivant, et enfin, que le concours prêté à une dissimulation que la loi réprouve pourrait engager gravement leur responsabilité.

Vous devez connaître cette loi et la jurisprudence, parce que, comme médecin, vous pouvez être compromis dans la suppression d'un enfant, ou dans la supposition d'une grossesse qui n'a pas existé.

(1) *Journal du Palais*, 1869. 719.
(2) Poitiers, 31 août 1878. *Journal du Palais*, 1878. 1124.

Le Dr T..., de Civray, fut mêlé à une affaire de suppression de part dans des circonstances dramatiques et mystérieuses ; il fit cinquante-huit jours de prison préventive et bénéficia d'une ordonnance de non-lieu (1).

Dans la nuit du 23 au 24 décembre 1849, un jeune homme enveloppé d'un manteau, après avoir erré longtemps dans la campagne couverte de neige et s'être égaré plus d'une fois, arrivait chez la veuve Dufond, au village du Boisseau, dans l'arrondissement de Civray. Ce jeune homme portait une petite fille soigneusement et chaudement emmaillotée. Il demanda à la veuve Dufond si elle n'était pas la nourrice qu'avait retenue le docteur T.... Sur la réponse affirmative de cette femme, il lui confia l'enfant et partit. Ce jeune homme, qui revint quelque temps après avec un autre homme plus âgé que lui, également inconnu, refusa de se nommer et de faire connaître les noms des père et mère de l'enfant.

Ces circonstances mystérieuses furent bientôt révélées à l'autorité locale ; le parquet de Civray rechercha si la naissance de l'enfant avait été régulièrement déclarée, si une infraction n'avait pas été commise à l'article 346 du Code pénal, et une instruction fut ouverte.

Le docteur T..., entendu d'abord comme témoin, se borna à répondre : « Je déclare que je suis dépositaire d'un secret que je ne puis révéler ; je me réserve donc de ne répondre qu'aux questions qui ne se référeront pas, soit directement soit indirectement, à ce secret qui m'a été confié comme médecin. »

Puis il déclara qu'il avait connu la mère de l'enfant ; que, chargé de chercher une nourrice, il avait fait choix de la veuve Dufond, qu'il lui avait payé ses salaires, qu'il avait visité l'enfant et lui avait donné quelques soins. Il affirma n'avoir point assisté à l'accouchement, ajoutant que la mère lui avait formellement promis que la naissance serait dé-

____

(1) Dubrac, *Traité de jurisprudence médicale*, 1893, p. 153-155.

clarée aussitôt qu'elle aurait lieu. Mais il fut impossible aux magistrats instructeurs d'obtenir de lui aucune autre indication pouvant faire connaître la mère de l'enfant.

Le ministère public, se trouvant dans l'impossibilité de démontrer que le docteur T... avait assisté à l'accouchement, renonça à voir dans les faits une infraction aux dispositions de l'article 346 du Code pénal, mais il crut y découvrir le crime bien autrement grave de suppression d'état et de recélé d'enfant, prévu par l'article 345 du même Code. En conséquence, l'instruction reçut une direction nouvelle, et le docteur T... fut incarcéré le 18 décembre 1850.

De nombreux témoins furent entendus, mais aucun fait nouveau ne put être relevé à la charge du médecin ; en conséquence, le tribunal de Civray rendit, le 22 décembre 1850, en la Chambre du conseil, une ordonnance de non-lieu.

Sur l'opposition formée par le procureur de la République contre cette ordonnance, la Cour de Poitiers, Chambre des mises en accusation, ordonna, le 3 janvier 1851, un supplément d'information par un de ses membres. Les nouvelles investigations de la justice firent découvrir d'autres circonstances non moins romanesques que les premières.

L'opinion publique crut reconnaître dans le jeune homme au manteau, qui, dans la nuit du 23 au 24 décembre 1849, avait porté l'enfant chez la veuve Dufond, un sieur Adolphe P..., ouvrier menuisier, qui travaillait, en 1849 et 1850, à environ dix kilomètres de l'endroit où l'enfant avait été mis en nourrice. — L'instruction suivit donc une nouvelle piste, et Adolphe P..., qui avait disparu du pays, fut recherché. Ce jeune homme travaillait alors chez un menuisier, à Maillezais, aux environs de Fontenay-le-Comte. Aussitôt que des poursuites furent commencées contre lui, un individu demeuré inconnu vint le chercher et l'emmena avec une extrême précipitation. Adolphe P... se rendit à Poitiers, où il fit dresser par un notaire, le 9 janvier 1851, un acte par lequel il se reconnaissait le père naturel de l'enfant qui avait reçu au baptême les prénoms de Marguerite-

Louise, puis il revint dans l'arrondissement de Civray, où il fut arrêté.

Ses réponses, dans ses nombreux interrogatoires et les renseignements fournis par une longue et minutieuse information, firent supposer que cette reconnaissance n'était pas sérieuse, et qu'Adolphe P... n'était qu'un prête-nom qui cherchait à tromper la justice.

Il est inutile de relever ici les circonstances fort graves qui tendaient à faire connaître la mère et même le père de l'enfant. Qu'il nous suffise de dire que le docteur T... ne varia pas un seul instant dans ses affirmations : il déclara toujours qu'il connaissait la mère, qu'elle l'avait consulté comme médecin, qu'elle devait l'appeler au moment de l'accouchement, si son concours devenait nécessaire, ce qui n'avait pas eu lieu ; qu'il s'était chargé de choisir la nourrice et de veiller sur l'enfant, mais qu'il avait promis de taire le nom de la mère et qu'il ne le révélerait jamais. Ni les instances des magistrats instructeurs, ni les angoisses d'un long emprisonnement ne purent faire fléchir sa résolution ; il fut inébranlable.

Enfin, le 14 février 1851, une ordonnance de *non-lieu* lui rendit la liberté, après cinquante-huit jours de détention préventive.

Nous ne pouvons tirer de cette ordonnance aucune conséquence juridique pour le sujet qui nous occupe, parce qu'elle est motivée, conformément aux réquisitions du procureur général, sur ce qu'on s'aperçut (un peu tard) qu'aux termes de l'article 327 du Code civil, l'action criminelle contre un délit de suppression de part ne peut commencer qu'après le jugement définitif sur la question d'état ; mais l'exception tirée du secret professionnel ne fut pas discutée. Quoi qu'il en soit, nous avons dû rapporter ce fait. Nous n'avons pas à juger la conduite du médecin pour s'être prêté, même fort indirectement, à dissimuler l'état d'un enfant en lui cherchant une nourrice, nous ne pouvons que l'approuver d'avoir aussi scrupuleusement conservé le secret qu'il avait promis.

IV. — Supposition de part.

Enfin, Messieurs, pour terminer ce que j'ai à vous dire au sujet des naissances, je veux vous parler de la *supposition de part* et de ses conséquences, je vous conterai la mésaventure suivante arrivée à un de nos jeunes confrères, nouvellement établi à Paris :

Pendant qu'il s'installait, une dame vint le trouver, présentant l'aspect extérieur d'une personne qui doit prochainement accoucher. Il ne l'examina pas et fut tout réjoui lorsque cette dame lui demanda si elle pouvait compter sur lui pour l'assister pendant son accouchement. Il accepta. Quelques jours plus tard, il est appelé par sa cliente, qui, lui disait-on, était prise de douleurs. Il se rend à son appel et à son arrivée une femme lui montre un enfant déjà emmailloté, lui disant : « Docteur, vous arrivez un peu tard, mais si vous le voulez bien, vous nous rendrez un grand service en allant déclarer la naissance à la mairie. » Le jeune médecin, sans examiner ni la mère ni l'enfant, va faire la déclaration de naissance, puis ne s'occupe plus de rien.

Quelques mois après, une femme se rend chez le procureur de la République, s'accusant d'avoir vendu, pour cinquante francs, son enfant à une inconnue qu'elle avait rencontrée à la porte de la Maternité; depuis, prise de remords, elle avait cherché à retrouver la trace de sa fille, mais sans pouvoir y réussir. On ouvre une enquête.

On apprend que la femme qui avait acheté l'enfant était précisément la cliente du médecin en question, qu'elle avait commis ce délit pour amener un vieillard, avec lequel elle vivait depuis longtemps, à la prendre comme femme légitime. A la suite de cette enquête, la femme fut poursuivie et le médecin fut inculpé dans les poursuites comme complice.

Ce jeune médecin m'appela à son aide, et j'allai raconter ce petit roman au procureur de la République, la naïveté de notre confrère parut évidente et il ne fut pas inquiété.

Le 13 juillet 1897, un fait analogue était jugé à Berlin :

« Agnès L..., la principale accusée, connaissait depuis trois ans un garçon de café nommé Langowski, qu'elle a contraint au mariage, grâce à des manœuvres dont elle a à répondre aujourd'hui devant le tribunal. L'accusée vivait depuis trois ans maritalement avec Langowski sans que celui-ci songeât le moins du monde à régulariser cette union. C'est alors qu'Agnès, de complicité avec une bonne, deux couturières et une sage-femme, résolut de simuler une grossesse pour forcer son amant à l'épouser. Malheureusement ce dernier se montrait toujours récalcitrant et, malgré l'arrondissement de la taille de son amie, il disait : « Lorsque « l'enfant sera là, il sera toujours temps d'aller à la mairie. »

« Agnès et ses complices décidèrent alors de jouer la comédie jusqu'au bout et la sage-femme se chargea de procurer l'enfant nécessaire. Elle avait chez elle une bonne qui attendait sa délivrance et qui ne demandait pas mieux que de se débarrasser du fruit d'une faute. La sage-femme réussit même à persuader à Langowski de célébrer le mariage quelques jours avant l'accouchement, qui était imminent, disait-elle. Le garçon de café céda et conduisit sa fiancée, dont la taille avait une envergure inquiétante, devant l'officier de l'état civil. Trois jours après, l'heureux époux, rentrant chez lui, entendit dans son appartement des cris épouvantables et lorsqu'il arriva chez lui, la sage-femme lui mit un enfant hurlant dans les bras.

« Toutes les accusées avouent et implorent l'indulgence du tribunal en raison, disent-elles, « du but honorable qu'elles « poursuivaient ». La pauvre Agnès a été condamnée à quatre mois de prison, la sage-femme à deux mois, tandis que la bonne, qui avait cédé son enfant, a été acquittée. »

Vous voyez, Messieurs, par tous ces exemples, que vous devez, dans des cas de ce genre, vous entourer de toutes les garanties possibles, de manière à ne pas vous trouver dans une situation, qui, sans être très grave, peut devenir embarrassante, et parfois vous causer de grands ennuis.

IV. — INHUMATIONS.

Les inhumations sont régies en France par les articles
suivants du Code civil :

Art. 77. — Aucune inhumation ne sera faite sans une autorisation sur papier libre et sans frais, de l'officier de l'état civil, qui
ne pourra la délivrer qu'après s'être transporté auprès de la personne décédée pour s'assurer du décès, et que vingt-quatre heures
après le décès, hors les cas prévus par les règlements de police.
Art. 78. — L'acte de décès sera dressé par l'officier de l'état
civil, sur la déclaration de deux témoins. Ces témoins seront s'il
est possible les deux plus proches parents ou voisins, ou lorsqu'une personne sera décédée hors de son domicile, la personne
chez laquelle elle sera décédée et un parent ou autre.
Art. 81. — Lorsqu'il y aura des signes ou indices de mort violente ou d'autres circonstances qui donneront lieu de le soupçonner, on ne pourra faire l'inhumation qu'après qu'un officier de
police, assisté d'un docteur en médecine ou en chirurgie, aura
dressé procès-verbal de l'état du cadavre et des circonstances y
relatives, ainsi que des renseignements qu'il aura pu recueillir sur
les prénoms, nom, âge, profession, lieu de naissance et domicile
de la personne décédée.

La sanction de ces articles du Code civil se trouve dans
les articles 358, 359, 360 du Code pénal :

Art. 358. — Ceux qui, sans l'autorisation préalable de l'officier
public dans le cas où elle est prescrite, auront fait inhumer un
individu décédé, seront punis d'un emprisonnement de six jours
à deux mois et d'une amende de seize francs à cinquante francs.
La même peine sera appliquée à ceux qui ont contrevenu de quelque
manière que ce soit, à la loi et aux règlements sur les inhumations
précipitées.
Art. 359. — Quiconque aura recélé ou caché le cadavre d'une
personne homicidée ou morte des suites de coups ou blessures

sera puni d'un emprisonnement de six mois à deux ans et d'une
amende de cinquante francs à quatre cents francs, sans préjudice
de peines plus graves s'il a participé au crime.

Art. 360. — Sera puni d'un emprisonnement de trois mois à un an
et de seize à deux cents francs d'amende quiconque se sera rendu
coupable de violation de tombeaux ou de sépultures, sans préjudice des peines contre les crimes ou délits qui seraient joints à
celui-ci.

À toutes les époques, l'on s'est préoccupé du temps qui
devait séparer le moment de la mort de celui de l'inhumation ; on était inspiré par la crainte d'être enterré vivant,
car comme l'a dit Molière :

> Qui tôt ensevelit, bien souvent assassine ;
> Et tel est cru défunt qui n'en a que la mine.

En Égypte, d'après Hérodote, les morts n'étaient enterrés
que le quatorzième jour du décès.

En Grèce, Lycurgue avait fixé le délai d'inhumation à
onze jours.

A Rome, on laissait passer entre la mort et l'incinération
six ou sept jours.

Cette durée était beaucoup trop longue, car surtout dans
les pays chauds, la putréfaction du cadavre se fait rapidement et conserver un corps dans de telles conditions devait
être un vrai supplice pour la famille, et était à coup sûr
un danger pour la santé publique.

En Angleterre, on n'enterre pas avant le sixième jour ;
parfois on attend jusqu'au onzième ; Tourdes a même
cité un cas de diphtérie, suivi de mort, pour lequel l'inhumation n'eut lieu que le vingt et unième jour.

En Allemagne, le délai varie de quarante-huit à soixante-
douze heures.

En Bavière, la règle est la même et la mort doit être
constatée par une personne spéciale. En Bavière, comme en
France, il n'y a pas de médecin dans chaque commune, aussi
on a nommé des inspecteurs des décès qui sont choisis parmi
les baigneurs, les barbiers et les anciens infirmiers ; ils

doivent être deux pour examiner un cadavre; ils sont payés par la famille au taux de 1 mark ; si la vérification du décès est faite par un médecin, le prix est de 3 marks. Ce système n'a pas donné de bons résultats et l'on se plaint, dans les localités où ces inspecteurs font leurs constatations, qu'ils « sont atteints du vice professionnel de tous ceux qui s'occupent des morts » ; c'est-à-dire d'ivrognerie. C'est un fait à peu près général que ceux qui approchent les morts se livrent à la boisson; vous avez pu le constater vous-même au cours de vos études.

En Espagne et en Portugal, le délai est très court; on enterre six à huit heures après la mort, sans doute à cause de la rapidité de la putréfaction; ce court espace de temps séparant la mort de l'inhumation expose aux inhumations précipitées. « Dans ce pays, il ne faut pas dormir trop longtemps », a dit un voyageur.

En France, le délai est de vingt-quatre heures après la mort. Cependant, ce délai minimum n'est pas toujours respecté. C'est ainsi que dans le Midi, où l'élévation de la température occasionne une putréfaction rapide, les aubergistes ou hôteliers chez lesquels un client meurt, ennuyés du discrédit que ce décès et la présence d'un cadavre peuvent jeter sur leurs maisons, font la déclaration de la mort quelques heures avant le moment où leur client doit rendre, d'après leur prévision, le dernier soupir; on a même cité des cas dans lesquels le médecin venu pour constater le décès a trouvé le malade râlant encore.

Dans le département de la Seine, le 21 vendémiaire an IX (13 octobre 1800), le conseiller d'État Frochot, préfet de la Seine, prit l'arrêté suivant :

Arrêté relatif aux déclarations de décès et aux inhumations. — Vu l'article 1er du titre 5 de la loi du 20 septembre 1792 (1) qui porte que la déclaration du décès sera faite à l'officier public par les deux plus proches parents ou voisins de la personne décédée;

(1) Remplacé par l'article 78 du Code civil.

L'article du même titre qui porte que l'officier public se transportera au lieu où la personne sera décédée, et qu'après s'être assuré du décès, il en donnera acte sur les registres doubles ;

Les différentes observations recueillies sur le danger des inhumations précipitées ;

Le Préfet,

Considérant que la simple déclaration faite par des parents ou voisins est insuffisante, puisqu'ils ne peuvent attester un décès dont ils ne peuvent pas eux-mêmes administrer la preuve indubitable ;

Considérant que l'officier public lui-même ne peut s'assurer d'un décès que par le témoignage des officiers de santé, seuls compétents à cet égard ;

Considérant enfin, que l'ordre public, l'intérêt de l'humanité et celui des familles exigent que l'on prenne toutes les précautions convenables pour ne pas être trompé par des signes incertains, et que tout individu dont le décès, quoique apparent, n'est pas physiquement constaté, doit être considéré comme existant encore ;

Arrête :

Art. 1er. — Les personnes qui se trouveront auprès d'un malade au moment de son décès présumé éviteront à l'avenir de lui couvrir et envelopper le visage, de le faire enlever de son lit, pour le déposer sur un sommier de paille ou de crin et de l'exposer à un air trop froid.

Art. 2. — La déclaration du décès sera faite par les deux plus proches parents ou voisins de la personne décédée. Cette déclaration sera faite dans les trois jours du décès et avant l'inhumation, sous peine de deux mois de prison, et de six mois en cas de récidive, conformément à l'article 1er de la section 1re de la loi du 19 décembre 1792.

Art. 3. — Néanmoins, il ne sera donné acte de cette déclaration, par l'officier public, qu'après que le décès aura été constaté dans la forme prescrite par les articles suivants, et jusque-là il sera sursis à l'ensevelissement.

Art. 4. — Les maires et les adjoints feront choix dans leurs communes ou arrondissements d'un ou de deux officiers de santé, pour constater les décès.

Art. 5. — Aussitôt que les maires auront reçu une déclaration de décès, ils en donneront avis à l'officier de santé, qui se transportera sur-le-champ au domicile de l'individu présumé décédé.

Art. 6. — Si l'officier de santé juge le décès certain, il fera, sur son rapport verbal, dresser acte par l'officier public de la déclaration de décès faite par les parents ou voisins. Cet acte sera fait dans les formes prescrites par le titre 5 de la loi du 20 septembre 1792 (1); il sera de plus signé par l'officier de santé.

Art. 7. — Si l'officier de santé juge que le décès n'est pas certain, l'officier public ordonnera de surseoir à l'ensevelissement, jusqu'à certitude complète acquise par de nouvelles visites et par le rapport de l'officier de santé. Cette certitude étant acquise, la déclaration dont il est parlé dans l'article précédent sera dressée dans la forme qui y est prescrite.

Art. 8. — Dans tous les cas, il ne pourra être procédé à aucune inhumation que vingt-quatre heures après la déclaration des parents ou voisins de la personne décédée, si cette déclaration a été faite le jour même du décès, à moins qu'il n'y ait dissolution commencée et constatée par l'officier de santé.

Art. 9. — Les précédentes dispositions seront exécutées même à l'égard des décédés que leurs parents, amis ou ayants cause voudront faire inhumer dans un lieu particulier, conformément aux arrêtés du département du 22 floréal an V et 28 frimaire an VII.

Art. 10. — L'indemnité qui sera accordée à l'officier de santé, chargé de constater les décès, sera prélevée sur le montant des frais d'inhumation, et sera basée sur le prix moyen des visites.

Art. 11. — Le présent arrêté sera imprimé, envoyé aux sous-préfets et maires, et affiché dans toutes les communes du département.

Paris, le 21 vendémiaire an IX.

Signé : FROCHOT.

Dans l'article 77 du Code civil, il est un point sur lequel je veux appeler votre attention; il y est dit que le permis d'inhumer ne pourra être délivré que vingt-quatre heures après le décès *hors les cas prévus par les règlements de police.*

Le préfet de la Seine, le 1er juillet 1836, adressa une circulaire aux maires de Paris, relativement aux mesures à prendre pour l'inhumation des personnes décédées de la petite vérole.

Le 21 avril 1881, M. Hérold, préfet, adressa une nouvelle circulaire portant « que toutes les fois qu'une déclaration de décès serait reçue, il y aurait lieu d'interroger le déclarant sur la cause présumée de la mort. Dans le cas où le

____

(1) Remplacé par les articles 77 et suivants du Code civil.

décès serait attribué à une maladie infectieuse, telle que la variole, le croup ou l'angine couenneuse (diphtérie), le médecin de l'état civil devrait être immédiatement prévenu et invité à vérifier d'urgence le décès. »

Cette circulaire a été inspirée surtout par le danger de contagion possible pour les personnes habitant la même maison que la personne morte. Pour les cas de choléra, nous avons obtenu que le médecin fasse délivrer immédiatement le permis d'inhumer, même avant l'expiration du délai de vingt quatre heures.

Comme médecins, c'est d'abord la contagion que nous invoquons pour demander l'inhumation rapide dans certains cas ; d'autre part, comme la préfecture de police, nous avons envisagé le côté moral de la question. Quand un décès s'est produit dans une famille qui ne possède comme logement qu'une seule pièce, après avoir fait la toilette du mort et donné libre cours à sa douleur, on reçoit la visite des voisins et des amis ; comme palliatif à la douleur, on fait venir du vin, on boit, on mange en veillant le défunt, sans pouvoir prendre de repos, puisqu'il occupe l'unique lit du domicile : peu à peu, on se grise et tout cela, remarquez-le bien, sans avoir le moins du monde l'idée de manquer de respect au mort. Pour convaincre le préfet de Police, le D^r Du Mesnil le mena dans un logement, où lorsqu'ils arrivèrent ils aperçurent des bouteilles placées sur le ventre du cadavre, parce qu'il n'y avait pas de place ailleurs. Pour éviter des scènes semblables, le Conseil municipal a accepté de faire construire dans deux cimetières des maisons mortuaires(1), où l'on peut transporter d'une part les malades morts d'affections contagieuses, d'autre part les morts qu'il serait impossible de garder décemment dans des locaux trop petits pour contenir toute une famille. Cette dernière catégorie de morts peut être

(1) Du Mesnil, *De la création des maisons ou dépôts mortuaires de Paris* (*Ann. d'hyg.*, 1879, 3e série, tome II, p. 515). — *Le Dépôt mortuaire du cimetière du Nord* (*Ann. d'hyg.*, 1891, tome XXV, p. 137). — *Le Dépôt mortuaire de la rue du Repos* (*Ann. d'hyg.*, 1892, tome XXVIII, p. 77). — Voir pièce n° 27.

veillée par la famille dans la maison mortuaire, pendant le temps qui sépare le décès de l'inhumation.

En Allemagne, le système de maisons mortuaires ou obitoires est très répandu, il existe dans presque toutes les villes ; mais elles ont été créées exclusivement dans le but d'empêcher les inhumations prématurées. Le plus ancien est celui de Munich, qui date d'environ cent quarante ans. On transporte les cadavres dans une vaste salle où ils sont rangés circulairement, on place dans la main de chacun un cordon de sonnette ; si par hasard l'un d'eux n'était qu'en état de mort apparente, en se réveillant, il lui suffirait de sonner pour qu'aussitôt le gardien, qui du reste fait des rondes fréquentes, soit prévenu. Depuis cent quarante ans, les gardiens n'ont été réveillés qu'une fois et encore c'était par le fait d'un rat qui grimpait le long du cordon d'une des sonnettes. Si nous avons préconisé l'établissement de dépôts mortuaires à Paris, ce n'est pas par crainte des inhumations précipitées, mais pour éviter la contagion et pour veiller à ce que le mort soit gardé avec respect jusqu'au moment de son inhumation.

I. — Qui doit constater la mort ?

D'après la loi, la mort doit être constatée par l'officier de l'état civil ; Fourcroy a fait remarquer avec raison que celui-ci était absolument incompétent ; aussi devrait-on l'autoriser à se faire suppléer par un médecin, capable, lui, de savoir si le malade est mort ou non, et exiger que cette visite médicale soit toujours faite. En fait, jamais l'officier de l'état civil ne se dérange. A Paris, on a créé un service de vérification des décès. Aussitôt qu'un décès est déclaré, le médecin vérificateur, que le public nomme un peu ironiquement « le médecin des morts », se rend au domicile de la personne décédée pour y faire les constatations prescrites par la loi. En plus des vérificateurs et comme service de contrôle, le Préfet de la Seine nomme un certain nombre de

médecins inspecteurs qui doivent examiner au moins un
mort sur trois. Ce service est très bien organisé à Paris et
il offre toutes les garanties possibles ; dans toutes les grandes
villes, à Lyon, à Bordeaux, fonctionne un service analogue.

Dans certaines villes de moindre importance, le service
des décès est fait par les médecins traitants ; ce cumul peut,
dans certaines circonstances, devenir pour eux la cause de
graves ennuis (1) et soulever la question du secret médical.

Dans les campagnes, il n'y a aucun service pour la constatation des décès, de sorte qu'on enterre des personnes qui
n'ont jamais été vues par le médecin, ni pendant leur dernière maladie, ni après leur mort. Le paysan, vous le savez,
n'aime pas à aller chercher le médecin, ou s'il l'appelle, ce
n'est que bien tard, quand tout espoir peut être abandonné ;
de plus il est des régions de la France où il n'y a pour ainsi
dire pas de médecins. Ainsi, dans le département de la
Lozère, il n'y a pas 30 médecins, et 8 cantons se touchant
n'ont ni médecin, ni officier de santé, ni pharmacien.

Je vous ai dit, dans un des cours précédents (2), quels
étaient les signes de la mort et les difficultés qu'un médecin peut rencontrer pour en établir la réalité ; aussi le
danger des inhumations prématurées est-il beaucoup moins
grand dans les villes qu'à la campagne, où aucune personne
compétente ne voit le décédé. Pour remédier à cet état
de choses déplorable, Tourdes avait demandé que le délai
de 24 heures fût porté à 48 heures ; rien n'a été fait à ce
sujet, et du reste, ce n'est pas là qu'est la réforme utile.
Il ne s'agit pas d'une question de temps, mais de diagnostic.
Bruhier avait, disait-il, recueilli au moins 500 observations
d'inhumation d'individus vivants ; il ajoutait qu'on ne
connaît pas tous les faits de ce genre et qu'un plus grand
nombre resteront toujours inconnus, ensevelis qu'ils sont
dans les entrailles de la terre. Toutes ses observations ne
sont qu'un tissu de puérilités et de racontars. A ma connais-

(1) Voir p. 87.
(2) Brouardel, *La mort subite*, Paris, 1895, p. 36.

sance, deux faits seuls semblent mériter quelque créance :

Le premier est celui d'une jeune fille en catalepsie qui aurait été enterrée sans qu'aucun médecin ne l'ait vue, ni vivante, ni morte.

Le second, rapporté par le Dr Robin, a trait à une jeune fille qui, pendant une épidémie de choléra, tomba en syncope ou en catalepsie : on conclut que cette mort subite était due à une attaque de choléra foudroyant et l'on pratiqua l'inhumation. On entendit des mouvements dans la bière, on l'ouvrit et on alla chercher le médecin qui, à son arrivée, constata que le pouls battait encore. Il ne put cependant rappeler la malade à la vie (1).

Ce sont les deux seuls cas offrant quelque probabilité d'authenticité ; en plus, je vous rappellerai qu'à l'obitoire de Munich, depuis 140 ans, on n'a constaté aucun cas de réveil ; par conséquent, on peut dire que le danger n'est pas dans l'inhumation précipitée, mais vient plutôt, comme nous le verrons dans un instant, de ce que l'on peut profiter de cette absence de contrôle pour cacher des crimes.

J'avais espéré, il y a quelques années, quand on a fait la loi sur l'assistance médicale dans les campagnes, que l'on s'occuperait également de nommer des médecins vérificateurs des décès ; il n'en a rien été ; tout le monde reconnaît la nécessité de cette organisation, mais personne ne veut en assurer financièrement le fonctionnement : de plus une formule est entrée dans l'esprit du public, elle a, temporairement je l'espère, la force d'un axiome, et en ce moment, la formule est : *Pas de fonctionnaires*. Le médecin vérificateur serait un fonctionnaire, donc il n'en faut pas.

II. — Fonctions du médecin de l'état civil.

Le médecin de l'état civil doit rechercher d'abord *si la mort est réelle*, puis s'efforcer de reconnaître la cause de la mort.

Pour reconnaître les *signes de la mort*, il faut examiner le

(1) Brouardel, *La mort subite*. p. 22.

cadavre ; cela paraît simple, cependant le public ne le comprend que difficilement ; il s'imagine qu'en découvrant un mort, on porte atteinte au respect qui lui est dû ; aussi, je vous conseille, si vous avez à faire des constatations de décès, de toujours procéder avec une extrême douceur, de montrer à la famille que les recherches que vous entreprenez n'ont pour but que de bien vous assurer que la personne est bien morte et non pas en état syncopal.

Les difficultés que rencontre le médecin de l'état civil sont accrues par suite de l'habitude que l'on a de faire aussitôt après la mort la toilette du cadavre. On enlève les oreillers, on couche le corps à plat ; on place une mentonnière pour que la bouche ne s'ouvre pas ; on lie les bras pour que la rigidité cadavérique les prenne dans une position qui semble plus décente. On a grand tort : quand le malade a rendu le dernier soupir, on ne peut pas dire encore qu'il soit complètement mort ; en effet, il arrive souvent que ce qui a paru être le dernier soupir n'est que le début d'une syncope ; de plus, même si la respiration ne se fait pas, la vie continue dans les organes ; le cœur bat longtemps encore après ce moment. P. Loye et P. Regnard ont constaté chez un décapité la persistance des battements du cœur pendant trois quarts d'heure. On ne doit donc pas considérer un homme comme mort parce qu'il semble avoir rendu le dernier soupir ; il se peut qu'il revienne de sa syncope ; si on lui ferme la bouche, si on lui attache le menton, on supprime les bien faibles chances qu'il a de revenir à la vie ; il faut toujours, comme l'a dit Josat, faire, en face d'une personne qui vient de mourir, comme si le retour à la vie était encore possible.

Le médecin doit *déterminer les causes de la mort*.

Vous savez, Messieurs, combien parfois il est difficile de faire le diagnostic d'une maladie sur le vivant ; vous avouerez que faire un diagnostic rétrospectif sur un cadavre est encore beaucoup plus difficile. Pour découvrir la cause de la mort, il est nécessaire que le médecin de l'état civil fasse une petite enquête; aussi est-il obligé de demander des renseignements à la famille sur la marche et les symptômes de la maladie qui a amené la mort et de consulter les ordonnances du médecin qui a donné ses soins.

Le résultat de son examen doit être que la mort est réelle, qu'elle semble avoir été causée par telle maladie ou tel accident.

C'est en effet au médecin vérificateur qu'il incombe de dire s'il y a des traces de violence, pouvant faire soupçonner une lutte, un accident, un suicide ou un crime. Beaucoup de ceux-ci ont été révélés par ces examens.

Lorsque aucune suspicion ne s'élève dans l'esprit du médecin, il signe une feuille qui, remise à la mairie, permet de délivrer le permis d'inhumer. Lorsque au contraire, il y en a un doute, il fait son rapport et l'officier de l'état civil donne telle suite qu'il convient à cette déclaration.

La petite enquête qui accompagne cet examen provoque parfois des difficultés entre médecins.

Il y a quelques années, un de nos confrères voulait porter plainte parce que le médecin de l'état civil avait demandé communication de ses ordonnances et surtout parce qu'il en avait emporté une au dos de laquelle il avait écrit les renseignements qui devaient lui servir à rédiger son rapport. La susceptibilité de ce médecin me semble exagérée. Il est certain toutefois que si le médecin de l'état civil critiquait le traitement institué par son confrère, il aurait grand tort, d'abord, parce qu'il n'a pas suivi la marche de la maladie et ne peut, par suite, avoir qu'une idée approximative sur l'utilité de l'emploi de telle ou telle médication, et enfin parce qu'il paraîtrait exploiter la douleur des parents pour déconsidérer un confrère.

Je n'ai pas besoin de vous rappeler que vous ne devez jamais accepter d'être en même temps médecin traitant et médecin de l'état civil. Je me suis assez étendu sur ce sujet quand je vous ai parlé du secret médical pour n'avoir pas besoin d'y revenir; aux arguments précédemment donnés, il me suffira d'ajouter que si la famille porte des accusations contre vous au sujet de la manière dont vous avez traité un malade, si elle vous accuse d'avoir occasionné sa mort par une médication donnée mal à propos, vous n'auriez aucun moyen de vous défendre, vous aurez été le médecin traitant inculpé par la famille et le médecin contrôleur, vous paraîtrez avoir signé le permis d'inhumer pour couvrir vos erreurs.

III. — Autopsie. Moulage. Embaumement.

En vertu de l'ordonnance du 21 janvier 1841, ces diverses opérations ne doivent avoir lieu que 24 heures après la mort. De plus, elles ne doivent être faites qu'en présence du commissaire de police ou d'un de ses représentants ; généralement, le commissaire de police ne vient pas ; mais il est cependant nécessaire de le prévenir.

Il est interdit de se servir dans les embaumements de substances toxiques, de manière à ne pas gêner les recherches chimiques, si une présomption d'empoisonnement nécessite plus tard une expertise médico-légale. On ne doit donc employer ni l'arsenic, ni le chlorure de zinc, ni les sels de mercure, qui forment la base des liquides servant à la conservation des cadavres.

L'administration exige de plus que l'on place dans le cercueil une bouteille contenant une partie du liquide ayant servi à l'embaumement du corps. L'analyse de celle-ci permettrait de contrôler la valeur des résultats de l'expertise chimique des viscères du cadavre.

IV. — Violation de sépulture.

La violation de sépulture est punie par l'article 360 du Code pénal, de trois mois à un an de prison et de seize à deux cents francs d'amende.

Il est difficile de s'entendre sur ce que la justice appelle violation de sépulture, attendu que les jugements rendus ont été absolument contradictoires. Tourdes cite le cas d'un médecin qui fut condamné à six jours de prison et une amende, pour avoir pratiqué la trachéotomie sur un enfant mort depuis huit heures. Le même auteur cite le cas d'un médecin qui fut condamné aux mêmes peines, pour avoir, douze heures après la mort, ouvert le ventre d'une femme enceinte. Cette jurisprudence semblait bien établie, mais la Cour de cassation a rendu le 20 juin 1896 un arrêt en sens inverse.

Un prêtre appelé auprès d'une mourante n'arriva que deux heures après son décès ; cette femme était enceinte ; il ouvrit le ventre pour extraire et baptiser l'enfant. Il fut acquitté par la Cour de Riom. Le Procureur général fit appel, mais la Cour de cassation admit qu'il n'y avait pas eu violation de sépulture, parce que les apprêts funéraires n'étaient pas commencés ; dans ses considérants, la Cour dit qu'elle acquitte du fait de violation, mais qu'elle aurait condamné si le prêtre avait été poursuivi pour exercice illégal de la médecine (1).

Il faut rapprocher de ces cas les attentats commis sur les agonisants ; un cas curieux est rapporté par Bruhier (2), malheureusement la véracité de cet auteur est très suspecte : un moine était chargé de veiller une jeune fille en état de mort apparente ; il se livra sur elle à des actes dont le résultat immédiat fut de réveiller la pseudo-morte, qui, quelques mois plus tard, s'aperçut qu'elle était enceinte. Le moine aurait épousé la jeune fille.

V. — Loi sur la liberté des funérailles. — Incinération.

Depuis la loi du 15 novembre 1884 sur la liberté des funérailles, l'incinération des corps est autorisée.

Au moment où l'on discutait cette loi, on demanda

(1) Voir observ. 25.
(2) Bruhier, *Diss. sur l'incertitude des signes de la mort et l'abus des enterrements et embaumements précipités*, Paris, 1745.

l'avis du Conseil d'hygiène de la Seine, et je fis un rapport
où je formulai certaines objections que je considère comme
importantes au point de vue médico-légal.

La première de ces objections est l'impossibilité où la
justice se trouvera, si le cadavre a été incinéré, de reconnaître qu'il y a eu intoxication criminelle.

Vous savez, Messieurs, que excepté dans les cas où il y a
eu intoxication accidentelle, comme dans les erreurs de
médicaments fournis par un pharmacien, il est fort difficile
d'établir cliniquement le diagnostic d'un empoisonnement.
Généralement, l'inhumation se fait normalement, et ce n'est
que longtemps, plusieurs mois, parfois plusieurs années
plus tard, que l'exhumation est ordonnée.

Que se passe-t-il en effet ?

L'intervention de la justice, dans les empoisonnements
vrais, est presque toujours tardive. Le parquet n'entre en
action que par suite d'une dénonciation. La mort de telle
personne, ou une série de morts dans une même famille
semble suspecte. Le fait est signalé à l'autorité judiciaire, celle-ci doit, avant d'agir, pour ne pas jeter dans
une famille un trouble cruel, s'entourer de renseignements, juger jusqu'à quel point sont probables les faits
dénoncés. Le temps écoulé pendant ces diverses circonstances, la mort, la dénonciation, l'enquête et la résolution prise par le magistrat, dépasse de beaucoup les délais
qui séparent la mort de l'incinération.

H. Sainte-Claire Deville a cité un exemple curieux survenu
lors de l'épidémie de choléra de Besançon en 1849. Une
famille entière composée de cinq personnes avait disparu,
emportée, croyait-on, par cette terrible maladie. Au bout
de quelques années, on eut des soupçons ; on fit pratiquer
l'exhumation et les viscères des cinq cadavres furent analysés.
Les deux premières victimes étaient bien mortes du choléra,
mais les trois dernières avaient été empoisonnées par l'arsenic. Les soupçons se portèrent sur un individu, parent
des décédés, qui ne pouvait espérer hériter d'eux, alors

que cinq personnes le précédaient dans l'ordre de succession, mais qui, en ayant vu mourir deux du choléra, eut l'idée de faire disparaître les autres. — Si ces personnes avaient été non pas inhumées, mais incinérées, la preuve de ces crimes serait devenue impossible à faire.

Il serait facile de multiplier ces exemples.

Il y a un autre argument que je considère comme encore plus important.

Une personne injustement accusée se trouve dans l'impossibilité de démontrer qu'elle est innocente. Un homme est marié, sa femme meurt et est incinérée; il est accusé de l'avoir empoisonnée ; cela est faux ; mais, par suite de l'incinération, il est dans l'impossibilité de prouver son innocence, il reste livré à la suspicion continuelle des membres de sa famille, il est condamné à subir pendant toute sa vie le supplice moral le plus terrible que l'on puisse concevoir.

A ces arguments, on m'a répondu qu'il était possible, dans les cas douteux, de procéder à l'autopsie, qu'une fois même à Milan, celle-ci avait permis de découvrir une intoxication non soupçonnée. Mais, Messieurs, il est bien rare que les lésions macroscopiques révèlent un empoisonnement, et les recherches chimiques, durant parfois plusieurs mois, nous fournissent seules les données nécessaires pour établir le diagnostic d'un empoisonnement. D'autre part, il n'est pas impossible que certaines personnes n'aient hâte de se débarrasser d'un malade, et si l'autopsie démontre qu'un individu était phtisique ou cancéreux, elle ne démontre pas que ce phtisique ou cancéreux n'a pas été victime d'une intoxication.

Le seul remède qu'il m'a été possible de faire apporter à cette loi défectueuse sur la liberté des inhumations, a été le suivant : Pour obtenir l'autorisation de faire une incinération, il faut que le médecin traitant, fournisse une déclaration ainsi libellée : « Dans la durée, la marche et les symptômes de la maladie, je n'ai rien constaté qui puisse éveiller

les soupçons d'un empoisonnement ou d'une mort violente. »

Par cette formule, le médecin donne une garantie, sans
violer en rien son secret professionnel, puis des médecins
inspecteurs spéciaux procèdent à l'examen du corps.

On pourrait joindre d'autres arguments à ceux-ci. Peu
de villes possèdent des appareils d'incinération, si un individu meurt à la campagne, ayant manifesté la volonté de
se faire incinérer, il faut transporter son cadavre dans une
ville parfois fort éloignée. Est-il mort d'une maladie contagieuse? Le transport dépasse-t-il 100 kilomètres? Il faudra
placer le corps dans une bière de plomb, le faire manipuler
par un certain nombre de personnes? L'hygiène qui a servi
de raison pour faire adopter ce procédé trouve-t-elle satisfaction dans ces multiples contacts? Je ne crois pas qu'on
puisse le soutenir.

V. — EXPERTISES MÉDICO-LÉGALES.

Que l'expertise ait lieu en matière criminelle, en matière civile ou qu'il s'agisse d'intérêts particuliers, dans tous les cas elle engage gravement la réputation scientifique du médecin qui la pratique. Elle peut même engager sa responsabilité civile.

La pratique des expertises est réglée par les articles 43 et 44 du Code d'instruction criminelle et par l'article 81 du Code civil :

Code d'instr. crim. Art. 43. — Le procureur de la République se fera accompagner au besoin d'une ou de deux personnes présumées, par leur art ou profession, capables d'apprécier la nature et les circonstances du crime ou délit.

Art. 44. — S'il s'agit d'une mort violente, ou d'une mort dont la cause soit inconnue ou suspecte, le procureur de la République se fera assister d'un ou de deux officiers de santé, qui feront leur rapport sur les causes de la mort et l'état du cadavre.

Les personnes appelées dans le cas du présent article et de l'article précédent, prêteront devant le procureur de la République le serment de faire leur rapport et de donner leur avis en leur honneur et conscience.

Code civil. Art. 81. — Lorsqu'il y aura des signes ou des indices de mort violente, ou d'autres circonstances qui donneront lieu de le soupçonner, on ne pourra faire l'inhumation qu'après qu'un officier de police accompagné d'un docteur en médecine ou en chirurgie, aura dressé procès-verbal de l'état du cadavre, et des circonstances y relatives, ainsi que des renseignements qu'il aura pu recueillir sur les prénoms, nom, âge, profession, lieu de naissance et domicile de la personne décédée.

Jusqu'à la promulgation de la loi du 30 novembre 1892, les règles formulées par ces articles trouvaient leur sanction pour le médecin dans le n° 12 de l'article 475 du Code pénal :

Seront punis depuis six francs jusqu'à dix francs inclusivement....

12° Ceux qui le pouvant auront refusé ou négligé de faire les travaux, le service, ou de prêter le concours dont ils auront été requis dans les circonstances d'accidents, de tumulte, naufrage, inondation, incendie ou autres calamités, ainsi que dans les cas de brigandage, pillage, flagrant délit, clameur publique ou d'exécution judiciaire.

Je ne veux pas discuter ici cette jurisprudence : elle est des plus défectueuses, et place le médecin qui refuse de faire une expertise, soit parce qu'il se trouve incompétent, soit pour une raison particulière, au même rang que celui qui refuse de faire un travail manuel, par exemple de faire la chaîne dans un incendie ; il y a là une différence, que le législateur n'a pas comprise, entre le travail manuel et le travail intellectuel, mais ce n'est plus qu'une question historique.

Lorsque l'expertise est contraire à la prévention, l'affaire se termine par un non-lieu, personne ne sait que celui-ci est la conséquence de notre intervention. Lorsque au contraire nos conclusions sont conformes à l'inculpation, l'affaire suit son cours et vient devant les tribunaux ou les assises. Si bien que lorsque nous couvrons un innocent, personne ne le sait ; lorsque l'avocat général peut utiliser nos recherches, celles-ci sont portées devant le public : ce dernier croit par suite que nous sommes toujours favorables à l'accusation.

Les deux premières questions à préciser sont les suivantes :

Qui a le droit de requérir le médecin légiste ? Qui peut-être requis ?

La procédure de la réquisition est réglée par le livre 1 du Code d'instruction criminelle. Les articles qui concernent spécialement les médecins sont les suivants :

Art. 8. — La police judiciaire recherche les crimes, les délits et les contraventions, en rassemble les preuves et en livre les auteurs aux tribunaux chargés de les punir.

Art. 9. — La police judiciaire sera exercée sous l'autorité des Cours d'appel, et suivant les distinctions qui vont être établies : — par les gardes champêtres et les gardes forestiers ; — par les commissaires de police ; — par les maires et les adjoints de maire ; — par les procureurs de la République et leurs substituts ; — par les juges de paix ; — par les officiers de gendarmerie ; — par les commissaires généraux de police ; — et par les juges d'instruction.

Il résulte des articles contenus dans les chapitres suivants et de la jurisprudence que les gardes champêtres et les gardes forestiers ne peuvent requérir un médecin pour des constatations médico-légales.

Il faut ajouter à cette liste les tribunaux et cours d'appel, qui en cas d'insuffisance d'expertise, ou lorsqu'un prévenu semble présenter des signes d'aliénation mentale, ou de toute autre affection, peuvent désigner un expert pour examiner la réalité de la maladie. Je fus ainsi commis par la Cour d'assises de la Seine, lors de l'affaire Prado, pour examiner si l'inculpé présentait une maladie de cœur et des palpitations, qui, disait-il, lui enlevaient une partie de ses moyens de défense.

I. — Qui peut-être requis ?

Messieurs, tous les médecins peuvent être requis par les officiers de police judiciaire et nul ne peut refuser son concours. Cette règle a de graves inconvénients sur lesquels nous reviendrons tout à l'heure, nous nous sommes efforcés de la faire réformer sans avoir pu encore y réussir. Nous voudrions simplement que l'on retourne à deux siècles en arrière : en effet, dans les statuts des chirurgiens de Paris, en date de 1669, il est dit que les expertises doivent être faites par des *personnes approuvées*. Un édit de 1692 créa des « médecins experts jurés dans toutes les villes du royaume pour faire à l'exclusion de tous autres, les rapports qui devaient être rédigés tant en conséquence d'ordonnances de justice, que de dénonciation de corps morts ou blessés ».

La loi du 19 ventôse an XI n'a pas parlé du choix des experts.

La loi du 30 novembre 1892 n'a pas comblé cette lacune et l'on m'a reproché de n'avoir pas fait prévaloir mes opinions sur ce sujet, alors que pendant la discussion j'avais l'honneur d'être commissaire du Gouvernement. Le public médical ne comprend pas toujours bien le rôle du commissaire du Gouvernement : il n'est pas libre, comme on le croit généralement, de donner son avis. Il n'intervient que lorsqu'il est d'accord avec le gouvernement. Si l'on pose au Ministre une question sur laquelle le gouvernement et le commissaire sont d'accord, le commissaire parle en son nom et au nom du gouvernement ; mais dans le cas contraire, c'est le ministre lui-même qui prend la parole. Au moment où fut discutée la loi à la Chambre des députés, au moment où j'espérais que l'on allait discuter les conditions auxquelles devraient satisfaire les experts, survint un incident qui remit tout en question.

On avait voté l'article 14 ainsi conçu :

« Les fonctions de médecins experts près les tribunaux ne peuvent être remplies que par des docteurs en médecine français.

« Un règlement d'administration publique revisera les tarifs du décret du 18 juin 1811, en ce qui touche les honoraires, vacations, frais de transport et de séjour des médecins.

« Le même règlement déterminera les conditions suivant lesquelles pourra être conféré le titre d'expert devant les tribunaux. »

Les bases de la réforme étaient posées. Malheureusement deux ans auparavant les médecins de Rodez (1) avaient tous refusé de se rendre à l'appel de la justice leur demandant d'aller à quatre ou cinq kilomètres pour faire l'autopsie d'un

(1) Voir pièces nos 42 et 43.

noyé, retiré de l'eau en état de complète putréfaction. Ils furent du reste pour ce fait condamnés par le juge de paix. Acquittés par le tribunal, le jugement fut cassé par la Cour de Cassation.

A la suite de cet incident, le Dr Desprès monta à la tribune et prétendit qu'aucun médecin n'avait le droit de refuser de se rendre à l'appel de la justice, pour faire des constatations médico-légales et que tous les médecins étaient suffisamment instruits pour faire tous les actes médico-légaux ; je me préparais à répondre, quand M. Constans, alors ministre de l'intérieur, approuva les paroles du Dr Desprès ; je n'avais donc rien à dire, comme commissaire du gouvernement, et je ne pus m'opposer au vote de l'article 23, qui porte :

Tout docteur en médecine est tenu de déférer aux réquisitions de la justice, sous les peines portées à l'article précédent (25 à 100 francs d'amende).

En conformité de l'article 14 de la loi de 1892, le Conseil d'État a élaboré, sans prendre l'avis d'aucun médecin, un règlement indiquant les conditions dans lesquelles le médecin peut être appelé comme expert ; nous parlerons de ce décret dans quelques instants.

II. — La loi donne-t-elle des garanties suffisantes à la Société ?

Messieurs, quand il s'agit d'une expertise médico-légale, plusieurs difficultés se présentent : elles proviennent du médecin lui-même, du public et de la magistrature.

Tout d'abord, le médecin consciencieux, qui n'a jamais fait d'études spéciales, sent qu'il n'a pas la compétence suffisante pour accepter la responsabilité d'une expertise ; il redoute d'avoir à prendre la parole en public devant la Cour d'assises ; il songe qu'il se trouvera en face de la défense et peut-être d'un autre médecin contre-expert qui discutera son rapport et que sa réputation dans la ville où il exerce pourra être compromise. De plus il sait que les honoraires sont peu rémunérateurs et que le temps qu'il passera à son expertise et à son rapport, sera dommageable pour ses clients et pour lui-même. Le médecin fera donc tout son possible pour se récuser.

Il se souvient que l'opinion générale n'est pas favorable au médecin légiste.

Le public s'imagine, bien à tort, que celui-ci est en quelque sorte le second de l'avocat général. Cette présomption est erronée : en effet, en 1884, dans un rapport sur l'exercice de la médecine légale, j'ai fait le relevé des affaires pour lesquelles nous avions été commis, MM. Descoust, Vibert et moi, pendant six ans (1). Ces expertises ont fourni : pour les attentats contre la vie des adultes, sur 505 expertises, 359 fois des résultats conformes à la prévention et 146 fois des résultats contraires à cette prévention : soit une moyenne de 71 résultats conformes sur 100 expertises.

Les attentats contre la vie des enfants, infanticides, avortements, ont donné, sur 246 expertises, 104 fois des résultats conformes à la prévention et 142 fois des résultats contraires à cette prévention : soit une proportion de 42 résultats conformes à la prévention sur 100 expertises.

Les attentats à la pudeur, viol, pédérastie, outrages aux mœurs ont fourni, sur 282 expertises, 85 fois des résultats conformes à la prévention, 197 fois des résultats négatifs : soit 30 résultats conformes sur 100 expertises.

En résumé, comprenant toutes les expertises dans un même calcul, on trouve que sur 100 expertises, 53 ont donné des résultats conformes à la prévention, 47 des résultats contraires ou non démonstratifs.

Tenant compte de ces faits, le projet de loi et la loi du 30 novembre 1892 ont réglé l'intervention du médecin dans les expertises par l'article suivant :

Art. 14.—Les fonctions de médecins experts près les tribunaux ne

(1) Brouardel, *De la réforme des expertises médico-légales* (*Ann. d'hyg.*, 1884, t. XI, p. 442).

peuvent être remplies que par des docteurs en médecine français.

Un règlement d'administration publique revisera les tarifs du décret du 18 juin 1811, en ce qui touche les honoraires, vacations, frais de transport et de séjour des médecins.

Le même règlement déterminera les conditions suivant lesquelles pourra être conféré le titre d'expert devant les tribunaux.

Mais au cours de la discussion la Chambre ajouta l'article 23.

Art. 23. — Tout docteur en médecine est tenu de déférer aux réquisitions de la justice, sous les peines portées à l'article précédent.

Celui-ci est ainsi conçu :

Art. 22. — Quiconque exerce la médecine, l'art dentaire ou l'art des accouchements sans avoir fait enregistrer son diplôme dans les délais et conditions fixés à l'article 9 de la présente loi, est puni d'une amende de 25 à 100 francs.

Si, d'autre part, nous sommes commis pour examiner l'état mental d'un individu poursuivi et que notre rapport conclue à l'irresponsabilité, ce même public, qui tout à l'heure nous accusait d'être les pourvoyeurs de l'avocat général, prétendra que nous voyons partout des aliénés et que nous cherchons à sauver le coupable.

Quelques magistrats ont partagé l'erreur du public ; c'est ainsi que dans l'audience solennelle de rentrée de la Cour d'appel de Paris, le 3 novembre 1880, M. le Procureur général Dauphin avait prononcé la phrase suivante :

« Les expertises se font sans lui (l'accusé), par des hommes pour qui leurs opinions scientifiques personnelles, des négligences inévitables dans les opérations sans contrôle et la trop longue fréquentation des chambres d'instruction sont autant de causes d'erreurs. »

Les médecins et les chimistes experts près la Cour de Paris et le tribunal de la Seine, se sentant atteints dans leur dignité professionnelle et dans leur probité scientifique, déclarèrent qu'ils s'abstiendraient désormais de prendre part aux opérations médico-légales.

M. Dauphin nous pria de passer dans son cabinet. Lasègue et moi fûmes chargés de présenter les protestations de nos collègues. Après une entrevue assez agitée, il fut convenu que le Procureur général publierait une note rectificative.

Dans le numéro du *Droit* et de la *Gazette des Tribunaux* du 14 novembre 1880, on put lire l'entrefilet suivant, qui donnait satisfaction à MM. les experts et leur a permis de reprendre au Palais leurs anciennes fonctions :

« Monsieur le Procureur général nous fait la communication suivante, avec prière d'insérer :

« Le Procureur général près la Cour de Paris a appris que MM. les médecins et chimistes chargés à Paris des expertises dans les affaires criminelles et correctionnelles ont considéré une phrase du discours prononcé par lui à l'audience de rentrée de la Cour, comme impliquant une critique de la manière dont ils accomplissent leur mission. Il tient à repousser cette interprétation tout à fait contraire à sa pensée et à l'opinion qu'il professe sur le savoir, l'impartialité et le dévouement consciencieux de MM. les experts. Il a voulu seulement, dans une étude théorique, reprocher à la législation criminelle de ne pas placer, à côté des experts, un contrôle qui garantisse contre toutes causes d'erreurs. »

D'autres magistrats ont au contraire une opinion beaucoup trop flatteuse pour nous, ils s'imaginent que le médecin est encyclopédiste, qu'il sait tout, connaît également toutes les branches de la médecine. Rien n'est plus inexact et ce même magistrat, s'il est atteint de cataracte, par exemple, n'ira pas trouver pour se faire opérer un auriste ou un spécialiste pour les maladies cutanées ; le médecin n'est pas plus universel que le musicien ; dans l'orchestre de l'Opéra, tous les exécutants connaissent la musique, la comprennent, mais chacun a son instrument particulier et personne ne songera à demander au violoncelliste de jouer d'un instrument à vent ou réciproquement.

Cette question de la nomination de médecins experts, spécialistes en expertises, a parfois ému le public ; ainsi le

Conseil général du Gard, dans sa séance du 5 avril 1894, a émis le vœu suivant :

Le Conseil général, estimant que la médecine légale telle qu'elle est actuellement enseignée et pratiquée en France constitue un véritable péril national, en ce sens qu'elle n'offre aucune garantie de compétence, émet le vœu :

1° Qu'il soit créé en France un institut médico-légal destiné à former des spécialistes ;

2° Qu'à l'avenir les fonctions de médecin légiste ne soient confiées qu'à des docteurs médecins pourvus autant que possible des licences ès sciences physiques et naturelles, mais ayant dans tous les cas fait un stage (dont le temps serait à déterminer) dans l'institut médico-légal.

Je ne veux pas m'arrêter à discuter ici la forme trop absolue que M. le Dr Reguis, conseiller général, a donnée à son vœu, elle est exagérée dans sa teneur et ne tient compte ni des modifications introduites dans l'enseignement de la médecine légale depuis vingt ans, ni des efforts et des travaux de quelques-uns de nos prédécesseurs et de nos collègues.

Cette réserve faite, on ne saurait nier que l'enseignement et la pratique de la médecine légale ne demandent de profondes réformes. Leur urgence a été signalée depuis longtemps, notamment en 1884 dans un rapport présenté à la Société de médecine légale (1), dont les conclusions ont été adoptées par cette société qui compte dans son sein des magistrats, des avocats, des médecins, des chimistes ayant tous, à des titres divers, une expérience personnelle de la pratique et de la nature des expertises médico-légales.

Depuis cette époque, de profondes modifications ont été introduites dans l'enseignement de la médecine légale. Dans toutes les Facultés de médecine, des conférences de médecine légale pratique ont été organisées. Grâce à la bienveillance des parquets, les autopsies sont faites devant les élèves, des laboratoires de recherches sont mis à leur disposition. L'enseignement n'est plus exclusivement théo-

____

(1) Brouardel, *De la réforme des expertises médico-légales* (*Ann. d'hyg.*, 1884, t. XI, p. 344).

rique, et nous avons eu la satisfaction de voir qu'un certain nombre de ces élèves, devenus docteurs, ont utilisé les leçons pratiques qu'ils avaient reçues dans les Facultés.

Mais diverses conditions font que cet enseignement ne donne pas tous les résultats que l'on serait en droit d'en attendre. Voici les principales d'entre elles : Cet enseignement s'adresse à tous les élèves : par suite, à Paris, à cause du nombre excessif des étudiants, en province, à cause de la plus grande rareté des affaires médico-légales, ceux qui suivent ces cours n'assistent qu'à dix ou douze autopsies; on ne peut initier tous les élèves aux expertises relatives aux attentats à la pudeur, aux recherches qui se continuent dans les laboratoires.

De plus, ne sachant pas si les parquets les chargeront des expertises médico-légales lorsqu'ils seront retournés en province, ces jeunes gens, une fois l'examen de médecine légale passé, ne songent plus aux enseignements qu'ils ont reçus, et au bout de quelques mois ou de quelques années, ils ont oublié la partie théorique apprise en vue de cet examen et ont gardé seulement un vague souvenir de ce qu'ils ont vu par eux-mêmes.

Les résultats seraient tout différents, si le professeur pouvait concentrer son effort sur un plus petit nombre d'élèves, si ceux-ci pensaient que l'enseignement spécial qu'ils reçoivent les désignera plus tard au choix de la magistrature et que, reçus docteurs, ils pourront utiliser les connaissances médico-légales qu'ils ont acquises.

En montrant plus loin les dangers auxquels s'expose la justice en confiant des expertises médico-légales à des médecins honorables, praticiens fort distingués, mais n'ayant pas fait de la médecine légale une étude approfondie, nous espérons convaincre les autorités intéressées que la médecine légale demande une étude spéciale, continue, qu'il faut dans cette branche de la médecine comme dans les autres, pour les maladies des yeux, pour les maladies de la peau, avoir des médecins familiarisés avec les diverses questions posées par la justice. Nous ajouterons qu'il n'est pas nécessaire que tous les médecins possèdent en entier ces connaissances. Il faut que chacun soit initié aux éléments, de même que chaque médecin doit connaître les maladies des yeux, mais il faut qu'il y ait un corps de médecins pouvant, par un certificat spécial, prouver aux magistrats qu'ils ont compétence sur les diverses questions.

Pour le démontrer, il suffira d'exposer l'état de l'enseignement et de la pratique de la médecine légale et les dangers au-devant desquels va la justice dans l'état actuel des choses.

III. — Instruction des médecins experts.

Pour être médecin légiste, il faut avoir des connaissances très étendues en médecine, chirurgie et accouchements, savoir faire une autopsie, reconnaître les lésions spontanées des lésions provoquées et de celles qui sont dues à la putréfaction ; être exercé aux recherches microscopiques nécessaires pour distinguer les taches du sang, du sperme, du méconium ; avoir étudié les symptômes, les lésions déterminés par les diverses intoxications. Si le chimiste est seul compétent pour déceler la présence d'une substance toxique dans les viscères, le médecin seul peut établir qu'entre les symptômes, les expériences physiologiques et les résultats fournis par le chimiste, il existe une concordance ou une discordance permettant d'affirmer qu'il y a ou qu'il n'y a pas intoxication. Le médecin doit également rechercher les accidents causés par les falsifications alimentaires si fréquentes et si variées par suite des incessants progrès de la chimie.

Enfin l'expert doit avoir étudié l'aliénation mentale. C'est à lui qu'incombe la lourde responsabilité de décider si un inculpé était conscient ou inconscient au moment où il a accompli l'acte qui lui est reproché.

Ces diverses connaissances sont indispensables. Il ne

s'agit pas de trouver un médecin encyclopédiste. Aucun de nous ne peut, dans l'état actuel de la science, aspirer à ce titre. Il faut que l'instruction des experts soit assez complète pour répondre aux exigences énumérées plus haut. Il faut que cette instruction soit assez complète, j'insiste sur ce point, pour que le médecin expert ait une notion précise des lacunes de son éducation, de sorte qu'il n'hésite pas, par fausse honte, à demander, dans des cas particuliers, l'adjonction d'un expert plus compétent dans des questions spéciales, pas plus que, dans la pratique journalière, un médecin, même des plus instruits, n'hésite à appeler un médecin consultant spécial pour des maladies spéciales.

L'instruction médicale donnée dans les Facultés, répond-elle à ces nécessités de la pratique?

Pour l'*étude clinique* de la médecine, de la chirurgie et des accouchements, les moyens d'étude mis à la disposition des étudiants ne manquent pas. Mais je tiens à faire remarquer que si l'instruction clinique est bonne, ce n'est pas seulement parce que les professeurs donnent un enseignement supérieur dans leur chaire de la Faculté, mais parce que, tous les matins, à l'hôpital, les chefs de service exercent les étudiants au lit du malade et les rendent témoins de leurs efforts, de leurs erreurs et de leurs succès.

Messieurs, l'instruction des médecins en *aliénation mentale* est en revanche très insuffisante. La création des cliniques des maladies mentales dans les diverses Facultés constitue un réel progrès; mais il faut remarquer que pour connaître les aliénés, il ne suffit pas d'écouter un professeur obligé de résumer en une heure toutes les phases d'une maladie qui a évolué en quelques mois ou quelques années, qui a pendant ce long temps maintes fois changé de face ; il faut avoir vécu avec l'aliéné, avoir pris part à l'enquête auprès de sa famille, avoir pris personnellement l'habitude de causer avec lui, savoir lui faire dévoiler son trouble mental et ses conceptions délirantes. En un mot, un médecin ne sera en aliénation mentale un expert digne de la confiance de la justice, que s'il a été, non pas auditeur, mais élève, partie prenante à l'enquête et au diagnostic. Les internes des asiles d'aliénés peuvent seuls actuellement recevoir une instruction de cet ordre.

Les commissions chargées d'indiquer les modifications qu'il y a lieu d'apporter à la loi du 30 juin 1838 ont formulé des projets dans lesquels il est fait une large part aux décisions prises par les médecins; une de ces sous-commissions avait même demandé qu'un médecin par arrondissement fût désigné pour contrôler et contresigner les rapports destinés à faire admettre les malades dans les asiles d'aliénés. Si cette exigence avait été maintenue, les médecins qui faisaient partie de ces commissions, n'auraient certes pas pu affirmer qu'en dehors des chefs de service des asiles publics, ou des médecins attachés aux maisons particulières, on aurait trouvé dans chaque arrondissement un médecin aliéniste suffisamment compétent pour remplir cette fonction.

Si nous examinons l'*instruction médico-légale spéciale*, nous voyons que l'instruction clinique que l'on peut acquérir dans les hôpitaux n'est pas suffisante pour permettre à l'élève d'étudier toutes les questions médico-légales ; quelques-unes sont absolument spéciales, et un médecin d'hôpital peut avoir parcouru une longue carrière sans avoir eu à en étudier quelques-unes. Telles sont la pendaison, la strangulation, la mort subite, les attentats à la pudeur, le viol, les intoxications.

Pour le prouver il suffit de citer quelques exemples.

Il y a quelques années, j'étais appelé à déposer en Cour d'assises avec un jeune confrère, qui avait été un des bons élèves des hôpitaux. Il avait, dans son certificat, déclaré que la membrane hymen d'une petite fille de huit ans avait complètement disparu. Sur ce certificat, la justice avait poursuivi. Nous avions trouvé la membrane hymen intacte. L'inculpé avouait avoir commis des attouchements ; il n'y avait pas eu, malgré notre rapport, d'ordonnance de non-lieu.

Restait à déterminer la gravité des désordres, la réalité d'une intromission ou son impossibilité. Après nous avoir mis en présence, mon confrère et moi, le Président des assises nous pria de procéder simultanément à un nouvel examen. Il fut facile de montrer à notre collègue cette membrane, dont l'intégrité n'était pas douteuse.

Nous rentrons aux assises, notre confrère fait l'aveu complet et loyal de son erreur. Le Président lui demande comment il a pu se tromper et notre jeune confrère répond (ce qui est absolument vrai pour la majorité des étudiants en médecine) :

« Monsieur le Président, je n'ai jamais vu de membrane hymen. Dans les hôpitaux, lorsqu'on examine une femme devant des élèves, c'est qu'il y a une vaginite, une métrite et depuis longtemps la membrane hymen n'existe plus. Si je m'étais permis de rechercher comment est faite cette membrane sur des jeunes filles non déflorées, j'aurais vis-à-vis d'elles commis un acte inconvenant et blâmable. »

Il en est de même pour la pendaison, la strangulation, la submersion, etc.

Il faut donc, pour certaines questions médico-légales, une instruction spéciale, et on ne peut l'acquérir que dans un établissement approprié à cet enseignement.

Les internes et les externes des hôpitaux ont seuls eu l'occasion, avant de se livrer à la pratique de la médecine, de faire des *autopsies*. Dans les hôpitaux, le plus souvent l'autopsie a pour but de déterminer la nature de l'affection pour laquelle le malade a été soigné, de contrôler le diagnostic. Elle est donc souvent très incomplète.

Sans insister sur les différences et les difficultés mêmes de l'autopsie médico-légale, on peut dire que peu de médecins, même des plus instruits, sont en état de distinguer toutes les lésions développées sous l'influence de la maladie, de celles qui auraient pu être provoquées par une intoxication ou qui sont le fait de la putréfaction.

Lorsque le Parquet s'adresse à des médecins qui n'ont

jamais eu l'occasion de faire une autopsie, avant celle qui est réclamée par la justice, il peut en résulter de cruelles erreurs.

Rappelons l'affaire Lerondeau. Dans les séances du 15 et 16 janvier 1878 des assises de Versailles, la femme Lerondeau avait été condamnée à vingt ans de travaux forcés pour avoir empoisonné son mari. L'arrêt fut cassé pour un vice de forme; l'affaire revint aux assises de Paris, le 29 juin 1878; une nouvelle expertise fut confiée à Wurtz, Vulpian et G. Bergeron. Il fut facile à ces savants experts de démontrer que les lésions trouvées dans l'estomac et les intestins de Lerondeau avaient été mal interprétées par le premier expert, et qu'il n'y avait aucune raison pour faire admettre une intoxication. L'accusation fut abandonnée par l'avocat général et la femme Lerondeau fut déclarée non coupable par le jury de la Seine.

Il y a quelques années je fus commis, avec MM. Descoust et Ogier, pour donner notre avis sur les causes de la mort d'un sieur D... et de son beau-frère, survenue huit ans auparavant. La femme D... avait été condamnée aux travaux forcés à perpétuité pour avoir empoisonné son mari et son frère. Il nous fut possible d'établir que ces deux personnes avaient succombé à une intoxication par l'oxyde de carbone déversé dans l'appartement par un four à chaux attenant à la maison. L'autopsie avait été faite par un des plus distingués professeurs de clinique chirurgicale d'une école de médecine de province, les analyses par un chimiste et un naturaliste très instruits. Ils n'avaient pas reconnu l'intoxication par l'oxyde de carbone, parce que, malgré tout leur talent, ils n'étaient pas familiers avec ces lésions. La femme D... avait fait six ans de travaux forcés (1).

La détermination des *taches* de sang, de sperme, de méconium, d'enduit sébacé, la recherche des poils et des cheveux demandent une éducation technique spéciale, que l'on

____

(1) Brouardel, Ogier et Descoust, *Un cas d'empoisonnement par l'oxyde de carbone* (*Annales d'hygiène*, 1894, tome XXXI, p. 376).

n'acquiert qu'en s'exerçant soi-même dans un laboratoire, sous la direction d'une personne expérimentée au maniement du spectroscope et du microscope. Jusqu'à ces derniers temps, aucune éducation de ce genre n'avait été organisée et par suite il est facile de citer encore de graves erreurs.

En voici un exemple :

Un jeune accusé, le sieur Jean, vient répondre devant la Cour d'assises de Versailles à une accusation capitale : il aurait assassiné une vieille femme pour la voler. Diverses charges pèsent sur lui, voici la principale : sur la blouse que, de son aveu, il portait le soir même du crime, on a remarqué treize taches. — Un chimiste et un médecin commis dans l'instruction affirment que ces taches ont été produites par du sang humain.

A l'audience du 22 janvier 1881, les hommes de l'art sont entendus, ils persistent dans les conclusions de leur rapport.

Le défenseur conclut alors à la nomination de nouveaux experts ; il cite l'opinion des auteurs les plus autorisés, Donné, Dragendorff, Roussin, Tardieu, Briand et Chaudé, qui tous enseignent qu'il est impossible de distinguer le sang humain, quand il est desséché, du sang des autres mammifères. — Les experts sont rappelés, le médecin dit qu'en effet il a été téméraire en parlant de sang humain, qu'il aurait dû dire seulement : *sang de mammifère*. Le chimiste persiste dans ses affirmations.

La Cour commet M. R..., docteur ès sciences et pharmacien, pour donner son avis. Ce chimiste se présente à la barre et établit qu'il est impossible, étant donnée une tache de sang desséché, de dire si elle provient d'un être humain ou d'un autre mammifère.

Les experts, rappelés encore une fois, déclarent, l'un et l'autre, qu'ils s'étaient trompés et qu'ils le reconnaissent.

La Cour rend alors un arrêt qui ordonne une nouvelle expertise, qu'elle confie à MM. Lhote, Brouardel et G. Bergeron.

Le 12 avril 1881, l'affaire se présente de nouveau devant le jury, mais dans des conditions bien différentes. Tout l'intérêt de la cause se résume dans l'opinion des gens de l'art. M. Lhote la fait connaître à la Cour. Après avoir rendu compte des examens chimique, spectroscopique et microscopique, auxquels il a procédé avec ses confrères, il émet l'avis que les premiers experts se sont trompés dans leurs premières conclusions; ils ont été victimes d'une erreur, et ils ont pris pour des globules sanguins des spores de champignons existant dans les taches.

Dans tous les cas, en admettant que ces experts aient réussi à voir des globules sanguins, rien ne justifie, dans leur rapport, la conclusion que ces globules appartiennent au sang humain. On ne peut, dans l'immense majorité des cas, affirmer que des globules de sang de mammifère proviennent du sang de l'homme ou du sang d'un autre animal de cette classe. On ne le peut, exceptionnellement, que lorsque le sang est frais ou coagulé en grosses masses, ou emprisonné dans la graisse.

La conclusion de M. Lhote est qu'il est impossible de démontrer que les taches de la blouse de l'accusé fussent faites par du sang, et surtout par du sang humain.

M. le Dr Brouardel confirme la déclaration de son confrère.

M. le Dr Georges Bergeron ne peut se présenter, mais il a signé le rapport de contre-expertise, d'accord avec ses deux collègues.

Le ministère public déclare qu'à la dernière session il avait une conviction énergique de la culpabilité de Jean, conviction basée sur l'expertise relative aux taches de sang, mais qu'en présence des conclusions des nouveaux experts, un doute s'est fait jour dans son esprit. Il relève néanmoins toutes les charges de l'accusation. Mais le jury rend un verdict négatif, et Jean est acquitté.

Si l'avocat, M. Froidefond des Farges, un ancien et très honorable magistrat, n'avait pas, dans sa pratique judiciaire, étudié les traités de médecine légale cités par lui à la première audience, s'il n'avait pas aussi vivement insisté pour obtenir une contre-expertise, il est vraisemblable que l'accusé, qui peut fort bien être innocent, aurait été condamné sur les affirmations inconsidérées des premiers experts (1).

Dans les expertises relatives à des *intoxications*, le médecin intervient pour apprécier la valeur des symptômes observés pendant la vie, pour pratiquer les examens microscopiques des viscères, pour instituer des expériences physiologiques destinées à montrer que l'extrait retiré par le chimiste des viscères de la victime, a, sur les animaux, les propriétés toxiques propres à la substance dont le chimiste a déterminé de son côté la nature par des recherches spéciales. Or les laboratoires d'anatomie pathologique, dans lesquels sont étudiées les altérations nées de la putréfaction, leur influence sur les transformations des lésions spontanées ou provoquées ne sont fréquentés que par de rares élèves.

Peu de médecins ont été initiés aux expériences de physiologie. Ils ignorent les conditions dans lesquelles doit être établie une expérience, pour que ses résultats ne soient pas troublés par des erreurs d'interprétation. Nous sommes obligés d'avouer qu'aujourd'hui mieux vaut que ces médecins ne tentent pas de pratiquer des expériences, qui risqueraient d'être vicieuses.

Nous ne pouvons terminer, sans signaler une erreur assez souvent commise par les personnes étrangères à la médecine légale. Elles pensent que, dans les affaires relatives à des intoxications, le rôle principal est celui du chimiste, qui, cela est constant, fournit la preuve déterminante. Il ne faut pas toutefois oublier que, surtout dans les intoxications par les alcaloïdes récemment découverts, le rôle principal revient au médecin, qui doit pouvoir dire la

____

(1) *Gazette des Tribunaux* du 16 avril 1881.

dose de poison suffisante pour tuer un homme, le temps qu'il faut au poison pour s'éliminer du corps humain, et, quand on suit les débats qui se déroulent devant la Cour d'assises, on reconnaît bien vite que c'est le médecin expert qui porte presque toujours le poids de ces discussions.

L'instruction des experts en *chimie* ne présente pas des lacunes moins regrettables. Depuis Orfila, il n'y avait pas eu, jusqu'à ces dernières années, en France un seul laboratoire où l'on fît de la toxicologie chimique appliquée. Et cependant, depuis lors, l'étude de la toxicologie est devenue bien plus complexe. Des substances, toxiques à la dose de quelques milligrammes, atropine, aconitine, sont entrées dans la pratique. De plus, on a découvert et, après Armand Gautier et Selmi, j'ai établi dans des mémoires faits en collaboration avec le regretté Boutmy (1), que des alcaloïdes analogues aux alcaloïdes végétaux se développent dans les cadavres. Si bien que, dans ce moment, nous sommes incapables d'affirmer, dans nombre de cas, qu'une intoxication a déterminé la mort d'une personne ou que cette hypothèse doit être écartée.

Je pense, Messieurs, que cette énumération suffit pour vous montrer qu'il est nécessaire d'avoir reçu une instruction spéciale pour être expert. Cet enseignement existe, mais il est disséminé sur l'ensemble des élèves des Facultés. Il ne donnera ce qu'il doit donner que lorsqu'il sera concentré sur un petit nombre d'élèves, lorsque ceux-ci pourront y consacrer un temps suffisant, lorsqu'ils penseront que leurs efforts seront utilisés par la magistrature. Dès que cette dernière condition sera assurée, le Ministère de l'instruction publique sera en mesure de donner, en un ou deux ans, au Ministère de la justice des experts réellement compétents.

(1) Brouardel et Boutmy, *Sur un réactif propre à distinguer les ptomaïnes des alcaloïdes végétaux* (*Ann. d'hyg.*, 1881, t. V, p. 407), et *Note sur les réactions des ptomaïnes et sur quelques-unes des conditions de leur formation* (*Ann. d'hyg.*, 1881, t. VI, p. 9).

IV. — Choix des experts.

Je vous ai dit que le Conseil d'État avait pris une délibération pour fixer les conditions dans lesquelles doit être conféré le titre d'expert médecin devant les tribunaux. En voici le texte :

Art. 1er. — Au commencement de chaque année judiciaire et dans le mois qui suit la rentrée, les Cours d'appel, en chambre de conseil, le procureur général entendu, désignent, sur des listes de proposition des tribunaux de première instance du ressort, les docteurs en médecine à qui elles confèrent le titre d'expert devant les tribunaux.

Art. 2. — Les propositions du tribunal et les désignations de la Cour ne peuvent porter que sur les docteurs en médecine français, ayant au moins cinq années d'exercice de la profession médicale et demeurant soit dans l'arrondissement du tribunal soit dans le ressort de la Cour d'appel.

Art. 3. — En dehors des cas prévus par les articles 43, 44, 235 et 268 du Code d'instruction criminelle, les opérations d'expertise ne peuvent être confiées à un docteur en médecine qui n'aurait pas le titre d'expert. Toutefois, suivant les besoins particuliers de l'instruction de chaque affaire, les magistrats peuvent désigner un expert près un tribunal autre que celui auquel ils appartiennent.

En cas d'empêchement des médecins experts résidant dans l'arrondissement, et s'il y a urgence, les magistrats peuvent par ordonnance motivée, commettre un docteur en médecine français de leur choix.

Dispositions transitoires :

Art. 11. — Les officiers de santé reçus antérieurement au 1er décembre 1893, et ceux reçus dans les conditions déterminées par l'article 31 de la loi du 30 novembre 1892, peuvent être portés sur la liste d'experts près les tribunaux, s'ils réunissent les conditions de nationalité, de durée d'exercice de leur profession et de résidence prévus par l'article 2 du présent décret.

Ils ont droit aux mêmes honoraires, vacations, frais de transport et de séjour que les docteurs en médecine.

L'article 1er remédie à un abus, le juge d'instruction ne sera plus libre de confier arbitrairement les expertises à un médecin quelconque, parfois, comme nous l'avons vu, à un médecin qui jamais n'avait fait d'autopsie. Mais qui éclairera le procureur général et les Cours d'appel sur la compétence scientifique des experts qui demanderont à être inscrits sur les listes? On avait proposé de faire dresser une première liste de candidats, par les Facultés de médecine, comprenant un nombre double de noms de celui qui était nécessaire, et les Cours auraient choisi sur cette liste. Nous verrons plus loin quel serait, à notre avis, le meilleur procédé pour être certain de la compétence des médecins et chimistes inscrits sur cette liste.

L'article 2 contient une disposition bien singulière, les désignations ne peuvent porter que sur les docteurs en médecine français ayant au moins cinq ans d'exercice de la profession médicale; c'est-à-dire que l'on ne nommera experts que les médecins qui n'auront eu, depuis cinq ans, aucune occasion d'entretenir les éléments d'instruction médico-légale qui leur avaient été enseignés dans les Facultés. On peut être sûr ainsi, qu'ils les auront oubliés ; cette restriction est incompréhensible et elle devra disparaître.

Le temps se chargera à lui seul d'imposer cette réforme. L'expérience montre en effet que seuls, les jeunes médecins demandent leur inscription sur les listes des experts. Une fois inscrits, quelques-uns continuent à exercer ces fonctions. Mais un médecin déjà établi, ayant de la clientèle, hésitera à se soumettre aux risques d'une désignation qui, si elle est refusée, semblera mettre en cause son honorabilité ; il aura du reste oublié ce qu'il avait appris en médecine légale sur les bancs de la Faculté, et ne se souciera guère d'abandonner ses occupations lucratives, pour solliciter de prendre part à des opérations graves, souvent répugnantes, parfois dangereuses, où la réputation du médecin est tout entière engagée et peut sombrer dans une séance de Cour d'assises.

Il suffit de lire l'article 3 pour voir dans quel esprit a été rédigé ce décret. L'article 1er prescrit de dresser une liste d'experts, l'article 3 prévoit que le magistrat pourra choisir, en dehors de la liste, dans des exceptions si nombreuses, que l'article 1er se trouve à peu près annulé.

Enfin, la loi du 30 novembre 1892 dit, dans son article 14 : Les fonctions de médecins experts ne peuvent être remplies que par des docteurs en médecine. Aucune infraction à cette règle n'est faite dans les dispositions transitoires de cette loi.

Le décret du 21 novembre 1893 (art. 11) dit, contrairement au texte et à l'esprit de la loi, que les officiers de santé peuvent être portés sur la liste des experts. Il est regrettable que ce décret ait été rédigé, sans que l'avis d'une seule des personnes compétentes en médecine légale ait été demandé ; ces contradictions avec l'esprit de la loi du 30 novembre 1892 n'y auraient pas trouvé place, et l'attention du Conseil d'État aurait certainement été appelée sur la pratique de la médecine légale, qui me semble demander une réforme absolue.

V. — Les médecins sont-ils tenus d'obtempérer à la réquisition ?

La question de savoir si le médecin doit se rendre à l'appel de la justice, était avant la loi de 1892 très controversée et il est bien difficile, vu les arrêts contradictoires qui ont été rendus, de se faire une opinion à ce sujet.

D'après l'ancienne jurisprudence, le médecin était obligé de répondre à la réquisition, s'il y avait flagrant délit. Par ces mots *flagrant délit*, il faut entendre le délit qui se commet actuellement ou qui vient de se commettre.

La Cour de cassation, par un arrêt du 18 mai 1855, avait décidé qu'il n'y avait pas flagrant délit dans le cas suivant : Un marchand avait placé une pile de ballots à la devanture de sa boutique ; un des ballots tomba et dans sa chute tua un homme qui passait ; un médecin requis refusa de faire les constatations médico-légales ; poursuivi, il fut condamné ; mais la Cour cassa le jugement, disant

« qu'il s'agissait d'un accident individuel, non susceptible de compromettre la paix publique ».

Le 20 février 1857, la Cour rendit un arrêt contraire sur le cas d'un officier de santé ayant refusé d'accompagner le commissaire de police pour apprécier la nature d'une blessure.

Dans un arrêt du 18 décembre 1875, la Cour a statué ainsi :

Vu l'article 475, n° 12, du Code pénal ;

Attendu qu'il résulte d'un procès-verbal régulièrement dressé par un gendarme de la brigade de Pontarlier, que cet agent de la force publique a requis, le 7 octobre dernier, au nom du juge d'instruction de cette ville, G..., docteur en médecine, d'avoir à se rendre sans délai à l'hôpital de Pontarlier, de visiter un cadavre qui venait d'être retiré de la rivière, de constater s'il existait des traces de violences, de procéder à l'autopsie et de faire toutes constatations utiles à la découverte de la cause de la mort ;

Attendu que cette réquisition était faite, dans un cas de flagrant délit, par le juge d'instruction chargé, d'après le réquisitoire du ministère public, de rechercher si la mort de l'individu dont on venait de découvrir le cadavre était le résultat d'un crime, et qu'elle était conforme aux dispositions combinées des articles 32, 43, 44 et 59 du Code d'instruction criminelle ;

Que le refus d'un docteur d'obtempérer à cette réquisition, alors qu'il ne justifiait pas de l'impossibilité d'y obéir, constituait la contravention prévue par l'article 475, n° 12 ;

Que néanmoins le tribunal de simple police a renvoyé G..., en décidant que cet article n'est pas applicable au cas où un homme de l'art est requis pour apprécier les causes de la mort et les circonstances d'un crime ou d'un délit, et que d'ailleurs il n'appartiendrait qu'à lui seul d'apprécier la possibilité ou l'impossibilité d'obéir à la réquisition ;....

Casse le jugement du tribunal de simple police de Pontarlier du 6 novembre 1875. (1).

Les médecins de Rodez avaient refusé d'obtempérer à la réquisition pour faire l'autopsie d'un noyé que l'on venait de retirer de l'eau, ils ont été condamnés par le juge de paix, acquittés par le tribunal correctionnel et le jugement de ce

____

(1) D.-P. 76. 1. 462.

tribunal fut cassé par la Cour de cassation, qui les renvoya devant le tribunal correctionnel de Millau (1).

Devant une jurisprudence aussi peu déterminée, le médecin ne sait que faire ; au moment où il est requis, il ignore s'il y a flagrant délit, et bien plus la Cour n'admet pas qu'il soit juge de ce fait.

La loi nouvelle a supprimé ces difficultés d'appréciation et par l'article 23, tous les médecins sont tenus de déférer aux réquisitions de la justice sous peine de 25 à 100 francs d'amende ; elle a même augmenté l'amende, qui d'après le paragraphe 12 de l'article 475 n'était que de 6 à 10 francs.

La situation ainsi créée au médecin expert est déplorable et souvent il se trouvera bien embarrassé, même si on ne tient pas compte des réflexions sur sa compétence que lui inspirera sa conscience. Il peut être commis pour examiner un de ses clients, de là surgiront les difficultés sans nombre, dont je vous ai parlé dans une précédente leçon.

L'accomplissement du mandat donné par la justice peut compromettre la santé ou la vie d'un ou plusieurs malades.

Un médecin est appelé pour un accouchement difficile, la vie de la femme dépend d'une intervention immédiate ; au moment où il se rend auprès de la malade, un commissaire de police le requiert pour constater la nature d'une blessure légère, que vient de recevoir un individu ivre; le médecin n'est pas dans l'impossibilité absolue d'obéir; s'il refuse, il tombe sous le coup de l'article 23 de la loi de 1892; s'il se rend à la demande du commissaire, il expose la vie de sa malade.

Il est encore un point plus important, que n'ont pas encore abordé les commentateurs de la loi. En effet, Messieurs, certains médecins ne peuvent ni ne doivent faire d'autopsie, je veux parler des chirurgiens et des accoucheurs. Il y a deux ans, le Parquet me fit demander de désigner un agrégé de la section d'accouchements qui puisse être

(1) Voir nos 42 et 43.

commis dans les affaires obstétricales, je proposai M. Maygrier et quelques jours après il fut désigné pour faire une autopsie. Il s'y refusa. Le Président du tribunal m'écrivit pour me faire part de ce refus une lettre, à laquelle je répondis :

Le point sur lequel j'ai eu le tort de ne pas m'expliquer avec vous est celui-ci :

Depuis quelques années, il a été établi par les observations concordantes de tous les accoucheurs de tous les pays, que la mortalité des femmes en couches et les accidents qui suivent les accouchements, sont dus aux infections apportées à leurs malades accouchées par les médecins et les sages-femmes. Aucun accoucheur actuellement ne consentira à faire une autopsie, il pourrait en résulter les plus graves accidents pour les femmes auxquelles il donne ses soins.

Lorsque j'ai organisé le service des autopsies à la Morgue, j'ai averti mes collaborateurs qu'aucun d'eux ne devait faire d'accouchements. L'un d'eux a manqué à cet engagement en 1880 ; sa malade est morte de fièvre puerpérale en trois jours ; je l'ai exclu du personnel de mes aides.

Par conséquent on ne peut pas demander à un accoucheur de faire une autopsie, ce serait imprudent et on se heurterait certainement à un refus.

On peut avec avantage lui demander son avis sur un cas particulier, soit pour visiter une femme suspectée de s'être fait avorter, soit pour étudier un dossier, examiner un rapport et discuter des conclusions ; mais il serait imprudent d'aller au delà.

Ces restrictions s'appliquent également aux chirurgiens, et le service des autopsies ne peut être fait en réalité que par des médecins qui ont organisé leur vie professionnelle et limité leur clientèle, de façon à ne pas être un danger pour leurs malades.

Il faut bien se figurer que l'infection causée par une autopsie, surtout s'il s'agit de l'autopsie d'un cadavre putréfié, dure longtemps et que l'on oblige les médecins à abandonner pendant plusieurs jours leur clientèle en les forçant à obtempérer à toute réquisition d'un officier de justice.

Dans la discussion de la loi, je n'ai pu aborder cette question à la Chambre des députés ; l'article 23 était défendu par Desprès ; si j'avais pris la parole nous serions arrivés à exposer dans cette enceinte des théories purement médicales tout à fait en dehors de la compétence du Parlement.

VI. — Du serment.

Le médecin expert, aussitôt qu'il a été commis, doit prêter serment en vertu de l'article 44 du Code d'instruction criminelle ainsi conçu :

Art. 44. — S'il s'agit d'une mort violente ou d'une mort dont la cause soit inconnue ou suspecte, le Procureur de la République se fera assister d'un ou de deux officiers de santé, qui feront leur rapport sur les causes de la mort et sur l'état du cadavre.

Les personnes appelées dans le cas du présent article et de l'article précédent prêteront devant le Procureur de la République le serment de faire leur rapport et de donner leur avis en leur honneur et conscience.

C'est ce serment que vous prêtez avant de commencer l'expertise devant le juge d'instruction, le Procureur de la République ou le Président du tribunal qui vous a commis.

Quand l'expert est appelé en assises, il comparaît comme témoin ; avant de faire sa déposition, il doit, comme le prescrit l'article 317 du Code d'instruction criminelle, prêter à nouveau serment suivant les termes consacrés, c'est-à-dire qu'il jure de parler sans haine et sans crainte, de dire toute la vérité et rien que la vérité.

Si, au cours d'une audience, le Président, en vertu de son pouvoir discrétionnaire, ordonne un supplément d'enquête et suspend la séance pour permettre au médecin légiste de faire de nouvelles constatations, celui-ci doit à nouveau prêter le serment d'expert entre les mains de ce magistrat (art. 44), puis lorsqu'il vient faire sa nouvelle déposition, prêter à nouveau le serment de témoin (art. 317). Toutes ces formalités doivent être remplies, sous peine de nullité.

Faustin Hélie a vivement critiqué cette jurisprudence comme étant contraire à la vérité des faits. Il prétend, avec raison, que le médecin expert n'est pas cité comme témoin, puisqu'il n'a rien vu ni entendu, mais seulement pour donner son avis motivé sur le fait de l'accusation, crime, délit ou falsification ; il ne dépose pas, il juge l'acte accompli par l'inculpé.

A ce propos, M. le docteur H... d'A..., médecin à C..., communiquait, le 13 juillet 1868, à la Société de médecine légale, un travail où il énonçait cette proposition : « Le médecin légiste doit répondre aux questions qu'on lui adresse sans réticences, mais il n'a ni à les commenter, ni à leur donner de l'extension, car, dans ce cas, il se ferait à tort l'auxiliaire du ministère public. » — Et, à ce sujet, il cite en exemple le fait suivant :

Un individu, jardinier de profession, fut accusé d'avoir violé une femme mariée, qui était loin de passer pour une Lucrèce. Je fus commis pour visiter cette femme et son agresseur. Celui-ci n'avait pas la moindre égratignure. La femme avait une contusion à la partie interne et moyenne du bras droit; j'en constatai une autre, un peu plus large que la première, à la partie interne et inférieure de la cuisse du même côté. *Je n'avais, à ce sujet, aucune conjecture à émettre, tout au plus avais-je, pendant les débats, à répondre aux questions qu'on eût pu me faire à cet égard;* on ne m'en adressa aucune. Le ministère public s'évertua à faire des phrases sur l'immoralité en général, sur celle de cet homme en particulier, qui se permettait d'embrasser les filles qui venaient lui demander des bouquets. Le prévenu fut acquitté. Après l'audience, le substitut qui avait porté la parole me demanda mon opinion sur la prévention qu'il avait soutenue : « Elle est très fondée, lui répondis-je, la contusion observée à la partie interne et moyenne du bras droit de la femme a dû être occasionnée par la pression du pouce gauche de l'agresseur, celle de la cuisse a été faite par le genou gauche du prévenu, qui avait déjà relevé les vêtements lorsqu'il entendit du bruit. — Mais pourquoi n'avez-vous pas expliqué tout cela à l'audience ? — Par l'excellente raison que ma mission se bornait à rendre compte des faits, et que vous ne m'avez pas interrogé sur leur interprétation (1). »

Cette doctrine est complètement erronée. En se bornant à relater les faits, à indiquer ses constatations, l'expert commis par la justice néglige non seulement la partie la plus importante et assurément la plus difficile de sa mission, mais aussi

______

(1) Chaudé, *Rapport* (*Annales d'hyg. et de méd. lég.*, 2ᵉ série, t. XXX, 1868, p. 463).

celle pour laquelle il a été principalement désigné. Le fait matériel peut être constaté par le premier venu, mais à l'homme de l'art seul il appartient d'en tirer les conséquences. On n'avait pas besoin d'un médecin pour établir que la victime avait des ecchymoses au bras et à la cuisse, une femme illettrée aurait pu en témoigner : le médecin avait à rechercher la cause de ces blessures, et s'il n'a pas fait connaitre cette cause, il n'avait pas le droit de s'étonner des phrases du ministère public sur l'immoralité, alors qu'il aurait pu en faire aussi sur les experts qui interprètent mal leur mission.

Ce qui a dù causer l'erreur de ce médecin, qui, sans aucun doute, n'avait pas l'habitude des expertises médico-légales, c'est la confusion entre l'expert et le témoin que semble faire notre Code d'instruction criminelle, et que signalait avec tant de raison le docteur Louis Penard. Le docteur H... d'A... a cru qu'il n'était qu'un témoin appelé à déposer d'un fait, alors qu'il était un expert, chargé d'éclairer la justice sur les conséquences des constatations matérielles qu'il avait pu faire (1).

Vous savez qu'en justice le témoin doit parler sans s'aider de notes. Le médecin expert peut en faire usage, ainsi que l'affirme un arrêt de la Cour de cassation qui a jugé : « que quoique aux termes de l'article 317, les témoins doivent déposer oralement, il n'y a pas nullité parce que le témoin fait, dans sa déposition, usage de notes écrites relatives au rapport médical dont il a été chargé comme expert (2) ».

Quoique votre droit comme médecin expert soit indéniable, je vous conseille de faire une déposition orale, sans aucune note, à moins que vous ne soyez commis, comme cela m'est arrivé avec M. Girard, pour une affaire de falsification où il est impossible de retenir le résultat exact d'un grand nombre d'analyses. Dans cette affaire, on devait

(1) Dubrac, *Traité de jurisprudence*, *méd. et pharmaceut.*, p. 215.
(2) Cour de cassation, 20 mars 1851.

discuter le résultat de plus de quatre cents analyses ; le Président refusa de nous laisser nous aider de notes et l'affaire fut renvoyée à une audience ultérieure. Dans l'intervalle des deux audiences, le Président du tribunal se rappela que l'arrêt de la Cour de cassation donnait aux experts le droit de se servir de notes.

VII. — Expertise et rapport en matière criminelle.

Il est facile à Paris de faire une autopsie médico-légale. On a des locaux installés pour ces opérations, on a tous les instruments nécessaires pour pratiquer l'ouverture des trois cavités : crânienne, thoracique et abdominale. A la campagne, il n'en va pas de même et souvent le médecin est mal aidé, mal éclairé, mal outillé ; pour toutes ces raisons, il est parfois dans l'impossibilité de faire une autopsie complète, ce qui cependant est absolument indispensable. Quelques exemples vous feront comprendre les inconvénients d'une autopsie incomplète (1).

Après fortune faite, un charcutier se retire à Caen ; certain jour, il part avec sa bonne pour aller pêcher la crevette sur une plage du voisinage ; comme ils se livraient à cet exercice, deux femmes qui se trouvaient par hasard abritées derrière une roche virent l'homme plonger la tête de sa compagne sous l'eau et l'y maintenir de force. Le charcutier sort seul de la mer et rentre à son domicile, suivi à distance par les deux femmes ; l'une reste à sa porte, l'autre va prévenir le maire, qui fait arrêter le coupable. Un médecin est commis pour faire l'autopsie du cadavre que la mer en se retirant avait laissé sur la grève.

Celui-ci, qui peut-être n'avait jamais fait d'autopsie, se contente de regarder le cadavre. Un de ses confrères, présent à son examen, lui fait remarquer qu'il serait peut-être utile de noter l'état des poumons. Le médecin légiste en-

(1) Voir pièce 49.

trouve le thorax, sur le côté, et dit simplement qu'ils sont un peu congestionnés.

Je fus consulté un peu plus tard au sujet de cette femme pour examiner un lambeau de la peau du cou qui présentait des érosions pouvant être produites, pensait-on, soit par des coups d'ongles, soit par des morsures de crabes. Elles l'étaient en réalité par l'incrustation du gravier dans la peau du menton. Il était bien évident que le charcutier avait tué sa bonne, qui était en même temps sa maîtresse, et qui se trouvait enceinte, comme on l'a su plus tard. Quand l'affaire vint devant le tribunal, l'avocat prit le médecin légiste à partie, celui-ci passa à l'audience un cruel moment : l'avocat s'éleva contre les conclusions du rapport et soutint que la femme était morte d'une attaque d'apoplexie.

Il était impossible de prouver le contraire, le crâne n'ayant pas été ouvert. Malgré cette faute du médecin légiste ou plutôt à cause d'elle, l'inculpé ne fut condamné qu'à sept ans de réclusion.

Cette autopsie incomplète a donc fait bénéficier l'inculpé du doute que l'avocat a réussi à faire pénétrer dans l'esprit des jurés ; il est probable que la condamnation eût été toute autre si l'examen du cerveau avait été fait.

Je ne saurais trop vous recommander de toujours ouvrir la boîte crânienne, car j'ai remarqué que, dans la moitié environ des rapports qui me sont communiqués, cette partie si importante de l'autopsie a été complètement négligée.

Autre exemple : Je suis commis par M. Guillot, juge d'instruction, pour examiner une femme trouvée morte dans sa chambre. Sur la table se trouvaient un certain nombre de récipients et de flacons remplis de liquides variés. Aussitôt on suppose que cette femme était morte à la suite de manœuvres abortives, les substances lui ayant été fournies, suivant les commérages, par son amant, étudiant en pharmacie. A la demande du juge d'instruction qui était présent à l'autopsie, nous commençons par retirer l'utérus qui était vide de tout produit. Voyant la fausseté de son hypothèse, le magistrat se retire et nous continuons l'autopsie. Après avoir lavé le visage couvert de spume sanguinolente desséchée, nous vîmes deux orifices de balles qui furent retrouvées dans le crâne ; elles lui avaient été tirées à bout portant par son amant, qui l'avoua plus tard, dans une scène de jalousie.

Vous voyez donc qu'il ne faut pas se laisser entraîner par une idée préconçue, il faut faire l'autopsie, comme si l'on n'avait aucune donnée, comme si le cadavre était celui d'un inconnu trouvé mort sur la voie publique, car si l'on suit une idée, on fait malgré soi son enquête dans le sens où l'on est poussé par cette idée. Devergie disait et il avait raison : « Le médecin légiste doit fermer les oreilles et ouvrir les yeux. »

Enfin je vous citerai un cas intéressant, rapporté par M. le docteur Socquet :

Une femme trompait son mari, avec un de ses amis. Le mari fut prévenu par lettre anonyme que sa femme et son amant devaient déjeuner au restaurant de la Tour d'Argent et qu'ils en sortiraient vers deux heures. Il se poste et quand il aperçoit les coupables, il tire sur son ami trois coups de revolver à la tète ; la mort fut immédiate.

Messieurs, l'autopsie révéla qu'aucune des trois balles n'avait pénétré dans le crâne, seulement M. Socquet découvrit que l'amant était atteint d'une insuffisance aortique et d'une insuffisance mitrale, et il conclut que la mort avait pu être occasionnée par l'émotion violente qu'avait ressentie cet homme.

Ce cas vous montrera bien, je l'espère, la nécessité qu'il y a à faire *dans tous les cas* l'autopsie d'un cadavre ; le public trouve généralement qu'il est ridicule de faire une autopsie dans ces conditions ; pour lui, on a tiré un coup de revolver, il y a blessure et mort, celle-ci doit nécessairement résulter du crime. Vous voyez qu'il n'en est pas toujours ainsi, et au point de vue des articles du Code à appliquer et par conséquent du châtiment, il y a des différences importantes.

Quand vous serez appelés à faire une autopsie, même s'il s'agit d'un cadavre déjà putréfié, je ne saurais trop vous recommander de ne jamais chercher à faire disparaître la mauvaise odeur en arrosant le cadavre avec des substances telles que l'acide phénique ou le thymol, car si plus tard l'on était obligé de faire sur les viscères des analyses chimiques, vous pourriez être cause de graves erreurs ou de grandes difficultés.

Je me souviens qu'il y a quelques années M. Ogier et moi fûmes appelés à examiner les viscères d'une personne que l'on supposait avoir succombé à un empoisonnement. L'analyse nous révéla la présence de charbon en nature, de soufre et d'autres substances aussi inattendues. Renseignements pris, le médecin qui avait fait l'autopsie, sous prétexte de désinfecter le cadavre, avait eu l'ingénieuse idée de recouvrir la table d'opération d'une mince couche de poudre de chasse et d'y mettre le feu. Il nous fut impossible, par la faute de ce médecin, de mener à bien l'examen pour lequel nous avions été commis.

VIII. — Du rapport.

L'autopsie est faite, comment devez-vous rédiger le *Rapport*? Je ne vous répéterai pas ici la formule de la pièce par laquelle vous êtes commis, je veux seulement vous faire quelques remarques, que je crois importantes.

Je vous recommande, d'abord, de transcrire votre commission en tête de votre rapport; de manière que, si au moment où vous déposerez sur vos conclusions, le président ou un avocat vous demande pour quelle raison vous n'avez pas fait telle ou telle recherche, vous puissiez lui dire que votre commission ne vous le commandait pas.

Quand vous exposerez les faits, je vous conseille d'employer des termes précis, de ne jamais mettre par exemple :

« Deux jours après nous avons pratiqué l'autopsie » ; mais bien : « Le... nous avons pratiqué l'autopsie. »

Si vous vous trouvez en face d'une blessure, n'écrivez pas dans votre rapport : « Il existe une grande plaie au niveau de telle région » ; mais : « Il existe une plaie de telle dimension. »

Si vous employez des termes comme : « grande plaie », l'avocat de la défense ne manquera pas de dire, avec raison, que vous cherchez à impressionner le jury.

Dans votre rédaction, je vous recommande d'être exacts, cela va sans dire, et de suivre un ordre systématique.

Après le préambule et la copie de votre commission, vous écrirez le compte rendu de votre autopsie, ensuite viendront la discussion et les conclusions. Tout votre rapport doit être une pièce précise, sans phrases, ennuyeuse peut-être, mais sans hors-d'œuvre ou détail inutile ; rappelez-vous ce que disait Lorain : « Les sottises que l'on dit se multiplient par le nombre des mots qu'on emploie pour les dire. »

Enfin, Messieurs, ne remettez jamais votre rapport au juge d'instruction sans avoir laissé passer quarante-huit heures entre la rédaction et le dépôt ; prenez le temps de le relire, de retrancher tout ce qu'il y a de trop, de manière à fournir à la justice une pièce exacte au fond et sobre dans la forme.

IX. — Modifications à apporter à la pratique de la médecine légale.

En France, lorsque la justice confie à un expert une autopsie médico-légale, le plus souvent celui-ci opère seul, sans aide, ou bien aidé d'un gardien du cimetière, d'ordinaire dans les conditions les plus pénibles, surtout lorsqu'il s'agit d'une exhumation. Ainsi, d'une part, le médecin ne peut prendre des notes : ses mains souillées par le contact des liquides cadavériques ne le lui permettent pas, et souvent même il manque d'eau ; d'autre part, fatigué physiquement, il pratique trop souvent des autopsies incomplètes. Comme je vous l'ai déjà dit, dans plus de la moitié des rapports d'autopsie envoyés de province, sur lesquels j'ai été consulté, le crâne n'avait pas été ouvert. Presque toujours les recherches avaient été sommaires.

De plus le médecin qui ne remplit qu'accidentellement le rôle d'expert, pressé par les nécessités impérieuses de la pratique journalière, est souvent dans l'impossibilité matérielle de rédiger son rapport d'autopsie dans les vingt-quatre heures. Il ne fait cette rédaction que trois, quatre, huit jours plus tard, sans notes, d'après ses souvenirs. Il est à craindre que, dans ces conditions, les faits ne se groupent trop facilement dans sa mémoire suivant le sens général des déductions qu'il croit légitime de tirer de l'autopsie.

En tout cas, tout contrôle ultérieur est impossible et à la vieille formule : « Une autopsie mal faite ne se répare pas, » on peut ajouter : «L'interprétation d'une autopsie ne peut le plus souvent se faire dans les conditions actuelles que par l'opérateur lui-même. »

J'ai proposé d'emprunter à l'Allemagne une règle de pratique, que je crois excellente.

En Allemagne, une autopsie n'est jamais faite par un médecin seul. Il est assisté par un second médecin et l'autopsie se fait en présence du magistrat. Le greffier écrit sous la dictée du médecin, pendant l'autopsie, tous les caractères des lésions, à mesure qu'on les découvre.

Ce procès-verbal doit fournir réponse à toutes les questions posées dans un règlement, le *Régulatif*. Pour chaque organe, un certain nombre de caractères doivent être précisés. De cette façon, l'autopsie est toujours complète. L'expert ne peut, par exemple, se dispenser de dire dans quel état était le cœur, les reins, le cerveau, s'ils étaient congestionnés ou non, etc. Puis lorsque l'autopsie est terminée, le médecin signe ce procès-verbal, qui est « ne varietur ». Il lui en est donné un double, et, rentré chez lui, il rédige son rapport d'après le procès-verbal authentique.

S'il ne peut rédiger son rapport immédiatement, il pos-

sède une pièce renfermant des renseignements rigoureusement exacts, qui lui seront d'un grand secours. L'autopsie
est donc complète, et le contrôle des conclusions tirées de
cette opération est toujours possible.

En Allemagne, lorsque l'avocat conteste les conclusions
du rapport, celui-ci est envoyé à une commission dite
« Tribunal des superarbitres », composée de professeurs
de l'Université. Ce tribunal apprécie les conclusions et décide en dernier ressort. On n'assiste pas ainsi à des discussions déplorables qui, en France, font soumettre aux jurés,
le plus souvent incompétents dans les questions scientifiques, la solution de problèmes dont dépend le sort de
l'accusé.

Une semblable organisation est indispensable en France ;
de plus, si deux experts opérant simultanément peuvent conclure différemment, sachant que leurs divergences seront
soumises à l'appréciation de ceux qui tiennent le premier
rang dans la science, ils seront par cela même obligés à
une réserve et à une précision extrêmes.

Il est regrettable qu'en France les expertises médico-
légales soient faites par un seul expert. Un témoin oblige
le médecin qui opère à plus de soin et de précision. A l'hôpital, disait Lasègue, l'élève est la sauvegarde du malade,
parce que devant l'élève, le chef de service ne peut se
permettre aucune négligence. Si un deuxième expert doit
être nommé, c'est surtout dans le cas où la justice demande
une autopsie.

En tout cas, il y a lieu, si les nécessités budgétaires ne
permettent pas la nomination d'un second expert, de
donner au médecin un aide qui écrive sous sa dictée les
résultats de l'autopsie pendant l'autopsie elle-même. Un
régulatif analogue à celui adopté en Allemagne, moins détaillé, si l'on veut, devrait être établi. Après l'autopsie, le
médecin expert signerait ce procès-verbal, qui serait « ne
varietur » et il rédigerait ultérieurement son rapport d'après
ce procès-verbal immuable, sans avoir à redouter les défail-

lances de sa mémoire. Un contrôle serait ainsi toujours possible.

Dans le cas où les conclusions formulées par les médecins experts seraient contestées, il y aurait lieu de les soumettre à une commission supérieure, analogue au « Tribunal des superarbitres » d'Allemagne, de façon à forcer les experts à une plus grande précision dans leurs conclusions, et à éviter que, devant des jurés ou des juges incompétents en ces matières, il n'y ait des débats contradictoires compromettants pour la science, mais surtout pour les intérêts de la justice.

Telles sont, Messieurs, les réformes que je voudrais voir introduire dans la pratique de la médecine légale, je considère qu'elles constitueraient une garantie sérieuse pour le médecin légiste, pour l'inculpé et pour la justice.

Une fois votre rapport écrit, vous l'envoyez au juge d'instruction, après l'avoir revu, comme je vous l'ai conseillé, au bout d'un ou deux jours, afin d'en éliminer toutes les parties accessoires qui pourraient nuire à la clarté et devenir à l'audience des sujets de discussion.

En France, l'instruction est secrète, le Sénat discute actuellement un projet revisant ce point de l'instruction criminelle, mais nous n'avons pas à entrer dans le détail de cette discussion purement légale. A la Chambre des députés, M. Goblet a demandé que, dans les quarante-huit heures, le prévenu indique s'il y a lieu l'expert qu'il choisit, de sorte qu'il y aurait en présence deux experts, l'un nommé par le juge, l'autre choisi par l'inculpé. Ce système me semble inapplicable ; en effet, s'il s'agit d'une présomption d'intoxication, ce n'est plus deux, mais quatre experts qui seront nécessaires : un médecin légiste et un chimiste nommés par le tribunal d'une part, et d'autre part, l'expert et le chimiste de la défense ; je vous rappelle que les recherches chimiques pour découvrir certains poisons, surtout les alcaloïdes, sont très minutieuses et peuvent durer plusieurs mois ; ce sera donc, pour ce laps de temps considérable, l'obligation pour ces deux chimistes de laisser de côté tous les travaux commencés, et comme ils devront faire leurs recherches ensemble, il sera nécessaire que l'un d'eux quitte son laboratoire, pour s'installer dans celui de son confrère.

De plus le temps matériellement nécessaire pour que les experts puissent être réunis, pourra être une cause importante d'erreurs.

Par exemple, il y a eu une tentative de viol, sans cependant qu'il y ait eu de lésions graves.

Les parents ne porteront plainte que le lendemain, après avoir pris conseil des commères du quartier, donc vingt-quatre heures de retard. Le commissaire de police fait une enquête et envoie la plainte au substitut ; cela demandera bien encore un jour. Le lendemain, le juge d'instruction nomme un expert, ces diverses opérations nous mènent à trois jours. L'inculpé, s'il est arrêté, choisira son expert. Les deux médecins légistes devront prendre rendez-vous et l'examen pratiqué dans ces conditions ne pourra guère avoir lieu avant le sixième ou le septième jour.

Or s'il n'y a pas eu de désordres graves, s'il n'y a eu que quelques froissements, au bout de ce temps, l'expert n'aura absolument rien à constater, tout sera rentré dans l'état normal. A propos du secret médical, je vous ai cité le cas d'un médecin, qui, après avoir soigné une petite fille qui avait subi une tentative de viol, fut appelé ensuite après cinq jours à l'examiner à titre de médecin expert et qui ne put retrouver la moindre trace de violence (1).

L'expertise est terminée. Les deux experts doivent rédiger leurs conclusions. Ou bien elles seront conformes, et si elles sont d'un commun accord défavorables à l'inculpé, elles pèseront sur lui d'un poids d'autant plus grand, que lui-même a désigné celui qui conclut contre lui, ou bien les experts ne pourront pas se mettre d'accord.

Qui les départagera ?

(1) Voir pièce 13.

La liste des experts, dressée conformément à l'article 68 du projet soumis au Parlement, présente une précieuse garantie. Nous espérons qu'elle permettra d'éviter l'écueil sur lequel s'est jeté un pays voisin. Les experts sont pris parmi les médecins quels qu'ils soient. De suite, le médecin est devenu avocat, soit de la défense, soit de l'accusation, et le résultat est si déplorable, que les docteurs honorables ne veulent plus à aucun prix paraître aux débats. Mais si le médecin ne devient pas avocat, s'il ne se laisse pas dominer par les intérêts des parties, s'il reste exclusivement l'interprète de la science, on peut bien admettre que, même de bonne foi, des dissentiments éclateront. A Paris et dans les grands centres, la liste assez nombreuse des experts permettra de ne pas toujours mettre en présence les mêmes personnes. Mais en province, dans les petites localités, la malignité publique n'a pas inventé, elle a grossi la fréquence des inimitiés médicales, créées par des rivalités de chaque jour. Celles-ci existent, elles passeront rapidement à l'état aigu. Elles viendront éclater devant le public. Il est à craindre que ce ne soit ni au profit des intérêts de la justice, ni au profit de la réputation des médecins ou de la science.

Quelle qu'en soit la cause, élevée ou mesquine, le désaccord existe. Qui jugera entre des assertions scientifiques affirmées avec une égale ardeur? Sera-ce le tribunal? Seront-ce les jurés? Pense-t-on que des médecins, ayant une position honorable, s'exposeront à faire juger leurs opinions scientifiques par des personnes incompétentes dans les choses médicales?

En Angleterre, où ce système fonctionne, je puis vous affirmer qu'il a donné les plus mauvais résultats. Les experts deviennent de véritables avocats, plaidant chacun pour leur client, l'un pour l'accusation, l'autre pour l'inculpé.

En Autriche, les docteurs qui veulent occuper certaines positions officielles, devenir médecins légistes, médecins vaccinateurs, médecins chargés de surveiller l'exercice de la pharmacie ou l'hygiène publique, doivent passer un examen particulier (*Physikal Prüfung*). Ces médecins sont alors nommés par l'État et on les appelle *Physicus Arzt* ou *Bezirks Arzt*.

Cet examen spécial est passé devant une commission, qui n'a aucune attache avec l'Université. Cette commission est instituée à Vienne, Prague, Gratz, Innspruck et Cracovie. Elle est composée de professeurs et de médecins en renom.

Les matières de ce *Physikal Examen* sont : une autopsie médico-légale, avec rédaction du procès-verbal et des conclusions, une épreuve pratique de médecine légale consistant à examiner un malade blessé ou empoisonné (on suppose un crime) ; avec rédaction du rapport et des conclusions. Puis vient une épreuve sur la chimie médicale, consistant dans l'examen de boissons ou d'aliments au point de vue de leurs falsifications. Enfin une dernière épreuve est constituée par un travail que le candidat doit fournir en loge (*clausus*) sur une question tirée au sort. Cette question est relative à l'hygiène privée ou publique.

Le récipiendaire ayant satisfait à ces épreuves est nommé médecin de district. Ces médecins de district ont un appointement de 1,000 florins (2,100 fr.), ils portent uniforme et ont rang de capitaine. Il existe un de ces médecins par district.

Dans chaque province, un médecin est chargé de surveiller, de contrôler ces médecins de district. C'est le *Sanitats Referent*, nommé aussi parfois *Protomedicus*, qui a rang de colonel.

X. — Des visites.

Il y a un point sur lequel je veux particulièrement insister : méfiez-vous des simulateurs.

Quand c'est un mari qui accuse sa femme, une femme qui accuse son mari, tous les moyens semblent bons pour mettre le bon droit de leur côté.

Rollet, de Lyon, cite le fait d'une petite fille, qui fut présentée à un médecin par la mère, et qui prétendait que son père la rouait de coups. En effet elle présentait sur tout le corps des traces d'ecchymoses très nettes. Le médecin doutant de la véracité des assertions de la femme, prit un linge humide, avec lequel il enleva ces taches qui étaient parfaitement imitées.

Je vous recommande également de ne pas prendre, pour des traces de coups, des ecchymoses dues à une succion énergique de la peau.

Vous devez examiner le malade, mais vous n'avez pas le droit de l'obliger à se soumettre à des épreuves, qu'à tort ou à raison, il juge dangereuses pour sa santé.

Le Conseil de préfecture de la Seine, dans son audience du 14 mai 1889, a déclaré que les médecins experts n'avaient pas le droit de provoquer l'anesthésie chez un individu soumis à leur examen (1) :

Un ouvrier charpentier, V..., ayant été blessé par la chute d'une pierre tombée de l'église Saint-Eustache, avait formé, devant le Conseil de préfecture, contre la Ville de Paris, et la Fabrique de l'église Saint-Eustache, une demande en dommages-intérêts.

Avant de faire droit, le Conseil avait ordonné une double expertise; l'une, pour constater les causes de l'accident, confiée à MM. Drevet, Salleron et Rabau, architectes; l'autre, pour déterminer l'importance de la blessure et le préjudice causé, confiée à MM. les docteurs Delaporte, Gombault et Voisin.

V... avait eu la clavicule droite brisée et il alléguait que cette blessure avait amené une paralysie du bras.

Les médecins experts, voulant se prémunir contre toute tentative de supercherie, manifestèrent l'intention de recourir à l'anesthésie. V... n'a pas voulu se soumettre à cette épreuve, attendu que les experts n'avaient pas mission

(1) Journal *le Droit*, 17 mai 1889, n° 116.

d'y procéder, et que, d'ailleurs, ils ne pouvaient pas lui assurer que l'expérience n'aurait aucune conséquence nuisible pour sa santé.

Le Conseil, après avoir entendu le rapport du conseiller Fabre, les plaidoiries de M⁰ Coulet, avocat pour V..., et de M⁰ Chauffard, avocat au conseil d'État, pour le conseil de fabrique de la paroisse de Saint-Eustache, ensemble les conclusions de M. Jonnart, commissaire du Gouvernement, a statué en ces termes :

Le Conseil :

Considérant que si les experts chargés des constatations médicales dont il s'agit, ont le droit de se livrer à toutes les recherches qui leur paraissent nécessaires, le sieur V... ne saurait cependant être contraint à se soumettre à des épreuves qu'à tort ou à raison il croit dangereuses pour sa vie ou sa santé,

Arrête :

Les experts sont invités à procéder, dans la huitaine, à l'examen médical du sieur V..., en se bornant aux constatations et évaluations prévues par l'arrêté du 13 novembre 1888.

Cet arrêté est absolument logique et juste ; il serait profondément inique d'arracher des aveux à une personne, après lui avoir enlevé la faculté de se défendre, et je suis sûr que, si un tel fait était soumis à l'appréciation des tribunaux, le jugement rendu serait identique.

Quand vous serez commis pour une affaire quelconque, viol, attentat à la pudeur, ou présomption d'avortement, il peut se faire que vous vous heurtiez à un refus de la part de la personne que vous avez à examiner. Aucun article du code n'impose à un inculpé l'obligation de se soumettre à un examen médical. Dans ce cas, je vous conseille de ne pas insister, de consigner le refus et de le faire connaître sans délai au juge. Celui-ci pourra faire remarquer à cette personne que, suivant les cas, le refus systématique opposé à cet examen est une présomption grave, un demi-aveu, qui pourra faire plus tard une fâcheuse impression sur le jury, mais cette intervention n'est pas dans votre rôle.

Je vous donnerai un dernier conseil relatif au cas où vous
serez commis pour examiner une petite fille. Vous ne devrez
jamais pratiquer votre examen sans avoir prévenu la famille
du moment de votre visite et sans que quelqu'un de ses
membres soit présent, car si vous procédez seul, vous vous
exposez à ce que l'enfant interprète mal les actes que vous
êtes obligé d'accomplir. Les enfants mentent facilement et
répètent volontiers la fable qu'on leur suggère. Il y a quelques années, je fus commis pour examiner une petite fille atteinte de vulvite et d'ophtalmie purulente, qui avait été
transportée dans le service de M. Lannelongue, à l'hôpital
Trousseau. On supposait qu'elle avait subi une tentative de
viol. Je l'interrogeai, elle me répondit tout ce que je voulus
lui faire dire, et notamment je lui demandai si M. X. était
bien l'auteur de l'attentat commis sur elle. Comme nom,
j'avais choisi celui d'un des hommes les plus en vue à ce
moment. Elle me répondit affirmativement et soutint qu'il
était bien le coupable. Huit jours après, dans un nouvel
examen, elle-même, sans provocation, me répéta le nom de
cette personne.

Enfin, Messieurs, si vous avez à procéder à l'examen des
jeunes enfants, évitez de le pratiquer chez vous, dans votre
cabinet, ou chez leurs parents. Vous pouvez d'ordinaire
trouver au Palais de Justice, un endroit pour vous livrer à
vos investigations.

Vous éviterez ainsi deux inconvénients : parfois ces enfants
et leurs parents sont dans un état de saleté révoltant, couverts de vermine ; d'autre part, l'expérience montre que dans
leur domicile, et même chez les médecins, les petites filles
crient, se débattent quand on veut les examiner, mais que,
menées dans un endroit spécial, il n'y a presque jamais de
tentative de résistance.

XI. — Conduite du médecin légiste à l'audience.

Quand un médecin légiste est appelé à déposer devant la

justice pour la première fois, il se rend au Palais en proie à
une préoccupation des plus vives. Il songe à la forme qu'il
donnera à sa déposition, il se remémore les faits, de manière
à ne rien oublier ; il arrive ; on l'enferme dans la salle des
témoins, à charge ou à décharge, gens de condition différente
de la sienne le plus souvent, qui, dans certains cas, peuvent
le prendre à partie ou lui poser des questions indiscrètes
et désagréables.

Lasègue avait vivement protesté contre cette manière
d'agir envers le médecin légiste ; un jour, à Versailles, ayant
à déposer au sujet d'une tentative d'assassinat commise
dans une maison de tolérance, il se trouva, dans la salle
des témoins, seul homme, en contact pendant trois heures
avec toutes les pensionnaires de l'établissement convoquées
comme témoins.

Quand l'expert est appelé par son rang à déposer, il pénètre
dans la salle d'audience et se prépare à faire sa déposition,
mais au moment où il va commencer, le Président l'arrête et
lui dit : « Levez la main droite et prêtez serment. » Le serment
prêté, il ouvre la bouche pour déposer, mais il est de nouveau arrêté, pour décliner ses nom, prénoms, domicile et
pour dire qu'il n'est pas au service de l'inculpé et que celui-
ci n'est pas au sien.

Enfin le Président prononce la formule habituelle : « Dites
ce que vous savez. »

J'appelle votre attention sur la manière dont vous devez
faire votre déposition ; il ne faut pas oublier que vous vous
adressez à des personnes incompétentes, magistrats, avocats
ou jurés. Nous allons prendre pour exemple un cas d'infanticide par strangulation.

Il faut bien vous garder de réciter votre rapport, en
suivant l'ordre dans lequel vous avez exposé les lésions.

Dans le rapport, vous notez d'abord l'aspect extérieur,
vous notez la présence ou l'absence d'érosions autour de
la bouche, du nez, sur le cou ; vous dites ensuite dans quel
état vous avez trouvé les organes et le cerveau, les poumons,

vous signalez la présence d'ecchymoses sous-pleurales, de spume bronchique, etc.; quand vous parlez des intestins, vous notez la présence ou l'absence du méconium ; quand vous arrivez au squelette, vous relevez la présence des points d'ossification, etc.

Les jurés ne comprendront pas, au milieu de cette quantité de faits, ce qui est important et ce qui ne l'est pas. il leur sera impossible de grouper les lésions et de saisir quels liens les rattachent aux conclusions. Il faut suivre un ordre inverse à celui que vous avez pris dans le rapport, commencer par les conclusions, et prouver que cette conclusion est exacte, parce qu'un certain nombre de faits vous ont permis de l'établir.

Ainsi vous direz :

L'enfant était parvenu au terme de la grossesse, parce qu'il présentait tels et tels signes. Il a respiré, parce que l'aspect extérieur, le poids des poumons, la docimasie pulmonaire vous l'ont révélé, etc.

Chaque fois que vous entamerez un chapitre nouveau, je vous conseille de prévenir votre auditoire que vous abordez un autre point, de manière à ne faire naître aucune confusion dans l'esprit des jurés.

Votre déposition doit être simple. Dans le cours de votre exposé, il est préférable que vous évitiez d'employer des termes scientifiques, ou, si vous êtes obligés d'en faire usage, il faut immédiatement les expliquer ; il ne faut pas oublier que certains termes n'ont pas, au point de vue juridique, la même signification qu'en médecine : ainsi le mot *avortement* en médecine signifie expulsion du fœtus avant terme, tandis que pour le juré, il n'y a avortement que s'il y a eu manœuvres criminelles, autrement, c'est une *fausse couche*

Enfin, je vous recommande énergiquement de déposer avec impartialité, sans aucune passion ; il faut qu'aucun mot, aucune intonation, aucun geste, ne puisse faire pressentir au jury votre jugement sur la culpabilité ou l'innocence de l'accusé.

Cette partie de votre déposition est faite, face aux jurés ; ayant terminé, vous vous retournez vers le Président. Celui-ci d'ordinaire reprend votre déposition, la résume, et peut vous poser diverses questions auxquelles vous répondez.

Messieurs, quand le médecin légiste développe ses conclusions, il sait où il va, ce qu'il doit dire, ce qu'il veut dire ; mais il n'en est plus de même quand on lui pose une question sur un fait qui a surgi au cours de l'instruction et dont il n'a pas eu connaissance. Dans ce cas, je n'ai pas besoin de vous dire qu'il ne doit formuler son opinion qu'avec la plus grande prudence.

Vous avez ensuite à répondre aux questions que vous pose l'avocat général ou l'avocat de l'inculpé. Dans les deux cas, je vous conseille de répondre juste ce qu'il faut, mais sans jamais aller au bout des affirmations possibles, en restant toujours dans une extrême réserve.

Toutes ces précautions ne vous mettront pas à l'abri des surprises d'audience : ainsi l'avocat, qui ne connaît que bien superficiellement la science médicale, peut parfois poser une question imprudente, capable de causer préjudice à son client. C'est ce qui arriva dans une affaire où avait été commis M. Vibert.

Un médecin était accusé d'avoir pratiqué un avortement ; deux de ses confrères, exerçant dans la même ville, inclinaient vers la culpabilité. Le juge d'instruction demanda à M. Vibert de se joindre à ces confrères ; celui-ci fut d'avis que le fait n'était pas démontré et les trois médecins légistes rédigèrent un rapport, concluant qu'il n'existait aucune preuve médico-légale d'avortement. Tout le monde croyait l'affaire classée, quand elle fut appelée devant les assises.

Depuis le début de l'audience, l'impression générale était en faveur de l'acquittement, quand le défenseur pensa que la preuve certaine de l'innocence de son client était surtout dans ce fait, que l'expulsion du fœtus s'était faite neuf jours après la soi-disant tentative d'avortement, et il demanda à M. Vibert si ce laps de neuf jours n'excluait pas la tentative d'avortement. M. Vibert dut répondre que l'expulsion du fœtus se faisait parfois après une semaine ; n'est-ce pas d'ailleurs le terme assigné par les sages-femmes aux fausses couches qui succèdent aux chutes ? M. Vibert put ajouter, mais inutilement, qu'il n'y a aucune conclusion à tirer du nombre de jours écoulés, que trop de facteurs entrent en jeu et qu'on ne peut assigner à l'expulsion du fœtus une date absolument fixe. L'impression d'audience était trop forte pour que ces restrictions eussent une influence : le médecin fut condamné.

Vous voyez donc qu'il faut se tenir sur une grande réserve et garder tout son sang-froid. Même si les questions des avocats sont posées avec un ton un peu agressif, répondez toujours, soit au Président, soit aux avocats, avec la même déférence. Si l'avocat s'emporte, restez calme ; c'est un peu le rôle de l'avocat de chercher à intimider, de manière à produire une diversion favorable à son client ; l'avocat n'a pas que des innocents à défendre, il doit atténuer la faute des coupables. Un jour, Lachaud arriva en retard à une audience des assises, parce qu'il était allé plaider en province. A son arrivée, je le rencontrai dans un couloir et en passant il me dit : « Mon cher ami, je viens de faire acquitter trois coquins ; j'avais une belle peur de les rencontrer dans le train qui me ramenait à Paris. »

La défense peut citer un médecin pour combattre les conclusions de votre rapport. Dans la discussion, je vous conseille d'être excessivement modéré, de ne pas prononcer de paroles aigres-douces, il faut que la modération soit de votre côté ; le jury sera toujours impressionné par celui qui aura gardé son sang-froid et qui n'aura montré aucune passion. De plus, si vous vous emportez, vous pouvez dire ce que vous vouliez taire, être entraîné par votre pensée, laisser percevoir votre opinion sur l'affaire, et l'accusation ou la défense ne manquera pas d'en faire son profit.

Depuis quelques années, l'art a été introduit dans les expertises, il est peu de dossiers où maintenant ne figurent quelques épreuves photographiques représentant les lésions du cadavre. Cette pratique est excellente, car une bonne photographie est un témoin irrécusable, présentant brutalement les faits tels qu'ils étaient. Cependant, je trouve que reproduire par l'aquarelle, comme on l'a fait dans un procès récent, des lésions, des marques de coups ou des traces de brûlures est une mauvaise méthode : l'artiste peint les lésions comme il les voit, mais son dessin n'aura jamais la valeur irréfutable d'une photographie.

Enfin, Messieurs, je vous dirai un mot des pièces à conviction. Sur la table destinée à les recevoir, on voit s'empiler les choses les plus hétéroclites, des vieux vêtements, des armes, des pièces anatomiques, toutes choses plus ou moins intéressantes, qui, souvent, répandent une odeur repoussante. Si le Président vous parle avant l'audience (cela ne m'est jamais arrivé) des pièces à conviction qui devront être présentées au jury, je vous conseille de le prier de ne faire venir que les pièces strictement nécessaires. Je me souviens que lors de l'affaire Meunier, à la suite de l'explosion du restaurant Véry, le Président des assises fit apporter une quantité de pièces à conviction, il ne m'en avait pas parlé et je fus très étonné de trouver là, à côté de lames de parquet, de débris de comptoir, de flacons brisés, de vêtements déchiquetés, la jambe de Véry et diverses pièces anatomiques. La presse profita de cette occasion pour mener une campagne contre les experts qui, disaient les journalistes, faisaient aux assises un étalage de boucherie pour impressionner le jury ; nous experts, nous n'y étions pour rien, nous n'avons pas répondu ; que voulez-vous, ce sont les bénéfices du métier, ce sont même les seuls qu'on soit certain de recueillir.

XII. — Responsabilité de l'expert.

Si j'avais fait cette leçon il y a trois mois je vous aurais dit que l'expert n'avait qu'une responsabilité morale, considérable il est vrai, mais toute morale.

Cette dernière pèse sur l'expert, pendant l'instruction, pendant les débats, et l'expose aux jugements les plus injustes. Lorsqu'une affaire d'assises passionne l'opinion publique, ou lorsqu'elle se déroule dans une petite ville, le public se divise en deux camps, les uns sont impitoyables pour l'accusé, les autres jugent l'accusation injuste. L'expert, je vous l'ai dit, doit se tenir dans une impartialité absolue. Pour les uns, ses conclusions ne seront jamais assez sévères ; pour les autres, elles seront vraiment cruelles. L'expert qui remplit sa mission ne peut et ne doit satisfaire aucun de ces deux partis (1). Si, en sortant de l'audience, quelqu'un lui adresse un compliment, lui disant que c'est lui qui a emporté la condamnation ou l'acquittement, l'expert pourra se demander s'il n'est pas sorti de son rôle.

Depuis le 26 février 1897, l'expert aurait une responsabilité civile, si le jugement rendu par le tribunal civil de Saint-Nazaire devait faire jurisprudence.

Voici les faits :

Au mois de mars 1896, un médecin de Saint-Nazaire fut commis par le juge d'instruction à l'effet d'examiner une femme accusée d'avoir fait disparaître les traces de sa grossesse.

Le médecin examine, et dit au juge d'instruction que, n'ayant pas l'instrumentation nécessaire, il procédera à un nouvel examen. Celui-ci *somme* le docteur, qui était alors dans son cabinet, de lui dire le résultat de ses recherches ; l'expert lui répond qu'il pense que la femme est accouchée récemment. Elle fut immédiatement arrêtée. A la prison de Saint-Nazaire, l'examen fut fait à nouveau et confirma le premier. Quelques jours après, cette femme accouchait dans la prison d'un enfant qui vécut quelques heures. Elle fut aussitôt remise en liberté et intenta un procès au médecin, à raison de la faute, que, selon elle, il avait commise en provoquant son incarcération.

(1) Voir pièce 50.

Ce procès mettait en question la responsabilité des experts qui jusque-là avaient toujours été considérés par les juges comme irresponsables.

J'appelle tout d'abord votre attention sur un point. Le juge d'instruction a fait venir l'expert dans son cabinet, l'a sommé de donner oralement son opinion, celle-ci a été consignée par le greffier et a déterminé l'incarcération de la femme. Or, dans l'espèce, le médecin déclarait son examen insuffisant. Le juge d'instruction et le médecin, se trompant sur le rôle du médecin expert, ont consigné une opinion, c'est là l'erreur de toute cette affaire, elle est commune au juge et au médecin. Celui-ci n'avait pas à donner une opinion. Il devait dire : « Il est démontré que cette femme est récemment accouchée ou cela n'est pas démontré. » Tant que la preuve scientifique n'est pas faite, il n'existe rien, l'expert ne sait rien. Or celui-ci disait qu'il fallait un nouvel examen.

Messieurs, il vous arrivera souvent d'être ainsi interrogés par un juge, d'être incités à formuler vos conclusions avant que votre expertise ne soit complétée. Ne dites rien qui engage l'avenir. La réponse formulée par vous dans de telles conditions pèsera sur les suites du procès, sur le sens des conclusions que vous fournirez à la fin de votre rapport.

C'est un procédé dangereux pour la justice et mauvais pour l'expert.

La responsabilité du médecin expert était si douteuse que l'avocat de la plaignante m'écrivit pour me demander mon avis sur la question et je vous cite l'extrait suivant de sa lettre :

Puis-je vous demander et pouvez-vous me dire, si vous considérez que la responsabilité du médecin soit engagée? ou bien au contraire y a-t-il une sorte d'immunité pour le médecin légiste, comme il y en aurait une pour le magistrat lui-même qui ordonne une arrestation non maintenue plus tard? En d'autres termes, le médecin légiste doit-il être regardé comme faisant en quelque sorte partie du tribunal pendant le cours des opérations qui lui sont confiées?

Au contraire est-il responsable de ses fautes, si elles sont dues à une erreur lourde, à une négligence, à une inattention équivalente à une ignorance impardonnable?

La réponse à ces diverses questions me semble très simple. Le médecin légiste n'intervient que parce que le juge d'instruction se trouve incompétent sur un fait technique. Il est choisi par le juge, il lui remet son rapport. C'est le juge qui apprécie la valeur des conclusions, qui les accepte ou ne les accepte pas. C'est lui qui leur donne la vie, qui les transforme en actes. Il a choisi l'expert, il n'est pas forcé d'admettre ses appréciations; s'il les admet, il prend toute la responsabilité des conséquences; si quelqu'un est responsable, c'est donc ce magistrat lui-même. Il ne faut pas oublier que ce médecin ne peut refuser de se rendre à l'appel de la justice, il y est obligé par l'article 23 de la loi de 1892, il ne peut se récuser; il ne peut arguer de son incompétence; si cet expert commet une erreur, qui doit en être responsable? Assurément c'est celui qui l'a choisi; pourquoi a-t-il choisi celui-là? *Cur talem elegerit?* J'admets, bien entendu, que si l'expert, par suite d'intentions coupables, par dol ou malice, a voulu tromper le tribunal, on le considère comme coupable au même titre que celui qui délivre un faux certificat ou fait un faux témoignage (1), mais tel n'est pas le cas, *l'expert n'a pas trompé, il s'est trompé.*

Les précédents ne manquent malheureusement pas. Je vous en ai cité quelques-uns dans les leçons précédentes. J'en cite deux, parce qu'ils se rapportent, comme celui de Saint-Nazaire, à des erreurs de diagnostic de grossesse.

L'un à Vic, près de Tarbes; une femme, condamnée pour infanticide, accoucha au sortir de l'audience.

L'autre à Vic, près de Metz; la femme accoucha en prison.

(1) Voir pièce 45.

Dans les deux cas, il y avait eu erreur des experts : ils ne furent pas inquiétés.

Le jugement du tribunal de Saint-Nazaire est absolument en désaccord avec les règles de la jurisprudence adoptée depuis le réquisitoire de Dupin. C'est un article de médecine, indiquant les méthodes d'investigation, que l'on doit suivre, pour faire le diagnostic de la grossesse, la manière dont on doit conduire l'expertise dans une présomption d'infanticide. Malheureusement tout est faux dans cet exposé. Jugez-en par cette phrase, qui constitue l'un des principaux griefs reprochés au malheureux expert, je la cite textuellement :

« Attendu, en ce qui concerne les constatations du 20 mars, que l'expert a, comme le 18 mars, *négligé de procéder à l'analyse chimique du sang, dont la composition est, d'après tous les auteurs qui se sont occupés de médecine légale, l'un des indices les plus certains de l'accouchement...* »

Je me demande ce que le tribunal a voulu entendre par là ; je n'ai pour ma part jamais ni vu, ni lu quelque chose de semblable dans un traité de médecine légale. Comment l'analyse chimique du sang pourrait-elle donner un renseignement quelconque ? De plus, voici un médecin qui ne peut, le 18 mars, examiner à fond sa malade faute d'instruments et on lui reproche de n'avoir pas fait, le 20, une analyse qui nécessite un outillage spécial, un microscope, un spectroscope, un laboratoire de chimie.

Tout ce jugement est libellé par des personnes absolument étrangères à la science médicale, se faisant juges d'actes médicaux. Il fallait peut-être un exemple pour démontrer le danger de l'intervention judiciaire dans le jugement des méthodes d'investigation, de médication, etc. Cet exemple, nous l'avons. On pourrait encore relever d'autres erreurs un peu moins grossières que celle que je vous ai citée, mais qu'il est vraiment étonnant de trouver dans une pièce aussi grave qu'un jugement de tribunal (1).

(1) Voir *Annales d'hygiène,* juillet 1897, t. XXXVII, 3ᵉ série, p. 69.

Ce jugement, Messieurs, sera soumis à la Cour. Je ne doute pas qu'il soit réformé.

XIII. — Expertise et rapport en matière civile.

L'expert peut être appelé à intervenir en matière civile dans les cas d'aliénation mentale, de divorce, ou pour constater les conséquences d'un accident.

La procédure du Code civil est beaucoup plus favorable au médecin expert que la précédente. Les devoirs des experts se trouvent formulés dans les articles 303 et 304 :

Art. 303. — L'expertise ne pourra se faire que par trois experts, à moins que les parties ne consentent qu'il y soit procédé par un seul.

Art. 304. — Si lors du jugement qui ordonne l'expertise, les parties se sont accordées pour nommer les experts, le même jugement leur donnera acte de la nomination.

Donc, au civil, on nomme trois experts, tandis qu'au criminel on n'en nomme qu'un seul. Le médecin n'est pas obligé d'être expert ; il peut refuser, s'il lui plaît.

Art. 316. — Si quelque expert n'accepte point la nomination, ou ne se présente point soit pour le serment, soit pour l'expertise, aux jours et heures indiqués, les parties s'accorderont sur-le-champ pour en nommer un autre à sa place ; sinon la nomination pourra être faite d'office par le tribunal.

L'expert qui, après avoir prêté serment, ne remplira pas sa mission pourra être condamné par le tribunal qui l'avait commis à tous les frais frustatoires, et même aux dommages-intérêts s'il y échet.

L'expert doit également prêter serment ; il jure de bien et fidèlement remplir la mission qui lui est confiée.

Le rôle de l'expert en matière civile est beaucoup moins difficile à remplir que celui de l'expert en matière criminelle ; aussi ne m'étendrai-je pas longtemps sur ce sujet ; je vous parlerai seulement de quelques petites difficultés qui peuvent survenir.

Quand vous faites une expertise en matière criminelle vous examinez le prévenu seul ; au contraire, en matière civile toutes les parties doivent assister à l'expertise, de sorte que, parfois, si vous avez à examiner une blessure et que vous soyez obligé de faire déshabiller une personne, vous devez le faire devant les avoués ou clercs d'avoué des parties adverses, qui d'ailleurs acceptent toujours de passer quelques instants dans une chambre voisine. Si un seul examen ne suffit pas, il est ennuyeux et peut-être onéreux de déranger à nouveau trois experts et en plus les avoués des parties adverses. Aussi l'expert désire parfois revoir seul à diverses reprises la victime d'un accident. Une seule fois ce droit m'a été contesté, j'exposai cet incident dans la lettre suivante que j'écrivis au Président de la 4⁰ chambre :

Par jugement en date du 5 août 1882, la 4⁰ chambre m'a fait l'honneur de me désigner comme expert avec MM. les D⁰ˢ de Wecker et Abadie dans une affaire B... (à la suite d'un accident survenu sur la ligne du chemin de fer du Nord). Le jugement porte que « les experts s'entoureront de tous les renseignements utiles ».

La prestation du serment a eu lieu le 11 novembre entre vos mains.

Le 18 novembre, nous avons examiné le blessé avec MM. de Wecker et Abadie. Cet examen a été à peu près exclusivement consacré à l'examen des yeux.

Mais après cette séance, nous sommes restés incapables de déterminer la cause réelle des divers désordres observés, ils sont probablement d'origine nerveuse. D'accord avec MM. de Wecker et Abadie, j'ai déclaré devant les avoués, que je me réservais le droit de faire venir B... chez moi aussi souvent que je le voudrais, sans même convoquer mes confrères, ceux-ci se réservant de contrôler la valeur des constatations résultant de cet examen préalable, portant non sur les yeux, mais sur l'état des centres nerveux.

Après avoir relu chez moi les certificats médicaux, j'ai trouvé que bien que ceux-ci aient été donnés par plusieurs docteurs, dont l'honorabilité et la valeur me sont particulièrement connues, ils étaient absolument contradictoires, même dans les constatations de fait, ce qui signifie qu'une lésion non encore guérie a évolué en produisant des désordres variables suivant le temps, et que les examens n'ayant pas été simultanés, les constatations ont été discordantes.

Dans l'un de ces certificats, celui de M. le Dr Périer, médecin du chemin de fer du Nord, agrégé de la Faculté, chirurgien des hôpitaux, médecin des défendeurs, se trouve noté un signe (la contracture du membre supérieur, n'ayant eu qu'une durée passagère). Ce signe est probablement capable à lui seul d'expliquer la nature des lésions et celles-ci seraient en ce cas plus graves qu'il ne résulterait des certificats donnés par les médecins du demandeur.

Ici se place l'incident que j'ai l'honneur, Monsieur le Président, de soumettre à votre appréciation.

Je convoque le blessé en le prévenant, d'ailleurs, que M. Périer sera présent chez moi, lui seul pouvant me renseigner sur les caractères de cette contracture.

Le blessé arrive, accompagné d'un des clercs de son avoué Me S..., et celui-ci me déclare que le procédé est irrégulier et que la présence du Dr Périer rend mon examen suspect.

J'ai naturellement renvoyé le clerc et son client, je ne puis accepter que l'on mette mon impartialité en suspicion. L'enquête que je voulais faire se trouve donc interrompue.

Je ne sais si je me trompe, mais jusqu'à présent je considère comme étant mon devoir et mon droit d'examiner le blessé autant de fois que je le croirai nécessaire, en présence de qui sera capable de me fournir les renseignements que je juge utiles.

Si je dois pour chaque entrevue convoquer les trois experts, un des médecins qui ont vu le blessé et les deux avoués, cela rendra l'enquête bien difficile, fort longue, et très onéreuse pour les parties.

C'est à vous, Monsieur le Président, qu'il appartient de dire si j'interprète bien les termes de la mission que le tribunal m'a confiée et je vous serais très obligé de vouloir bien m'indiquer la ligne de conduite que je dois suivre.

Agréez, etc.

Le Président de la 4e chambre me répondit ainsi qu'il suit :

Dans l'expertise B... contre le Nord qui fait l'objet de votre lettre du 28 courant, vous êtes absolument dans le bon sens, dans la régularité et dans le droit. Il est même impossible de suivre une marche autre que celle que vous avez adoptée de concert avec vos confrères, et je n'hésite pas à penser que l'incident soulevé par le clerc de Me S... l'a été mal à propos. Je suis assuré de vous exprimer la pensée du Tribunal en déclarant que vous n'avez pas à vous y arrêter et à en tenir compte. S'il fait l'objet d'un dire de l'avoué, vous devrez le consigner sur votre rapport et passer outre, après avoir, dans votre exposé, justifié votre manière de procéder ; il appartiendra au Tribunal de juger l'incident, si M⁰ S..., ce que je ne crois pas, le portait à l'audience.

Il est bien entendu que si vous désirez que je vous écrive une réponse officielle à votre lettre du 28, je suis prêt à le faire, avec l'autorisation de M. le Président du tribunal, que j'ai consulté et qui partage absolument le sentiment des juges de la 4ᵉ Chambre.

Le tribunal me donna absolument raison, quand l'affaire lui fut exposée.

La Cour d'appel de Lyon vient de rendre récemment un arrêt dans le même sens. Voici les faits :

Dans une affaire de blessures, le défendeur demandait à la Cour d'appel de Lyon de déclarer nul et de nul effet le rapport du médecin expert, parce que celui-ci ayant fait photographier le membre blessé, par un spécialiste (docteur en médecine) au moyen des rayons X, aurait par ce fait délégué des pouvoirs d'experts à une tierce personne.

Mais la Cour a rejeté cette prétention comme n'étant pas fondée : elle a basé son arrêt sur les considérants suivants :

1º En chargeant une tierce personne de photographier le membre blessé, au moyen des rayons Rœntgen, l'expert n'a confié à cette personne qu'une opération purement matérielle, pour laquelle le photographe n'avait aucune appréciation à faire, et ne participait en rien par conséquent de la mission de l'expert ;

2º Que le photographe, l'eût-il voulu, ne pouvait modifier, ni dans un sens ni dans l'autre, le résultat de cette opération ;

3º Que dans l'espèce les pouvoirs confiés à l'expert étaient aussi larges que possible, puisque la Cour l'avait autorisé à s'entourer de tous renseignements, à interroger toute personne pouvant l'éclairer, à se faire communiquer toutes pièces qu'il croirait utile à consulter.

4º Enfin que c'était bien son opinion personnelle que l'expert avait indiquée dans son rapport, sur le vu de la photographie tirée au moyen des radiations de Rœntgen.

Dans les expertises en matière civile, toutes les pièces doivent être écrites sur papier timbré, même le rapport.

Votre rapport terminé, vous le déposez au greffe du tribunal, vous y joignez votre demande d'honoraires. Là commencent les difficultés.

Autrefois, Tardieu avait pris l'habitude, quand son rapport était terminé, d'écrire à l'avoué du demandeur en le prévenant qu'il tenait la pièce à la disposition des parties moyennant une somme de....

Je suivis la même marche, mais certain jour, un avoué me fit faire sommation d'avoir à déposer le rapport, sans avoir à m'occuper du payement. Il était dans son droit et je dus m'exécuter.

Le rapport doit donc être déposé au greffe, aussitôt qu'il est terminé, et si l'avoué n'a pas de provision, ou s'il y met de la mauvaise volonté, vos faibles honoraires ne sont payés que beaucoup plus tard, quand ils le sont.

XIV. — Certificats.

Messieurs, pendant votre carrière vous serez journellement sollicités de délivrer des certificats. Je ne puis trop insister auprès de vous sur la responsabilité que vous prendrez ainsi, parfois presque à votre insu, et sur les conséquences que, la facilité avec laquelle les médecins les accordent, ont pour eux et pour toute la corporation.

Un certificat, Messieurs, est presque un acte médico-légal. C'est sur lui que s'engageront souvent les procès. Ne mettez jamais dans leur rédaction que ce que vous avez vu, constatés vous-même, n'ajoutez pas ce qui vous est raconté par la personne qui le demande, ou si vous le faites, ayez soin de dire : « M. X... me déclare que... » Mais ne substituez pas votre affirmation à la sienne, ne vous faites pas son porte-parole. Vous ne rédigerez jamais un certificat avec trop de prudence et de réserve. En thèse générale, ne l'écrivez pas en présence du demandeur, je dirais presque sous sa dictée. Prenez des notes et rédigez-le dans votre cabinet, seul, libre de la première impression.

1° Quels certificats doivent être libellés sur papier timbré ?

Je ne saurais sur ce point vous donner de meilleures indications que celles qui ont été données au corps médical par le Syndicat des médecins de la Seine. Je lui emprunte donc l'article rédigé par lui (1).

Nous croyons faire œuvre utile à nos confrères en dressant le tableau des certificats qui sont soumis ou non aux droits du timbre.

En thèse générale, la loi du 13 brumaire an VII dit que « *tous actes et écritures soit publics, soit privés, devant et pouvant faire titre ou être produits pour obligation, décharge, justification, demande ou défense* » sont assujettis aux droits du timbre. Il faut en excepter, cependant, d'après l'art. 16 de la même loi, « *les certificats d'indigence et les actes de police générale et de vindicte publique* ».

En raison des difficultés d'interprétation de ce texte, le ministre des finances prit, le 10 mars 1874, une décision ayant trait spécialement aux certificats médicaux, et fixa nettement les dispositions de la loi de brumaire. C'est alors que la Société locale de Prévoyance et de Secours mutuels de Melun publia la liste des certificats soumis ou non à la formalité du timbre.

Nous reproduisons d'après M. Dechambre et d'après M. Lutaud, cette liste, à laquelle nous faisons quelques additions conformes aux récentes décisions ministérielles ou préfectorales :

Certificats exempts du timbre.

Certificat de vaccine.

Certificat de naissance ou de décès. (Décis. du 11 février 1878.)

Certificat ou rapport médical pour coups, blessures ou meurtre, sur réquisition du maire, du juge de paix, du juge d'instruction, du procureur de la République, du commissaire de police.

Certificat sur réquisition du maire, pour constater le décès d'une personne trouvée sur la voie publique par suite de maladie, d'accident, de meurtre ou de suicide. Il importe peu que les certificats soient provoqués par un particulier, si le particulier s'est muni au préalable d'une réquisition de l'une des autorités chargées de concourir à la répression des crimes et délits. (Décis. du 10 mars 1874).

Certificat aux nourrices pour obtenir un nourrisson (des Enfants-Assistés). (Décis. du 25 février 1841.)

Certificat pour les aliénés sur l'état d'un malade, à condition

(1) *Bulletin officiel du Syndicat des médecins de la Seine.* 15 nov. 1896, p. 273.

qu'il ait un caractère purement administratif et ne doive servir que dans l'intérieur de l'asile. (Décis. du 17 nov. 1864.)

Certificat de maladie ou d'infirmité, pour admission dans les hôpitaux ou hospices de vieillesse.

Certificat d'infirmités, pour secours annuels du département en cas d'indigence.

Certificat de maladie, pour obtenir une indemnité pour traitement médical des administrations ou des Sociétés de secours mutuels (instituteurs, ponts et chaussées, Sociétés de patronage, etc.), à la condition que le certificat du médecin soit rédigé à la suite d'un certificat d'indigence.

Certificat de maladie, pour justifier l'absence d'un enfant à l'école. (Loi du 28 mars 1882.)

Certificat de vaccine pour les enfants indigents, admis dans les ateliers ou fabriques. (Décis. du 31 janv. 1877.)

Certificat de revaccination des enfants des écoles primaires, quand cette mesure a été prescrite par l'autorité d'une manière générale et réglementaire. (Décis. du 23 avril 1889.)

Certificat constatant l'aptitude physique des nourrices. (Loi du 23 déc. 1874, Règlement du 27 fév. 1877, et Décis. du 9 mai 1885.)

Certificat de maladie des membres de Sociétés de secours mutuels. (Décis. du 29 janv. 1874.)

Certificat délivré par les médecins inspecteurs des écoles, pour la réintégration à l'école des enfants relevant de maladies contagieuses. (Arrêté préf. du 27 oct. 1894.)

Certificat d'aptitude physique, délivré par les médecins inspecteurs des écoles, pour l'admission des enfants dans les établissements industriels. (Loi du 2 nov. 1892.)

Certificats soumis au timbre.

Certificat pour les aliénés, délivré à des particuliers ou employé dans un intérêt privé. (Décis. du 17 nov. 1864.)

Certificat de santé pour les Compagnies d'assurances sur la vie.

Certificat de décès pour les Compagnies d'assurances sur la vie.

Certificat de maladie ou d'infirmités, à l'époque de la revision.

Certificat de maladie, dans le cas d'impossibilité de se présenter lors du tirage au sort ou de la revision.

Certificat pour obtenir une prolongation de congé ou de convalescence (militaire ou civil).

Certificat de maladie, délivré à un militaire ou à un ecclésiastique, pour obtenir une saison aux eaux thermales.

Certificat d'infirmités, pour obtenir une retraite avant l'âge voulu (prêtres, instituteurs, employés des postes, employés des ponts et chaussées, etc.).

Certificat d'aptitude, pour obtenir l'admission dans certaines écoles ou administrations de l'État.

Certificat de maladie, pour être dispensé de faire acte de présence en cas d'arbitrage, de juré ou de témoignage devant les tribunaux.

Certificat demandé par une veuve d'employé, à l'effet d'obtenir une pension de l'administration.

Certificat de blessures ou d'infirmités contractées par un employé et pouvant lui donner droit à une pension.

Malgré cette énumération forcément incomplète, il est à craindre que nous ne commettions encore des erreurs par suite d'une mauvaise interprétation des décisions ministérielles et que nous ne soyons l'objet de poursuites de la part du fisc. Nous conseillons donc, en cas de doute, soit de délivrer le certificat sur papier timbré, soit d'indiquer la mention de la destination sur le certificat de papier non timbré, soit de rédiger le certificat sous forme de consultation : « M... est atteint de..... Je l'engage à ...., etc. »

2° *Certificats dits de complaisance.*

Je vous disais tout à l'heure que, en général, le médecin délivre des certificats avec trop de facilité ; cela est si vrai, qu'il est passé dans le langage courant de désigner ceux-ci sous le nom de *certificats de complaisance*. Je sais que le médecin est mû par l'intérêt qu'il porte à son client, qu'il prend part à ses peines, qu'il espère lui être utile ; quels que soient les motifs qui l'inspirent, ils ont des effets déplorables. Ils compromettent le médecin et tout le corps médical. Combien de fois n'avez-vous pas entendu des avocats dire aux parties : « Procurez-vous un certificat conçu dans tel sens, vous trouverez toujours un médecin qui vous le donnera », et peu après le certificat désiré était versé au dossier. Aussi dans les procès, les parties opposent les certificats médicaux les uns aux autres et cela ne rehausse ni la réputation des signataires, ni celle de la médecine.

M. Arm. Boillot, avocat à la Cour, a exprimé cette opinion et a dit avec raison : « Les certificats de toute nature, délivrés parfois avec trop de facilité et de complaisance, sont nécessairement discutés avec ardeur, avec aprêté toujours, avec malignité quelquefois. La dignité professionnelle n'en subit-elle pas malheureusement une sérieuse atteinte? »

Vous me direz, Messieurs, que je parle des certificats qui iront devant la justice, qui seront discutés à la barre, que dans ce cas vous serez prudents ; c'est une mauvaise réponse : quand pour des faits en apparence peu importants on s'est habitué à affirmer un fait insuffisamment exact, on va un peu plus loin et on aboutit à de singuliers résultats.

Je vous en citerai un exemple qui n'est qu'amusant, mais qui vous montrera les conséquences possibles de cette bienveillance banale. Il y a quelques années, je reçois le même jour d'un de mes amis, médecin des hôpitaux, deux certificats concernant M. X., stagiaire dans son service. L'un certifiait que M. X. avait fait régulièrement son stage ; l'autre qu'il avait eu la scarlatine et avait dû s'absenter du service soixante jours. J'écrivis à mon collègue, et lui demandai lequel des deux certificats je devais garder?

L'habitude était tellement prise par lui qu'il ignorait à peu près ce qu'il certifiait. Pensez-vous que sur cette pente on ne puisse aller loin? Quelles auraient été les conséquences si l'affaire était venue devant une autre personne qu'un collègue, un ami?

Il m'est facile de vous le dire. Il y a quelques années, un autre de mes collègues, médecin aliéniste, déjà affaibli par la maladie, reçoit dans son cabinet la visite d'une dame, qui le prie de lui délivrer un certificat constatant qu'elle possède l'intégrité de sa raison. Le médecin lui donne ce certificat, or quelques mois auparavant, ce médecin avait soigné cette malade dans son service et plusieurs certificats signés de sa main attestaient qu'elle était aliénée. Le vice-président du tribunal devant lequel parurent ces certificats contradictoires me pria de passer dans son cabinet et je dus invoquer l'état de santé de mon collègue pour calmer ce magistrat. Le temps écoulé depuis la délivrance du dernier certificat ne laissait plus de doute d'ailleurs sur sa déchéance intellectuelle.

A côté de ces certificats délivrés par complaisance, par faiblesse, par des hommes dont la faute est de ne pas savoir dire non, j'appelle votre attention sur les certificats que je désignerai sous le nom de *certificats imprudents*.

Un de nos confrères a fait, il y a peu de temps, la cruelle expérience de cette imprudence. Le Dr Froger, médecin du commissaire de police de son quartier (1), reçoit dans son cabinet deux femmes envoyées par ce magistrat. Elles racontent qu'une personne, un pharmacien, a bousculé l'une d'elles et qu'en tombant celle-ci s'est blessée à la poitrine. M. le Dr Froger constate en un point une douleur extrêmement vive, limitée, croit à une fracture de côte et délivre un certificat dans ce sens. L'affaire suit son cours, mais bientôt il est démontré que le récit des deux femmes est absolument faux. Elles sont condamnées pour faux témoignage, et malgré une consultation dans laquelle j'expliquai comment M. Froger avait pu très légitimement être induit en erreur, celui-ci fut condamné à 500 francs de dommages et intérêts.

Quelle avait été la faute commise par notre confrère ? Il avait cru à la véracité de ces femmes à lui adressées par le commissaire de police, il ne s'était pas borné à dire : « Madame X. accuse une douleur, » il avait dit : « Madame X. a une douleur. » Il avait en un mot substitué son affirmation à celle de la plaignante.

Ces certificats imprudents peuvent avoir d'autres conséquences. Un médecin de l'état civil reçoit la visite d'un homme qui lui demande à quelle maladie a succombé son enfant placé en nourrice. Le médecin déclare que c'est à une entérite cholériforme, provoquée par une mauvaise alimentation, et il a le tort de donner un certificat dans lequel

(1) Voir pièce n° 45.

il reproduit cette hypothèse. Muni de cette pièce, le père se rend chez la nourrice et la roue de coups.

A côté de ces certificats, qui pêchent par complaisance et par imprudence, je place ceux que je nommerai des *certificats coupables*.

Habitué à interpréter les faits dans le sens le plus favorable à son client, le médecin qui consent à délivrer ces certificats trop complaisants, peut, mais je me hâte de dire que je n'en connais qu'un exemple, attribuer aux accidents des causes absolument fausses.

Il y a quelques années, un D⊃ de S..., en Alsace, avait délivré un certificat sur lequel était basée une demande en divorce. On lisait dans cette pièce que M. D... avait donné la syphilis à sa femme et que celle-ci avait eu après ses couches une fièvre puerpérale et une pleurésie purulente d'origine syphilitique, que l'enfant avait une syphilis héréditaire, ainsi que le démontraient « les abcès des oreilles et les oreilles purulentes ».

Ce médecin n'invoquait d'ailleurs aucune autre lésion à l'appui de ses singulières affirmations. Le résultat a été absolument contraire à celui que voulait obtenir ce confrère. Le divorce fut prononcé contre la femme, qui avait allégué contre son mari des faits calomnieux, ce qui constituait une injure grave.

Ne glissez pas, Messieurs, sur cette pente. Ne certifiez jamais que ce qui est rigoureusement constaté par vous. Quel que soit l'intérêt que vous portez à quelqu'un, n'affirmez jamais autre chose que ce qui est la vérité absolue.

3° *Faux dans les certificats.*

L'article 160 du Code pénal est ainsi conçu :

Tout médecin, chirurgien ou autre officier de santé qui, pour favoriser quelqu'un, certifiera faussement des maladies ou infirmités propres à dispenser d'un service public, sera puni d'un emprisonnement d'une année au moins et de trois ans au plus.

S'il y a été mû par dons ou promesses, la peine de l'emprisonnement sera d'une année au moins et de quatre ans au plus.

Dans les deux cas, le coupable pourra, en outre, être privé des droits mentionnés en l'article 42 du présent code, droits civiques, civils et de famille, pendant cinq ans au moins et dix ans au plus, à compter du jour où il aura subi sa peine.

Dans le deuxième cas, les corrupteurs seront punis des mêmes peines que le médecin, chirurgien ou officier de santé qui aura délivré le faux certificat.

Je n'ai pas à m'étendre longuement sur ce sujet. Dans tous ces cas, le médecin doit veiller à ne pas faire un certificat qui exagère les conséquences des infirmités ou indispositions dont est atteint son client. Toute exagération peut être considérée par le tribunal comme un faux. Je fais cette recommandation, en ayant en vue surtout les certificats délivrés pour exempter quelqu'un du service militaire ou du service du jury. Ce sont les deux cas dans lesquels des médecins ont eu à répondre devant la justice d'actes de complaisance ou même, hélas, d'actes de corruption.

Pour vous faire comprendre comment des médecins jusque-là honorables ont pu, par faiblesse, par pusillanimité, ne pas oser refuser d'accomplir un acte délictueux, permettez-moi de citer un fait; le peu d'importance du but visé, la naïveté des moyens employés pour l'atteindre, rendent l'acte délictueux accompli encore plus ridicule que coupable.

En 1845, un officier de santé, avide d'obtenir certaines récompenses académiques, tint à se créer un titre en témoignant de son zèle pour la propagation de la vaccine. Il envoya au ministère un rapport dans lequel il déclarait avoir pratiqué dans sa commune soixante-seize vaccinations. Or, par malheur, l'employé connaissait la commune, il savait qu'elle n'était pas très peuplée, il consulta les registres et constata qu'en cette année il y avait eu seulement quinze nouveau-nés. L'officier de santé fut poursuivi pour faux en écriture authentique et publique (C. P., art. 147), mais la Cour écarta ce chef d'accusation et le condamna pour faux en écriture privée à trois ans de prison et cent francs d'amende. La Cour suprême cassa cet arrêt le 4 novembre 1847, et décida que cet acte ne constituait pas un faux, mais une tentative d'escroquerie et renvoya l'officier de santé indemne.

Il y a lieu de remarquer qu'à cette époque la tentative d'escroquerie n'était pas visée par le Code, tandis que la loi du 13 mai 1863 la punit actuellement. La décision de la Cour de cassation de 1847 ne serait donc plus la même aujourd'hui, du moins au point de vue de la pénalité.

XV. — Honoraires des médecins experts.

Je vous ai signalé les difficultés auxquelles se heurte la pratique de la médecine légale, ce sont celles qu'il importe de présenter en première ligne, parce que leur méconnaissance expose la société, compromet la justice elle-même, et que pour tous, les intérêts des médecins ne viennent qu'en seconde ligne. Malheureusement, la modicité, je dirais volontiers avec M. le sénateur Béranger, l'impertinence des honoraires alloués à l'expert, donne à cette question d'ordre supérieur un caractère pénible et faux. Le médecin légiste paraît défendre sa cause, plaider *pro domo sua*, en réalité, il défend la société elle-même. Celle-ci aura des médecins experts compétents, lorsqu'elle consentira à faire pour eux ce que commandent la justice et son propre intérêt.

J'avais fait introduire, dans la loi de 1892, l'article 14, déclarant dans son second paragraphe : « Un règlement d'administration publique revisera les tarifs du décret du 18 juin 1811, en ce qui touche les honoraires, vacations, frais de transport et de séjour des médecins. »

Dans un rapport fait avec M. le Dr Motet à l'Association générale des médecins de France, nous avions spécifié, avec une modération que quelques confrères trouvaient excessive, les conditions dans lesquelles ce service pouvait fonctionner (1). Nous avions surtout insisté sur ce point :

(1) Voir pièces 46 et 47.

les honoraires sont encore plus faibles quand les difficultés augmentent. Une autopsie, plus facile à faire à Paris, où il y a une organisation, est payée 15 francs ; elle ne l'est que 13 francs dans les villes de 40000 habitants et 8 francs dans les villes moins populeuses, là où tout outiliage manque et où l'opération est infiniment plus longue.

Nous n'avons guère satisfaction que sur ce point, et je dois ajouter que nous ne l'avons obtenue que grâce à l'intervention de M. Quesnay de Beaurepaire, alors procureur général, et malgré l'opposition des bureaux du ministère de la justice, qui ne concevaient pas que, au point de vue financier, les tribunaux étant constitués en classes, les honoraires des experts ne suivissent pas le sort des tribunaux auxquels ces experts étaient attachés.

Le décret rendu, après avis du Conseil d'État, le 21 novembre 1890 n'a guère tenu compte que de cette réclamation.

Le chapitre II concernant les honoraires des médecins experts est ainsi conçu :

CHAPITRE II. — *Des honoraires, vacations, frais de transport et de séjour des experts médecins.*

Art. 4. — Chaque médecin requis par des officiers de justice ou de police judiciaire ou commis par ordonnance, dans les cas prévus par le Code d'instruction criminelle, reçoit à titre d'honoraires :

1° Pour une visite avec premier pansement, 8 francs ;
2° Pour toute opération autre que l'autopsie, 10 francs ;
3° Pour autopsie avant inhumation, 25 francs ;
4° Pour autopsie après exhumation, 35 francs.

Au cas d'autopsie d'un nouveau-né les honoraires sont de 15 à 25 francs, suivant que l'opération a eu lieu avant inhumation ou après exhumation.

Tout rapport écrit donne droit, au minimum, à une vacation de 5 francs.

Art. 5. — Le coût des fournitures reconnues nécessaires pour les opérations est remboursé sur la production des pièces justificatives de la dépense.

Art. 6. — Il n'est rien alloué pour soins et traitements administrés soit après le premier pansement, soit après les visites ordonnées d'office.

Art. 7. — En cas de transport à plus de 2 kilomètres de leur résidence, les médecins reçoivent par kilomètre parcouru, en allant et en revenant :

1° 20 centimes si le transport a été effectué en chemin de fer ;
2° 40 centimes si le transport a eu lieu autrement.

Art. 8. — Dans le cas où les médecins sont retenus dans le cours de leur voyage par force majeure, ils reçoivent une indemnité de 10 francs par chaque journée de séjour forcé en route, à la condition de produire à l'appui de leur demande d'indemnité un certificat du juge de paix ou du maire de la localité constatant la cause du séjour forcé.

Art. 9. — Il est alloué aux médecins, outre les frais de transport, s'il y a lieu, une vacation de 5 francs à raison de leurs dépositions soit devant un tribunal, soit devant un magistrat instructeur.

Si les médecins sont obligés de prolonger leur séjour dans la ville où siège soit le tribunal, soit le juge d'instruction devant lequel ils sont appelés, il leur est alloué, sur leur demande, une indemnité de 10 francs par chaque journée de séjour forcé.

Art. 10. — Sont abrogées toutes les dispositions du décret du 18 juin 1811 en ce qu'elles ont de contraire au présent chapitre.

Nous sommes loin d'avoir obtenu le minimum de ce que le corps médical considérait comme légitime, mais il serait injuste de ne pas reconnaître que, sur certains points, il y a une amélioration réelle.

Ce qui a causé surtout une vive déception, c'est que autrefois, sous l'empire de l'ancien régime, le taux des honoraires était tellement dérisoire, que, dans certains ressorts de province, il s'était introduit quelques atténuations, sous les dénominations de frais d'instruments, vacations, etc. Aujourd'hui, cette tolérance n'existe plus et alors que le tarif est relevé, les honoraires touchés par les médecins ont diminué.

Je dois ajouter que, en particulier pour ce qui concerne la vacation, le nouveau tarif me semble mal appliqué.

Je prends un exemple.

Un médecin est commis pour examiner un aliéné ; dans certains cas, une visite suffit, mais le plus souvent ce ne sera pas trop de cinq, six visites. Je me souviens que Lasègue, que l'on ne taxera pas d'incompétence en aliénation, a vu un inculpé plus de vingt fois avant d'oser affirmer qu'il était aliéné.

Or j'ai reçu une dizaine de lettres de confrères se plaignant que dans ces cas si difficiles, si compromettants pour le médecin, le parquet ne leur ait accordé que les honoraires d'une visite et d'une vacation.

Il y a là certaines difficultés de pratique sur lesquelles les médecins feront bien d'appeler, sans se décourager, l'attention des magistrats et des législateurs.

J'ai dressé le tableau suivant qui, sauf les réserves précédentes, permettra à nos confrères de se rendre compte du progrès accompli, il n'est pas ce que nous désirions, il y a toutefois quelques modifications avantageuses.

TARIF DE 1811.	TARIF DE 1893.

TARIF DE 1811.

Visite.

Paris................ 6 fr.
40000 h............. 5 —
Autres... .... 3 —

Autopsie.

Paris........ 9 + 6 = 15 fr.
40000 h..... 8 + 5 = 13 —
Autres...... 5 + 3 = 8 —

Vacations.

	(De jour.)	(De nuit.)
Paris.....	5 fr.	7 fr. 50
40000 h...	4 —	
Autres....	3 —	

Jours de déplacement.

Paris .... 2 fr.
40000 h............ 1 fr. 50
Autres villes...... 1 —

Myriamètres...... 2 fr. 50

Exemple (Dr Chapuis) :
(Transport 23 kilomètres).

Ancien tarif.

Recettes 23 kilom. = 12 fr. 50
Visite et rapport = 3 fr.
                     ____
                     15 fr. 50
Bénéfice.... 0 fr. 50

TARIF DE 1893.

Visite.

Visite avec 1er pans.   8 fr.
Opération autre que
  autopsie.........   10 fr.

Autopsie.

Avant inhumation..   25 fr.
Après inhumation..   35 —
Nouveau-né avant
  inhumation......   15 —
Nouveau-né après
  inhumation ...... 25 —

Plus rapport 5 fr.

Vacations.

	(De jour.)	(De nuit).
Art. 9........	5 fr.	7 fr. 50

Jours de déplacement.

Par journée........... 10 fr.

Par chemin de fer..... 2 fr.
Par voiture........... 4 fr.

Exemple (Dr Chapuis) :
(Transport 23 kilomètres).

Nouveau tarif.

Recettes... ....   18 fr. 40
  — ....   8 —
  — ....   5 —
                      ____
                      31 fr. 40
Bénéfice... 15 fr. 90

Dépense de voiture....... 15 fr.

XVI.— Réquisition par le maire et le commissaire

Messieurs, je vous ai exposé la misère de la situation des médecins experts, il en est ainsi quand ils sont payés, mais bien souvent ils ne le sont même pas.

Le maire d'une commune ou le commissaire de police vous commettent pour constater un décès. Vous ne savez s'ils agissent comme agents de la commune ou comme officiers judiciaires (Cod. d'inst. crim., art. 9), vous vous rendez au lieu désigné, vous constatez qu'il n'y a pas de crime, mais un suicide ou un accident. Vous faites votre rapport, puis vous adressez votre note au parquet.

Le Procureur vous répond que la justice n'a pas été saisie, puisqu'il n'y a eu ni crime, ni délit, et que par suite votre demande ne peut avoir aucune suite.

Vous vous adressez alors au maire qui vous a commis, celui-ci vous répond qu'au budget de la commune, il ne se trouve aucun chapitre dans lequel puisse être inscrit le paiement de cette opération.

A Paris, la Préfecture de police a ouvert un crédit à cet effet, mais sauf à Paris et peut-être à Lyon, jamais une de ces réclamations, dont personne ne peut contester et ne conteste la légitimité, n'a reçu une satisfaction quelconque.

Je termine ce cours, Messieurs, par ces constatations. Elles ne sont pas encourageantes. Mais quels que soient les échecs que nous avons eu à enregistrer, nous ne devons pas nous lasser ; nous défendons une cause qui intéresse plus la société que nous-mêmes ; jusqu'à ce jour, celle-ci n'a pas voulu le comprendre, mais qu'il se produise un scandale judiciaire provoqué par quelque défaillance médico-légale, l'opinion se retournera, croyez-le, et c'est peut-être alors que nous nous croirons le plus éloignés du but, que nous l'atteindrons.

ANNEXES

I. — RESPONSABILITÉ MÉDICALE.

**1. Plaie perforante du thorax. Infection purulente. Non-emploi
du traitement antiseptique. Condamnation.** — Joseph H..., garçon
de ferme chez le paysan Sch... et réserviste dans l'armée allemande, se rencontra dans un cabaret à O... le 5 avril 1882, avec
un de ses camarades; une discussion s'engagea entre eux, au
cours de laquelle H... reçut un coup de couteau, immédiatement
au-dessous de la clavicule gauche; H... était assis, son adversaire
était debout, et avait aussitôt retiré le couteau de la plaie; il était
6 heures du soir.

Le premier pansement fut fait par B..., officier de santé de
troisième classe. (Il existe en Allemagne des individus qui, après
avoir passé quelques examens sommaires, ont l'autorisation de
ventouser, de saigner, de faire des pansements; on les nomme
Bader, terme qui littéralement veut dire *baigneurs*.) B..., en enten-
dant, pendant un effort de toux du malade, l'air sortir en sifflant
hors de la plaie, demanda qu'on allât chercher un médecin.

Le Dʳ N... arriva à 11 heures, et donna ses soins à H... jusqu'au
11 avril, jour où le malade fut abandonné à lui-même, à part
quelques visites que lui fit l'officier de santé.

Le 21 avril, le blessé fut ramené en voiture chez ses parents,
et le Dʳ P... lui donna ses soins jusqu'à sa mort, le 30 avril.

L'autopsie fut pratiquée le 2 mai et établit que le blessé avait
succombé aux suites de sa blessure et que la mort devait être attribuée à la septicémie.

Le traitement ordonné par le Dʳ N... avait consisté à rapprocher
les bords de la plaie au moyen de bandelettes de sparadrap, à
maintenir des compresses froides sur la partie gauche du thorax
et à prescrire le repos; le 7 avril, le Dʳ N... fit appliquer dix sangsues,

et prendre de la poudre de Dower; le 11 avril, le blessé déclara à son médecin qu'il se sentait très bien et qu'il le priait de cesser ses visites. Celui-ci, du reste, partageait l'optimisme de son client, ainsi qu'il ressort des dépositions de plusieurs témoins. Le Dr N... n'avait fait appliquer qu'une seule fois un tampon de charpie imbibée d'acide phénique sur la plaie.

Le docteur P..., qui vit le blessé le 22 avril, après qu'il eut été transporté dans sa famille, trouva le côté gauche du thorax déformé; la mensuration donna de ce côté une augmentation de 3 à 4 centimètres au niveau du mamelon; les espaces intercostaux étaient effacés; les battements du cœur n'étaient perçus qu'à droite, à côté du sternum; l'auscultation révélait nettement la présence d'un vaste épanchement dans la cavité thoracique; il y avait un pneumothorax; la plaie était béante, d'un gris sale, sans aucune granulation et laissait suinter une sérosité sanguinolente. Le Dr P... diagnostiqua un pneumothorax avec épanchement à gauche et une septicémie; l'issue en était nécessairement fatale. Le traitement antiseptique fut appliqué dans toute sa rigueur, mais le malade succomba le 30 avril.

Le Dr S..., commis comme expert par le tribunal, déposa un rapport très clair et très précis, au cours duquel il fut amené à dire que les lésions occasionnées par la blessure de H... étaient telles, qu'elles étaient incompatibles avec la vie, mais que la mort avait pu être hâtée par une septicémie, dont le point de départ avait été la blessure qui ne présentait nulle trace de cicatrisation, mais bien tous les signes d'une infection. Il ajoutait que cette infection s'expliquait, puisque le Dr N... avait négligé de réunir par une suture les lèvres de la plaie et d'employer un traitement antiseptique, ce qui eût empêché l'accès de l'air extérieur et la contamination de la blessure.

Un deuxième expert fit un rapport analogue et la cour d'assises d'Augsbourg condamna le meurtrier à trois ans de prison, le 26 octobre 1882.

Tout n'était pas fini cependant. Le procureur du roi du tribunal de E... commit un nouvel expert, le 8 janvier 1883, afin de rechercher jusqu'à quel point le traitement ordonné par le Dr N... avait pu contribuer à la mort du malheureux réserviste. Ce nouvel expert reprocha au médecin traitant de ne pas avoir posé de diagnostic précis, de ne pas avoir reconnu la gravité de la blessure, *de ne pas avoir suturé la plaie et de ne pas avoir fait de traitement antiseptique; d'avoir manqué, enfin, aux principes de la chirurgie moderne.*

La Faculté de médecine de l'Université de E..., consultée à son tour, émit l'avis que le traitement institué par le D' N... était contraire aux règles de la science; que le D' N... ayant négligé tout ce qui pouvait diminuer la gravité de la blessure, celle-ci prit une marche fatale et amena la mort; que cette issue eût pu être très probablement conjurée au moyen d'un traitement plus rationnel; enfin que le D' N... avait manqué de l'attention et du soin nécessaires, autrement il aurait dû reconnaître que son traitement aurait des conséquences fâcheuses pour le blessé.

Le procureur déféra alors, contre le D' N..., une accusation d'homicide par imprudence.

La Faculté de médecine de E..., consultée encore une fois au cours des débats, déclara à nouveau qu'il y avait très probablement une relation de cause à effet entre le traitement institué et l'issue fatale, et que le D' N... aurait dû prévoir, s'il avait eu l'attention nécessaire, qu'une des conséquences possibles de son intervention ou de sa non-intervention pouvait être la mort de son malade.

Le procès, commencé le 31 août 1883, se termina le 9 mai 1884, par la condamnation à quatorze jours de prison du D' N...

L'appel du D' N... fut rejeté le 3 juillet 1884; les motifs du premier jugement furent maintenus, y compris le considérant qui déclarait que *l'antisepsie n'était plus dans la période d'expérimentation, mais qu'elle était devenue, avec raison, une règle indiscutable en médecine* (1).

(1) *Ærtzliches Vereinsblatt*, XIV, 1885, et *Annales d'hyg.*, 3ᵉ série, 1887, t. XVII, p. 121 et 403.

II. — SECRET MÉDICAL.

I. — Jugements, rapports et consultations.

2. Attentat à la pudeur. Notaire assigné comme témoin. Secret professionnel (1).

La défense de les révéler faite aux dépositaires de secrets, par état ou profession, est absolue et d'ordre public.

Cette défense fût-elle d'ordre privé, la révélation ne peut devenir obligatoire par la seule volonté du déposant.

A plus forte raison en est-il ainsi, lorsque les confidences ont été faites par trois personnes, dont deux seulement déclarent affranchir le dépositaire de l'obligation du secret professionnel, et que ces confidences sont indivisibles.

La question du secret professionnel était soulevée dans des circonstances spéciales, qu'expose l'arrêt suivant :

La Cour,

Statuant sur la réquisition du ministère public afin d'obtenir acte des faits qui ont provoqué l'incident soulevé ;

Attendu qu'il y a lieu d'y faire droit :

Donne acte, tant au ministère public qu'à l'accusé Cazaubon et au témoin Boudin, contre lequel une peine vient d'être requise, et qui a chargé de sa défense Me de Groussou, présent à la barre comme avocat de Cazaubon ;

1° Que le notaire Boudin, assigné comme témoin, a satisfait aux prescriptions de l'art. 317 du Code d'instruction criminelle ;

2° Qu'avant de prêter et après avoir prêté le serment de parler sans haine et sans crainte, de dire toute la vérité et rien que la vérité, il a déclaré ne prêter ce serment que sous la réserve de taire ce sur quoi il se croira obligé de garder le secret professionnel ;

(1) *Gazette des Tribunaux*, 23 décembre 1887. — Cour d'assises de Lot-et-Garonne. Présidence de M. le conseiller Gauja, audience du 15 décembre 1887.

3° Que ce témoin, sous la foi de son serment, a déclaré avoir reçu des confidences de l'accusé Cazaubon, avoir fait appeler par son clerc Marrassé le témoin Pierre Berduc, père de la jeune fille qui se plaint d'attentats à la pudeur commis par Cazaubon, avoir reçu la visite du témoin Françoise Berduc, épouse Castex, tante de cette enfant, et avoir conféré, toujours séparément, avec ces trois personnes de l'affaire soumise aujourd'hui à la justice criminelle, et des suites possibles de cette affaire;

4° Mais qu'il a ajouté que tout ce qui lui a été dit à cet égard lui a été révélé non seulement à cause de sa qualité de notaire, dans son étude, mais sous le sceau du secret;

5° Que l'accusé Cazaubon, interpellé, a déclaré n'avoir rien dit à Mᵉ Boudin de l'accusation portée contre lui, sous le sceau du secret, soit autrement; que les témoins Berduc et femme Castex ont reconnu, au contraire, avoir eu avec Mᵉ Boudin des conférences qui avaient été déterminées par sa qualité de notaire et la pensée qu'il leur garderait le secret expressément réclamé par eux;

6° Qu'interpellé alors, à la demande du ministère public, l'accusé Cazaubon a répondu que, n'ayant pas fait de confidences à Mᵉ Boudin, il n'avait pas à le relever de l'obligation du secret; qu'au contraire les témoins Berduc et femme Castex ont déclaré consentir à ce que tout ce qui s'était dit entre le notaire et eux fût révélé;

7° Que Mᵉ Boudin a répondu persister à se considérer comme tenu par l'obligation du secret professionnel à taire ce qui s'était dit, au sujet de l'affaire à juger, entre lui, Cazaubon, Berduc et la femme Castex;

Et statuant sur la réquisition du ministère public à fin de condamnation à l'amende du témoin Boudin;

Attendu que la défense faite sous la sanction d'une condamnation à un emprisonnement d'un mois à six mois et d'une amende de 100 à 500 francs, par l'article 378 du Code pénal, aux personnes dépositaires, par état ou profession, des secrets qu'on leur confie, de révéler ces secrets, est absolue;

Qu'elle ne souffre qu'une exception prévue par le même article, celle du cas où la loi les oblige à se porter dénonciateurs;

Qu'il n'a pas été allégué et qu'il serait démenti par les faits dont acte vient d'être donné, que le notaire Boudin soit dans un de ces cas;

Qu'il n'est point contesté que les récits sur lesquels Mᵉ Boudin, notaire, a refusé de s'expliquer, lui ont été confiés dans l'exercice de son état ou profession, sous le sceau du secret;

Que le ministère public prétend seulement que ce notaire a été relevé de son obligation au silence, qui ne serait que d'ordre privé, par l'autorisation de parler qui vient de lui être accordée, à l'audience, par Berduc et la femme Castex ;

Qu'à supposer que Berduc et la femme Castex eussent été seuls à faire au notaire Boudin les confidences qu'on voudrait lui entendre révéler, il ne saurait être puni à raison de son refus de le faire ;

Qu'en effet, formule d'une pensée aussi vieille que la première conscience humaine, formule dont l'expression se trouvait déjà dans le serment d'Hippocrate, le secret professionnel est d'ordre public tout aussi bien que la répression des crimes et délits, puisqu'il intéresse l'honneur, la sécurité et la constitution des familles dont l'ensemble compose, à son tour, la société tout entière ;

Que, fût-il d'ordre privé, tant que la loi qui l'a sanctionné n'en a pas ordonné autrement, le secret professionnel, de même qu'il ne naît que par l'accord des volontés du dépositaire et du déposant, ne peut cesser d'exister par la seule volonté du déposant, pas plus qu'un serment ne peut être délié sans le concours des volontés de celui qui l'a reçu et de celui qui l'a prêté ;

Qu'il doit d'autant plus en être ainsi, et qu'il faut d'autant moins matérialiser le rôle du dépositaire, par état ou profession, d'un secret, et le réduire à celui d'un meuble dont les déposants seuls auraient la clef, que ce dépositaire est présumé juge plus désintéressé et plus éclairé que le déposant, du point de savoir si ce secret doit perdre son caractère confidentiel ; qu'un malade, par exemple, ignore, le plus souvent, la portée du secret confié à son médecin ;

Que cesser de faire du secret professionnel une obligation absolue, pour le convertir en obligation relative, c'est le détruire, en ouvrant la porte aux appréciations les plus arbitraires des cas où sa violation serait permise, parce qu'elle serait utile ou opportune : *sit ut est, aut non sit;*

Qu'au surplus, dans l'espèce, les confidences faites au notaire Boudin forment un tout indivisible ; qu'elles ont été, par lui, reçues, a-t-il affirmé sous la foi du serment, d'abord dans une visite faite à son étude, par l'accusé Cazaubon seul, puis dans une conférence entre ledit notaire et Berduc seuls, enfin dans une conversation entre ce même notaire et la femme Castex, seuls aussi ;

Qu'il est impossible de demander à ce très jeune officier public, exposé au trouble inhérent à la solennité de l'audience, sans l'induire aux plus graves compromissions de conscience, de faire une sorte de ventilation entre ce que lui a dit Cazaubon, qui ne l'a pas relevé du secret, ce que lui ont raconté ses deux autres interlocuteurs qui l'en ont affranchi, et ce que lui-même a pu répéter aux deux derniers, parce qu'il y avait été autorisé par le premier;

Par ces motifs,

Dit qu'il n'y a pas lieu de condamner le témoin Boudin à l'amende.

Plaidant: Me de Groussou, avocat; conclusions contraires de M. Dubuc, avocat général.

3. Presse. Diffamation. Publication scientifique. Imputations diffamatoires. Intention punissable. Atteinte à la mémoire d'une personne morte. Les théories du docteur Aubry sur l'hérédité et l'atavisme (1).

Une personne est fondée à se plaindre de l'attaque dirigée contre la mémoire de sa mère, quand elle est elle-même atteinte dans sa propre considération par les allégations incriminées.

Les imputations diffamatoires sont de droit réputées faites avec intention de nuire, et celle-ci est légalement caractérisée, non pas seulement lorsque l'auteur a eu le dessein de porter atteinte à l'honneur et à la considération des personnes qu'il a visées, mais encore lorsqu'il a eu conscience des conséquences préjudiciables qui pourraient résulter de ses allégations pour la personne diffamée.

En matière de diffamation, le but poursuivi, quelque utile qu'il puisse paraître, ne justifie pas les moyens employés pour l'atteindre.

Spécialement, l'auteur d'une publication diffamatoire ne saurait être exonéré de la responsabilité qu'il a encourue en invoquant le caractère scientifique de l'ouvrage dans lequel elle se trouve, fût-il démontré qu'il n'a été inspiré que par le motif le plus louable, par l'amour de la science intéressée à ce que des faits de la nature de ceux qu'il a cru constater, soient relevés avec soin pour servir de base et de preuve à une étude sociale.

Ainsi jugé, après plaidoiries de Mes Houard, Le Chaplain, Oscar Falateuf et Pouillet, avocats, sur les conclusions de M. Seligmann, substitut de M. le procureur de la République, dans les termes suivants, qui expliquent complètement les faits de la cause :

Le Tribunal,

Attendu que le docteur Aubry a fait insérer dans le numéro de novembre-décembre 1892 du journal *Annales médico-psycho-*

______

(1) *Le Droit*, 6 déc. 1895. — Tribunal civil de la Seine (1re ch.). Présidence de M. Baudouin, audience du 5 décembre 1895.

logiques, édité par Masson, un article intitulé : *Une famille de criminels ; notes pour servir à l'histoire de l'hérédité* ; qu'il y rappelle les faits d'un double procès criminel, qui, dix ans auparavant, avait passionné l'opinion publique à Saint-Brieuc, et dont les détails monstrueux étaient de nature à solliciter l'attention de tous ceux qui se préoccupent de la criminalité, de ses causes, et qui ont le souci de rechercher les moyens de préserver la société contre l'envahissement du crime ;

Que le docteur Aubry, convaincu que le crime a, comme la maladie, pour cause principale la contagion agissant le plus souvent sur des sujets prédisposés, cherche à déterminer les dispositions latentes qui placent ceux-ci dans un état de réceptivité spécialement favorable à l'éclosion du crime, et qu'au premier rang des facteurs du meurtre il place la contagion par la famille, c'est-à-dire la prédisposition héréditaire développée par l'éducation ;

Attendu qu'à l'appui de sa thèse, il fait l'histoire de la famille de Kérangal qu'il scrute pendant plusieurs générations ; que, non content de relever les détails concernant les membres mêmes de la famille, il étend ses investigations aux descendants des maîtresses d'Aimé-Marie-René de Kérangal, et s'efforce, par un parallèle établi entre ceux de ces enfants qui ne peuvent être rattachés aux relations adultères de leur mère avec Aimé de Kérangal et ceux qui sont issus de ces relations, de déduire des conclusions venant à l'appui de la thèse qu'il entend démontrer ;

Qu'il est ainsi amené à signaler parmi les nombreuses maîtresses d'Aimé de Kérangal, Floriane-Étiennette Lecomte (1787-1856), mariée en 1809 avec V.... (Marc-Jean), perruquier (1786-1824), à rappeler les soupçons graves qui ont pesé sur cette femme lors du décès de son mari survenu en 1824, l'accusation d'empoisonnement qui fut dirigée contre elle, l'information criminelle qui fut ouverte, et à déclarer que, malgré l'ordonnance de non-lieu qui intervint en sa faveur « grâce à l'insuffisance des procédés chimiques de l'époque, l'opinion publique ne fut pas d'accord avec la justice, et que la lecture des pièces de la procédure semble nettement indiquer la culpabilité de cette funeste Lecomte » ;

Qu'au nombre des enfants de cette femme il cite « V... (Flore-Perrine-Marie) (1814-...) », qui, « après avoir été très connue sous le nom de Belle Flore dans un café de Paris où elle était caissière, ayant de nombreux amants, devint tenancière d'une maison de prostitution à Paris, épousa X... et Y..., eut deux enfants, l'un architecte, l'autre aveugle et (?) atteint de la paralysie de Parkinson »,... et qui, « après avoir eu trop de bonté d'âme pour refuser ses faveurs à ses nombreux admirateurs, et ayant fini par spéculer sur celles des autres, vit aujourd'hui dans une retraite dorée »;

Attendu que le docteur Aubry a reproduit les éléments de cet article dans un ouvrage intitulé : *La Contagion du meurtre*, édité en 1894 par Alcan, dans lequel il développe la même thèse, et cite à l'appui de ces théories divers exemples parmi lesquels il range l'histoire de la famille de Kérangal;

Attendu que la demanderesse, Flore-Perrine-Marie Vallée, veuve de Roch Serre, se prétendant suffisamment désignée par les passages ci-dessus rappelés qui la concernent ainsi que sa mère Floriane-Étiennette Lecomte, veuve Vallée, demande aux défendeurs la réparation du préjudice qu'elle prétend avoir souffert du fait de la publication du numéro de novembre-décembre 1892 des *Annales médico-psychologiques* et du livre *La Contagion du meutre*;

Qu'elle conclut : 1º à ce que le docteur Aubry et Masson, d'une part, le docteur Aubry et Alcan, de l'autre, soient condamnés à faire disparaître dans la huitaine de la signification du jugement tous les exemplaires, tant du numéro de novembre-décembre 1892 des *Annales* que du livre *La Contagion du meurtre*, mis en vente soit dans leurs magasins, soit chez tous autres libraires, les passages qu'elle incrimine, et ce, à peine de 200 fr. de dommages intérêts par chaque contravention constatée; 2º à ce qu'il soit fait défense aux défendeurs d'imprimer et publier à l'avenir lesdits passages dans les ouvrages ci-dessus désignés; 3º à ce qu'ils soient condamnés conjointement et solidairement à lui payer, le docteur Aubry et Masson, 5,000 fr., le docteur Aubry et Alcan, 5,000 fr., à titre de dommages-intérêts pour le préjudice qui lui a été causé;

Attendu qu'on ne peut sérieusement contester que la demanderesse ne soit très nettement désignée dans les passages incriminés, où sont précisées avec soin et exactitude toutes les circonstances qui l'individualisent ainsi que sa mère, le nom patronymique de cette dernière, la première lettre du nom propre; les prénoms de la mère et de la fille, les dates de leur naissance, de leurs mariages, la profession de leurs maris, la date du décès de la mère, le nombre de leurs enfants, la situation que ceux-ci occupent, les faits scandaleux auxquels Floriane-Étiennette Lecomte a été mêlée; qu'il n'est personne dans le pays où les faits se sont passés, et qu'habite encore la demanderesse, qui puisse se méprendre sur de telles indications; que la demanderesse a donc qualité pour intenter son action;

Qu'elle est également fondée à se plaindre de l'attaque dirigée contre la mémoire de sa mère; qu'elle est en effet, atteinte

dans sa propre considération par les allégations formulées par le
Dr Aubry, parce que celui-ci prétend retrouver en elle les effets
de l'hérédité, et chercher, après avoir noté le dévergondage qu'il
impute à la mère, à expliquer par l'atavisme les écarts de conduite
personnelle qu'il impute à la fille ;

Attendu, d'autre part, que les allégations dont se plaint la demanderesse constituent à n'en pas douter le délit de diffamation ;
qu'elles contiennent, en effet, l'imputation dans des écrits et im-
primés, vendus ou mis en vente dans des lieux publics, de faits
qui portent atteinte à l'honneur ou à la considération des personnes auxquelles ils sont imputés, tels que l'adultère reproché à la
femme Lecomte, l'empoisonnement relevé à sa charge, l'incon-
duite honteuse reprochée à la demanderesse elle-même ; qu'on
soutiendrait vainement que la publication a été faite sans intention de nuire ;

Que les imputations diffamatoires sont de droit réputées faites
avec intention de nuire, et que celle-ci est également caractérisée,
non pas seulement lorsque l'auteur a eu le dessein de porter atteinte à l'honneur et à la considération des personnes qu'il a visées,
mais encore lorsqu'il a eu conscience des conséquences préjudiciables qui pourraient résulter de ses allégations pour la personne
diffamée ; qu'elle existe dès lors que l'auteur, ayant pu et dû se
rendre un compte exact du mal qu'il va causer, commet cependant
l'acte qui va le produire et publie l'imputation qu'il sait nuisible ;
que l'intention punissable consiste dans l'espèce dans l'imprudence
et la légèreté avec laquelle le Dr Aubry a publié ses allégations
sur le caractère diffamatoire desquelles il ne pouvait se méprendre,
et qui allaient atteindre une personne qu'il savait encore vivante ;

Qu'en vain prétend-il qu'il n'a pas eu pour but spécial de
nuire à la demanderesse qu'il ne connaissait pas ; qu'il n'a été
inspiré que par le mobile le plus louable et le plus élevé, par
l'amour de la science intéressée à ce que des faits de la nature de
ceux qu'il a cru constater soient relevés avec soin pour servir de
base et de preuve à l'étude sociale qu'il poursuit ;

Attendu qu'en matière de diffamation, le but poursuivi, quelque utile qu'il puisse paraître, ne justifie pas les moyens employés
pour l'atteindre ; qu'il ne saurait permettre au juge de créer, en
dehors de tout texte formel qui l'établisse, une immunité qui constituerait un véritable danger pour le repos des familles ; que la
science n'en a d'ailleurs aucun besoin pour poursuivre son œuvre
de préservation sociale ;

Qu'il lui est aisé de conserver le souvenir des observations
utiles sans y mêler, dans d'imprudentes publications et par des

précisions que rien ne rend nécessaires, le nom des particuliers qui ont eu le malheur d'être par eux-mêmes ou par leurs parents, mêlés à de scandaleuses aventures, et dont le plus légitime souci est de laisser le temps faire son œuvre de silence et de paix ; que la discrétion est un devoir plus impérieux encore lorsque l'écrivain entreprend, comme dans l'espèce actuelle, de mettre en question l'autorité des décisions de justice et de faire, au mépris d'une ordonnance de non-lieu dont rien n'a infirmé la valeur juridique, peser sur celui qui en a bénéficié le poids de soupçons nouveaux contre lesquels il est impuissant à se défendre ;

Attendu enfin que le tribunal n'a pas, en l'état de la procédure écrite et des conclusions qui seules le saisissent, à se préoccuper de la question de savoir si l'action de la veuve Roch est prescrite ; qu'il est de jurisprudence désormais acquise « que la défense faite au juge par l'art. 2223 C. civ. de suppléer d'office le moyen tiré de la prescription est absolue, et qu'il n'est point fait exception pour le cas où il s'agit de l'action civile pour la réparation du dommage causé par un crime ou par un délit ;

« Que l'ordre public, intéressé à tout ce qui tient à la réparation des crimes et délits, ne peut être invoqué lorsque les intérêts pécuniaires des parties sont seuls en cause ; que le défendeur à l'action civile est donc libre de renoncer au droit qu'il a d'opposer la prescription, renonciation que l'on peut induire du silence qu'il garde à ce sujet ;

« Que la loi du 29 juillet 1881, en fixant un délai spécial pour prescrire l'action publique et l'action civile résultant des crimes, délits et contraventions prévus par cette loi, et le point de départ de ce délai, n'a point dérogé à l'art. 2223 C. civ. » ;

Attendu, en fait, que les défendeurs n'ont pas dans leurs conclusions opposé la prescription ; que le Tribunal ne saurait, sans violer par une fausse interprétation de la loi du 29 juillet 1881 l'art. 2223 C. civ., suppléer d'office cette exception ;

Qu'il échet dès lors de faire droit à la demande ; mais qu'il convient en même temps de tenir compte au Dr Aubry des circonstances qui, sans le justifier complètement, expliquent sa conduite ; que s'il a agi avec une imprudence regrettable, alors qu'il ne pouvait se méprendre sur le caractère diffamatoire de ses allégations, et qu'il savait que l'une tout au moins des personnes qu'il désignait vivait encore, il est certain qu'il n'a été entraîné que par l'intérêt du problème social qu'il étudie avec l'ardeur d'un savant en dehors de toute idée de spéculation malsaine ;

Que le caractère exclusivement scientifique de son œuvre, le personnel nécessairement restreint auquel elle s'adresse, la nature même des allégations qu'il a reproduites après beaucoup d'autres, et alors que les publications antérieures n'avaient, malgré leur retentissement, donné lieu à aucune poursuite, ni même à aucune rectification, sont autant de considérations qui sans faire disparaître la responsabilité, l'atténuent dans la plus large mesure ;

Par ces motifs ;

Dit la demanderesse recevable et fondée dans ses conclusions ;

Dit que le Dr Aubry et Masson, en ce qui concerne le numéro de novembre et décembre 1892 des *Annales médico-psychologiques*, le Dr Aubry et Félix Alcan, en ce qui touche l'ouvrage intitulé *La Contagion du meurtre*, seront tenus de faire disparaître, dans le mois de la signification du présent jugement, de tous les exemplaires mis en vente, soit dans les magasins de Masson et d'Alcan, soit dans toutes autres librairies, toutes énonciations qui désignent la demanderesse, sa mère et ses enfants, dans les passages suivants : (Suit l'indication du passage à supprimer), les indications du tableau généalogique concernant Floriane-Étiennette Lecomte, Flore-Perrine V..., et les enfants de celle-ci, et ce, à peine de 10 francs par chaque contravention constatée, pendant le délai d'un mois de la signification du jugement, passé lequel délai il sera fait droit à nouveau ;

Fait défense au Dr Aubry, à Masson et à Alcan d'imprimer et publier à l'avenir lesdits passages dans les ouvrages ci-dessus désignés ;

Condamne conjointement et solidairement le Dr Aubry et Masson, d'une part ; le Dr Aubry et Alcan, de l'autre, aux dépens pour tous dommages-intérêts envers la demanderesse.

4. Médecin. Certificat. Femme mariée. Mandat tacite. Responsabilité (1).

Un médecin qui délivre à une femme mariée, en dehors et à l'insu de son mari, un certificat dont les conclusions seraient de nature à troubler le ménage et déclarant par exemple le mari atteint du mal vénérien, engage lourdement sa responsabilité.

Mais il en est autrement lorsque après avoir visité successivement le mari et la femme, à la demande du mari, c'est à la femme que le médecin délivre le certificat.

Dans ce cas, en effet, la femme a un mandat tacite du mari de retirer ce certificat des mains du docteur.

(1) Extrait de *Le Droit*, jeudi 1er octobre 1891, n° 229. — Tribunal civil de Bordeaux (4e ch.), audience du 28 avril 1891.

*Cette remise ne saurait constituer une faute lourde de la part du
médecin dans l'exécution du contrat qui le lie à ses clients.*

Ainsi jugé sur les plaidoiries de M⁰ˢ Riberot et Duthil, dans des
circonstances de fait indiquées dans le jugement suivant :

Attendu que suivant exploit de Maze du 12 novembre 1890,
les époux C... ont fait assigner devant ce tribunal M. le Dʳ de C...,
chirurgien en chef de l'hôpital Saint-Jean, à Bordeaux, et demandent sa condamnation en 10,000 francs de dommages et intérêts
pour réparation d'une faute qu'aurait commise le défendeur en
délivrant à la femme C... un certificat médical constatant que son
mari était atteint d'une maladie syphilitique, diagnostic qui aurait
été reconnu faux par d'autres hommes de l'art interpellés à cet
effet ;

Attendu que les demandeurs soutiennent qu'en délivrant ce
certificat à la femme C..., en dehors et à l'insu de son mari, le
docteur aurait commis une faute lourde équivalant au dol et
engageant gravement sa responsabilité ; qu'un sérieux préjudice
en serait résulté pour eux ; que la délivrance de ce certificat
aurait amené la discorde dans le ménage ; que la femme C...,
nantie de cette pièce, serait allée la communiquer à M. le procureur de la République pour porter plainte contre son mari ;
qu'elle aurait quitté le domicile conjugal et que, même après
avoir repris la vie commune, elle se serait vue, elle, son mari et
son enfant, complètement abandonnée par sa famille ;

Attendu qu'à l'appui de cette demande les époux C... articu-
lent un certain nombre de faits et concluent aussi à une expertise
médicale portant à la fois sur le sieur C..., sa femme et son
enfant né depuis la délivrance du certificat incriminé ;

Attendu, sans doute, que les médecins ne sauraient prétendre
à une situation privilégiée par rapport aux autres citoyens au
point de vue de leur responsabilité professionnelle ; qu'ils doivent
répondre de leurs fautes lourdes dans l'exécution du contrat —
mandat ou louage de services — qui les lie à leurs clients ; que la
jurisprudence a eu maintes fois occasion de faire application de
ce principe ;

Mais qu'en la cause il convient de rechercher si le Dʳ de C...
a outrepassé les règles de bienséance et de réserve qui sont l'honneur de la profession qu'il exerce ;

Attendu qu'il n'est pas douteux que s'il avait délivré à une
femme mariée, en dehors et à l'insu de son mari, un certificat
médical dont les termes et les conclusions seraient de nature à
jeter le trouble dans le ménage, sa responsabilité serait grave-

ment engagée, mais qu'il n'en est pas ainsi en la cause ; que les
demandeurs déclarent en effet, dans leur exploit d'assignation,
que si la femme C... a été visitée par le défendeur, c'est à la
suite des visites que le mari lui-même avait faites à ce praticien
et des reproches qu'il lui avait adressés dans la pensée que sa
femme lui avait communiqué le mal vénérien ; que l'assignation
va jusqu'à dire que le mari avait invité la femme à se soumettre
à la visite de l'homme de l'art ;

Attendu, par suite, que la circonstance que le Dr de C...
aurait remis à la dame C..., en l'absence de son mari, le certificat que cette dernière aurait ensuite apporté au parquet est
indifférente au procès, la femme ayant évidemment le mandat
tacite de son mari, dans les circonstances sus-relatées, de retirer
ce certificat des mains du docteur ;

Attendu que, les faits articulés (sans intérêt) ;

Par ces motifs,

Le tribunal déboute, etc.

5. Secret médical. Assurances sur la vie (1).

*Le médecin qui s'abrite derrière la prohibition de l'article 378 du
Code pénal doit être le seul juge, dans son âme et conscience, de la
question de savoir s'il a été consulté sous le sceau du secret ; autrement, en voulant le contraindre à déduire les motifs de son silence,
ce serait précisément l'obliger, par une voie indirecte, à trahir le
secret qu'il a résolu de garder.*

*L'autorisation anticipée qu'un assuré aurait donnée à son futur
médecin, en le dispensant du secret professionnel, par la clause
d'une police énonçant le certificat médical, parmi les pièces à produire au cas de décès, doit être considérée comme nulle, comme
ayant été concédée inconsciemment et au mépris d'une prohibition
légale d'ordre public.*

*Un médecin est donc bien fondé à refuser la délivrance d'un certificat
constatant les causes du décès de l'assuré.*

*Dans ce cas, la Compagnie ne peut, pour refuser le paiement de
l'indemnité, exciper de la clause de la police qui prescrit la production d'un certificat médical.*

*Le certificat qu'il est impossible de se procurer peut être suppléé, et
les demandeurs doivent être admis à faire la preuve qui leur
incombe, par témoins et même par de simples présomptions.*

Ainsi jugé, après plaidoiries de Mes Francey et Bouvard, et sur

(1) *Le Droit*, 21 et 22 mars 1887. — Tribunal civil de Besançon.
Présidence de M. Béjanis, audience du 17 février 1887.

les conclusions conformes de M. Schuler, substitut, dans les circonstances qui sont suffisamment rappelées dans le jugement
suivant :

Le Tribunal,

Attendu que, suivant police en date du 14 septembre 1883, la
compagnie d'assurances le Phénix s'est engagée à payer la
somme de 5,000 francs à Jules Daguet, le 14 septembre 1908, s'il
était vivant, ou en cas de mort à une époque antérieure, à la
femme dudit Daguet, aussitôt après le décès du contractant ;

Attendu qu'aux termes de l'article 1er des conditions générales de la police, les déclarations du contractant servent de base
au contrat d'assurance, toute réticence, toute fausse déclaration
qui diminueraient l'opinion du risque, ou qui en changeraient le
sujet, annulent l'assurance ;

Attendu qu'aux termes de l'article 5, si la personne sur la
tête de laquelle repose l'assurance perd la vie par le fait du bénéficiaire du contrat, l'assurance est de nul effet ;

Qu'aux termes de l'article 6, la Compagnie ne répond pas des
risques du duel, suicide ou condamnation judiciaire ;

Qu'enfin, aux termes de l'article 7, la Compagnie ne répond
pas des risques de voyage ou de séjour hors des limites de
l'Europe et de l'Algérie, ni des risques de voyage par mer ;

Attendu que Jules Daguet étant mort à Besançon, le 8 août
1886, ses ayants droit ont demandé l'exécution du contrat d'assurance; mais que la compagnie le Phénix leur a opposé l'article
15 de la police ainsi conçu : « Si l'assuré est décédé, les sommes
dues par la Compagnie à son décès sont payées au siège social
dans les 30 jours de la remise de la police et des pièces justificatives dûment légalisées, lesquelles comprennent notamment l'acte
de naissance, l'acte de décès de la personne dont la vie était
assurée, et le certificat du médecin constatant le genre de
maladie ou d'accident auquel elle a succombé » ;

Attendu que, pour se conformer à cette exigence, les consorts
Daguet se sont adressés au Dr Gauderon, qui a soigné Jules Daguet
dans sa dernière maladie ; mais que ce médecin, se retranchant
derrière l'article 378 du Code pénal, refuse le certificat qui lui est
réclamé, tandis que, de son côté, la compagnie le Phénix refuse
le paiement de l'indemnité tant que ce certificat ne lui sera pas
produit ;

En ce qui touche le Dr Gauderon :

Attendu qu'en acceptant d'être le médecin de Jules Daguet,
le Dr Gauderon n'a pas pour autant contracté l'obligation de délivrer à la famille de son client tous les certificats qu'il lui plairait

de lui demander ; qu'il peut donc repousser l'action des consorts Daguet en faisant valoir qu'il n'existe aucun lien de droit entre lui et les demandeurs ;

Attendu, d'autre part, que l'article 378 du Code pénal punit d'un emprisonnement d'un an à six mois et d'une amende de 100 à 500 francs les médecins, chirurgiens et autres officiers de santé, ainsi que les pharmaciens, les sages-femmes et toutes autres personnes dépositaires par état ou profession des secrets qu'on leur confie qui, hors le cas où la loi les oblige à se porter dénonciateurs, auront révélé ces secrets ;

Attendu que les termes généraux et absolus de cet article ne comportent aucune restriction ; qu'en imposant à certaines personnes l'obligation du secret, le législateur a voulu assurer la confiance qui s'impose dans l'exercice de certaines professions et garantir le repos des familles qui peuvent être amenées à révéler leurs secrets par suite de cette confiance nécessaire ; qu'en conséquence il n'y a pas à distinguer entre les révélations inspirées par la malveillance et celles dictées par tous les autres sentiments ; qu'aussi la Cour de cassation décide que le délit existe dès que la révélation a été faite avec connaissance, indépendamment de toute intention de nuire ;

Attendu que le médecin qui s'abrite derrière la prohibition de l'article 378 du Code pénal doit être le seul juge, dans son âme et conscience, de la question de savoir s'il a été consulté sous le sceau du secret ; qu'autrement, c'est-à-dire en voulant le contraindre à déduire les motifs de son silence, ce serait précisément l'obliger par une voie indirecte à trahir le secret qu'il a résolu de garder ;

Attendu, il est vrai, que l'article 15 de la police en énonçant le certificat médical parmi les pièces à produire au cas de décès de l'assuré, semble contenir une autorisation anticipée que l'assuré lui-même donnait à son futur médecin en le dispensant du secret professionnel ; mais, attendu que cette dispense, donnée au moment où se forme le contrat, c'est-à-dire lorsque l'assuré est en pleine santé, se réfère nécessairement à une maladie ou à un accident à venir, et dès lors inconnus ; qu'une semblable autorisation doit être considérée comme nulle parce qu'elle a été concédée inconsciemment ; qu'au surplus elle n'a pu être consentie au mépris d'une prohibition légale, qui est d'ordre public ;

Attendu que le Dr Gauderon est donc bien fondé à refuser la délivrance d'un certificat que, dans sa conscience, il juge contraire à son devoir professionnel ;

En ce qui touche la compagnie d'assurances le Phénix :

Attendu que la Compagnie n'a stipulé aucune fin de non-recevoir et qu'elle a accepté le débat au fond ; qu'elle s'est bornée à faire d'abord cause commune avec les consorts Daguet contre le Dr Gauderon pour réclamer le certificat visé par l'article 15 de la police, sauf à se séparer ensuite des demandeurs pour retourner contre eux ce même article 15 et exiger la production du certificat comme la condition *sine quâ non* du paiement ;

Attendu que la fraude ne se présume pas ; qu'en conséquence les réticences ou fausses déclarations qui, d'après l'article 1er de la police, entraînent la nullité de l'assurance, doivent être prouvées par la Compagnie, si elle les invoque ; mais, qu'à cet égard la Compagnie ne formule aucun grief et n'articule aucun fait ; d'où il suit que le contrat d'assurance formé avec Jules Daguet a été régulier et valable à son origine ;

Attendu qu'en vertu des articles 5, 6 et 7 de la police le contrat, bon au début, peut, en cours d'exécution, cesser de produire ses effets ; que, d'après les règles du droit commun, ce serait à la Compagnie à prouver que l'assuré est mort dans un des cas exceptionnels qui font perdre le bénéfice de l'assurance ; que l'on peut se demander si l'article 15 de la police a voulu déplacer le fardeau de la preuve ou s'il a simplement réglé la procédure du paiement ; que, dans la première hypothèse, il semble que la Compagnie, qui a rédigé à loisir la formule de ses polices, afin d'en calculer les effets, eût pu s'expliquer plus clairement, alors surtout qu'il s'agissait de déroger aux principes par une clause rejetée à la fin du contrat, loin des conditions essentielles à la validité de l'assurance ;

Attendu qu'en admettant même que l'article 15 doive être interprété dans un sens rigoureusement littéral, c'est-à-dire que l'assuré a mis à la charge de ses représentants l'obligation de justifier que le décès n'est survenu dans aucun des cas prévus par les articles 5, 6 et 7 de la police, cette obligation, déjà anormale, ne doit pas être encore étendue ; que l'on ne peut donc pas admettre que cet article 15, en indiquant les pièces justificatives à produire, ait organisé un mode de preuve suivant une formule sacramentelle, à peine de nullité ; qu'au contraire, il est naturel de croire que cette disposition, si elle change implicitement le rôle des parties quant à la charge de la preuve, le laisse pour le surplus sous l'empire du droit commun ;

Attendu qu'en conséquence il paraît incontestable que les actes de naissance ou de décès prévus par l'article 15 peuvent être suppléés par des actes équivalents, tels que l'acte de notoriété organisé par l'article 70 du Code civil, ou par tout autre mode de preuve, conformément à l'article 46 du même Code ;

Que de même, le certificat médical peut être suppléé quand il y a impossibilité de se le procurer ; que cela paraît évident au cas où l'impossibilité proviendrait de la mort subite du médecin traitant ; qu'il suffirait alors de faire application des principes généraux en matière de preuve (articles 1348 et 1353 du Code civil) ; mais que la solution doit être la même au cas où l'on se trouve en face d'une impossibilité légale, née de l'article 379 du Code pénal ;

Attendu que, dans l'espèce, l'impossibilité de la preuve prévue par l'article 15 étant démontrée, les demandeurs qui n'ont pas eu d'autres moyens de se procurer une preuve écrite doivent être admis à faire leur preuve par témoins et même par simples présomptions ;

Attendu qu'il est dès à présent démontré que Jules Daguet n'est pas mort dans un de ces voyages lointains que prévoit l'article 7 de la police ; que cela ressort suffisamment des termes de son acte de décès dressé à Besançon ; que, d'autre part, il est certain qu'il n'est pas mort par suite de condamnation, d'assassinat, de duel ou de suicide, seuls cas prévus et exclus par les articles 5 et 6 de la police ; qu'en effet, aux termes des articles 29, 44 et 50 du Code d'instruction criminelle, s'il s'était agi d'une mort violente, ou d'une mort dont la cause était inconnue et suspecte, l'autorité municipale aurait eu le devoir d'en donner avis sur-le-champ au procureur de la République et une information, dont il resterait trace, aurait été immédiatement ouverte ;

Attendu, dès lors, que ces présomptions graves, précises et concordantes, surtout si elles sont rapprochées de cette circonstance que la Compagnie n'allègue rien, rendent inutile de recourir à une enquête qui, dans l'espèce, ne serait qu'une pure et vaine superfluité ;

Attendu, sur les dépens, que la Compagnie le Phénix, en exigeant indûment le certificat du médecin traitant, a indirectement contraint les consorts Daguet à mettre en cause le Dr Gauderon ; que cette Compagnie doit donc supporter tous les dépens ;

Par ces motifs,

Le tribunal déclare les consorts Daguet mal fondés dans leurs conclusions contre le Dr Gauderon, les en déboute ;

Condamne la Compagnie le Phénix à payer aux consorts Daguet la somme de 5,000 francs, avec les intérêts de droit ;

La condamne, en outre, à tous les dépens.

6. Assurances sur la vie. Appréciation des déclarations de l'assuré.

Je soussigné, Paul Brouardel, ai été consulté par Me Duverdy sur les questions formulées ainsi qu'il suit :

« Le 14 octobre 1875, L... contracte une assurance sur la vie de 70000 francs à la « Caisse Paternelle ».

« Le 27 janvier 1877, mort de L... des suites d'une phtisie.

« L... avant l'assurance avait eu une phlébite avec plaie à la jambe.

« Il n'a pas déclaré cette phlébite lors de l'assurance.

« Les questions posées sont les suivantes :

« Existe-t-il une relation quelconque entre une phlébite avec plaie et une phtisie ?

« Une phlébite avec plaie laisse-t-elle des traces appréciables pour un médecin ?

« Le traitement des Eaux-Bonnes a-t-il pu précipiter la marche de la phtisie chez L... ? »

Avant de répondre à ces questions, j'ai pris connaissance des pièces suivantes communiquées :

1° L'enquête en date du 11 janvier 1878.

2° La contre-enquête en date du 22 février 1878.

3° Jugement rendu par la 4ᵉ chambre du Tribunal civil de première instance de la Seine en date du 29 mai 1878.

Il résulte des diverses dépositions contenues dans ces enquêtes, que L... a eu à la jambe ou aux jambes des lésions caractérisées différemment, il est vrai, par les témoins; mais tous s'accordent à parler d'une plaie suite d'inflammation, de phlébite. O... en particulier décrit l'affection avec une certaine précision : « Pendant tout l'hiver de 1874 à 75 il a souffert d'une maladie aux jambes, appelée phlébite; néanmoins, il vaquait de temps en temps à ses affaires... A la suite de cette maladie de jambe, il lui est survenu une petite plaie à la cheville de la grandeur d'un pois ou d'une lentille, qui a duré au moins trois mois. »

Les divers accidents dont L... a souffert aux jambes semble nt avoir eu une assez longue durée, ou s'être reproduits assez souve nt car les témoins en fixent l'époque à des moments très divers :

R... (chef de gare) en fixe l'époque en 1874, A... (maire) en novembre 1874, O... pendant l'hiver 1874-75, D... en octobre 1875, F... (curé de Br.) en janvier 1876.

Ces diverses assertions ne sont probablement contradictoires qu'en apparence. En effet le diagnostic ne saurait être douteux si on se base sur les caractères rapportés par les témoins et surtout sur la marche de la maladie. Il s'agit d'une inflammation de veines variqueuses, avec formation à la cheville d'un petit ulcère variqueux. On retrouve en effet tous les signes de la phlébite variqueuse, maladie de longuedurée, à rechutes fréquentes provoquées par la marche et se terminant par des ulcérations rebelles, plus ou moins étendues suivant les précautions ou les imprudences des malades. Les divers témoins ont sans doute assisté à des rechutes d'une même affection.

Ce diagnostic étant admis, il est facile de répondre aux questions posées.

1° Existe-t-il une relation quelconque entre une phlébite avec plaie et une phtisie ?

Il n'existe aucune relation possible. Les varices enflammées ou non enflammées ne prédisposent en aucune façon à la phtisie. Les phtisiques ne sont pas plus exposés que les autres personnes à avoir des varices ou des ulcères variqueux.

2° Une phlébite avec plaie laisse-t-elle des traces appréciables pour un médecin ?

Après la phlébite on trouve pendant de longs mois et souvent pendant des années des cordons, noueux, durs, sur le trajet des veines. Les ulcères qui succèdent aux varices laissent des cicatrices déprimées, blanches, entourées d'une peau très pigmentée. Ces cicatrices sont indélébiles et facilement reconnaissables.

3° Le traitement des Eaux-Bonnes a-t-il pu précipiter la marche de la phtisie chez L...?

Nous ne possédons pas sur la marche de la phtisie pulmonaire chez L... des renseignements suffisants pour pouvoir répondre à cette question d'une façon précise. En thèse générale les Eaux-Bonnes sont excellentes pour les phtisies lentes, peu actives, elles ont parfois une action fâcheuse dans les phtisies à évolution rapide, accompagnées de fièvre, de crachements de sang, etc. Ne sachant dans laquelle de ces divisions nous devons ranger la maladie qui a déterminé la mort de L..., nous ne pouvons répondre à la question.

7. Assurances sur la vie. Déclarations incomplètes de l'assuré.

Je soussigné, Paul Brouardel, à la prière de M. le Directeur de la Compagnie d'assurances « le Monde », ai examiné au point de vue médical le dossier de l'affaire L..., décédé le 18 avril 1877.

Les pièces qui m'ont été remises sont :

1° Les déclarations faites par L... lors de son contrat d'assurances.

2° Le dispositif de l'arrêt du 11 décembre 1879.

3° La procédure d'enquête à Marseille.

4° La procédure de la contre-enquête à Marseille.

5° Les certificats du Dr L....

6° Les certificats du Dr G....

7° L'appréciation du Dr D....

8° Le rapport du Dr F....

9° Des pièces annexes dans le but de démontrer la sévérité des enquêtes faites par les médecins de la Compagnie.

De ces diverses pièces, il résulte que malgré les affirmations faites par L... le 6 décembre 1876, il avait eu autrefois un rétrécissement de l'urètre. (Aveu de L... lui-même. Rapport du Dr F... lors de l'assurance à la « Caisse générale des familles », 22 janvier 1876) et que depuis longtemps il toussait (Voyez le même rapport, celui du 14 novembre 1876, le rapport du Dr L..., 18 juin 1877, la déposition du Dr L... dans l'enquête de Marseille, 17 juillet 1880, les dépositions de MM. G..., M. B..., B..., dans la contre-enquête de Marseille, 15 juillet 1880).

Ces bronchites habituelles ne déterminaient pas d'ordinaire d'accidents assez graves pour forcer L... à interrompre ses occupations. Cependant dans sa déposition, le Dr L... parle d'une bronchite catarrhale qui aurait duré deux mois et serait survenue deux ans environ avant la mort. Cette date ne serait peut-être pas exacte si l'on s'en rapporte aux déclarations de MM. G... et B..., insérées dans la contre-enquête.

Quoi qu'il en soit L... s'enrhumait facilement, il avait parfois « la voix cassée » (Déclaration du Dr L... dans l'enquête de Marseille). Tels sont les points qui résultent des diverses déclarations.

Vers le milieu de janvier 1877, L... fut pris d'une bronchite qui persista jusqu'à la fin du mois de mars et il succomba à des accidents de laryngite spasmodique (Dr L...). Le Dr G... appelé en consultation fut surtout frappé de la raucité de la voix, du cornage, et de l'intégrité relative des organes respiratoires. Mais il déclare avec une loyauté parfaite que « le diagnostic de cette maladie est peu clair et le mot de laryngite striduleuse n'a été mis que pour déguiser notre ignorance ».

Quand deux médecins ont noté avec soin les symptômes observés et font un semblable aveu, il serait bien téméraire à distance de refaire un diagnostic. On ne peut donc que présenter quelques hypothèses sur la nature exacte de la maladie.

L'aphonie transitoire, passagère, la toux habituelle, aboutissant à des phénomènes de laryngite aiguë suffocante ne sont pas des symptômes qui appartiennent à beaucoup de maladies chez un homme de 45 à 50 ans. Il y a ou bien une lésion du larynx, ou une compression des nerfs qui s'y rendent.

Les lésions du larynx qui ont pour conséquence des accès de suffocation laryngée sont ou un œdème de la glotte provoqué par une ulcération ancienne d'une partie quelconque de la muqueuse

(ulcère tuberculeux, ulcère syphilitique), ou un œdème par albuminurie, ou des tumeurs du larynx, polype, cancer. Les divers
moyens de reconnaître ces lésions ne semblent pas avoir été
employés.

Les lésions éloignées qui compriment les nerfs laryngés et peuvent provoquer les mêmes accidents sont les tumeurs des médias-
tins, cancer ou plus souvent l'anévrysme de l'aorte.

Nous n'avons pas d'éléments d'information permettant de reconnaître actuellement quelle est de ces affections celle qui a entraîné
la mort. Mais ce qu'il est permis d'affirmer, c'est que toutes ces
lésions chroniques ont un caractère commun, elles déterminent
des accès de suffocation laryngée séparés par des intervalles pendant lesquels la respiration semble avoir repris sa facilité normale.
Ces périodes d'amélioration sont parfois très longues, de plusieurs
mois par exemple.

Toutes ces lésions évoluent lentement, aucune d'elles ne surgit
inopinément et ne détermine la mort en quelques semaines. Elles
sont précédées par un travail morbide lent, qui provoque à la longue
des accès de suffocation répétés, puis de plus en plus intenses et
enfin mortels.

La laryngite aiguë spasmodique survenant brusquement en
pleine santé chez l'adulte ne se voit qu'après un refroidissement
soudain, elle naît et peut déterminer la mort en quelques jours.
Elle est tellement rare qu'on n'en citerait guère plus de quatre
ou cinq observations, d'ailleurs discutables.

Nous pouvons donc conclure que suivant toute probabiltié L... avait
une affection chronique du larynx et peut-être des bronches, ou bien
une lésion de l'aorte datant de plusieurs mois ou même de plusieurs
années ; que cette affection a déterminé par le fait naturel de son
évolution une asphyxie laryngée ayant le caractère spasmodique.

Réponse aux questions posées par la Compagnie « Le Monde ».

1re question : Peut-il être considéré comme établi par les témoignages et les certificats que L... avait une lésion ancienne des
voies respiratoires ?

Nous avons dans le rapport relevé les dépositions et l'aveu de L...
lui-même, établissant qu'il avait depuis longtemps ce que l'on appelait des rhumes ou des bronchites, la voix cassée, c'est-à-dire de la
toux caractérisant une lésion ancienne des voies respiratoires.

2e question : Existe-t-il un rapport nécessaire entre les bronchites signalées et la maladie qui a précédé et amené la mort ?

Nous avons établi dans le rapport précédent que la laryngite
suffocante était, comme maladie primitive, sinon inconnue, du moins
très contestable chez l'adulte ; elle est au contraire assez fréquente

comme maladie secondaire, consécutive à des lésions chroniques
à évolution lente. Il est impossible de considérer les accidents
qui ont amené la mort comme indépendants de la toux dont L...
a si souvent été incommodé, depuis des années.

3° question : La dissimulation soit de ces bronchites, soit du
rétrécissement de l'urètre, a-t-elle constitué une réticence grave
diminuant l'opinion du risque assuré ?

Le rétrécissement de l'urètre, lorsqu'il est assez étroit pour
nécessiter des opérations ou la dilatation, entraîne un pronostic
grave pour l'avenir. Il a pour conséquence des lésions secondaires
de la vessie et des reins, qui sont assez fréquentes pour que M. le
Professeur Gosselin professe que d'ordinaire ceux à qui on a dû
pratiquer une de ces opérations n'ont pas une très longue survie.

Si l'existence de ces bronchites ou de la toux avait été avouée
on en aurait recherché la cause ; je ne sais si on l'aurait trouvée,
mais si l'on s'en rapporte aux pièces annexes versées au dossier,
il semble bien probable que la fréquence de la toux, les accès de
« voix cassée » auraient fait rejeter le contrat par les médecins de
la Compagnie siégeant à Paris.

La dissimulation de ces deux affections constitue sans aucun
doute une réticence grave, de nature à modifier profondément
l'opinion que l'on devait avoir sur le risque de l'assurance.

8. Assurances sur la vie. Paralysie générale.

Je soussigné, Paul Brouardel, après avoir pris connaissance de
la lettre ci-incluse et du dossier qui y était joint, ai répondu ainsi
qu'il suit aux questions qui m'étaient posées par M. le directeur
de la Compagnie d'assurances sur la vie *La Confiance* :

Copie de la lettre adressée par M. le directeur.

M. le Professeur,

Nous vous prions de bien vouloir prendre connaissance du dossier que nous avons l'honneur de vous soumettre, et de nous
donner votre avis sur les questions suivantes :

1° De l'examen du dossier de l'affaire C..., peut-on conclure
que le sieur C... a succombé à une paralysie générale ?

2° Quelle est la durée habituelle de la maladie ?

3° Les accidents qui signalent son début et marquent ses diverses phases peuvent-ils passer inaperçus et laisser un doute
persistant sur la gravité du mal ?

4° Les périodes de rémission que peut présenter la maladie
sont-elles assez complètes pour rendre presque impossible un dia-

gnostic précis, alors que le médecin ne reçoit aucune information sur ce qui s'est passé auparavant?

3° Ces périodes de rémission peuvent-elles être provoquées par un régime hygiénique spécial et des soins particuliers?

1° Il est parfois difficile pendant la vie de faire à certaines périodes le diagnostic de la paralysie générale, il serait par suite téméraire d'établir sur simples informations fournies par des personnes étrangères à la médecine un diagnostic sans réserve. Cependant en tenant pour exacts les renseignements donnés par le sieur F..., et les faits qui sont consignés dans la demande adressée par la Compagnie au tribunal de la Seine, nous devons dire que les symptômes relatés dans ces deux pièces sont ceux qui accompagnent l'évolution de la paralysie générale et qu'aucun d'eux ne contredit cette hypothèse.

Nous ajoutons que s'il est possible de retrouver quelques-unes des lettres écrites par le sieur C... pendant les derniers mois de sa vie, en les comparant à celles qu'il écrivait quelques années auparavant, on aurait des éléments de jugement précieux et plus certains. Il y aurait lieu d'étudier et l'écriture elle-même et l'enchaînement des idées contenues dans ces lettres.

Réponse à la première question. — Il n'est pas possible d'affirmer sans réserve, sur les documents contenus dans le dossier, que le sieur C... a succombé à une paralysie générale. Mais les symptômes indiqués sont ceux que l'on trouve dans cette maladie et aucun d'eux n'est en contradiction avec son évolution habituelle.

2° L'évolution de la paralysie générale est très variable. Les directeurs des asiles d'aliénés estiment que sa durée est en moyenne de trois ans, elle est souvent beaucoup plus longue et atteint parfois cinq, huit et dix ans. Quant à sa durée minimum on a cité, il est vrai, des faits très exceptionnels et encore douteux dans lesquels la maladie aurait revêtu une forme suraiguë, et aurait pris la forme d'une véritable méningite, mais dans la presque totalité des cas une observation attentive permet de constater que la paralysie générale est annoncée plusieurs mois, plusieurs années même à l'avance par des phénomènes précurseurs très caractéristiques.

Réponse à la deuxième question. — La paralysie générale n'a pas une durée fixe et sans assigner à son évolution des limites précises, on peut dire que celle-ci a une durée de trois ans en moyenne, que parfois elle atteint cinq ou dix ans et que les cas dans lesquels elle évolue en moins d'un an sont certainement exceptionnels.

3° *Réponse à la troisième question*. — Un médecin instruit et suivant la marche de la maladie ne peut se méprendre sur la nature de l'affection, mais au début et à certaines phases de la maladie le diagnostic peut être difficile même pour le médecin qui donne des soins journaliers, et parfois impossible pour un médecin qui ne voit le malade que d'une façon accidentelle. Lorsque le diagnostic est établi, il ne peut rester aucun doute sur la gravité du mal.

4° Les *périodes de rémission* sont si fréquentes dans la marche de la paralysie générale, que Ach. Foville (1) fait entrer le symptôme dans la définition de la maladie. Sous ce nom « on désigne une espèce de folie produite par une altération organique spéciale des centres nerveux, à marche progressive, mais inégale et souvent interrompue par des rémissions ». J'emprunte au même auteur la description qu'il donne de ces rémissions, on jugera ainsi de leur étendue et il sera facile d'en faire l'application au cas qui nous occupe. Foville (2) dit : « La rémission peut-elle être assez complète et assez durable pour constituer une véritable guérison ? Cette question est une de celles qui ont été le plus discutées dans ces dernières années. Avec la plupart des auteurs, nous pensons que le rétablissement est bien rarement complet; lors même que l'état des malades parait le plus favorable, il n'est pas ce qu'il était avant les premiers accidents. Les dehors peuvent tromper par leur ressemblance apparente avec ce que l'on connaissait jadis, mais il y a toujours amoindrissement réel des facultés intellectuelles, et l'incapacité relative qui en résulte se manifeste dès que l'on soumet le malade a quelque épreuve un peu sérieuse. Aux yeux de ceux qui ne le voient qu'en passant, il peut sembler être parfaitement rétabli, et néanmoins ceux qui vivent dans son intimité et qui peuvent mieux le juger savent fort bien qu'il est resté fort inférieur à lui-même. » Nous avons tenu à citer tout ce passage emprunté à un auteur très autorisé, parce que notre expérience personnelle ne peut que confirmer absolument ces remarques et qu'on ne peut en soupçonner l'impartialité.

Réponse à la quatrième question. — Dans la paralysie générale les rémissions sont fréquentes. Elles peuvent être assez complètes pour simuler un retour à la santé. Seules les personnes qui vivent journellement avec le malade, savent que celui-ci est intellectuellement inférieur à ce qu'il était antérieurement.

(1) Foville, article PARALYSIE GÉNÉRALE du *Dictionnaire de médecine et chirurgie pratiques* de Jaccoud, t. XXVI, 1878, p. 89.
(2) Foville, p. 116.

5° « Le calme, les soins hygiéniques, la nourriture tonique et réparatrice, l'abstention de toute médication antiphlogostique, *par-dessus tout l'éloignement des occasions d'excès* ou de fatigue, en un mot l'ensemble des conditions auxquelles les malades sont soumis dans les asiles, ont pour résultat incontestable de ralentir les progrès de la maladie, d'écarter les phases aiguës d'excitation, de favoriser les rémissions, ou tout au moins d'enrayer la marche des symptômes ; en d'autres termes, de faire durer les malades plus longtemps (1). »

Réponse à la cinquième question. — En un mot, si l'on place le malade dans les conditions de calme intellectuel, si on l'écarte de ses affaires, si on l'empêche de se livrer aux excès, surtout aux excès alcooliques qui ont souvent causé sa maladie et qui en hâtent l'évolution, on peut, même sans interner le malade dans un asile, favoriser et rendre plus complètes les rémissions de la paralysie générale.

9. Assurances sur la vie. Valeur des déclarations du postulant.

Je soussigné, Paul Brouardel, prié de donner mon avis sur les conclusions de la Compagnie d'assurances *Le Gresham*, contre M. A..., réponds ainsi qu'il suit :

Les pièces qui m'ont été communiquées sont :

1° Les conclusions pour la Compagnie d'assurances *Le Gresham* ;

2° Les réponses de M. A... contenues dans la proposition d'assurance en date du 20 avril 1877 ;

3° La déclaration médicale relative au décès signée par le Dr N..., en date du 10 mars 1882 ;

4° Une lettre adressée par le Dr N... à madame veuve A..., en date du 22 janvier 1884 ;

5° Les certificats des docteurs B... (Lyon, 31 janvier 1884) ; B... (Albisbrunes, 17 mars 1884) ; D .. (Menton, 15 janvier 1884); C... (Montreux, 24 janvier 1884) ;

6° Des lettres écrites par M. H... (23 février 1884) ; madame M. H... née A... (5 février 1884) ; madame A... (Lyon, 4 mars 1884) ; M. H... (Francfort-sur-le-Mein, 16 février 1884) ;

Il résulte de ces documents que le 20 avril 1877, à Lyon, M. A... a contracté une assurance sur la vie à la Compagnie *Le Gresham*, qu'il est mort le 2 mars 1882, que cette compagnie demande que le contrat soit tenu pour nul et de nul effet, parce qu'au moment où ce contrat a été passé « M. A... a déclaré être d'une bonne santé, et n'avoir jamais suivi un traitement quel-

(1) Foville, . 118.

conque ; qu'il a déclaré en outre n'avoir jamais été affecté de bronchite ni d'inflammation du poumon ».

Dans la copie de la proposition d'assurance en cas de décès qui nous a été communiquée, nous lisons seulement dans les réponses de M. A... au questionnaire : « Depuis seize ans, indispositions légères, médecin pas consulté. Pas de bronchite. » Nous ne voyons pas quelle a été l'explication donnée au sujet de ces indispositions.

Les questions à examiner sont les suivantes :

1° Quelle est la maladie à laquelle M. A... a succombé, de quelle maladie a-t-il souffert pendant les dernières années de sa vie ?

2° Quelle valeur doit-on accorder aux déclarations faites par M. A..., inscrites dans la police d'assurance, et aux réticences dont M. A... se serait rendu coupable ?

3° Quel est le lien qui unit les accidents mortels à l'affection des poumons dont M. A... était atteint ?

I. A quelle maladie M. A... a t-il succombé ? De quelle maladie a-t-il souffert pendant les dernières années de sa vie ?

Nous regrettons de ne pas avoir eu communication du procès-verbal d'autopsie fait par M. le D'' N... ; il est probable que nous aurions trouvé des renseignements utiles sur l'état des reins et celui du cœur. Mais si les renseignements complets font défaut, dans la lettre écrite le 22 janvier 1884, par M. le D'' X... à madame A..., nous trouvons un résumé très explicite des lésions pulmonaires. Le passage de la lettre est ainsi conçu :

« Quant à la chose principale concernant la diagnose de la maladie de M. Charles A..., je constatai avec satisfaction par l'autopsie l'absence de la phtisie et des tubercules dans les poumons. Je ne trouvai que les résidus d'une pleuro-pneumonie du côté droit, les signes d'une bronchite chronique avec des excavations du poumon (bronchiectasie) et un œdème aigu des poumons comme la cause déterminante de la mort. »

M. A... était donc atteint non d'une phtisie pulmonaire, mais d'une pneumonie chronique, ou sclérose des poumons avec dilatation des bronches formant des sortes d'excavations. Un accident aigu a déterminé la mort, les poumons furent envahis par un œdème dont la cause doit se trouver soit dans une lésion du cœur, soit dans une lésion des reins. Le procès-verbal d'autopsie pourrait seul nous éclairer sur ce point, mais il n'a pas une grande importance dans l'espèce, car c'est une complication accidentelle des derniers moments qui est survenue dans le cours de la sclérose pulmonaire en évolution.

Ce diagnostic d'ailleurs incontestable, puisqu'il est établi par une autopsie, est confirmé par les examens pratiqués pendant la vie du malade par différents docteurs. M. le Dr Alfred C... (certificat du 24 janvier 1884), certifie : « avoir donné des soins à M. Ch. A... en octobre, novembre, décembre 1871. Je trouve sur mes livres qu'il était alors atteint de catarrhe pulmonaire. »

M. le Dr B... écrit (Lyon, 31 janvier 1884) : « J'ai traité votre mari, M. A..., de 1876 à 1879, à diverses reprises, pour une bronchite catarrhale chronique. Je ne crois pas qu'il a eu des tubercules, etc. »

M. le Dr B... (17 mars 1884) : « Je déclare avoir soigné M. Ch. A... en 1878, au mois d'août. Il souffrait alors d'un asthme bronchial, son état n'était pas grave. Ce n'est qu'en 1880 qu'il était dangereusement atteint d'une péri-bronchite aiguë. » D... (15 janvier 1884) certifie « que j'ai donné des soins à feu M. A... pendant la saison thermale 1878-79, et que pendant ce temps j'ai observé uniquement sur lui du catarrhe bronchique généralisé avec gros râles muqueux et des dilatations bronchiques. Pendant son séjour à Menton il n'a jamais présenté les symptômes généraux d'une affection tuberculeuse. »

Les diagnostics faits par ces différents médecins sont donc en tout point conformes aux résultats de l'autopsie. M. Ch. A... a été atteint d'une affection chronique des poumons non tuberculeuse, caractérisée par une sclérose avec dilatation des bronches.

On ne saurait arguer contre ce diagnostic, qui me semble nettement établi, que M. Ch. A... a fait des séjours multipliés dans des stations où nous envoyons souvent des poitrinaires passer l'hiver. S'il est vrai que nous conseillons aux poitrinaires d'y faire des séjours plus ou moins prolongés, il est vrai également que nous donnons ce conseil à toutes les personnes qui ont un catarrhe pulmonaire d'origine quelconque, et il est juste d'ajouter que ce sont précisément ces derniers malades qui en éprouvent les meilleurs effets.

Comment évolue cette affection chronique des poumons qui aboutit à la formation de dilatations bronchiques ? Elle débute parfois après une affection aiguë, une pleuro-pneumonie, le plus souvent d'une façon très obscure, presque latente. Il survient une inflammation de la plèvre sans épanchement, habituellement indolente, inaperçue du malade, elle soude tout ou partie de la cavité pleurale ; le malade a des rhumes, qui bien rarement nécessitent un séjour à la chambre et encore moins au lit. Quand la belle saison survient, la santé la plus parfaite semble renaître. Puis avec le froid, l'humidité, reparaissent les accidents. D'ordinaire cette maladie est compatible avec les occupations les plus actives, et elle ne compromet la vie du malade que lorsque arrive la vieillesse, ou lorsque naissent des complications cardiaques ou rénales. Cette description et la pathogénie de cette affection se trouvent tout entières exposées par Barth (1), Gombault (2), Brouardel (3), Edgard Hirtz (4), Bard (5), Du Castel (6).

La mort survient non par les progrès naturels de l'étouffement progressif du tissu pulmonaire, par la production du tissu sclé-reux, mais par une complication, broncho-pneumonie, ou lorsque la lésion est très ancienne, lorsque le cœur se dilate, il peut sur-venir un œdème des membres inférieurs, puis un œdème des poumons, ou enfin par suite de la gêne de la circulation cardiaque il se développe une lésion secondaire des reins avec albuminurie et œdème général et pulmonaire.

Tout concorde, autopsie, examen des médecins, renseigne-ments contenus dans les lettres, pour faire admettre que telle est la maladie dont M. A... a souffert pendant sa vie et que des complications intercurrentes ont déterminé sa mort.

Nous n'avons plus dans l'histoire pathologique de M. A... qu'à relever deux circonstances.

L'une est bien établie : M. A... a été affecté, dans les deux der-nières années de sa vie, d'une paralysie générale. Il est impossible de ne pas signaler la grande analogie qui, au point de vue de la nature des lésions, rapproche cette maladie de l'encéphale de celle des poumons. Dans l'une et l'autre c'est la membrane séreuse qui entoure ces deux organes qui s'enflamme lentement sans réaction fébrile et de plus le tissu cellulaire du parenchyme de l'encéphale (névroglie) et des poumons qui s'épaissit, s'indure et étouffe les éléments essentiels de ces viscères. La simultanéité de ces deux processus identiques en nature a déjà été signalée par Westphall et Kraft Ebing. Elle tend à confirmer l'exactitude du diagnostic établi par l'autopsie.

Le second point est celui-ci : La Compagnie *le Gresham* dé-clare que pendant l'été 1872, M. A... aurait eu des attaques d'hémoptysie. Nous n'avons pas trouvé trace de ce fait dans les autres pièces qui nous sont soumises, il est même formellement nié. Nous ferons seulement remarquer, qu'au point de vue du

(1) Barth, *Gaz. hebd.* 1856, p. 370.
(2) Gombault, Thèse de doctorat, 1858.
(3) Brouardel, *Soc. méd. des hôpitaux*, 1872, p. 167.
(4) Edgard Hirtz, Thèse de doctorat, 1878.
(5) Bard, *De la phtisie fibreuse chronique, avec ou sans tuberculose*, 1879.
(6) Du Castel, *Soc. méd. des hôpitaux*, 14 et 28 mars 1884.

diagnostic, s'il était établi, il ne contredirait pas les conclusions que nous tirons de l'autopsie et des observations des médecins.

« On comprend, dit Barth, combien il est important de poser un diagnostic précis, et s'il est urgent de reconaître les tubercules quand ils existent, il est non moins intéressant en pratique de ne pas les admettre quand ils n'existent pas, en un mot il faut éviter de confondre avec une maladie aussi souvent mortelle que la phtisie pulmonaire, *un état morbide curable, ou qui du moins peut durer nombre d'années, sans danger sérieux pour la vie.*

« Dans la phtisie pulmonaire et dans la dilatation bronchique, se retrouvent des symptômes identiques, toux, crachats épais et puriformes, hémoptysies, oppression, matité, respiration caverneuse, gargouillement, pectoriloquie (1) ».

Toutes les indications fournies sur la maladie de M. A... prouvent donc qu'il était atteint d'une dilatation des bronches avec sclérose des poumons, aucune ne contredit ce diagnostic.

II. *Quelle valeur doit-on accorder aux déclarations faites par M. A..., inscrites dans la police d'assurance et aux réticences dont il se serait rendu coupable ?* — La date de la police d'assurance est du 20 avril 1877. A ce moment quel était l'état de santé de M. A... ? M. le Dr C... dit : « en 1871, il était atteint d'un catarrhe pulmonaire » ; M. le Dr B... : « de 1876 à 1879, je l'ai traité à diverses reprises pour une bronchite catarrhale chronique ».

On peut donc écarter de suite des débats l'existence d'une affection pulmonaire grave, aiguë, telle qu'une pneumonie, pleurésie aiguë et qui aurait obligé à M. A... à garder le lit ou la chambre pendant des semaines ou des mois, et qu'il n'aurait pu dissimiler à la Compagnie sans commettre une réticence coupable.

Que pouvait donc déclarer M. A... de bonne foi à la Compagnie ? Ce que ses médecins lui avaient dit eux-mêmes. Or, d'une part, il ne semble pas que ceux-ci aient conçu des inquiétudes quelconques sur la santé, sur la vie de M. A.; comme le dit Barth, la dilatation des bronches peut durer nombre d'années sans danger sérieux pour la vie. D'autre part, alors même que le médecin qui avait donné des conseils à M. A... aurait eu quelque inquiétude, pense-t-on qu'il lui en aurait fait l'aveu ?

Nous ne disons et ne pouvons dire à nos malades que des véri-

(1) Barth, *Recherches sur la dilatation des bronches* (*Mém. de la Soc. méd. d'observation*, Paris, 1856, t. III. p. 470), et Gintrac, *Dict. de Jaccoud*, art. BRONCHES, 1866, t. V, p. 642.

tés relatives, notre devoir est d'en dire assez pour qu'ils fassent ce qui est nécessaire à leur guérison et de taire ce qu'il est inutile qu'ils sachent ; la connaissance de la vérité absolue aurait souvent pour eux de graves conséquences.

Il est donc évident que quelle qu'ait été l'opinion des médecins sur la santé de M. A... qu'ils aient été optimistes ou pessimistes, ils ont nécessairement atténué vis-à-vis de leur malade la gravité de la maladie.

Cela est certain et si j'insiste sur ce point c'est que, mal compris, il a été pour le corps médical vis-à-vis des Compagnies d'assurances l'origine de débats qui se sont prolongés des années et que les Compagnies ne comprennent peut-être pas le peu de valeur de quelques-uns des renseignements qu'elles demandent. Ce point est facile à établir. Les Compagnies priaient autrefois leurs contractants de fournir un certificat de leur médecin traitant, indiquant les maladies dont ils les avaient soignés. Les contractants transmettaient la demande à leur médecin, en les dégageant de leur secret professionnel. Presque tous les médecins ont refusé de délivrer ces certificats souvent malgré la prière des postulants, non pas seulement parce que, s'ils délivraient une patente nette à l'un d'eux, ils auraient le lendemain, en refusant de répondre à un autre, dévoilé à ce dernier qu'il avait une maladie grave, mais pour une raison plus délicate. Journellement, je le répète, nous cachons une part de la vérité à nos malades. Lorsque ceux-ci nous délient de notre secret professionnel, ils ne nous délient que de ce que nous leur avons avoué, et alors que faire ? Dire à la Compagnie toute la vérité sans réticence, serait trahir notre client, puisque nos confidences ont une portée autre que celle qu'il peut prévoir ; ne dire à la Compagnie que ce que nous avons avoué à notre malade, en ce cas nous trahissons la Compagnie.

Cette petite digression sur le terrain du secret professionnel permettra de comprendre comment, alors même qu'il aurait été sérieusement atteint, M. A... devait certainement l'ignorer et lorsqu'il a dit qu'il avait eu des *indispositions légères*, il a très probablement déclaré ce qu'il croyait être la vérité. Lorsqu'on lui a demandé s'il avait eu des bronchites, peut-être ignorait-il comme bien d'autres personnes que lorsque nous disons à un malade qu'il a un rhume, nous nous servons d'une euphémisme, parce que le mot bronchite a dans le monde une trop grande importance. Rien ne démontre d'ailleurs que les médecins qui ont vu M. A... à cette époque aient eu une impression défavorable sur son état de santé.

Cette opinion était d'ailleurs très probablement justifiée, car

M. A... n'a pu contracter une assurance qu'après avoir été
soumis à l'examen du médecin de la Compagnie. L'examen du
20 avril 1877 n'était d'ailleurs pas le premier, car M. A... avait
déjà contracté une première assurance à la même Compagnie en
1874. Or, si le 20 avril 1877 M. A... avait eu une affection de
poitrine appréciable, nul doute que ce médecin n'eût constaté
des lésions, il n'aurait peut-être pas affirmé que c'étaient des
dilatations bronchiques ou des lésions tuberculeuses, diagnostic
parfois délicat dans un examen rapide, mais il aurait conseillé
à la Compagnie de ne pas courir le risque. Lui en effet opère
dans des conditions toutes différentes du médecin traitant, il doit
toute la vérité à la Compagnie et n'a pas à se préoccuper de l'opinion du contractant, c'est au médecin ordinaire qu'il laisse le soin
d'interpréter le refus.

III. *Quel est le lien qui unit les accidents mortels à l'affection des
poumons dont M. A... était atteint?* — Avec Barth et les auteurs
qui nous ont précédé, nous pouvons dire que bien rarement,
excepté dans les hôpitaux, on voit mourir par l'évolution simple
de la maladie ceux qui sont atteints de sclérose des poumons.
D'après la lettre du Dr N... il semble que la mort soit le fait
d'un œdème aigu des poumons. Or cet accident ne survient que
lorsqu'une affection du cœur ou des reins se surajoute à la lésion
primitive. Nous ne pouvons dire à laquelle de ces deux causes la
communication du procès-verbal d'autopsie permettra de se rallier.
La relation fournie sur les derniers moments de la vie de M. A...
semble plutôt devoir faire admettre une albuminurie par lésion
rénale [diarrhée, œdème, somnolence]. Il y a-t-il un lien entre
ces accidents et l'affection des poumons?

Si l'une d'elles est bien établie, il faut remarquer d'une part que
l'une et l'autre de ces affections peuvent naître sans aucune lésion
antérieure des poumons, que d'autre part un grand nombre de
malades atteints de sclérose pulmonaire pendant de longues années n'ont pas de ces complications.

Elles peuvent survenir à ce titre dans une sclérose pulmonaire
généralisée et ancienne. On conçoit en effet théoriquement que si
le tissu pulmonaire devient lentement, progressivement peu per-
méable à la circulation du sang, il se produise une congestion
passive avec dilatation des cavités du cœur droit. Cette dilatation
du cœur entraîne une gêne de la circulation générale, qui peut elle-
même retentir sur le rein, le congestionner et amener une
albuminurie.

Il peut résulter de ces lésions secondaires des accidents graves, mais il n'y a pas entre eux et la maladie des poumons un lien nécessaire ni constant. Cette affection pulmonaire ne provoque pas directement l'œdème des poumons ; pour établir qu'il y a entre elle et l'œdème auquel a succombé M. A... un lien même indirect il faudrait que le procès-verbal d'autopsie nous renseignât sur l'état du cœur et celui des reins. Sans cette constatation montrant la lésion intermédiaire, on ne saurait admettre que l'œdème des poumons ait un rapport nécessaire avec la sclérose pulmonaire.

Conclusions. — De tous ces faits je tire les conclusions suivantes :

I. Rien n'indique qu'au moment où M. A... a contracté une assurance sur la vie à la compagnie *le Gresham*, le 20 avril 1877, les médecins qu'il avait consultés à cette époque, aient conçu des inquiétudes sur l'état de sa santé.

On ne saurait donc reprocher à M. A... d'avoir dissimulé une affection dont ces médecins eux-mêmes n'avaient pas reconnu l'existence.

II. Si, en 1877, comme le dit la déclaration médicale du décès, M. Charles A... avait été atteint à la fois de phtisie pulmonaire, de pleurésie et de paralysie générale, et cela depuis 1872, il est impossible que les médecins de la Compagnie qui l'ont examiné en 1874 et en 1877 ne se fussent pas aperçus de cet état.

En fait M. A... n'a jamais été atteint de phtisie pulmonaire, il a eu non pas une pleurésie aiguë, mais une inflammation subaiguë de la plèvre, telle que celle qui accompagne presque toujours les dilatations bronchiques, et la paralysie générale n'a débuté que pendant l'hiver 1880.

III. Rien n'établit qu'au moment où M. A... a contracté une assurance, il fût atteint d'une affection permettant au médecin traitant de soupçonner que son malade était menacé d'une maladie quelconque des poumons, pouvant avoir de la gravité.

En fait M. A... a contracté la dernière assurance le 20 avril 1877 et est mort le 2 mars 1882; pendant ces dernières années il eut une sclérose pulmonaire avec dilatations bronchiques. Ce n'est même pas cette maladie qui a entraîné la mort, c'est un œdème aigu des poumons auquel le médecin qui a signé l'acte de décès assigne une durée de six heures.

Entre l'affection pulmonaire chronique et cet œdème aigu, nous ne trouvons, ni dans les certificats médicaux, ni dans le résumé d'autopsie fourni par le Dr N..., aucun lien établi ni par les symptômes ni par les lésions.

IV. Les raisons sur lesquelles la compagnie *le Gresham* se fonde pour demander la nullité de la police d'assurance de M. Ch. A... ne sont pas justifiées au point de vue médical.

P. Brouardel. — Respons. méd.   22

Résultat. — Transaction avec la Compagnie sur la base du remboursement des primes déboursées.

10. Assurance sur la vie. Suicide. Présomption d'aliénation.

Je soussigné Paul Brouardel, ai été prié par M. le D‍r Lereboullet de donner mon avis sur les questions suivantes soulevées à l'occasion de la mort du sieur W... :

1º Les lésions constatée sont-elles la signification que leur attribue le rapport d'autopsie ?

2º En admettant qu'il y a eu pachyméningite, cette maladie a-t-elle pu, chez un homme qui jamais n'a présenté aucun symptôme de folie, provoquer une impulsion inconsciente au suicide ?

3º Le fait de s'être suicidé en même temps que sa femme qui elle n'est point suspecte de folie, ne milite-t-il pas au contraire en faveur d'un suicide mûrement raisonné, motivé par des pertes d'argent et parfaitement conscient ?

4º Par conséquent est-il possible, quelque compte que l'on tienne du rapport d'autopsie, de conclure à l'irresponsabilité de W...?

En même temps M. le D‍r Lereboullet me faisait remettre copie du rapport d'autopsie de M. W... pratiquée par M. le D‍r B..., le 21 mars 1882.

Bien que je ne puisse accepter les conclusions signées par MM. les D‍rs B..., A... et de M..., et que je fasse sur elles avec le D‍r H... les réserves les plus formelles, je dois rendre justice au rapport d'autopsie qui est très explicite, et c'est sur les constatations même qu'il renferme que je pourrai m'appuyer pour contester les conclusions.

I. — Quelques-unes des lésions constatées n'ont pas la signification qui leur est attribuée. Quelques-unes d'entre elles sont le fait de la submersion et d'un commencement de putréfaction et non la conséquence d'une affection cérébrale ancienne.

La mort par submersion de M. W... est du 19 mars 1882. L'autopsie est du 21 mars. Je ne sais combien de temps a duré la submersion, ni combien de temps s'est écoulé entre le moment où le corps a été retiré de l'eau et le moment de l'autopsie, mais évidemment les altérations cadavériques étaient déjà commencées : « 3. Les téguments présentent une couleur homogène, rouge carmin par places, des marbrures bleuâtres très marquées, en particulier au cou. — 4. Les parties déclives présentent une couleur noirâtre, etc. ».

Or, dans la mort par submersion on trouve des altérations sur quelques-unes desquelles M. Vibert et moi avons appelé l'attention (1).

Nous avons établi que pendant la submersion, l'eau pénètre dans les vaisseaux, surtout par absorption pulmonaire, dans une proportion qui atteint souvent le tiers ou le quart du volume total du sang. Dans ces conditions, le sang a perdu la propriété de se coaguler. La matière colorante des globules se dissout très rapidement, elle transsude dans les tissus et les colore en rouge, notamment les parois des vaisseaux et les muqueuses aériennes.

Le sang très liquide dès que commence la putréfaction est chassé du cœur et des gros vaisseaux par la compression exercée sur le diaphragme par les gaz intestinaux, il s'accumule dans les organes où la putréfaction gazeuse est plus lente, vers la tête, l'encéphale, les membres.

Cette double circonstance : mort par submersion, commencement de putréfaction, explique la liquidité du sang, la vacuité des cavités du cœur, le reflux du sang vers les organes périphériques où ne se développent que plus tard les gaz de putréfaction, notamment vers l'encéphale.

La congestion des sinus de la dure-mère (13), l'œdème des mailles de la pie-mère (16), l'écoulement d'une certaine quantité de liquide sanguinolent hors du canal rachidien (19), la congestion des veines cérébrales (21), la sérosité abondante des ventricules cérébraux (22), les gouttelettes rougeâtres qui paraissent sur les surfaces de section du cerveau (24), le sérum contenu dans le péricarde (40), la réplétion des veines du cou (57), constituent des lésions qui ont pour cause la submersion et le commencement de la décomposition cadavérique, et il ne faudrait pas attribuer à la congestion cérébrale notée sur le cadavre une valeur pouvant faire conclure de ce que l'on a constaté lors de l'autopsie, à ce qui pouvait exister pendant la vie.

II. — En admettant qu'il y ait eu pachyméningite, cette maladie a-t-elle pu chez un homme qui jamais n'a présenté aucun symptôme de folie, provoquer une impulsion inconsciente au suicide ?

En réalité la pachyméningite n'est pas démontrée. Nous lisons : « (13) Dure mère, épaisse par places, opalescente, par places marbrée. Le long du sinus longitudinalis on remarque de nombreux dépôts d'une substance blanchâtre et très adhérente à la membrane. — (14) La face interne de cette membrane est rugueuse, particulièrement le long de la suture sagittale où elle est fortement

(1) Brouardel et Vibert, *Étude sur la submersion* (*Ann. d'hyg.*, 1880, 3e série, t. IV) et Brouardel, *Pendaison, Asphyxie, Submersion*, Paris, 1897, p. 452.

adhérente à la pie-mère. -- (15) La pie-mère est considérablement épaissie, opaque. — (17) Par places la pie-mère est adhérente à la substance cérébrale. Le long du sinus longitudinalis elle présente des dépôts de granulations blanchâtres tout à fait analogues à celles observées à la dure-mère. »

Ne nous arrêtons pas à ces dernières lésions, ce sont des granulations de Pacchioni dont l'abondance est parfois extrême et n'ont aucun caractère pathologique, ni à celles notées aux paragraphes 18 et 26. L'aplatissement de la substance grise se trouve chez toutes les personnes amaigries comme l'était M. W...

Mais existe-t-il de la pachyméningite ? Ce ne serait pas une pachyméningite récente aiguë. Celle-ci est caractérisée par des fausses membranes minces, vasculaires, faciles à décoller de la surface de l'arachnoïde.

Serait-ce une pachyméningite chronique ? Mais en ce cas dans les fausses membranes plus épaisses on trouve autour des vaisseaux des amas considérables de pigment rouge brun, au microscope on voit des cristaux d'hématoïdine. S'il y a des couches successives, on peut souvent les détacher les unes des autres comme des feuillets d'un livre, au moins par fragments.

Il nous semble bien douteux que ces lésions appartiennent à la pachyméningite, mais nous ne pouvons affirmer, n'ayant pas vu nous-même et en absence d'un examen microscopique, que ce fait soit exact ou inexact.

Quelle est la valeur des adhérences de la pie-mère à la substance cérébrale (17) ? Nous ne saurions non plus ne pas nous demander s'il ne s'agit pas d'un commencement d'altération cadavérique, quand nous lisons (23) que pour faire des sections nettes il faut souvent tremper le couteau dans l'eau et (25) que la substance corticale est légèrement teintée en rose, ainsi que le corpus striatum, thalamus opticus (31).

Notons aussi que l'épendyme des ventricules est sain.

Toutes ces lésions ne nous permettent pas de conclure qu'il y avait une méningite chronique, et ne nous rappellent aucune des autopsies que nous avons faites dans ces cas.

Mais admettons que cette pachyméningite existait réellement, que pouvons-nous en conclure au point de vue de l'état mental de M. W... pendant sa vie ? Certes, si à l'autopsie nous trouvions des lésions en foyer occupant certains points spéciaux de l'encéphale nous pourrions avec vraisemblance dire que pendant la vie cette personne a eu une paralysie avec ou sans aphasie, mais nous ne pourrions même pas l'affirmer sans réserve. Les tumeurs cérébrales volumineuses ne sont-elles pas souvent des surprises d'autopsie ? Les abcès de l'encéphale ne restent-ils pas parfois absolument latents ?

Mais d'une lésion diffuse, mal caractérisée, ne présentant pas même les lésions classiques, n'occupant pas les sièges habituels de l'inflammation chronique des méninges et des épendymes ventriculaires, conclure à l'état mental d'un homme pendant sa vie me semble une extrême imprudence.

C'est d'ailleurs l'opinion des auteurs qui se sont occupés de cette question ; et je m'abrite volontiers dans ce cas derrière l'opinion de Tardieu (1).

« Il faut bien reconnaître que chez les aliénés les plus gravement et les plus anciennement atteints, toute espèce de lésions anatomiques peut faire défaut ; que de plus il n'est pas une seule des altérations observées dans la folie qui n'ait été observée chez des individus dont les facultés étaient restées intactes ; et qu'enfin il n'existe le plus souvent aucun rapport constant et suffisamment établi entre les lésions dont l'encéphale peut être le siège et les formes symptomatiques de la folie. Cependant il est certain que, malgré les incontestables progrès réalisés dans ces derniers temps par les études histologiques dont le système nerveux a été l'objet, l'appréciation exacte des altérations du cerveau n'est pas encore arrivée au degré de perfection qui peut permettre de juger définitivement la question des lésions caractéristiques de la folie. »

Et plus loin, Tardieu (2) rapporte un cas qui se rapproche singulièrement de celui que nous examinons :

« Que valent ces altérations des organes, eu égard de la détermination de l'état mental ? La question que j'ai déjà indiquée d'une manière générale, s'est posée dans un cas particulier de démence d'une façon très explicite et très significative et a donné lieu à une discussion médico-légale entre des hommes dont le nom et l'autorité m'engagent à reproddire les opinions contradictoires.

« Un vieillard de soixante-dix-sept ans mourut au cours d'une instance en interdiction dirigée contre lui ; et, à l'autopsie, trois médecins constatèrent des lésions du cerveau telles que l'engorgement hypertrophique des veines sillonnant la pie-mère ; des fausses membranes développées sur l'arachnoïde ; un épanchement considérable de sérosité, comprimant les organes cérébraux, et enfin le ramollissement de la pulpe cérébrale, et conclurent à une grave et ancienne perturbation dans les fonctions intellectuelles. Sur cette base fut intentée une action en nullité de testament et une en-

(1) Tardieu, *Étude médico-légale sur la folie*, 2ᵉ édition, Paris, 1880, p. 86.

(2) Tardieu, *Id.*, p. 119.

quête fut ordonnée. De plus des consultations médicales furent produites par les demandeurs et par les défendeurs.

« Les premiers avaient posé à MM. Parchappe, Baillarger et Léger les deux questions suivantes : 1° A quelle maladie cérébrale peuvent être rapportées les altérations constatées ? 2° Quel devait être d'après ces altérations l'état actuel du sieur M... durant les derniers temps de sa vie ? Les savants experts résumèrent leur opinion dans les conclusions suivantes : « Les altérations constatées après la mort dans l'encéphale de M... appartiennent pour la plupart, avec une entière évidence, à un état pathologique ; aucune d'elles, cependant, ne peut être considérée comme offrant absolument les caractères essentiels à une espèce rigoureusement déterminée ; mais par leur nature et surtout par leur ensemble, elles paraissent devoir être rapportées à la démence sénile. Parmi ces altérations, il en est plusieurs, notamment l'épaississement général des membranes cérébrales et l'hydropisie extra et intra-cérébrale, qui doivent être considérées comme positivement incompatibles avec le fonctionnement normal du cerveau et avec l'intégrité de ses facultés ; par leur nature et leur degré, ces altérations ont dû affecter principalement les fonctions cérébrales dans leur énergie et entrainer l'affaiblissement des facultés intellectuelles et même de la motilité volontaire. Si ces altérations encéphaliques se sont rattachées chez le sieur M... au développement de la démence sénile, c'est encore par l'affaiblissement de l'intelligence et de la motilité volontaire qu'ont dû se traduire les principaux effets de l'état morbide. Quant à l'époque où a dû se produire, sous l'influence des altérations encéphaliques, cette diminution morbide des facultés intellectuelles, il est impossible de la préciser, d'après la considération exclusive de l'état du cerveau après la mort ; néanmoins, il est possible d'affirmer, d'après la nature même des altérations pathologiques qui offrent tous les caractères de la chronicité, que l'influence qu'elles ont dû exercer sur les facultés intellectuelles pour les troubler, surtout en les affaiblissant, a dû s'exercer assez longtemps et probablement plusieurs années avant la mort, l'affaiblissement de l'intelligence, leur effet principal, ayant dû se prononcer de plus en plus à mesure que l'époque de la fin de la vie s'approchait. »

« Ces conclusions furent combattues avec une extrême vivacité dans un mémoire signé par Trousseau, Grisolle, Falret, Follin et M. le professeur Lasègue. « Notre avis formel, explicite, y était-il dit, est que la prétention de déterminer après la mort le degré d'intelligence d'un homme, d'après l'état de son cerveau, et de conclure de la structure des méninges qu'il était apte ou non à choisir ses héritiers, est condamnée d'avance comme un non-sens inqualifiable ; que, dans l'espèce, cet échafaudage d'hypothèses sans cohérence repose non seulement sur un principe faux, mais sur des faits mal observés et mal interprétés, parce qu'on a confondu les modifications séniles indépendantes des maladies cérébrales avec des reliquats d'inflammation et les altérations cadavériques avec des lésions accomplies durant la vie. Les auteurs des procès-verbaux sont eux-mêmes si peu édifiés sur la signification de l'autopsie qu'ils admettent indistinctement, comme pertinemment démontrée, l'existence ou d'une démence sénile, ou d'une paralysie générale, ou d'une simple obtusion de l'esprit, ou même d'un affaiblissement intellectuel assez peu marqué pour qu'il ne supprime que la possibilité de prendre l'initiative dans une affaire sérieuse. Non seulement nous repoussons énergiquement ces conclusions contradictoires, mais nous croyons de notre devoir de protester contre une tentative sans précédent et qui, si elle pouvait trouver des imitateurs, compromettrait l'autorité et la dignité de la médecine légale. L'état mental d'un homme se juge par ses paroles et par ses actes ; il relève de l'observation directe du médecin et de l'enquête du magistrat, et, dans l'état actuel de la science, il est interdit d'asseoir cette grave décision sur les conjectures d'une autopsie. »

En résumé : les lésions anatomiques, d'ailleurs plus précises que celles notées dans le procès-verbal d'autopsie de W..., sont un des éléments que l'on peut invoquer pour démontrer qu'un individu est aliéné, mais ce n'est qu'un élément bien inférieur dans sa valeur à ceux que fournissent l'observation pendant la vie, les actes accomplis et les écrits ou les lettres laissés par les personnes dont on veut établir l'état mental. Nous n'oserions certes pas, en admettant l'existence d'une pachyméningite qui dans ce cas n'est même pas établie, en déduire que W... était ou n'était pas aliéné.

III. — Le fait de s'être suicidé en même temps que sa femme, qui elle n'était point suspecte de folie, ne milite-t-il pas au contraire en faveur d'un suicide mûrement raisonné, motivé par des pertes d'argent et parfaitement conscient ?

Il semble difficile d'admettre que ce soient des idées différentes, indépendantes les unes des autres, saines chez l'un des époux, résultant du délire chez l'autre, qui aient conduit M. et Mme W... à accomplir un même acte simultanément, dans des conditions identiques.

Je sais bien, et M. le Dr B... y fait allusion, que l'on a décrit à juste titre la folie à deux, l'un des époux finissant par inculquer à l'autre, plus faible en général de caractère, ses idées délirantes,

mais c'est là un fait à lente évolution, facile à suivre par conséquent par les témoins journaliers, qui assistent à la déchéance
progressive des deux personnes. Celles-ci ont chacune sur l'autre
une action excitante qui exagère les manifestations, et rien ne
serait plus facile à établir par témoignages que cette folie à longue
durée. Je n'ai aucun document à l'aide duquel je puisse fournir
une opinion sur cette folie à deux, mais je le répète, l'enquête four
nirait aisément sur ce point des renseignements précis.

Si cette folie à deux n'est pas établie, il est certain que la simultanéité du suicide doit faire admettre que l'acte des deux époux
a été déterminé par des mobiles identiques, et on ne peut taxer
les uns d'insanité sans établir que chez l'autre ces mobiles étaient
également le résultat d'idées erronées.

IV. — Par conséquent est-il possible, quelque compte que l'on
tienne du rapport d'autopsie, de conclure, à l'irresponsabilité
de W...?

Même en tenant pour établi que W... avait une pachyméningite, on ne pourrait en conclure en dehors des témoignages
fournis sur ses actes, ses écrits et ses paroles pendant sa vie,
que W... fût irresponsable.

11. Affaire Cornélius Herz. — 1° RAPPORT DE MM. LES PROFESSEURS
CHARCOT ET BROUARDEL SUR L'ÉTAT DE SANTÉ DE CORNÉLIUS HERZ.
— Nous soussignés, Charcot et Brouardel, professeurs à la
Faculté de médecine, membres de l'Institut, avons été chargés,
le 20 juin 1893, par M. le Ministre des affaires étrangères, de nous
rendre à Bournemouth pour examiner Cornélius Herz, à l'effet
de savoir s'il était en état d'être transporté hors de son domicile.

Le 21 juin, nous sommes arrivés à neuf heures et demie du soir
à Bournemouth; nous avons procédé le soir même à un premier
examen, et le lendemain matin 22 à un examen plus complet.

Ce rapport comprend deux parties. La première résume les
constatations que nous avons faites personnellement et qui nous
ont permis de formuler une conclusion sur la question qui nous
était posée par M. le ministre des affaires étrangères. La seconde
établit l'histoire de la maladie de Cornélius Herz, telle qu'il nous
a été possible de la reconstituer à l'aide des renseignements
fournis par le malade et les docteurs anglais qui lui ont donné
leurs soins. Disons tout de suite que nous n'avons eu qu'à nous
louer de la courtoisie et de la correction de nos collègues
anglais.

Première partie. — Constatations faites par nous sur la personne de

Cornélius Herz (21-22 juin 1893). — Cornélius Herz déclare être âgé de quarante-huit ans, il paraît avoir au moins soixante-cinq ans. La face est pâle, décolorée, l'œil vif.

Les muscles des membres sont flasques; il est évident que dans les derniers mois, le malade a subi un amaigrissement notable.

La faiblesse est extrême. Les battements du cœur, réguliers (pendant la durée de nos deux examens) sont faibles, assez fréquents (92 à 96 par minute). Les bruits du cœur sont sourds, ils semblent éloignés. L'auscultation fait entendre au-dessous du bord supérieur du sternum, à un centimètre environ et un peu à droite de la ligne médiane, un souffle très doux au premier temps; ce bruit ne s'entend que dans un espace très restreint.

Le cœur ne paraît pas avoir un volume exagéré.

La force du pouls est très variable. Assez fort pendant notre premier examen et au commencement du second, il a subi, alors que celui-ci durait depuis une heure environ, une dépression très prononcée. En même temps la figure du malade prenait une expression d'angoisse, les extrémités se refroidissaient et le corps se couvrait de sueurs froides. Cet incident témoignait suffisamment de la faiblesse du malade menacé de syncope sans que nous lui ayons fait subir aucun déplacement même dans son lit.

Les pulsations des deux radiales sont égales et synchrones.

La langue est sèche à l'extrémité, un peu blanche. Il n'y a pas d'odeur d'acétone. Les parois du ventre sont souples et permettent de pratiquer facilement la palpation. La rate est augmentée de volume, elle mesure transversalement 12 à 15 centimètres, son diamètre vertical paraît moins grand. Cette palpation est rendue un peu difficile parce que le malade accuse dans cette région une douleur extrêmement vive, exagérée par la pression.

Le foie n'est pas augmenté de volume, il ne dépasse pas le rebord des fausses côtes. Il n'y a pas dans cette région de sensibilité anormale.

On ne découvre dans le reste de l'abdomen ni tumeur, ni résistance exagérée.

La température du corps présente une anomalie assez remarquable. Elle est, à la main, très notablement plus basse dans les membres supérieur et inférieur gauches que dans les membres correspondants du côté droit. Cette différence est aussi prononcée pour les genoux que pour les pieds. Elle a été la même pendant notre premier examen que pendant le second, au commencement de celui-ci et à la fin.

La sensibilité au contact est moindre dans la partie gauche du corps que dans la partie droite.

Les réflexes des genoux sont normaux, un peu plus prononcés à gauche qu'à droite. Il n'y a pas de trépidation.

Les ongles des pouces des mains sont marqués par des sillons transversaux qui leur donnent un aspect onduleux.

Nous avons procédé à l'examen des urines et nous avons constaté qu'elles contiennent une petite quantité d'albumine et une quantité considérable de sucre.

L'intelligence du malade est intacte. Il répond avec une grande précision. Il ne semble pas se faire illusion sur la gravité de son état et parle de toute chose avec une grande fermeté.

Les constatations directes que nous venons de relater, notamment la crise avec tendance à la syncope dont nous avons été témoins, ne nous laissent aucun doute sur la réponse qu'il y a lieu de faire à la question qui nous a été posée. On ne pourrait transporter Cornélius Herz, même à une courte distance, sans faire courir au malade les plus grands dangers. Nous ne prendrions pas la responsabilité de conseiller un transport.

Deuxième partie. — Histoire sommaire de la maladie de Cornélius Herz reconstituée à l'aide de nos constatations, des renseignements fournis par le malade et les médecins avec lesquels nous avons été en relation, MM. Frayser, Malcolm Mc Hardy, Launder Brunton, Ferrier, et la consultation de MM. Andrew Clarke et Brunton (21 mars 1893). — Depuis que Cornélius Herz est soigné à Bournemouth, il a été observé jour par jour avec un soin scrupuleux et éclairé par les médecins traitants; nous joignons à ce rapport un cahier des températures observées du 14 février au 8 mai et quelques-unes des analyses des urines. Il est facile de suivre la marche des différents incidents dont nous aurons à parler.

Cornélius Herz aurait toujours été d'une bonne santé jusqu'à la fin de novembre 1890. Il a eu sept enfants, six sont vivants, l'aînée a dix-huit ans, le plus jeune deux ans et cinq mois.

Le 6 novembre 1890, la mère de Cornélius Herz mourut. Elle avait succombé au diabète. Quelques jours plus tard, le père de Cornélius Herz et lui-même, surpris par la quantité des urines qu'ils émettaient journellement, en firent faire l'analyse. On constata que tous deux étaient diabétiques. Le père, âgé de soixante-douze ans, a eu des accès de goutte très nets dans les pieds et dans les mains.

Vers cette époque, l'analyse des urines aurait montré que

Cornélius Herz rendait 8 litres d'urines, la quantité de sucre rendue par jour aurait atteint 362 grammes.

Il fut soigné à Paris par M. le Dr Reliquet et M. le Pr Potain. Il n'y eut avant son départ pour Londres, en novembre 1892, qu'un incident notable, il y a un an : il aurait perdu subitement la vue pendant quelques heures (trois heures); ce phénomène ne se serait pas reproduit. Nous constatons que les pupilles sont également dilatées, normales. M. le Dr Malcolm Mc Hardy a pratiqué l'examen du fond de l'œil. La rétine est normale, le cristallin est transparent. L'acuité de la vue change un peu avec la quantité de sucre contenu dans les urines.

Le 6 février 1893, Cornélius Herz fut pris d'un accès de fièvre, avec sentiment d'anxiété précordiale. Cet accès dura six jours et aurait été le point de départ des accidents survenus depuis. Je joins le tracé de température remis par les médecins.

La température générale, déjà à cette époque, était habituellement basse. Elle oscillait aux environs de 36° C., dépassait ou atteignait rarement 37°. Le 6 février, le thermomètre marqua 38°,5, et le 10 février, 39°.

A cette date, les médecins traitants, se basant sur les troubles cardio-vasculaires et la douleur précordiale, diagnostiquèrent une aortite aiguë. Quelques jours après, l'augmentation de volume de la rate fit admettre la probabilité d'une embolie splénique. Il y a toutefois lieu de remarquer que, un an auparavant, la douleur de la région splénique aurait déjà été constatée par M. Potain, au dire de Cornélius Herz, et qu'à cette époque il n'y avait pas d'augmentation de volume de la rate.

Mais cette douleur est devenue très intense et actuellement elle persiste, ayant envahi toute la région cardiaque et splénique.

La tendance à la syncope daterait de février ou mars.

Plusieurs fois, Cornélius Herz aurait, vers cette époque, tenté de se lever pour uriner ; il dut renoncer à ces tentatives qui auraient été suivies de chutes et de syncopes. On a dû plusieurs fois, pour éviter ces syncopes ou les faire cesser, donner à boire de l'éther au malade, et même une fois pratiquer une injection sous-cutanée d'éther.

Les digestions sont devenues de plus en plus difficiles. Depuis quelques semaines surtout, toute alimentation serait suivie de crises très douloureuses, durant plusieurs heures, avec des vomissements incoercibles. Ces vomissements seraient précédés d'une crise de refroidissement analogue à celle dont nous avons été témoins. Et alors que les assistants constatent le refroidissement général du corps, le malade ressentirait une cuisson dans les membres, surtout dans ceux du côté gauche, avec une anxiété précordiale très vive.

La veille de notre visite, il y aurait eu un peu de sang dans un des vomissements. Il n'y aurait pas eu d'autre hémorragie.

La violence de ces crises a forcé les médecins à substituer à l'alimentation stomacale, l'alimentation par la voie rectale (trois lavements par jour de thé et de bœuf peptonisé).

Malgré ce changement, il y a encore eu des vomissements muqueux, blanchâtres.

Les urines sont moins abondantes. Les analyses jointes montrent qu'elles varient de 1600 à 500 grammes :

<pre>
28 janvier 715
11 avril 1610
29 mai 560
</pre>

Elles contenaient, le 28 janvier, 12^{gr},5 de sucre pour les vingt-quatre heures ; le 11 avril, 50 grammes ; le 29 mai, 8 grammes.

Il y a toujours eu une petite quantité d'albumine.

Le sommeil est de peu de durée : dans la nuit, le malade fait trois ou quatre sommes de demi-heure, une heure, parfois une heure et demie.

Il serait difficile dans ces conditions de porter un pronostic ferme. Les crises douloureuses avec tendance à la syncope exposent le malade à succomber subitement.

Si les crises de vomissements ne cessent pas, l'inanition et la faiblesse augmenteront et précipiteront l'issue fatale. L'alimentation rectale n'est en effet supportée en général que pendant une période d'assez courte durée.

Les troubles de la circulation, les lésions de la rate, bien qu'en apparence elles semblent moins graves qu'en février ou mars, n'ont pas disparu.

Enfin tous ces accidents se sont développés chez un homme atteint d'un diabète grave.

Il n'est pas impossible qu'il survienne une rémission dans la marche de la maladie, mais cette possibilité ne permet pas d'écarter la probabilité d'une terminaison fatale brusque et à courte échéance.

2° RAPPORT DE MM. LES PROFESSEURS BROUARDEL ET DIEULAFOY SUR L'ÉTAT DE SANTÉ DE CORNÉLIUS HERZ (4 *novembre* 1893). — Nous avons l'honneur, M. le professeur Brouardel et moi, de faire connaître le rapport qui nous a été demandé par M. le président du conseil, concernant les résultats de la mission dont nous

avons été chargés, en vue de constater l'état de santé de Cornélius Herz.

En publiant ce rapport *in extenso,* notre but est de nous opposer à toute légende, à tout malentendu, qui pourrait être tenté
de se substituer à la vérité.

Cette publicité est du reste justifiée par l'exemple que
nous ont donné nos très honorables confrères anglais, qui, à
plusieurs reprises et tout récemment encore, dans le *British
Medical Journal,* ont discuté, avec les détails les plus circonstan-
ciés, le diagnostic et le pronostic de la maladie de Cornélius
Herz.

Le 20 juin 1893, MM. les professeurs Charcot et Brouardel
étaient chargés par M. le ministre des affaires étrangères de se
rendre à Bournemouth pour examiner Cornélius Herz à l'effet de
savoir s'il était en état d'être transporté hors de son domicile.

A la suite d'un double examen aussi prolongé que scrupuleux,
et éclairés par les renseignements fournis par les médecins
anglais, MM. Charcot et Brouardel rédigèrent un rapport dont
nous allons reproduire les traits les plus saillants :

Cornélius Herz est atteint du diabète sucré avec phosphaturie,
azoturie et albuminurie. A ces symptômes diabétiques s'ajoutent
une pâleur des tissus, un amaigrissement considérable, une dé-
perdition telle des forces, que pendant les examens prolongés
faits par les médecins français, le malade fut pris d'angoisse, de
sueurs froides, de refroidissement aux extrémités avec tendance
à la syncope. La dépression des forces était encore expliquée
par ce fait que le malade, atteint d'une intolérance stomacale
absolue, vomissait tous les aliments, ce qui avait engagé les médecins anglais à recourir à l'alimentation par la voie rectale.

D'autre part, Cornélius Herz avait été pris le 6 février 1893
d'accès de fièvre avec anxiété précordiale et troubles cardio-vasculaires, qui avaient fait diagnostiquer aux médecins anglais
une aortite aiguë. Depuis cette époque, le malade avait été sujet
à des sensations de défaillance et de syncope survenant principalement dès qu'il voulait se lever. C'étaient bien là des signes
d'angine de poitrine.

En face de cette situation caractérisée par un état diabétique
voisin de la cachexie, et par des accidents cardio-aortiques sans
cesse menaçants, les conclusions de MM. Charcot et Brouardel
furent les suivantes : « Les constatations directes que nous venons
de relater, notamment la crise avec tendance à la syncope, dont
nous avons été témoins, ne nous laissent aucun doute sur la réponse qu'il y a lieu de faire à la question qui nous a été posée.

On ne pourrait transporter Cornélius Herz sans faire courir au malade les plus grands dangers ; nous ne prendrions pas la responsabilité de conseiller son transport. »

Néanmoins le rapport se terminait par une phrase où nous relevons la déclaration suivante : « Il n'est pas impossible qu'il survienne une rémission dans la marche de la maladie. »

Eh bien, cette rémission est survenue et c'est ici que commence la deuxième partie du rapport actuel.

Sous l'influence d'une hygiène alimentaire sévère, d'un traitement bien conduit, le malade s'est amélioré, les forces ont reparu peu à peu, et quand nous sommes arrivés à Bournemouth samedi dernier, 4 novembre, M. Brouardel et moi, voici ce que nous avons constaté en présence de nos honorables confrères anglais :

Cornélius Herz est dans la plénitude de ses facultés intellectuelles. Il n'est plus l'homme anémié et amaigri du mois de juin ; il n'est plus l'homme tombant d'inanition et de faiblesse, il a bonne mine, il est solidement musclé, il a engraissé, la voix est forte et bien timbrée, le pouls est de bonne qualité ; au point de vue des symptômes diabétiques, le sucre urinaire a notablement diminué, et l'albuminurie a complètement disparu ; nous ne constatons aucun symptôme de brightisme.

L'alimentation, impossible il y a quelques mois, est actuellement solide et substantielle ; on en peut juger, du reste, par quelques vomissements qui ont eu lieu en notre présence, vomissements provoqués, suivant le malade, par l'état nerveux où l'avait plongé notre examen.

Entre autres symptômes, d'ordre également nerveux, nous signalons des sensations de froid et de légère anesthésie occupant principalement le côté gauche du corps et parfois provoquées par la pression de l'hypocondre gauche.

L'examen du cœur nous a donné les résultats suivants : Il n'y a pas d'hypertrophie cardiaque et le choc systolique est normal. A l'auscultation on perçoit un très léger souffle au premier temps à la région mitrale, et un prolongement du second temps à l'orifice aortique ; ce prolongement ne mérite même pas le nom de souffle de retour, et d'ailleurs les autres signes de l'insuffisance aortique font défaut.

Au dire du malade, qui reste confiné dans son lit, les tendances à la défaillance sont fréquentes, l'angoisse syncopale survient soit spontanément, soit à l'occasion de mouvements avec la sensation de la vie qui s'éteint.

Ce sont là des symptômes d'angine de poitrine, mais ils ne se sont pas produits en notre présence et nous nous contentons de les signaler.

Il ressort donc de notre examen : qu'à part les troubles cardio-aortiques avec lesquels il faut compter, car chacun sait les terribles surprises que peut entraîner l'angor pectoris, à part ces troubles cardio-vasculaires, il y a, dans l'état général du malade, une amélioration si manifeste, que Cornélius Herz, répondant à nos questions, nous a dit lui-même : « Oui, je me sens mieux ; oui, je suis plus fort. »

Il ne peut donc y avoir aucune hésitation dans nos conclusions relativement au déplacement et au transport de Cornélius Herz : *Ce qui n'était pas possible, il y a quatre mois, est possible aujourd'hui.*

A ces conclusions, qu'il nous soit permis d'ajouter quelques mots.

Après avoir accompli notre mandat auprès du malade, nous avons pris congé de nos honorables confrères anglais, que nous ne saurions trop remercier de leur parfaite courtoisie, et de l'extrême obligeance avec laquelle ils nous ont fourni tous les renseignements désirables.

A l'issue de notre consultation à Bournemouth, nous sommes rentrés à Londres, nous avons envoyé un mot à l'ambassade de France, et le soir même, à dix heures, nous étions reçus par le premier secrétaire, M. le baron d'Estournelles.

Séance tenante, nous faisions part de nos conclusions à M. le baron d'Estournelles, et il en informait aussitôt à Paris M. le président du conseil par une dépêche, que nous avons rédigée en commun. Notre mission était terminée.

II. — Lettres.

12. Secret médical. Attentat à la pudeur. Maladie communiquée. Médecin de l'inculpé et de la victime.

Monsieur et très honoré Maître,

C'est en qualité de membre correspondant de la Société de médecine légale de France, que je m'adresse à vous, dans la circonstance suivante :

Le 11 juillet courant, je fus appelé comme *médecin traitant* à donner mes soins à la petite Élisa G..., âgée de sept ans, de notre ville. Elle présentait à la vulve quatre ulcérations, avec un écoulement peu marqué, et de l'engorgement ganglionnaire bien reconnaissable. Je songeai immédiatement que ces lésions pouvaient être le résultat d'un attentat à la pudeur commis par un syphilitique. Je dis aux parents de l'enfant que mon silence serait subordonné à leur volonté et que je ne parlerais que par leurs ordres. Le lendemain, le commissaire de police, *averti par la rumeur publique*, soumettait l'affaire au parquet, dont je suis le *médecin expert* depuis plus de vingt ans. C'est en cette dernière qualité que je fus commis pour visiter l'enfant contaminée, et comme j'étais déjà le médecin de la famille, M. le juge d'instruction m'adjoignit un confrère, M. le Dr Charles D..., chirurgien en chef de l'hospice. Nous visitâmes ensemble la petite fille qui déclara avoir été victime d'un attentat de la part du nommé S...

Ce dernier avait quitté N... vers le 9 juillet; appréhendé à Paris, puis ramené ici, il y fut incarcéré sous l'inculpation dont il s'agit. Notre mission comportait aussi l'examen de l'inculpé; et lorsqu'il fut mis en notre présence, il me rappela (ce que j'avais oublié complètement) qu'il était venu à ma *consultation gratuite* le 28 juin. Mes souvenirs me venant en aide, sur sa propre indication, je me rappelai lui avoir prescrit des pansements au calomel pour un chancre et un emplâtre de Vigo pour une adénite spécifique. Interrogé le lendemain par M. le juge d'instruction, je lui déclarai que je l'avais soigné et qu'il m'*autorisait à dire* la vérité sur son cas, et il signa la déclaration faite par lui à cet égard. M. le juge d'instruction se basant sur cette déclaration signée de l'inculpé, me met en demeure, par une nouvelle lettre, de m'expliquer sur les soins que j'ai donnés au sieur S..., et dire « s'ils ont abouti à la disparition ou à l'atténuation, à l'heure actuelle, du mal dont il était alors atteint ». Aujourd'hui (31 juillet), il est en pleine syphilis (induration) à la base du frein, bubon indolore, et roséole sur le tronc et les membres, quelques plaques à la commissure des lèvres, ganglions cervicaux engorgés).

Il nie l'attentat qu'on lui reproche. Voici ma situation.

Je connais son état pathologique actuel comme médecin légiste, et ses antécédents comme médecin traitant. Dois-je ou puis-je garder le silence sur sa situation passée, malgré l'autorisation qui me dégage du secret professionnel? Et dans ce dernier cas, je me bornerai à relater la constatation postérieure à ma commission.

Dans l'espèce, ce secret n'en est plus un, et si je m'abandonnais aux seules inspirations de ma conscience, je mentionnerais tout au long les accidents antérieurs constatés sur S..., justement à quelques jours de distance de l'époque probable de l'attentat, et au moment où le chancre, aujourd'hui induré, était encore sécrétant et capable d'être inoculé par contact. Mais je suis hésitant sur la question du secret médical, et je viens vous prier de lever mes doutes et de me dire si mes scrupules sont fondés ou s'ils sont exagérés.

Recevez, Monsieur et cher Maître, l'assurance de mes sentiments les plus respectueux.

13. Secret médical. Attentat à la pudeur. Médecin traitant et expert.

23 septembre 1886.

Très honoré Maître,

J'ai l'honneur de vous prier de me donner votre avis sur une difficulté survenue entre M. le juge d'instruction de P... et moi, à propos du secret professionnel.

Voici l'affaire :

Le 6 septembre courant, dans un village voisin, la femme D... surprend P..., au moment où celui-ci paraissait venir de se livrer à une tentative de viol, sur son enfant âgée de seize mois.

Le lendemain, 7, à midi, M. D..., père de la petite fille, vint chez moi, dit à la personne qui le reçut que son enfant était atteinte de diarrhée, et pria que j'allasse la voir. Je n'ai pu me rendre chez lui que le soir. Un confrère venait de passer dans le village, et avait été appelé en attendant ma visite.

A cette visite assista la femme P..., épouse du prévenu, en même temps que les époux D... M. le juge d'instruction tire parti de cette circonstance, comme on le verra.

Les 8 et 9, je continuai mes soins à l'enfant D...

Le bruit de l'acte imputé à P... s'était répandu dans le village. Le 10, les gendarmes furent informés. Je fus questionné par eux, mais je leur opposai le secret professionnel. Ils m'informèrent que P... avait fait des aveux complets, et était arrêté.

Le 10 au soir, je fus requis à l'effet de visiter l'enfant D... A cette date, elle n'offrait aucune lésion des organes génitaux externes. Je refusai de rien révéler des constatations antérieures ; — mon confrère, qui avait également vu l'enfant le 7, fit une déclaration absolument identique.

Le 15, j'étais appelé devant M. le juge de paix, à M..., il me communiqua une commission rogatoire de M. le juge d'instruction. Pour les constatations antérieures au 10, je continuai à me retrancher derrière le secret professionnel. Alors, on me fit remarquer que les époux D... m'en relevaient et désiraient que je fisse connaître tout ce que j'avais constaté. Je répondis que lse époux D... ne pouvaient me relever du secret, qui est une obligation absolue.

J'écrivis immédiatement, le 15, à M. le juge d'instruction. Je lui exposai ma ligne de conduite, et le priai, s'il avait des objections à me faire, de me les communiquer par lettre, afin d'éviter de nouveaux frais et dérangements.

Je n'obtins pas de réponse. Mais je reçus une assignation à témoin pour le 23.

A cette comparution, M. le juge d'instruction m'a fait observer que le secret médical n'oblige pas : 1° quand l'autorité judiciaire l'exige; 2° quand la personne soignée lève l'obligation (voy. Devergie, *Manuel des juges d'instruction*, tome II, paragraphe 261), circonstances qui se réunissent dans le cas actuel.

Puis il a fait dresser l'acte qui suit :

Demande. — Le 6 courant, après que la femme D... eut été témoin de l'attentat commis par P... sur la personne de sa petite fille, elle se hâta d'appeler un médecin pour constater quels pouvaient être les résultats de l'attentat dont il s'agit, et donner les soins que pouvait exiger l'état de sa fille. Qu'avez-vous alors constaté ?

Réponse. — Je n'ai rien à répondre, me retranchant derrière le secret professionnel.

— La femme D... est introduite. La question suivante lui est posée :

Entendez-vous décharger M. le Dr H... du prétendu secret professionnel par lui invoqué pour ne pas déposer comme témoin des constatations qu'il a faites sur la personne de votre petite fille, lorsque vous l'avez appelé après l'attentat dont elle a été victime de la part de P...?

Réponse de la femme D... — J'entends le décharger de tout secret à cet égard; je demande formellement qu'il déclare à la justice ce qu'il connaît.

Demande (au Dr H...). — Malgré l'invitation qui vous est donnée par la justice, et la décharge que vous donne également la femme D... du prétendu secret professionnel que vous invoquez, persistez-vous à ne pas déposer sur les constatations que vous avez faites le 7 septembre ?

Réponse. — Je pense que le secret est une obligation absolue, et non relative; et je persiste à ne pas révéler les constatations que j'ai pu faire.

— M. le juge d'instruction adresse quelques questions à la femme D... A la suite des réponses qu'elle lui fait, il continue sa rédaction dans les termes suivants :

Le secret professionnel qu'invoque M. le Dr H..., il ne l'a pas observé vis-à-vis des parents de P..., puisqu'il a dit à la femme P. .: « Ce sera une petite leçon pour votre mari, il ne faudra plus

lui donner de petites filles. » Ces paroles ont été dites par M. le
Dr H... aussitôt après les constatations qu'il venait de faire.

Demande au Dr H... — Ainsi vous refusez de déclarer à la justice les constatations que vous avez faites, et que vous vous êtes
empressé de communiquer à la famille du prévenu?

Réponse. — Je n'admets pas la déposition ci-dessus de Mme D....

Demande. — Niez-vous la véracité des propos qui viennent de
vous être attribués par la femme D..., et par vous tenus à la
femme du prévenu?

Réponse. — Je ne me rappelle pas suffisamment ce que j'ai pu
dire.   Signé :

A la suite de cette comparution, et du refus de violer le secret,
M. le juge d'instruction me déclara qu'il allait me condamner
pour refus de témoignage.

Je répondis que je ne pouvais être témoin dans une affaire où
mon intervention a été toute médicale, qu'un autre magistrat,
mis par moi au courant du fait, m'avait encouragé dans ma ligne
de conduite (ce qui est exact), et que, d'ailleurs, je désirais en
référer à quelqu'un dont l'expérience et la prudence font autorité,
à M. le professeur Brouardel.

Cette proposition a été acceptée.

Dois-je persister dans ma ligne de conduite?

Je vous demande pardon, cher et honoré Maître, de cette longue
exposition de faits. Je vous serai reconnaissant de la plus petite
réponse que vous voudrez bien m'adresser; je saurai une fois de
plus quel soin jaloux vous prenez de l'honneur de notre profession
dans tous les coins de la France.

Veuillez agréer l'expression de mes sentiments les plus respectueux.

26 septembre 1886.

Très honoré Maître,

Je vous remercie vivement de la réponse et des conseils si nets
que vous voulez bien me donner.

La question devient celle-ci : Les faits que je n'ai connus qu'à
cause de ma profession, les 7, 8 et 9 courant, dois-je les regarder
comme secrets par leur nature?

C'est affaire de conscience, dites-vous. Vous ajoutez, dans votre
livre, très prudemment : Nul n'est assez sûr de lui-même pour
mettre sa conscience à la place de la loi.

A ma première visite, je le répète, assista la femme du prévenu P... De plus, à cette même visite, je rassurai les époux D...
sur leur petite fille, je leur annonçai que ses organes génitaux
externes recouvreraient rapidement leur état normal. Ils me

dirent que puisque la santé ultérieure de leur enfant n'était pas compromise, ils ne tenaient pas à poursuivre P... Je les engageai alors à tenir le fait secret, ce qu'ils promirent de faire. Aux visites suivantes des 8 et 9, ils me répétèrent qu'ils n'en soufflaient mot à personne.

Tout au contraire, ils le divulgaient sans aucune retenue; et la gendarmerie fut informée, le 10, par la voix publique. Ce jour-là j'eus le tort d'accepter d'être expert.

Le prévenu a fait des aveux. Il n'avait contre lui d'autre témoignage que celui de la mère de l'enfant.

Que feriez-vous à ma place?

Je regrette de vous demander un second avis, et vous prie d'agréer l'expression de mon respect le plus reconnaissant.

14. Secret médical. Fille mineure. Grossesse. Infanticide. Médecin consultant et expert.

Mon cher Maître,

Veuillez excuser la longueur de cette lettre. C'est l'exposition de faits qui se sont passés en cour d'assises à la dernière session, faits touchant au secret professionnel, auxquels j'ai été mêlé et pour lesquels j'ai été blâmé par le président en termes tels que j'ai résolu d'abriter ma conscience derrière votre autorité.

Dans le courant de cette année, je passais dans une des rues de la basse-ville de M..., une sorte de Cour des Miracles, lorsque je fus appelé par une jeune fille de 19 ans, sortant de place, habitant actuellement avec ses parents : sa mère et un beau-père. A cette heure, le beau-père disputait sa fille sur l'existence supposée d'une grossesse et la jeune fille me priait d'entrer en disant à son beau-père : « Voici M. le docteur, il va bien dire que je ne suis pas enceinte. » La mère était absente.

Je fis passer la fille dans un petit cabinet où je l'examinai rapidement. L'abdomen commençait à se développer, il existait des vergetures, la ligne brune se prononçait; enfin l'aréole mammaire existait et je constatai la présence du lait dans les seins. La jeune fille nia d'abord être enceinte, puis sur les preuves que je lui en donnai, me fit un aveu implicitement compris dans cette phrase : « Pourriez-vous me donner quelque chose pour me faire passer cela? » La jeune fille me pria alors de ne pas en parler à ses parents qui lui feraient des scènes intolérables. Je consentis à ne pas révéler son état au sortir du cabinet, pour lui éviter une scène désagréable aussi bien pour moi que pour elle, mais je l'exhortai à différentes reprises à confier son état à sa mère, en ajoutant qu'elle pouvait dire pour sa défense qu'elle ignorait son état jusqu'à ma visite et que c'était devant mes affirmations qu'elle s'était décidée à leur en parler.

En sortant, je vis le beau-père dans une des pièces de la maison et voyant qu'il allait m'interroger je lui lançai en courant cette phrase : « Cela n'est rien, cela se passera », et je me sauvai de peur d'être poursuivi dans mes retranchements.

La mère ne vint point dans mon cabinet me demander ce que je pensais de l'état de sa fille, quoique celle-ci soit restée chez elle pendant cinq mois. — Quelques jours après (une quinzaine), je vis dans mon cabinet la grand'mère maternelle de la jeune fille et je saisis cette occasion de lui demander de vouloir bien l'aider à faire des aveux à ses parents en lui révélant l'état de grossesse de sa petite-fille. La bonne femme ne dit pas grand'chose et, en tout cas, ne refusa pas d'en parler à sa petite-fille.

Je n'entendis plus parler de personne, lorsque, quelques semaines plus tard, je fus appelé chez la grand'mère pour lui donner mes soins. Là je rencontrai la mère et lui demandai des nouvelles de sa fille. Elle me répondit qu'elle était entrée dans une nouvelle place, dans une ferme. C'est alors que je crus devoir lui tenir ce langage : « Mais, vous n'auriez pas dû placer votre fille, car elle est enceinte! » Alors, la mère de répondre : « Enceinte! Ah mais non! elle ne l'est pas! et j'en suis certaine, parce qu'elle m'a envoyé, il y a quelques jours son linge à laver et des chemises tachées de sang afin de me prouver que mes accusations étaient fausses; d'ailleurs elle est allée voir M. C... (un de mes confrères) qui lui a dit qu'elle n'était pas enceinte. » — « Eh bien, lui répondis-je, si elle n'est pas enceinte, elle l'a été. »

Et je m'en allai. Les rapports avec ces gens ne sont pas si agréables qu'on tienne à les prolonger.

Quinze jours environ après cette visite, je recevais de M. le juge d'instruction une ordonnance me priant de procéder à l'autopsie du cadavre d'un enfant nouveau-né, trouvé dans une mare et dont la fille en question s'était reconnue la mère. Elle était accouchée clandestinement et avait suffoqué l'enfant au moment de sa naissance. Elle avait ensuite envoyé à sa mère les chemises qui lui avaient servi au moment de son accouchement, afin de lui faire croire que ses règles avaient reparu.

Naturellement, je ne communiquai rien de ce que je savais à M. le juge d'instruction. Mais, à l'instruction, la mère à laquelle on reprochait d'avoir placé sa fille alors qu'elle la croyait enceinte, répondit au juge que si elle l'avait placée, c'est que le docteur lui avait dit que sa fille n'était pas enceinte, que je ne lui avais fait connaître cette grossesse que lorsque sa fille avait été placée, après l'avoir niée auparavant, lorsqu'elle m'avait interrogé à ce sujet. — La grand'mère, interrogée, répondit d'abord que je ne lui avais jamais parlé de la grossesse de sa petite-fille, puis reconnut ensuite que je lui en avais fais part. — La fille, elle, raconte à peu près exactement la consultation, mais se garde bien de dire que c'était sur ses instances que je n'avais rien dit à son beau-père.

J'arrivai comme expert aux assises et là, après que j'eus fait part de mes constatations, le Président me dit que je n'étais pas seulement là comme expert, mais qu'ayant été mêlé aux événements, je devais me considérer aussi comme témoin et que je veuille bien raconter ce que je savais. — Je répondis à M. le Président que je consentais à raconter les circonstances qui avaient accompagné ma consultation, mais que je me retranchais derrière le secret professionnel pour tout ce qui était ma consultation et l'entretien que j'avais eu avec la fille dans le cabinet.

A ces mots, voici un homme, rouge de colère, qui, au risque de diminuer ma déposition d'expert, m'adresse à peu près textuellement ces paroles :

« Monsieur, ce secret professionnel, derrière lequel vous vous retranchez aujourd'hui, je dois dire que vous ne l'avez pas toujours observé, que vous avez agi dans toute cette affaire avec une légèreté impardonnable et que vous avez une grande part de responsabilité dans la mort de cet enfant. Cette fille était mineure et votre devoir était d'avertir ses parents. Le blâme que je vous adresse en ce moment n'est pas seulement l'expression d'une opinion personnelle, c'est aussi celui de toute la cour et de vos confrères haut placés. »

Je dois dire que M. le Président n'avait pas cru devoir me prendre à part avant l'audience, me faire part de son opinion sur mes actes et me demander quelques explications.

Vous pouvez croire que je fus très embarrassé par cet abatage auquel je ne m'attendais guère.

Je répondis à M. le Président que je regrettais d'être le sujet d'un blâme aussi sévère, basé uniquement sur des dépositions de personnes intéressées à diminuer leur responsabilité, qui avaient nié d'abord certains faits et les avaient reconnus plus tard. Que d'ailleurs, j'avais cru agir selon ma conscience en encourageant l'accusée à avouer sa grossesse à sa mère, en lui en soufflant les moyens ; que, pour lui faciliter cette tâche, j'avais averti la grand'mère que je regardais comme un trait d'union entre elle et sa mère ; qu'enfin, sa mère ne m'avait jamais interrogé au sujet de sa fille; que lors de ma visite, il n'y avait à la maison que son beau-père, c'est-à-dire une personne quasi étrangère et que ce n'était pas là la personne à laquelle j'avais cru devoir révéler le secret dont j'étais le dépositaire.

A ces raisons, M. le Président me répondit qu'il avait fait ce qu'il croyait être de son devoir de faire.

Voici les faits tels qu'ils se sont passés, racontés avec la véracité d'un témoin. Ils vous montreront que pendant plusieurs minutes, moi, cité comme expert, j'ai été l'accusé, à ce point qu'au sortir de l'audience, jurés et avocats sont venus me serrer la main en disant qu'ils n'acceptaient pas le blâme de M. le Président et que j'avais agi comme je devais le faire. Et la magistrature s'étonne du peu d'empressement des médecins à lui apporter les secours de leurs lumières!.....

Mais je me suis promis de ne pas m'en tenir là, et, malgré l'avis des « confrères haut placés » qu'a pu consulter M. le Président, j'ai résolu de consulter moi aussi plus que des confrères haut placés, des Maîtres. Je n'ai pas cru, mon cher Maître, en trouver de plus haut placés que vous et en lesquels je puisse avoir plus de confiance.

Il s'agit là, en somme, d'une question touchant au secret professionnel et pouvant se poser ainsi :

Un médecin auquel une jeune fille mineure révèle son état de grossesse, est-il tenu d'en faire part malgré elle à ses parents et de prendre cette initiative?

Je vous demanderai une réponse, mon cher Maître, quel que soit le jugement que vous portez sur mes actes. Si vous partagez l'avis de M. le Président, je m'inclinerai; si non, je me couvrirai de votre autorité pour répondre à M. le Président. Je sais qu'on vous a dit que vous étiez atteint de combattivité, ce n'est point à cette qualité de votre personne que je fais appel; mais vous avez répondu que si vous étiez lent à accepter une idée, vous en deveniez le défenseur persévérant lorsque vous l'aviez acceptée. C'est cette qualité que j'invoque, car je sais que si vous êtes persuadé que j'aie agi tel que je devais le faire, vous ne reculerez pas devant l'expression d'une opinion destinée à me donner désormais plus d'autorité que jamais vis-à-vis des magistrats de la Cour d'assises, devant laquelle, malheureusement, je comparais à chaque session, comme médecin expert.

Veuillez agréer, mon cher Maître, l'assurance de ma considération la plus distinguée.

15. Secret médical dans l'armée. Lettre du Dr X... à M. le Rédacteur en chef du *Congrès médical* **(1).**

Dans sa récente et remarquable publication, M. le professeur Brouardel (2), arrivant au secret médical dans l'armée, dit : « Dans l'armée, la question du secret médical a été l'objet d'une décision ministérielle du 4 avril 1845.

« Lorsque des officiers sont malades à la chambre, un des officiers de santé est chargé de les voir et de rendre compte de leur état au lieutenant-colonel. Le ministre de la guerre, consulté sur la question de savoir si l'officier de santé doit, en rendant compte de l'état des officiers, faire connaître en même temps l'état de leur maladie, a répondu que cette obligation ne saurait nullement être imposée aux officiers de santé dont les fonctions purement médicales par les règlements, se trouveraient par là dégénérer en un moyen supplémentaire de police ; en gardant le silence à ce sujet, les officiers de santé ne sont pas seulement mus par une honorable susceptibilité, ils ne font que se soumettre aux prescriptions que la loi (article 378) leur impose. » Cette opinion de notre éminent médecin légiste est aussi celle de MM. Briand et Chaudé qui, citant cette circulaire ministérielle, indiquent qu'ils l'ont trouvée dans le *Code des officiers de santé de l'armée* de M. Didiot, aujourd'hui médecin inspecteur général, président du comité de santé de l'armée. Cette circulaire était l'interprétation de l'article 14 de l'ordonnance sur le service intérieur des troupes d'infanterie du 2 novembre 1833, ainsi conçu : « Les officiers qui ne peuvent faire leur service pour cause d'indisposition, doivent prévenir leurs supérieurs immédiats... il est toujours fait rapport au lieutenant-colonel des officiers qui ne peuvent pas faire leur service ; le lieutenant-colonel charge un des chirurgiens de les voir et de lui rendre compte de leur état ; il en informe le colonel au rapport journalier, et plus tôt, s'il y a lieu. » Elle était en vigueur au moment où M. le médecin inspecteur général Didiot faisait paraître le *Code des officiers de santé* et a continué à être la règle des médecins militaires jusqu'au 9 avril 1869, époque à laquelle le maréchal Niel faisait paraître une note, donnant la portée des prescriptions contenues dans l'article 14 du 2 novembre 1833 et ainsi conçue : « Quand un militaire, de quelque grade qu'il soit, s'adresse, en dehors des relations de service, à un médecin d'un corps de troupe, pour avoir son avis et ses soins dans un cas de maladie, et que cette consultation n'amène aucun changement dans les obligations

---

(1) *Congrès médical*, 4 décembre 1886, p. 1059.
(2) Brouardel, *Le secret médical*, 2e édition, 1893.

de ce militaire, au point de vue du service, le médecin militaire est tenu au secret envers lui, comme le serait un médecin civil. Mais dès que le médecin militaire reconnaît la nécessité soit d'une exemption de service pour une maladie traitée à la chambre, soit d'un envoi à l'infirmerie ou à l'hôpital, il doit en rendre compte au chef de corps par un rapport officiel.

« Ce rapport est dégagé de l'obligation du secret et doit exposer la vérité sans aucune restriction ; adressé au chef de corps sous pli cacheté, par exemple, pour exemption de service d'un officier traité à la chambre, il comprend la désignation de la nature de la maladie, comme le billet d'entrée à l'hôpital, au sujet duquel il n'y a jamais eu doute ni difficulté. »

Cette circulaire du maréchal Niel abolissait donc le secret médical (art. 378), reconnu par un de ses prédécesseurs (4 avril 1843); elle l'abolissait vis-à-vis du chef de corps à qui un rapport devait être, le cas échéant, adressé sous pli cacheté ; elle l'eût aboli également vis-à-vis du public, au moins du public militaire composant le régiment, si le médecin militaire avait exécuté à la lettre la dernière partie « comme le billet d'entrée à l'hôpital, au sujet duquel il n'y a jamais eu doute, ni difficulté !! » Il saute à l'esprit que pour respecter une susceptibilité très légitime, sauver les convenances les plus élémentaires et ne pas livrer à la malignité et à la moquerie de toute une caserne, le nom d'un officier atteint de maladie vénérienne, le médecin, avec l'assentiment du chef de corps, remplaçait sur le billet d'entrée à l'hôpital le diagnostic scabreux par un diagnostic anodin.

Depuis la circulaire ministérielle du 9 avril 1868, est né le décret du 27 décembre 1883, portant règlement sur le service intérieur des troupes d'infanterie. C'est lui qui régit actuellement l'armée. « Il abroge (art. 450) les ordonnances, décrets et règlements antérieurs sur le service intérieur des troupes d'infanterie et toutes autres dispositions contraires au présent décret. » La question « des officiers malades » y est traitée à l'art. 69 ainsi conçu : « Le médecin-major de 1re classe doit visiter tout officier malade qui ne peut pas faire son service ; il rend compte au lieutenant-colonel, par un bulletin adressé sous pli cacheté, de la visite qu'il a faite. »

Cet article ne fait donc pas bénéficier les officiers du secret médical, vis-à-vis du lieutenant-colonel et du colonel.

Abroge-t-il la note ministérielle du 9 avril 1868 (dans sa première partie : « comme le billet d'entrée à l'hôpital... »), comme lui étant contraire? On continuera évidemment et avec raison, comme marque toute naturelle de déférence pour un officier, à n'inscrire sur un billet d'hôpital qu'un diagnostic de nature « convenable », et il est fort probable qu'il ne se trouvera plus un ministre pour y trouver à redire.

Il est donc évident que le secret médical n'existe pas dans l'armée. Les décrets et circulaires parus depuis la circulaire du 4 avril 1843, visée par M. le professeur Brouardel, sont suffisamment explicites à cet égard. Ils sont en contradiction formelle avec l'article 378 du Code civil. J'ai pensé, Monsieur le rédacteur en chef, qu'il y aurait peut-être quelque utilité à ne pas laisser se répandre et s'accréditer une opinion erronée qui avait d'autant plus de chance de se vulgariser qu'elle avait pour parrain un de nos professeurs les plus compétents et les plus autorisés en médecine légale, jouissant en même temps de la vive sympathie de ses confrères et de ses élèves.

Veuillez.....

16. Secret médical. Soins aux indigents. Demande du diagnostic.

Monsieur et très honoré Maître,

Veuillez me pardonner la liberté que je prends de vous adresser cette demande, mais il s'agit d'une question grave et je serais heureux de connaître votre opinion sur le cas particulier que je me permets de vous soumettre.

Dans une de vos leçons sur le « secret professionnel » vous avez recommandé à vos auditeurs la stricte observation de l'article 378 du Code pénal et pour mon compte personnel j'ai toujours observé la discrétion la plus absolue sur tout ce que j'ai pu voir ou entendre comme médecin.

Or, aujourd'hui, je me trouve dans une situation singulière : je dois trahir le secret professionnel, c'est-à-dire commettre une action punissable par la loi, ou bien subir des pertes pécuniaires très fortes et cela pendant un temps indéterminé.

Voici de quoi il s'agit : à la fin de chaque année, nous envoyons à la préfecture de notre département les mémoires pour les soins donnés aux indigents, ces mémoires sont ensuite remis par les soins de l'administration à la commission médicale chargée de les vérifier, examiner s'ils avaient été faits d'une façon honnête et loyale et de réprimer les abus qui peuvent s'y rencontrer.

L'année dernière cette commission avait exigé, contrairement aux usages admis jusqu'alors, que sur chaque mémoire, à côté du nom du malade, le diagnostic soit mentionné. Cette exigence de la commission m'avait semblé illégale et j'en avais fait l'observation à ces messieurs et on m'avait répondu que « c'était pour

réprimer plus facilement les abus que certains de nos collègues
ont l'habitude de commettre en inscrivant un nombre de visites trop
exagéré ».

Ayant trouvé cet argument absolument insuffisant pour me délier du secret professionnel que la loi nous impose, j'ai refusé de
tenir aucun compte des prétentions de ces messieurs.

Je considère ces prétentions comme absolument arbitraires et
illégales, j'ajouterai absolument ridicules et ne pouvant en aucun
cas donner les résultats qu'on espérait, car il est évident, comme
je l'ai dit à la commission, « que les confrères indélicats peuvent
inscrire le diagnostic de leur choix et la commission n'a aucun
moyen de constater cette nouvelle fraude ».

Cette année j'ai reçu, à ma grande surprise, les mémoires et mes
honoraires pour la médecine gratuite (ci-joint) réduits de 10 p. 100
« pour manque de diagnostic ».

Voilà donc une commission purement administrative à l'origine qui
est devenue subitement un corps législatif et a fini par se constituer
en tribunal, mais le verdict qui m'avait frappé n'est ni légal ni équitable. Si c'est un devoir de garder le secret sur ce que j'apprends, dans
l'exercice de ma profession, on ne peut pas m'en punir, et dans le
cas contraire on aurait dû tout simplement refuser mes mémoires.

Si je refuse de me soumettre aux exigences de la commission, c'est
que je les trouve humiliantes et dangereuses, car elles peuvent
créer un précédent très fâcheux, toutes les compagnies d'assurances ou les sociétés de secours mutuels pourront exiger de nous
le même renseignement et il nous sera impossible de rien refuser.

J'ai l'intention d'écrire à M. le préfet pour lui annoncer qu'il
m'est impossible de donner mes soins aux indigents dans les conditions exigées par la commission et que, pour sauvegarder les intérêts des malades pauvres, je serai obligé de les soigner à titre
purement gracieux, ce qui entraînera pour moi une perte annuelle
considérable et je ne suis pas riche.

Veuillez, je vous prie, Monsieur et très honoré Maître, me dire
votre opinion sur cette affaire et agréer l'expression de mes sentiments respectueux.

**17. Secret médical. — Présomption de crime ou délit. Avorte-
ment. Médecin appelé comme témoin.**

Monsieur et très honoré Maître,

Veuillez excuser mon importunité, en considération du motif
qui fait l'objet de ma lettre ; et, si cela est possible, veuillez y répondre de suite.

Dans ma pratique, j'ai bien souvent soigné des femmes *très malades des suites de manœuvres abortives* pratiquées sur elles.

L'année dernière, me trouvant dans la Haute-Garonne, je me suis trouvé dans ce cas.

Les avortements se pratiquaient d'une manière scandaleuse! Une mégère du village voisin était l'auteur de ces crimes.

Depuis quelque temps, cette femme a été arrêtée, et doit passer en cour d'assises, mercredi prochain, 18 courant.

Appelé comme témoin, puis-je dire que j'ai soigné des personnes malades des suites des manœuvres susdites et ajouter que cette mégère était désignée par les malades elles-mêmes comme l'auteur et la cause de leur mal?

Je me suis refusé à faire connaître, dans l'instruction, les noms des femmes malades, et qui, par conséquent, avaient eu recours à elle.

Je crois que le secret professionnel me commandait d'agir ainsi.

Dans tous les cas, veuillez être assez bon pour me donner votre opinion. Il serait désirable que je reçusse votre réponse d'ici lundi soir, car je viens de recevoir, ce matin, l'assignation, et il faudra que je parte lundi soir pour Toulouse.

Avec mes remerciements, veuillez agréer, cher Maître, l'assurance de mes sentiments respectueux et dévoués.

18. Secret médical. Présomption de crime ou délit. Avortement. Mort.

15 mai 1888.

Très honoré Maître,

Permettez-moi de venir vous consulter au sujet d'un cas de déontologie médicale qui m'embarrasse fort :

Je donnais depuis quinze jours mes soins à une jeune fille qui est morte hier, au soir, emportée par une péritonite consécutive à un avortement pratiqué par une sage-femme de Saint-G...

A ma première visite, la jeune fille m'a dit le nom de la sage-femme, et m'a indiqué les moyens qui avaient été employés par elle pour la faire avorter.

La jeune fille guérissant, j'avais le devoir de me taire. Elle est morte, ai-je le droit de me faire, dans une certaine mesure, par mon silence, le complice de la sage-femme?

La victime laisse une mère et une jeune sœur au courant de la situation.

La jeune sœur, tout en blâmant son aînée, l'a accompagnée, paraît-il, chez la sage-femme.

Je vous serai très obligé, mon cher Maître, de vouloir bien m'indiquer la conduite à tenir en cette circonstance, et je vous prie d'agréer avec tous mes remerciements l'assurance de mes sentiments respectueux.

19. Secret médical. Avortement. Mort.

Mon cher Maître,

J'ai l'honneur de vous écrire pour vous prier de me donner un conseil déontologique sur un cas que seul vous pouvez résoudre.

Bien entendu, que ce sera un devoir strict pour moi de vous retourner votre lettre. Quoiqu'on fût fier de revendiquer votre haute autorité, je ne veux m'inspirer que de vos conseils.

Voici le cas :

Il y a quelques années, je fus appelé auprès d'une femme victime de manœuvres abortives.

Devant la gravité du cas, je réclamais un confrère, devant qui la malade *révéla le nom* de la sage-femme coupable.

La malade mourut le lendemain.

J'ai été appelé chez le commissaire de police pour en témoigner.

J'ai déclaré qu'il y avait eu avortement provoqué, à mon avis et celui du confrère, mais je me suis réservé de ne donner le nom de la sage-femme, que si la justice me relevait du secret professionnel.

1° Ai-je agi prudemment ?

2° Si je suis appelé devant la justice, dois-je prononcer le nom de la coupable ou me retrancher derrière le secret professionnel ?

Le *Précis de médecine légale* de Vibert ne cite que le cas du Dr Berrut, peu applicable en l'espèce, à mon avis.

Je dois ajouter que nous ne pouvions nier l'avortement, connu de tous les voisins, et que le médecin de l'état civil n'a pas vu. Avec mon confrère, nous espérions qu'il l'aurait découvert.

En vous remerciant d'avance, mon cher Maître, de votre obligeance, soyez assuré que votre nom ne sera pas prononcé et, pour plus de sûreté, je vous retournerai de suite votre réponse, quoique j'aurais été fier de m'abriter derrière votre haute compétence.

Veuillez agréer les remerciements anticipés de votre obligé.

20. Secret médical. Avortement. Mort. Médecin interrogé sur la cause de la mort.

Monsieur Brouardel,

Permettez à un médecin de campagne de vous demander un conseil.

Le 8 juin 1885, mourait ici d'une métro-péritonite une *accoucheuse;* j'ai toujours été convaincu, malgré les dénégations de la malade, qu'il y avait eu des manœuvres abortives.

Aujourd'hui, la justice croit avoir découvert la coupable et me demande :

1° De quelle maladie est morte cette accoucheuse ;

2° Le nom des personnes qui l'ont soignée, et la date de sa mort.

A M. le juge de paix, qui m'a déjà interrogé, j'ai répondu que je ne pouvais rien dire au sujet de la première question, et que la seconde me paraissait sans importance.

Dans quelques jours, je serai appelé devant M. le juge d'instruction, dois-je persister dans ce système de témoignage ?

Que répondrais-je aussi à M. le juge d'instruction, s'il me fait l'observation suivante : « Votre silence est un témoignage à charge, car si la défunte était morte d'une pneumonie, par exemple, vous le diriez, d'abord pour délivrer l'accusée, et pour ne pas déshonorer la fille de la morte. »

Soyez assez bon, Monsieur Brouardel, pour m'écrire un mot à ce sujet ; vous obligerez un confrère qui vous prie d'accepter ses remerciements et l'expression de ses sentiments respectueux.

21. Secret médical. Avortement. Médecin consultant et expert.

Monsieur le Professeur,

J'ai l'honneur et je prends la liberté grande, au risque de vous paraître indiscret, de mettre à contribution votre haute compétence en médecine légale et de solliciter de vous un renseignement dont j'ai le plus pressant besoin.

Aussi explicitement que possible, voici ce dont il s'agit :

Dans la première quinzaine de novembre 1890, UN MAGISTRAT se présentait dans mon cabinet avec sa fille, âgée de vingt ans, et chez laquelle les règles étaient totalement supprimées depuis trois mois exactement.

De l'examen de cette jeune fille, en présence du père (l'examen local s'était borné à la palpation du ventre), j'eus des doutes sur une grossesse ; mais, eu égard à la situation officielle du père, aux affirmations de la jeune fille, attribuant cet arrêt momentané de la fonction menstruelle à des fatigues physiques, d'autre part, en présence de l'impossibilité absolue, au point de vue médico-légal, d'affirmer une grossesse avant le quatrième mois au moins, je m'abstins de me prononcer.

En avril 1891, je revis cette jeune fille. Déjà la rumeur publique s'était chargée de faire connaitre à son père ce dont il ne paraissait pas se douter et ce qu'il ne voulait pas admettre. C'est alors que je lui proposai de l'éclairer définitivement par *un examen complet, qu'il refusa.*

Le 25 mai 1891, un beau matin, je vis entrer dans mon cabinet le père avec sa fille, pâle, défaite, le *ventre absolument plat*, et me montrant une chemise teinte de *sang rosé*.

Le père ajouta que sa fille *avait eu des règles très fortes dans la nuit du 23 mai*, et me demanda un certificat constatant qu'il n'y avait pas eu GROSSESSE.

Inutile de vous dire, Monsieur le Professeur, que je refusai très catégoriquement, disant que pour cela il me fallait examiner très complètement la jeune fille, *qui n'y voulut point consentir.*

Le 31 mai 1891, une dénonciation anonyme au parquet de Q..., et une lettre confidentielle émanant du procureur de la République au maire de la localité où réside le magistrat (juge de paix), mettait le père en demeure de fournir la preuve d'un non-accouchement avec suppression d'enfant.

Cette fois encore, je me refusai à pratiquer seul cet examen, et avec l'aide du confrère qui habite la même localité que la jeune fille, nous pratiquâmes, au domicile des parents, un examen dont voici textuellement le résultat :

3 *juin* 1891, deux heures après midi.

Faciès, pâle, restes de masque.

Seins légèrement tuméfiés, auréole brunâtre ; pression légère faisant sourdre un liquide laiteux, plus opalin à droite.

Abdomen, aplati, ligne ombilico-pubienne très prononcée ; on sent le fond de l'utérus dans le petit bassin.

Parties génitales externes : Grandes lèvres rouges et tuméfiées ; fourchette déchirée et non cicatrisée ; pas de membrane hymen.

Parties génitales internes : Vagin ouvert, col mou, gonflé, dévié à droite ; il admet la moitié de la première phalange de l'index droit.

Écoulement visqueux, purulent et jaunâtre, ayant l'aspect d'écoulement lochial.

Maintenant que dois-je faire ? Si le parquet me demande mon avis, si l'affaire s'instruit, dois-je déposer ? Suis-je tenu au secret professionnel ?

Il est indispensable d'ajouter que *les parents de la jeune fille, et la jeune fille elle-même, ont nié énergiquement*, après l'examen, qu'il y ait eu accouchement.

En outre, j'entretiens avec cette famille depuis nombre d'années des relations cordiales. Je suis le médecin de la famille.

Ma situation est donc très délicate. Parler, c'est peut-être m'exposer à violer le secret professionnel. Me taire, semblerait au public une complaisance coupable et de nature à entraver l'action de la justice.

A vous de m'éclairer de votre haute compétence et à me dicter la conduite à tenir pour sortir très honorablement de cette situation. Je vous ai exposé les faits avec la plus entière franchise, je vous l'affirme sur l'honneur.

J'ose espérer, Monsieur le Professeur, que vous voudrez bien m'éclairer, et je vous prie d'agréer, avec mes plus vifs remerciements, l'expression de mon respectueux dévouement.

Monsieur le Professeur,

J'ai l'honneur de vous remercier de votre excellente consultation et de votre aimable envoi. Vous m'avez tiré, et je me fais un devoir et un plaisir de le reconnaître, d'une situation difficile, car le parquet, qui vient d'instruire l'affaire en question, n'a pas paru goûter, *à priori*, cette fin de non-recevoir de ma part, ainsi ai-je dû me retrancher derrière votre haute autorité, et montrer votre lettre, devant laquelle le parquet s'est incliné.

Mille fois merci, monsieur le Professeur, et veuillez agréer l'assurance de mon respectueux dévouement.

22. Secret médical. Avortement. Mort.

Très honoré Maître et Doyen,

Permettez-moi de vous demander un conseil urgent.

Une de mes clientes, jeune femme mariée, est décédée le 21 juin. Elle a succombé à des manœuvres abortives.

Avant sa mort, elle a avoué à moi, à un de mes confrères que j'avais fait appeler (avec lequel j'ai pratiqué un curettage très prudent), ainsi qu'à plusieurs personnes de son entourage, le nom et l'adresse de la sage-femme qui l'avait fait avorter et tous les détails de cette opération. J'ai reçu les aveux de la morte en présence de témoins, elle ne m'a pas demandé le secret.

Il y a enquête, plusieurs témoins ont déposé, le commissaire m'a questionné.

Puis-je parler et y a-t-il secret professionnel? Je n'ai rien appris en secret, j'ai toujours vu la malade devant témoins. Me taire me semble favoriser la coupable.

J'attends votre décision à ce sujet et je vous prie de croire, très honoré Maître et Doyen, à mon entier et respectueux dévouement.

23. Secret médical. Maladie communiquée. Divorce. Médecin cité comme témoin.

Monsieur et très honoré Maître,

Je suis cité devant le tribunal civil, pour le 23 décembre, comme témoin dans une affaire de divorce.

Mme B..., âgée de 21 ans, s'est mariée en février 1886 avec un jeune homme de son âge. Elle est venue habiter ici, avec son mari, chez les parents de son mari. Au bout de quelques mois, elle a commencé à maigrir, et s'est plainte de douleurs, d'insomnie et d'ulcérations aux grandes lèvres, sans oser aller consulter un médecin et sans y être engagée par la famille de son mari.

Le 17 août, ses parents à elle, un oncle et sa mère, l'amènent dans mon cabinet, et je constate des plaques muqueuses en grand nombre aux grandes lèvres, à la bouche, à la gorge, sur les côtés de la langue, de la laryngite, de la roséole sur la poitrine, des indurations ganglionnaires au cou, à la nuque et aux aines, et un état d'anémie, de cachexie tellement profond qu'elle a maigri de 10 kilos. Un traitement local et général antisyphilitique l'a améliorée assez vite, mais elle n'est pas encore guérie aujourd'hui, car elle a encore des plaques muqueuses à la bouche.

Je l'ai vue à plusieurs reprises. Elle n'a plus vu ses règles depuis le mois de juin et se trouve en état de grossesse.

Dès sa première visite, je lui ai demandé de m'envoyer son mari que j'ai interrogé et qui m'a déclaré qu'il avait eu un chancre avant de se marier, qu'il avait pris du sirop de Gibert, et qu'il avait eu depuis son mariage quelques boutons à la bouche et aux lèvres, mais il considérait tout cela comme de peu d'importance.

La jeune femme, se voyant mal soignée chez les parents de son mari, a quitté le domicile conjugal dans le courant de septembre pour retourner dans sa famille à elle, dans un village à 15 kilomètres d'ici, où elle était certaine de trouver des soins plus empressés et plus dévoués.

Quelque temps après, elle reçoit de son mari une assignation qui réclame le divorce contre elle, « parce qu'elle a quitté le domicile conjugal, parce qu'elle ne l'aime pas et qu'elle ne se laisse pas approcher de lui ».

Elle allègue devant le tribunal qu'étant malade du fait de son

mari et ne pouvant se soigner chez lui, elle est retournée chez sa
mère où elle est mieux traitée.

Le tribunal ordonne la preuve des faits allégués et Mme B...
m'appelle à déposer sur ce que je sais d'elle devant le juge commis à cet effet.

Ainsi, on réclame le divorce contre elle, quand c'est elle qui
pourrait le demander, c'est elle qui a subi le dommage le plus
considérable.

Devant un cas pareil, mon embarras est grand. Si je parle, je
viole le secret professionnel (bien que Mme B... m'y autorise). Si
je ne parle pas, *une personne innocente est menacée d'être victime de
mon silence*. Ma conscience me fait un devoir d'empêcher l'injustice, de protéger cette pauvre femme ; je ne puis tolérer que le
divorce soit prononcé contre elle et mon silence l'y expose. Si
c'était Mme B... qui intente l'action en divorce, je n'hésiterais pas, je
ferais comme le Dr Fournier dont vous avez relaté l'histoire (1) ;
elle n'aurait alors aucune déclaration de moi. Mais ici le cas est
bien différent ; c'est elle qui est attaquée, elle ne doit pas être
condamnée, ce serait injuste, elle ne le mérite pas, car elle a été
atteinte dans sa santé. Mon devoir n'est-il pas de protéger ma
cliente, qui est innocente et de m'opposer à ce qu'il se commette
une injustice ?

Je pourrais renseigner le tribunal en ce qui concerne Mme B...
et en ce qui concerne son mari. Je tiens la clef du procès, et ma
déposition, qui énoncerait la vérité pure et nette, serait de nature
à tout changer et à dépister l'injustice. Mais je suis disposé à ne
rien dire en ce qui concerne M. B..., quoique l'auteur d'un procès
aussi scandaleux ne soit digne d'aucune pitié ; il n'a qu'une excuse
pour avoir eu l'audace de l'entreprendre, c'est l'ignorance où il
était de la gravité de la maladie qu'il a communiquée à sa femme,
et du tort qu'il a fait à sa santé.

Ne pensez-vous pas que je pourrais parler en ce qui concerne
Mme B..., exposer simplement les faits, sans fournir aucun renseignement sur leur cause ? Je demanderai avant tout l'*autorisation
de toutes les parties intéressées*, ainsi que l'approbation du tribunal
qui a ordonné la preuve.

Je mettrais ainsi la partie poursuivante dans l'obligation de se
prononcer nettement. L'on verrait alors si, après avoir attaqué,
elle oserait s'opposer à ce que la partie qu'elle veut frapper
puisse utiliser tous les moyens de défense. Je pense qu'elle n'oserait s'y opposer, qu'elle ne le peut pas.

(1) Brouardel, *Le Secret médical*, p. 56.

Mais enfin, il faut supposer que la partie poursuivante ne m'autorise pas à exposer les faits qui concernent Mme B.... Mon devoir n'est-il pas de passer outre et de fournir à cette malheureuse femme, si intéressante de tous points, la déclaration qu'elle me demande ? Au profit de qui le secret est-il donc imposé ? Ce n'est certes pas au profit du médecin, mais du malade. Le secret est personnel au client (1), et il doit m'en pouvoir délier, surtout dans un cas comme celui-ci où il y va de son honneur et de son avenir. Je ne puis cependant pas refuser à cette femme de lui venir en aide en disant la vérité. Si je ne dis rien, je respecte le secret, mais je cache volontairement la vérité, alors que cette vérité est utile à la justice, profite à ma cliente, et j'assisterai impassible à une condamnation qui plongera un innocent dans le déshonneur et le chagrin.

Mme B... ne demande qu'une chose, c'est que le divorce qu'elle n'a pas mérité ne soit pas prononcé contre elle. Elle ne demande pas de dommages-intérêts. Elle ne se pose pas en victime, elle ne sait même pas le nom de sa maladie, elle ignore si elle est grave ou non, ce qu'elle veut éviter c'est d'être condamnée.

Je viens donc vous prier, Monsieur et très honoré Maître, de me dire si l'obligation absolue du secret que vous recommandez dans votre ouvrage récent ne peut souffrir une exception dans le cas que je vous expose :

1° Mme B..., *dans la circonstance exceptionnelle où elle est placée,* poursuivie pour avoir quitté le domicile conjugal, menacée du divorce, et sommée par le tribunal d'avoir à prouver qu'elle a eu une maladie contagieuse, ne peut-elle exiger du médecin qui l'a soignée une déclaration constatant si oui, ou non, elle a eu cette maladie ?

2° Ma conscience ne m'impose-t-elle pas le devoir d'empêcher par ma déclaration sur la santé de Mme B... que celle-ci soit condamnée, ce qui serait l'injustice la plus odieuse et la plus inique ?

Recevez, très honoré Maître, l'assurance de mes sentiments les plus respectueux.

J'ai conseillé de ne rien dire et de provoquer la nomination d'un expert.

Très honoré Maître,

Je viens vous remercier vivement pour le conseil que vous avez bien voulu me donner.

(1) Brouardel, *Le Secret médical,* p. 88.

Je me suis conformé à la règle que vous m'avez tracée et j'ai tout lieu de m'en féliciter. Vous avez vu combien j'étais indécis, votre lettre a dissipé toutes mes hésitations et j'ai refusé de déposer devant le juge enquêteur. *Les deux parties intéressées* m'avaient cependant autorisé à révéler ce que je savais.

Le tribunal a rendu récemment un jugement qui déclare l'incident clos.

L'avocat de ma cliente est décidé à demander qu'un expert soit nommé et j'espère bien que l'injustice que je redoutais ne sera pas commise.

Agréez, très honoré Maître, l'assurance de mes sentiments très respectueux.

24. Secret médical. Maladie communiquée. Divorce.

29 octobre 1886.

Monsieur et très honoré Maître,

Je prends la liberté de recourir à votre bienveillance et à votre haute compétence pour savoir la conduite que je dois tenir dans une demande de divorce intentée par une femme contre son mari.

Le mari est mon client depuis trois ans ; il n'est marié que depuis le commencement de la présente année.

Avant son mariage, il contracte la syphilis (deux ans avant le mariage). Il reçoit mes soins pendant tout ce temps ; puis guéri en apparence, il se marie. La femme qu'il épouse était également ma cliente avant de se marier.

Je continue de les soigner après le mariage et je constate chez l'épouse les premiers accidents de la syphilis que son mari lui avait communiquée.

M'étant absenté en avril dernier, un autre médecin me remplaça pendant un mois et c'est ce médecin qui fit le premier le diagnostic de syphilis chez la femme et qui institua le traitement spécifique.

Cette femme devient enceinte, je reconnais la grossesse, il y a environ deux mois, et je donne divers conseils. Puis survient une fausse couche il y a quelques jours, et le mari lui-même requiert mes soins pour assister sa femme.

Or, ces gens qui vivent encore sous le même toit projettent de se séparer, ou du moins l'épouse prétendant avoir été en butte à de mauvais traitements depuis le jour de son mariage, commence les démarches nécessaires pour obtenir, non seulement la séparation, mais encore le divorce. Elle a quitté le domicile conjugal plusieurs fois après avoir été frappée, et elle assure que sa fausse couche aurait été déterminée par des coups qu'elle aurait reçus la veille. Le mari ne demande pas la séparation; il veut au contraire continuer de vivre avec sa femme.

Celle-ci, m'ayant mis au courant de sa situation, me demande de lui servir de témoin et de dire qu'elle a eu un avortement parce qu'elle a été maltraitée, ajoutant que cette déposition de ma part aura pour elle une importance capitale et lui permettra d'obtenir le divorce très facilement et dans un délai rapproché.

Si je n'écoutais que ma conscience, je n'hésiterais pas à me mettre à la disposition de cette femme, car je suis convaincu que son mari a tous les torts; qu'elle a, en effet, été maltraitée et que sa fausse couche a été le résultat de mauvais traitements.

Mais je me trouve arrêté par cette considération que je suis le médecin du mari, aussi bien que celui de l'épouse; que le secret professionnel ne me permet pas de révéler ce qui m'a été confié par le mari, à savoir sa maladie et celle de sa femme, et que si je sais qu'il y a eu sévices et avortement, je ne le sais que parce que le mari m'a chargé lui-même de soigner sa femme et s'est ainsi fié à mon honneur professionnel. D'ailleurs, si l'avortement a été la suite de mauvais traitements, il me serait impossible de le prouver (tout en ayant la certitude morale), n'ayant pas vu de traces de coups et sachant que la syphilis elle-même est une cause d'avortement. Je suis donc, Monsieur et très honoré Maître, dans un grand embarras. En effet, je suis le principal témoin de l'épouse et de ma déposition dépendra le succès de sa demande; et d'un autre côté, le secret professionnel m'interdisant de révéler ce qui m'a été confié, je ne puis révéler la maladie du mari, ni la contagion de la femme et je ne devrais même pas me prononcer sur les causes de l'avortement, car, si l'avortement a été le résultat de l'infection, je dois me taire, et s'il a été causé par des sévices, il me semble que je suis également obligé au silence, puisque ces causes, quelles qu'elles soient, n'ont pu arriver à ma connaissance qu'avec l'autorisation du mari, qui en s'adressant à moi s'en est remis à l'honneur professionnel.

Je vous demanderai donc, Monsieur et très honoré Maître, de vouloir bien éclairer ma conduite. Je vous en serai très reconnaissant, car je ne sais vraiment quel parti prendre. Fort de votre avis, je sortirai d'un état de véritable perplexité, et j'aurai la certitude d'être à l'abri de tout reproche.

Veuillez, etc.

1. — Jugements et rapports.

25. Sépulture. Violation. Cadavre. Apprêts funéraires. Opération césarienne. Prêtre. Relaxe (1).

L'art. 360 du Code pénal a pour objet de réprimer tout acte matériel s'adressant à un tombeau ou à une sépulture, et tendant à violer le respect dû à la cendre des morts.

On ne peut assimiler à l'outrage prévu par cet article, l'opération chirurgicale pratiquée, au mépris de la loi du 19 ventôse an XI, par un individu étranger à l'art de guérir, sur une personne qui vient de mourir et dont le cadavre n'a fait l'objet d'aucun apprêt funéraire.

Il en est ainsi, notamment, dans le cas où un prêtre a pratiqué l'opération césarienne sur le cadavre d'une femme enceinte, en vue d'administrer le baptême à l'enfant, s'il vivait encore.

Ainsi jugé, par le rejet du pourvoi du Procureur général de Riom, contre un arrêt de la Cour d'appel de cette ville, rendu le 11 mars 1896, au profit de M. Gilbertas.

La chambre criminelle, après avoir entendu le rapport de M. le conseiller de la Rouverade, et les conclusions conformes de M. l'avocat général Puech, a rendu l'arrêt suivant :

La Cour,

Attendu que l'art. 360 C. pén., placé sous la rubrique : « Infraction aux lois sur les inhumations », a pour objet de réprimer tout acte matériel s'adressant à un tombeau ou à une sépulture et tendant à violer le respect dû à la cendre des morts; qu'il importe peu, pour constituer l'infraction prévue, que l'auteur de cet acte ait obéi à une intention coupable; que le délit est légalement caractérisé, ainsi que le reconnaît d'ailleurs l'arrêt entrepris, dès que l'acte imputé, abstraction faite de l'intention et du but de

(1) Extrait du journal *Le Droit* du 17 juillet 1896, n° 166. — Cour de Cassation (ch. crim.), audience du 20 juin 1896.

l'agent, implique nécessairement un outrage envers les personnes qui reposent dans leur sépulture ou dans leur tombeau ;

Attendu qu'il est constaté par l'arrêt que, le 20 novembre dernier, l'abbé Gilbertas, vicaire de la paroisse d'Olliergues, appelé à donner les secours de la religion à Françoise Mure, épouse Grollet, malade et dans un état de grossesse avancé, n'a pu arriver, malgré ses diligences, qu'une heure environ après le décès de cette femme ; qu'il n'a pas hésité alors à pratiquer sur le cadavre l'opération césarienne, espérant pouvoir administrer le baptème à l'enfant, s'il vivait encore, prévision qui ne s'est pas réalisée ;

Que ce fait pouvait constituer un cas d'exercice illégal de la chirurgie, aux termes de l'art. 35 de la loi du 19 ventôse an XI, mais, qu'on ne saurait y trouver les éléments du délit prévu par l'art. 360 C. pén. ;

Que d'une part, en effet, l'opération pratiquée par le prévenu dans les circonstances prérappelées n'impliquerait par elle-même aucun outrage envers les restes mortels de la femme Grollet ; que, d'autre part, il résulte de l'arrêt qu'au moment de cette opération, accomplie moins de deux heures après le décès, la défunte reposait sur son lit dans l'attitude où la mort l'avait surprise, et qu'il n'avait même été procédé à aucun apprêt funéraire en vue de son ensevelissement ;

Que dans ces circonstances, le fait incriminé ne présentait pas les caractères légaux du délit de violation de sépulture, et qu'en décidant ainsi, la Cour de Riom, loin de violer l'art. 360 C. pén., l'a au contraire sainement interprété et appliqué ;

Et attendu que l'arrêt est régulier en la forme ;

Rejette.

26. Inhumation des embryons. — I. RAPPORT SUR LA QUESTION (1).

Le 26 janvier 1888, le Préfet de la Seine a adressé aux maires des vingt arrondissements de Paris une circulaire relative à l'inhumation des fœtus, ainsi que des embryons de moins de quatre mois. Dans cette circulaire, après avoir rappelé l'obligation, imposée aux familles et aux accoucheurs par les circulaires préfectorales des 18 novembre 1868 et 15 janvier 1869, de déclarer les produits embryonnaires de six semaines à quatre mois de gestation régulière, et constaté que, pour éviter les frais d'une inhumation régulière, beaucoup de familles ne se conformaient pas aux prescriptions de ces circulaires, l'Administration instituait un système d'enlèvement gratuit à domicile des embryons déclarés à la mairie.

(1) Commission supérieure de l'Assainissement de Paris, 2e sous-commission spéciale.

La Société de médecine de Paris a estimé que l'exécution de ces mesures soulevait de nombreuses difficultés.

Une commission ayant été nommée, son rapporteur, M. Durand-Fardel a émis l'avis que la circulaire précitée avait apporté des innovations sur deux points relatifs :

1º A la déclaration des accouchements prématurés au-dessous de quatre mois ;

2º A l'obligation imposée aux médecins (ou aux sages-femmes) de déclarer les cas d'accouchements prématurés nécessitant l'inhumation de produits embryonnaires.

Il importe de remarquer tout d'abord que la circulaire du 26 janvier 1882 se borne à reproduire, en ce qui concerne la déclaration des produits embryonnaires, les prescriptions formellement énoncées dans les circulaires des 18 novembre 1868 et 15 janvier 1869.

La seule innovation introduite par la circulaire de 1882 consiste dans l'organisation d'un système d'enlèvement à domicile de ces produits embryonnaires, et à cet égard constitue incontestablement un notable progrès.

Les mesures attaquées par la Société de médecine de Paris remontent donc à 15 ou 16 ans et il y a peut-être lieu de s'étonner que le corps médical ait tant tardé à s'en émouvoir. Quoi qu'il en soit, examinons-les en elles-mêmes.

Le seul texte législatif qui puisse être considéré comme se référant à la matière est le décret du 3 juillet 1806, aux termes duquel les enfants sans vie doivent être présentés à l'officier de l'état civil qui inscrit un acte spécial sur les registres de décès, sans qu'il en résulte aucun préjugé sur la question de savoir si l'enfant a ou non vécu.

L'application de cette disposition a donné lieu, dans la pratique, à de sérieuses difficultés. Il est universellement admis que le décret de 1806 ne s'applique pas seulement aux enfants nés à terme ; mais des solutions contradictoires ont été données à la question de savoir à quelle époque de la gestation doit remonter l'obligation de faire une déclaration, de demander une permission d'inhumer.

Trois articles du Code pénal (art. 345-1º, art. 346 et 358) (1) forment, en effet, le complément des prescriptions légales relatives à la déclaration des naissances et aux inhumations, et, lorsqu'il

____

(1) 345. — Les coupables d'enlèvement, de recel ou de suppression d'un enfant, de substitution d'un enfant à un autre, ou de supposition d'un enfant à une femme qui ne sera pas accouchée, seront punis de la réclusion.

346. — Toute personne qui, ayant assisté à un accouchement, n'aura pas fait la déclaration à elle prescrite par l'article 56 du Code civil, et

s'est agi d'appliquer les pénalités édictées par ces articles, dans
les cas d'avortement non suivis de déclarations, les cours et tribunaux ont rendu des arrêts qu'il est difficile de concilier entre
eux. Des arrêts ont décidé que l'art. 358 est applicable à l'inhumation non autorisée, à quelque époque que la gestation soit
parvenue, pourvu que l'enfant présente la forme d'un être humain
(Paris, 15 juin 1865 ; Amiens, 20 décembre 1873 ; Agen,
6 août 1874). Voir aussi Dijon, 16 décembre 1868; Chambéry,
29 février 1868.

D'après la Cour de Metz, « s'il est vrai que l'autorisation de
l'officier de l'état civil n'est pas exigée pour l'inhumation d'un
simple fœtus, d'un embryon, c'est-à-dire d'un être inorganisé, il
n'est pas permis aux personnes privées de déterminer les limites
dans lesquelles commence ou cesse l'obligation de demander l'autorisation préalable d'inhumation ; ce soin a été dévolu par la loi
à un homme public, qui seul a droit de constater l'état de l'individu décédé » (arrêt du 24 août 1854).

Enfin la Cour de cassation a adopté un système différent. L'arrêt du 7 août 1874 déclare « que l'article 345 C. pén. doit être
combiné avec l'article 312 C. civ., aux termes duquel l'enfant n'est
réputé viable qu'après un minimum de 180 jours ou 6 mois de
gestation ; que l'être qui vient au monde avant ce terme, privé
non seulement de la vie, mais des conditions organiques indispensables à l'existence, ne constitue qu'un produit innomé et
non un enfant, dans le sens que le législateur a attaché à cette
expression ; que ce n'est point en vue d'un pareil être, qui, suivant
que sa venue au jour se rapproche davantage de l'époque de la
conception, peut ne pas même présenter les signes distinctifs de
la forme humaine, que le décret du 3 juillet 1806 a prescrit la
présentation du cadavre de tout enfant mort-né à l'officier de l'état
civil ; qu'une telle présentation, sans utilité pour l'intérêt social,
pourrait, dans certains cas, blesser la pudeur publique. »

Cette solution qui a été admise par plusieurs Cours d'appel

dans les délais fixés par l'article 55 du même code, sera punie d'un
emprisonnement de six jours à six mois, et d'une amende de seize francs
à trois cents francs.

358. — Ceux qui sans l'autorisation préalable de l'officier public, dans
le cas où elle est prescrite, auront fait inhumer un individu décédé,
seront punis de six jours à deux mois d'emprisonnement, et d'une
amende de seize francs à cinquante francs, sans préjudice de la poursuite des crimes dont les auteurs de ce délit pourraient être prévenus
dans cette circonstance. — La même peine aura lieu contre ceux qui
auront contrevenu de quelque manière que ce soit, à la loi et aux ré-
glements relatifs aux inhumations précipitées.

(Amiens, 27 juin 1876 ; Dijon, 11 mai 1879), peut, sous plus d'un rapport, prêter à la critique.

Sans rechercher si la présentation du produit d'un avortement peut ou non « *blesser la pudeur publique* », sans examiner maintenant si cette présentation est « *sans utilité pour l'intérêt social* », le principal argument sur lequel se fonde cette jurisprudence est fort contestable au point de vue juridique.

« Il s'agit en effet, dans l'article 312 du Code civil (1), ainsi que le fait observer M. Et. Villey (2), d'une présomption légale, qui ne peut pas, en droit, être transportée d'un cas à un autre, encore bien moins d'une matière dans une autre. Remarquons, en outre, que cette présomption serait difficilement applicable en fait. Dans le cas prévu par l'art. 312 C. civ., le législateur n'avait qu'une chose à faire : déterminer le minimum de la gestation ; il ne recherche pas quelle en a été la durée, et la conception peut se placer depuis le 300ᵉ jour jusqu'au 180ᵉ jour avant la naissance. Mais pour que la présomption pût servir d'élément de décision dans la question qui nous occupe, il est clair qu'il faudrait connaître l'époque précise de la conception, ce qui n'est pas possible. »

En présence des variations et de l'incertitude de la jurisprudence, l'Administration avait le droit et le devoir de donner aux officiers de l'état civil des instructions précises sur l'application du décret du 3 juillet 1806. La Préfecture de la Seine, après entente avec le Parquet, adressa aux maires, le 21 novembre 1868, une circulaire qui peut se résumer en ces termes :

« Tous les produits de la conception à partir de la sixième semaine doivent être déclarés à l'officier de l'état civil. Cette décision est fondée sur ce que l'avortement peut à cette époque être l'objet d'une constatation médicale utile, en ce sens que l'homme de l'art a le moyen de reconnaître si la fausse couche a été naturelle ou si, au contraire, elle a été provoquée par des manœuvres criminelles.

« De six semaines à quatre mois, il n'y a qu'un embryon informe : en pareil cas, quand une déclaration est faite à l'officier de l'état civil, celui-ci doit transcrire sur un registre spécial le certificat du médecin vérificateur constatant le fait et les circons-

---

(1) L'enfant conçu pendant le mariage a pour père le mari. Néanmoins, celui-ci pourra désavouer l'enfant s'il prouve que, pendant le temps qui a couru depuis le trois centième jusqu'au cent quatre-vingtième jour avant la naissance de cet enfant, il était, soit pour cause d'éloignement, soit par l'effet de quelque accident, dans l'impossibilité physique de cohabiter avec sa femme.

(2) Sirey, 74. 1. 41. Note.

tances qui s'y rattachent, sans que l'acte prescrit par le décret de
1806 soit dressé, et sans que l'inhumation régulière soit obligatoire.
A quatre mois, l'embryon prend le nom de *fœtus*, et devient *enfant
viable* entre le cinquième et sixième mois : il est alors nécessaire
d'observer rigoureusement les formalités du décret de 1806. »

La théorie médicale qui a servi de base à ces instructions n'a
été adoptée par le Parquet, selon les termes de la lettre de M. le
procureur impérial Moignon, « qu'après avis de médecins éclairés ».
Si l'on se souvient que l'un de ces médecins était le professeur
Tardieu, les attaques dirigées par le rapport de la Société de
médecine de Paris contre la circulaire précitée paraîtront sans
doute excessives ; sauf quelques termes détournés de leur sens
médical précis, cette circulaire ne contient que des énonciations
exactes au point de vue scientifique et ayant le mérite de s'appliquer à la généralité des cas qui se présentent.

Une seule critique pouvait être adressée aux instructions du
21 novembre 1868. L'Administration ne fournissait, en effet, aucun
moyen d'exécuter les prescriptions qu'elle édictait.

L'inhumation des produits embryonnaires déclarés à la Mairie,
n'ayant lieu que dans les cas où un convoi était commandé et où
les frais en étaient acquittés, un très grand nombre de familles
refusaient de faire cette dépense ; d'autres reculaient devant la
divulgation, par la publicité du convoi, d'un accident qu'elles
répugnaient à faire connaître.

Le plus souvent les embryons étaient donc enfouis ou dans des
jardins, ou dans des caves, ou même jetés soit dans les égouts,
soit dans les latrines.

L'inconvenance de ces pratiques et les graves inconvénients qui
en résultaient sont manifestes.

La décence publique et la salubrité exigent que les débris humains soient inhumés et ne se décomposent pas dans les fosses
d'aisances ou les égouts.

De plus, la découverte fortuite de débris humains a mis trop
souvent en mouvement l'autorité judiciaire. Quand on trouve un
fœtus ou un embryon, la malignité publique est portée à y voir
le résultat d'un avortement criminel, et des soupçons ou des
perquisitions viennent troubler le repos des familles les plus honorables, sans que l'on puisse, le plus souvent, arriver à une constatation sérieuse de manœuvres punissables. Il est donc indispensable que les embryons soient enlevés et inhumés, ce qui ne peut
se faire qu'après une déclaration à l'officier de l'état civil, et constatation de l'âge et de l'état de l'embryon. Quels que soient les
inconvénients de cette déclaration pour les familles, l'intérêt pu-

blic doit l'emporter, sauf à prendre certaines mesures pour sauvegarder, en restreignant la divulgation du fait déclaré dans la limite du possible, les justes susceptibilités des déclarants.

C'est dans cet ordre d'idées, afin de remédier à des abus signalés à maintes reprises, notamment par la Société des médecins de l'état civil (vœu émis dans la séance du 14 octobre 1881), que l'administration municipale a organisé le service nouveau d'enlèvement à domicile des produits embryonnaires. Après la déclaration à la mairie et la constatation du médecin de l'état civil, une voiture spéciale des pompes funèbres, ne rappelant en rien la forme des corbillards, va recueillir à domicile les produits embryonnaires, qui placés dans une boite estampillée aux numéros de la mairie et du registre spécial, sont transportés sans frais au cimetière de la Villette et inhumés dans une division spéciale.

Telle est l'organisation actuelle du service, qui semble avoir donné satisfaction au public, puisque le nombre des embryons ainsi enlevés à domicile s'est accru rapidement

La Société de médecine de Paris prétend que la nouvelle organisation du service porte atteinte aux règles du secret professionnel en imposant au médecin l'obligation de déclarer une fausse couche ; mais le rapporteur ne paraît pas s'être rendu un compte exact de la portée de cette obligation. La jurisprudence, depuis longtemps, a formellement décidé que les médecins et sages-femmes n'encouraient aucune responsabilité pénale lorsque à défaut de déclaration du père ou de la personne présente à l'accouchement et au domicile de laquelle cet accouchement a eú lieu, ils avaient déclaré le fait matériel de l'accouchement. L'obligation de désigner le nom de la mère ne leur est pas imposée (Crim. rej. 16 septembre 1843 ; Agen, 20 avril 1844 ; Annecy, 1er juin 1844. Crim. rej. 1er août 1845 ; Angers, 18 novembre 1850.)

Ces décisions sont évidemment applicables au cas de fausse couche. De même que le médecin satisfait à toutes les prescriptions de la loi en présentant l'enfant à l'officier de l'état civil, il peut porter lui-même le produit embryonnaire à la mairie sans être tenu de déclarer le nom de la mère.

Afin d'écarter tous les scrupules et toutes les objections, il suffirait d'autoriser, dans les cas exceptionnels auxquels fait allusion le rapport de la Société de médecine, les médecins ou sages-femmes à présenter l'embryon à la mairie de l'arrondissement et de faire ensuite transporter cet embryon au cimetière. La sous-commission reconnaît que l'organisation de cette partie du service présenterait dans la pratique de sérieuses difficultés et elle ne peut que recommander l'étude de cette question à l'Administration.

En résumé, la 2ᵉ sous-commission spéciale est d'avis que la circulaire préfectorale du 26 janvier 1882, relative à l'enlèvement à domicile des embryons de six semaines à quatre mois de gestation, doit être maintenue, comme constituant un réel progrès relativement à l'ancien état de choses ; et émet le vœu que l'Administration étudie les moyens de faire procéder à l'inhumation des produits embryonnaires qui seraient portés aux mairies par les médecins ou sages-femmes.

L. PASQUIER.

Paris, le 18 mai 1885.

II. Procès-verbal de la séance du 11 juin 1885 (1). — La séance est ouverte à dix heures et demie du matin.

Étaient présents : MM. Brouardel, président, Bezançon, Bourgeois (Léon), Du Mesnil, Martin (Georges), Martin (A.-J.), Jourdan, secrétaire adjoint.

MM. Barthet et de Pietra-Santa se sont excusés de ne pouvoir assister à la séance.

L'ordre du jour appelle l'examen du rapport présenté au nom de la 2ᵉ sous-commission spéciale sur la question de l'*inhumation des embryons*.

M. le Président expose qu'avant l'organisation d'un service d'enlèvement à domicile des produits embryonnaires de six semaines à quatre mois de gestation, les embryons étaient souvent enfouis dans les caves ou jetés dans les cabinets d'aisances, afin d'éviter les frais d'une inhumation régulière.

Ce mode de procéder non seulement était fâcheux au point de vue de la salubrité, mais il avait aussi l'inconvénient de provoquer l'intervention de l'autorité judiciaire, lorsque l'on venait à découvrir ces débris humains. Il en résultait des enquêtes qui venaient troubler le repos des familles soupçonnées d'avoir fait disparaître le résultat d'un avortement criminel.

Le système, organisé par l'Administration et qui consiste dans l'enlèvement à domicile des embryons, qui sont ensuite inhumés dans le cimetière de la Villette, remédie à ces inconvénients. En conséquence M. Brouardel est d'avis de maintenir ce système, sauf à laisser à l'Administration le soin d'étudier, comme le propose le rapport de la 2ᵉ sous-commission spéciale, les moyens de faire procéder à l'inhumation des produits embryonnaires, qui seraient portés aux mairies par les médecins ou les sages-femmes.

(1) Commission supérieure de l'Assainissement de Paris. 4ᵉ sous-commission (étude de diverses questions relatives à l'hygiène).

M. Martin (Georges) dit que la désignation des mairies d'arrondissement pour recevoir les embryons apportés par les médecins ou les sages-femmes pourra soulever des objections. Il faudrait que l'Administration cherchât d'autres locaux que les mairies, les postes de police, par exemple, et que, dans tous les cas, ces locaux ne fussent pas trop éloignés des quartiers qu'ils seraient appelés à desservir.

M. Martin (A.-J.) croît que les dépôts mortuaires, lorsqu'ils seront établis en nombre suffisant dans Paris, seront tout naturellement désignés pour recevoir les boîtes destinées à renfermer les embryons apportés par les médecins ou les sages-femmes.

M. Bourgeois (Léon) demande qu'on laisse également aux intéressés la faculté de porter eux-mêmes ou de faire porter par une personne de confiance, dans les locaux désignés à cet effet, les produits embryonnaires provenant des fausses couches qui auraient eu lieu dans leur famille. On restreindrait ainsi, dans la limite du possible, la divulgation d'un accident que beaucoup de personnes répugnent à faire connaître. Il est bien entendu que cette mesure devrait être accompagnée de toutes les garanties nécessaires dans l'intérêt de la justice.

Le rapport de la 2ᵉ sous-commission spéciale sur l'inhumation des embryons est adopté, sous réserve des modifications réclamées par M. Martin (Georges) et par M. Bourgeois.

La séance est levée à onze heures.

Le secrétaire adjoint,   *Le président,*
G. JOURDAN.   P. BROUARDEL.

27. Dépôts mortuaires. — RAPPORT (1).

L'historique des dépôts mortuaires n'est pas à refaire; les rapports de MM. les docteurs Du Mesnil, Lamouroux et Frère contiennent, sur les dépôts existant à l'étranger, des renseignements complétés ici même par MM. Bartet et Du Mesnil en ce qui concerne le dépôt récemment établi à Bruxelles, et par M. de Pietra-Santa relativement au dépositoire de Lucques.

Mais le but à atteindre n'est pas partout le même. Dans la création des plus anciens dépositoires, on cherchait avant tout à trouver une garantie contre la possibilité d'inhumations prématurées. Aussi ne voit-on dans les règlements qui concernent ces dépositoires aucun délai pour l'inhumation et attend-on le plus ordinairement la décomposition caractérisée des cadavres.

____

(1) Commission supérieure de l'Assainissement de Paris, 4ᵉ sous-commission.

Dans d'autres cas, les dépositoires ont été édifiés dans un but d'hygiène et spécialement affectés aux personnes mortes de maladies épidémiques ou contagieuses. Les corps sont alors éloignés des milieux qu'ils pourraient infecter.

A Paris, le service de la vérification des décès est organisé de telle sorte que la crainte d'inhumations prématurées n'existe que chez un petit nombre de personnes, et ne peut, en tous cas, avoir aucun fondement; d'autre part, l'ensemble des mesures prises lorsqu'il s'agit de décès résultant de maladies contagieuses, et notamment la mise en bière rapide des corps, qui seule peut empêcher la propagation des germes morbides, suffisent à conjurer tout danger, bien mieux que ne le ferait le transport à travers la ville des corps en question.

Aussi, les propositions qui, après des discussions nombreuses, ont rallié le plus de suffrages, sont celles qui, conformément aux propositions primitives de M. G. Martin, tendent à affecter uniquement les dépôts mortuaires, à Paris, aux personnes qui meurent dans des conditions telles que leur famille ne peut les conserver pendant le délai normal qui sépare le décès de l'inhumation, sans s'astreindre à une promiscuité douloureuse et peu convenable.

Tel était le programme sur lequel la sous-commission était appelée à délibérer. Après examen préliminaire de la question, la sous-commission a reconnu le bien fondé des restrictions mises à l'usage des maisons mortuaires à créer à Paris et elle a étudié en détail les conditions dans lesquelles les établissements de cette nature devraient être installés et comment ils devraient fonctionner.

Cette étude, en partie spéciale au dépositoire à établir à titre d'essai, a aussi porté sur les conditions générales des établissements de cette nature qui peu à peu pourront être créés dans tous les quartiers populeux, si le sentiment public se montre favorable à cette création. L'usage que l'on fera du premier dépôt mortuaire pourra seul déterminer les conditions d'importance et de répartition des dépôts à établir ultérieurement.

Les conditions propres à un dépositoire sont de deux sortes : les unes concernant le dépôt lui-même, les autres, extrinsèques pour ainsi dire, sont celles qui peuvent contribuer au succès de l'institution.

Parmi les premières, nous rangerons l'isolement, la salubrité, la facilité d'accès, la continuité de la surveillance.

Parmi les autres, l'aspect extérieur, la facilité pour les familles de veiller leurs morts dans des conditions convenables, la possibilité d'exposer, avant le départ pour le cimetière, le corps autour duquel les amis viennent se grouper pour le conduire à sa dernière demeure.

Les conditions de la première série se justifient d'elles-mêmes; la sous-commission a insisté notamment sur l'importance de celle qui a trait à l'isolement du dépôt mortuaire. Des raisons hygiéniques de premier ordre réclament cet isolement, qui doit être assuré, non pas seulement au point de vue de la distance des habitations, mais aussi au point de vue de l'indépendance et de la spécialisation du dépôt. Elle a estimé à l'unanimité que ce dépôt devait avoir un caractère propre, et qu'il était essentiel de n'y rattacher ni salle d'autopsie, ni usine de désinfection, etc., sous peine de compromettre le rôle que vous voulez lui assigner, et auquel il faut le restreindre.

Dans le même ordre d'idées, il est essentiel que le dépôt mortuaire ne soit pas établi dans un cimetière : ce dépôt doit être uniquement un domicile mortuaire substitué au domicile où le décès a eu lieu, sans que les conditions ordinaires des convois soient autrement modifiées. Il ne faut pas en faire une morgue, ni une usine, ni une salle d'attente du cimetière.

Dans la deuxième série des conditions à remplir pour l'établissement d'un dépôt mortuaire, l'attention s'est portée tout spécialement sur l'aspect extérieur à donner à la construction. Certes, pour un monument destiné à un usage de cette nature, le luxe et la pompe architecturale seraient déplacés; mais il est non moins important de donner extérieurement à l'édifice un aspect convenable et décent; il faut que les familles qui amèneront leurs morts au dépôt mortuaire, ainsi que les parents ou amis qui viendront assister au convoi, ne soient pas impressionnés tristement par la vue d'un édifice misérable. Plus la clientèle naturelle des dépôts mortuaires sera, par sa situation de fortune, obligée de restreindre les dépenses du convoi, plus il importe d'atténuer pour elle, dans la mesure du possible, tout ce que la misère et le besoin ajoutent à la douleur des familles.

Il est en outre nécessaire, si l'on veut assimiler le dépôt à un domicile, que le portail puisse être tendu comme pour un convoi ordinaire, et que l'exposition du corps se fasse quelques instants avant le départ pour l'église ou pour le cimetière.

Toutes les conditions qui précèdent sont heureusement remplies dans le projet de dépôt mortuaire dressé par MM. Bartet, ingénieur en chef, et Formigé, architecte des promenades, projet dont la sous-commission doit la communication à l'obligeance des deux auteurs, et qu'elle a examiné avec le plus grand intérêt. L'emplacement choisi est un terrain communal de la rue Bolivar, isolé des habitations voisines, et des dispositions duquel MM. Bartel et Formigé ont tiré le plus ingénieux parti. L'aspect du monument, bien que simple, est élégant et de bon goût ; quant à l'aménagement intérieur, il est conforme à toutes les données du programme exposé ci-dessus.

Il se compose d'une rotonde, largement ventilée par une cheminée centrale d'aération ; autour de la salle centrale se trouvent disposées 10 cellules doubles, dont l'une occupée par un lit recevra le corps de la personne décédée, et dont l'autre séparé de la première par une glace sans tain, est destinée aux membres de la famille qui voudront veiller le mort. Chaque cellule est complètement séparée des autres. La salle centrale sert aux besoins du service ; c'est là que se tient le personnel de garde, à portée de tout appel.

La façade est occupée par un porche sous lequel se fera l'exposition des corps, avant le départ du convoi. A l'autre extrémité se trouve le passage par lequel aura lieu l'entrée des corps, et le poste des porteurs, avec lit de camp pour le service de nuit.

La sous-commission, en félicitant les auteurs de ce projet, déclare qu'il lui semble donner toute satisfaction aux desiderata qu'elle a formulés et exprime le vœu que le Conseil municipal et l'Administration le mettent promptement à exécution.

La sous-commission proposera cependant une légère modification du projet ; elle est d'avis qu'il est inutile de séparer par une glace sans tain le décédé des membres de sa famille qui viendront veiller le corps. Il importe, à son avis, de maintenir autant que possible, pour les corps transportés au dépôt, les conditions du domicile mortuaire. Il convient donc de laisser les parents approcher du lit où repose le mort, sans ces séparations qui n'existent pas dans les habitations particulières.

Fonctionnement. — Le but que l'on poursuit par la création des dépôts mortuaires est, on l'a vu, d'enlever, de logements trop exigus pour permettre d'assurer une place séparée au mort et aux survivants, les corps des décédés non contagieux pour les transporter dans une maison municipale où ils attendront l'époque normale de l'inhumation. Théoriquement, pour obtenir ce résultat et pour faire rendre à l'institution tous les services qu'on peut en attendre, on devrait faire procéder à cet enlèvement dans le plus bref délai possible, dès que les familles le demanderaient, en reportant au dépôt mortuaire la formalité de vérification des décès. Mais, en pratique, ce mode de procéder offrirait de graves inconvénients et de réels dangers : comment s'assurer en effet lorsque la famille demanderait l'enlèvement du corps : 1° que le décès est réel ; 2° qu'il n'est pas dû à une maladie contagieuse ?

A Bruxelles, il est vrai, bien que réglementairement les corps ne puissent être transportés au dépôt mortuaire sans un certificat du médecin de l'état civil ou du médecin traitant, il arrive en fait qu'un grand nombre de corps (le tiers du chiffre total) sont portés sur la demande des familles. Mais à Paris, il faut compter sur les préjugés encore vivaces, quoique bien atténués, relatifs à la crainte des inhumations précipitées. Pour faire accepter cette institution nouvelle, il faut en entourer le fonctionnement de garanties même exagérées, sauf à simplifier et à perfectionner, lorsque l'expérience acquise révélera quelque modification à introduire et que les habitudes prises par la population en permettront l'application.

En conséquence, la nécessité d'un certificat médical étant admise en principe, la commission avait à examiner par qui ce certificat devait être délivré : par le médecin de l'état civil ou par le médecin traitant? Cette question a soulevé de longs débats dans le sein de la commission.

Les partisans de l'intervention exclusive du médecin de l'état civil soutenaient : 1° qu'aux termes des règlements en vigueur sur les inhumations (arrêté de Frochot du 21 vendémiaire an IX, généralisé par circulaire ministérielle du 24 décembre 1866) il est défendu même de changer de lit un individu présumé mort, avant la visite du médecin de l'état civil ; 2° que le décret-loi du 4 thermidor an XII interdit tout transport ou dépôt de corps avant que l'officier de l'état civil n'ait délivré le permis d'inhumer ; 3° enfin que le public ne serait absolument rassuré contre le danger des inhumations précipitées que par la visite du médecin de l'état civil avant l'enlèvement du corps à transporter au dépôt mortuaire.

D'autre part, les partisans de l'intervention du médecin traitant répondaient qu'au point de vue légal les prescriptions des arrêtés et décrets sus-mentionnés n'étaient pas applicables dans l'espèce, soit parce qu'ils visaient des cas entièrement différents, soit parce qu'ils ne constituaient que des recommandations et des conseils dépourvus de toute sanction pénale ; qu'en fait le certificat du médecin traitant présentait, en ce qui concerne la certitude de la mort et l'appréciation de la cause du décès, autant de garanties que le certificat du médecin de l'état civil, et qu'il présentait l'avantage de pouvoir être obtenu beaucoup plus rapidement. En effet, le médecin de l'état civil ne peut agir que sur une délégation spéciale du maire, et si le décès est survenu après l'heure de la fermeture des bureaux de la mairie, la déclaration

n'étant reçue que le lendemain matin, la visite du médecin de
l'état civil et le transport du corps au dépôt mortuaire subissent
un retard qui peut atteindre dix-huit et vingt heures, ce qui
rend presque inutile, ou tout au moins beaucoup moins appréciable pour les familles les avantages du transport du corps à ce
dépôt. On a cité à l'appui de cette observation ce qui se passe à
Bruxelles, où les deux tiers des corps transportés au dépôt l'ont
été sur le vu d'un certificat du médecin traitant.

Frappée de ces raisons, la sous-commission s'est décidée à
adopter un système mixte, consistant à poser en principe que le
transport des corps au dépôt mortuaire aura lieu sur le certificat
du médecin de l'état civil, et à admettre qu'en cas d'urgence, le
certificat du médecin traitant suffirait. Pratiquement, ce système
pourrait fonctionner de la manière suivante :

1° *Règle générale.* — Le décès est déclaré à la mairie par la
famille, qui demande en même temps le transport du corps au
dépôt mortuaire. Le maire, agissant comme pour les décès dus à
une affection contagieuse, invite le médecin de l'état civil à aller
immédiatement constater le décès, et lui transmet, en même temps
que le mandat de visite, un bon de réquisition pour le gardien
du dépôt, à l'effet de faire enlever le corps. Après la constatation
du décès, ce bon de réquisition, signé du médecin de l'état civil,
est porté par la famille au dépôt mortuaire, et le gardien en
assure l'exécution, ainsi qu'il sera expliqué ci-dessous.

2° *Exception.* — Le décès survient en dehors des heures régle-
mentaires d'ouverture des bureaux de la mairie ou l'urgence du
transport au dépôt mortuaire est telle qu'il est impossible de
recourir à l'intervention de la mairie; le médecin traitant délivre
un certificat constatant que la mort lui paraît certaine et qu'elle
est due à telle ou telle maladie. Ce certificat mentionne qu'il est
délivré à fin de transport du corps au dépôt mortuaire, et par
suite de l'urgence de procéder à ce transport. Des formules imprimées portant ces mentions pourront être préparées à l'avance, et
déposées au dépôt mortuaire, ainsi que chez les médecins des
bureaux de bienfaisance et des sociétés de secours mutuels. Sur
le vu de ce certificat qui lui est remis, le commis gardien du
dépôt mortuaire inscrit sur un registre spécial le nom de la personne à transporter, recueille tous les renseignements statistiques
et d'état civil qui peuvent lui être fournis et fait procéder à l'enlèvement du corps et à son transport au dépôt mortuaire.

A cet effet, quatre hommes de peine se tiennent en permanence
au dépôt mortuaire et assurent, à tour de rôle, le service de nuit.
Deux d'entre eux vont enlever à domicile le corps à transporter,

à l'aide d'un chariot, du modèle adopté par la Préfecture de police pour le transport des malades et des blessés. Ce chariot se compose d'un matelas posé sur châssis rigide, indépendant du train de roulement. Le matelas peut ainsi être monté par deux hommes dans la chambre où se trouve le corps ; une fois redescendu et fixé sur les roues, on le recouvre d'un couvercle demi-cylindrique en toile cirée, muni d'une glace sans tain du côté de la tête, afin que le retour à la vie soit toujours possible et que les porteurs puissent s'en apercevoir.

Le corps est ainsi amené au dépôt où il est placé dans une des stalles à ce destinées.

Il y a lieu de remarquer, au sujet de ce transport, qu'il aura un caractère exclusivement municipal ; en effet, toutes les opérations à accomplir, précédant les funérailles proprement dites, ne rentrent pas dans le privilège des pompes funèbres, ce qui permet d'éviter l'intervention de ce service.

Trois fois par jour, à huit heures, à midi et à quatre heures, un médecin de l'état civil spécial, muni d'une délégation collective des maires des arrondissements qui ressortissent à la circonscription du dépôt, vient constater les décès des corps amenés sur certificat du médecin traitant. Ce service, effectué dans des conditions absolument différentes de celui des médecins de l'état civil ordinaires, sera très convenablement rémunéré par une indemnité fixe annuelle de 2,400 francs.

Un planton, attaché au dépôt, se rend trois fois par jour à chacune des mairies de la circonscription du dépôt, y dépose les certificats de décès dressés par le médecin spécial ainsi qu'il est dit ci-dessus, et en rapporte la fixation des heures des convois pour chacun des corps déposés.

Telles sont les bases que la commission a adoptées et sur lesquelles elle a invité l'Administration à formuler un projet d'organisation d'un dépôt mortuaire.

Ce projet a été soumis à la sous-commission et il a paru réunir toutes les conditions désirables.

Voici son économie :

1° Il sera institué, à titre d'essai, dans le terrain communal de la rue Bolivar, un dépôt mortuaire, destiné à recevoir les corps des personnes décédées dans les XIX⁰ et XX⁰ arrondissements, qui ne peuvent être conservés à domicile ;

2° Il est interdit d'envoyer à ce dépôt les corps des personnes décédées à la suite de maladies épidémiques ou infectieuses ;

3° Le dépôt mortuaire contient 10 pièces distinctes, destinées à recevoir des corps ; dans chacune de ces pièces, la famille du décédé est admise à veiller près du corps, tant qu'il reste dans le dépôt, aussi bien la nuit que le jour;

4° L'envoi des corps au dépôt mortuaire ne peut avoir lieu que sur le certificat du médecin de l'état civil. Toutefois, en cas d'urgence, le certificat du médecin traitant suffit;

5° Ce certificat devra être accompagné d'une demande écrite du chef de la famille ou du plus proche parent du décédé. Cette demande, qui pourra au besoin être établie au dépôt même, énoncera les nom, prénoms et domicile du décédé; si le décès n'a pas été préalablement constaté par le médecin de l'état civil, le déclarant donnera au commis gardien tous les renseignements nécessaires pour l'établissement du bulletin individuel destiné au service de la statistique municipale;

6° Le transport sera effectué à toute heure de jour ou de nuit au moyen d'un brancard analogue au modèle adopté par la Préfecture de police pour le transport des malades et des blessés, par les soins de deux agents attachés au dépôt mortuaire.

Quatre porteurs faisant à tour de rôle le service de nuit sont de garde au dépôt mortuaire et effectuent l'enlèvement des corps à domicile et leur translation;

7° Un duplicata de la demande remise au commis gardien du dépôt mortuaire est remis à la famille au moment de l'enlèvement du corps;

8° Le commis gardien du dépôt mortuaire tient un registre dans lequel il inscrit, au moment de la réception : 1° les nom et prénoms des personnes dont le corps est envoyé au dépôt; 2° le domicile; 3° le numéro de la demande d'enlèvement du corps et le nom du signataire; 4° le jour et l'heure de la réception; 5° le jour et l'heure du transport au cimetière;

9° Un médecin de l'état civil est spécialement attaché au dépôt mortuaire; il visite trois fois par jour, à huit heures, à midi et à quatre heures, ledit dépôt, constate les décès pour lesquels cette vérification n'a pas été effectuée préalablement à l'envoi au dépôt et en délivre des certificats en double expédition;

10° Les certificats de décès sont portés trois fois par jour aux mairies compétentes par un planton attaché au dépôt mortuaire, qui en rapporte les avis relatifs à la fixation de l'heure des convois;

11° La mise en bière des corps est effectuée au dépôt mortuaire, aux heures fixées par l'officier de l'état civil, et dans les conditions en vigueur pour les inhumations ordinaires;

12° Le commis gardien procède, s'il y a lieu, et sur la réquisition du médecin de l'état civil attaché au dépôt mortuaire, aux mises en bière d'urgence dans les cas où ces opérations sont reconnues nécessaires par suite de décomposition hâtive des corps.

Les dispositions de ce règlement ont été inspirées par celles qui sont appliquées à Bruxelles, et qui fonctionnent en cette ville depuis plusieurs années sans soulever de difficultés.

Les dépenses que nécessiterait le fonctionnement de l'établissement ainsi organisé, seraient du reste peu importantes et ne s'élèveraient qu'à une somme annuelle de 15,000 francs. Cette considération, bien que sortant un peu du cadre des études de la sous-commission, lui a paru présenter une grande importance et être de nature à faciliter l'exécution d'un projet qu'au point de vue de l'hygiène on doit souhaiter voir réaliser à bref délai. Il ne semble pas utile de relater dans ce rapport les détails de l'organisation proposée, détails qui devront être examinés et réglés par un accord entre le Conseil municipal et l'Administration. La commission, à laquelle les détails du projet de l'Administration ont été exposés, estime que ce projet réussit à assurer le fonctionnement régulier du service tel que le conçoit la commission.

Il ne nous reste plus qu'à dire quelques mots de l'application de ce règlement au point de vue légal. On s'est demandé si l'établissement de dépôts mortuaires dans l'intérieur de l'enceinte de Paris était légal, alors que le décret du 18 mars 1806 porte cette disposition :

« ART. 13. — Il est défendu d'établir aucun dépositoire dans l'enceinte des villes. Les cérémonies précédemment usitées pour les convois suivant les différents cultes seront rétablies. »

En premier lieu, l'examen du second paragraphe de l'article indique le sens du premier. Il s'agissait de supprimer les *temples funéraires* à ériger dans Paris, en vertu d'un arrêté de Frochot, avant le rétablissement de l'exercice public du culte catholique. Les églises étant rouvertes, ces temples deviennent sans objet. En second lieu, il est incontestable que les dépôts mortuaires du genre de celui qui serait créé à titre d'essai ne sont pas des dépositoires dans le sens attaché à ce mot au commencement du siècle, c'est-à-dire des salles où les corps sont déposés jusqu'au moment où la décomposition cadavérique enlève toute espèce de doute sur la réalité du décès. Actuellement, au contraire, il ne s'agit que de substituer un domicile mortuaire à un autre, l'inhumation devant avoir lieu dans les délais ordinaires.

Il y a donc lieu de ne pas s'arrêter à l'objection qui pourrait être tirée du décret du 18 mars 1806.

On s'est demandé également si le transport du corps du domi-

cile au dépôt mortuaire ne devait pas être autorisé soit par le
Parquet, soit par la Préfecture de police, surtout le transport
pouvant avoir lieu avant la visite du médecin de l'état civil.

Il est incontestable qu'aucune disposition législative ou réglementaire n'interdit le transport des cadavres avant la constatation
du décès. L'arrêté de Frochot, de vendémiaire an IX, qui défend
notamment avant cette constatation même de changer de lit la
personne présumée morte, n'est qu'un recueil de conseils donnés en vue d'éviter les inhumations prématurées et, dans le
cas qui nous occupe, le certificat du médecin attestant la mort
suffit pour enlever toute crainte de cette nature, les appréhen-
sions relatives à ces inhumations ayant d'ailleurs perdu beaucoup de leur généralité. Au point de vue légal, l'arrêté de
vendémiaire an IX ne serait donc pas un obstacle. Quant à l'autorisation préalable au transport, elle ne paraît pas nécessaire.

D'une part, l'autorisation de la Préfecture de police, aux termes de l'ordonnance du 5 juin 1872, n'est exigée que pour les
transports de corps d'une commune dans le cimetière d'une
autre commune et pour les dépôts des corps dans les églises.

D'autre part, il arrive journellement que des corps sont trans-
férés à Paris d'un arrondissement dans un autre, sans autre autorisation que celle du maire de l'arrondissement où le décès a eu
lieu. Ce fait se présente notamment lorsque le décès se produit
dans une maison de santé, et que la famille désire faire partir le
convoi du domicile du décédé.

Il résulte de ce qui précède qu'aucune autorisation ni entente
préalable n'est nécessaire pour organiser le service du transport
des corps du domicile à la maison mortuaire, et que ce service
peut dès à présent être institué.

En conséquence, la sous-commission, après étude approfondie
de la question, est d'avis qu'il convient d'installer à titre d'essai
dans le terrain communal, sis rue Bolivar, un dépôt mortuaire
destiné à recevoir, sur la demande des familles, les corps des
personnes décédées sur les XIXe et XXe arrondissements;
approuve sans réserve les plans du monument dressés par
MM. Bartet et Formigé, ainsi que le projet de règlement présenté
par l'Administration.

Henri Le Roux.

Paris, le 18 mai 1885.

II. — Lettres.

28. Secret médical. Infanticide.

18 décembre 1884.

Monsieur et très honoré Confrère,

Permettez-moi de venir vous demander un conseil :

Je suis en face d'un infanticide. Appelé tout à l'heure auprès d'une fille pour des pertes, je la touche et je trouve la délivrance dans le vagin.

Je dis à la mère présente : « Voici la délivrance ; où est donc l'enfant ? » Elle me répond carrément : « Mais il n'y en a pas, ma fille n'a pas fait d'enfant. »

En présence d'une réponse aussi inattendue de la mère, je la menace des gendarmes.

Puis, je me suis empressé d'emporter la délivrance comme pièce justificative en cas de besoin.

Que dois-je faire ?

1° Dois-je attendre les événements ?

2° Dois-je au contraire dénoncer le fait à la justice ?

3° Si la gendarmerie prévenue par les rumeurs vient interroger ces femmes ; si ces femmes se servent de ma visite pour couvrir leur crime ; si l'on vient ensuite me questionner à cet égard, avant d'ouvrir une enquête, que dois-je dire ?...

Je crois que je n'ai pas à hésiter dans ce dernier cas à dire toute la vérité, et à dévoiler le crime.

Je dois ajouter qu'il y a environ trois mois, on m'a amené cette fille, en me demandant si elle était enceinte, et à ce moment j'ai constaté les signes certains d'une grossesse.

Veuillez, mon très honoré Maître, être assez bon pour me faire donner demain la réponse par votre chef de clinique, et agréez l'assurance de ma sincère considération.

29. Secret médical. Grossesse. Menace de suicide.

18 octobre 1893.

Très honoré Maître,

J'ai eu l'honneur, en 1891-92, de suivre à la Morgue les conférences de médecine légale que vous y faisiez à ce moment-là, et j'espère que vous voudrez bien aujourd'hui m'aider de votre avis, comme vous le faisiez si obligeamment à cette époque.

Voici de quoi il s'agit :

Une jeune femme, de vingt-huit ans, veuve après dix-huit mois, employés à soigner un mari phtisique, et mère d'un enfant âgé de quatre ans, issu de ce mariage, est venue, il y a huit jours, me consulter pour me faire part de la crainte qu'elle a d'être enceinte, et me demander mon concours pour la débarrasser de ce fardeau. — Elle habite la campagne, mais appartient à une famille fort aisée, et a reçu une certaine instruction, ce qui fait qu'aujourd'hui elle attache encore plus d'importance à dissimuler sa faute. — Sur mon refus formel de l'assister pour cet objet, elle m'a déclaré qu'elle savait alors ce qui lui restait à faire, que son parti était pris, et que d'ici vingt-quatre heures elle aurait mis fin à ses jours.

Pour gagner du temps, j'ai dû lui dire que je ne refusais pas absolument de lui venir en aide, mais qu'auparavant, je voulais être bien sûr qu'elle était enceinte, que ses règles n'avaient manqué qu'une fois, et qu'elle revienne me voir si elles manquaient encore la fois prochaine.

J'agissais ainsi dans la pensée de me ménager le temps nécessaire pour prévenir sa famille et l'empêcher de mettre à exécution ses projets de suicide. — Les relations que j'entretiens avec sa famille (relations médicales seulement), sont assez suivies pour qu'en principe je me sois considéré comme moralement obligé de la prévenir. Mais lorsqu'elle a eu quitté mon cabinet, je me suis demandé si j'en avais bien le droit, et j'ai fait comme si je ne l'avais pas.

Elle est venue me consulter chez moi, seule, et elle m'a spécifié que pour rien au monde elle ne voudrait que son père en fût informé.

Tout mariage étant impossible, vu la situation de son complice, ouvrier dans la maison, ma position est très difficile.

Si j'en informe son père, je viole manifestement le secret professionnel, avec cette circonstance aggravante qu'elle m'a prévenu, en me consultant, qu'elle comptait absolument sur ma discrétion; et si je ne l'en informe pas, le lendemain du jour où elle viendra dans mon cabinet (elle m'a fait prévenir qu'elle viendrait du 20 au 22 octobre), elle se suicidera, je la sais assez énergique pour ne pas reculer.

Vous m'obligeriez de me donner votre avis sur ce cas si particulier, et m'excusant de la liberté que je prends de m'adresser à vous, veuillez agréer, très honoré Maître, l'hommage de mes sentiments les plus respectueux.

30. Secret médical. Grossesse. Menace de suicide.

14 mars 1895.

Monsieur et très honoré Maître,

Je viens vous demander un conseil et je vous serai infiniment reconnaissant de me l'envoyer le plus vite possible.

Voici ce dont il s'agit :

Je suis appelé ce matin auprès d'une jeune fille de dix-huit ans qui souffre de l'estomac et vomit depuis quelque temps. J'examine la malade devant la mère et je constate une grossesse d'environ quatre mois et demi à cinq mois. Pendant une courte absence de la mère envoyée par moi chercher une cuvette et du savon, la fille, qui parait ignorer son état(?), me supplie de n'en rien dire à sa mère très violente, et prétendant qu'elle se tuera plutôt que d'avouer sa grossesse.

La mère est veuve, les deux personnes demeurent seules ensemble, ne se sont jamais séparées; situation honorable.

Dois-je le dire à la mère, qui ne se doute de rien, avec tous les ménagements possibles et promesse de n'exercer aucune violence physique ou morale sur sa fille? Je suis le médecin de cette famille depuis treize ans.

Le fait parait fort simple, mais le caractère de la mère me fait craindre pour la fille, et je ne sais quelle détermination prendre, et il faut que je la prenne au plus vite, craignant un avortement morbide en raison de l'état de la malade.

Je vous prie de croire, Monsieur le Doyen, à l'assurance de tout mon respectueux dévouement.

31. Secret médical. Fille mineure. Avortement.

7 mai 1885.

Monsieur et cher Maître,

Quoique personnellement inconnu de vous, je prends la liberté de vous appeler ainsi, car l'année dernière je suivais encore vos leçons à l'École et à la Morgue, et de venir vous demander un conseil à propos d'une affaire qui m'embarrasse d'autant plus que je ne fais qu'entrer dans la carrière et que j'ai moins d'expérience.

Voici ce dont il s'agit :

Une enfant de treize ans et demi, mais femme physiquement, séduite par un homme de vingt-sept ans il y a un mois, n'a pas vu se produire ses menstrues à l'époque habituelle, c'est-à-dire il y a une quinzaine de jours. La famille, d'ailleurs très bien, n'en a pas été inquiète outre mesure pour les motifs que l'enfant est jeune, bien surveillée et que pareil retard a eu lieu il y a quelques mois ; mais le personnage veillait et apprenant en questionnant la jeune fille, que les règles n'étaient pas venues, il résolut d'employer un moyen héroïque pour les faire revenir, c'est-à-dire qu'il s'adressa à une sage-femme ou une pseudo sage-femme de Paris, qui moyennant finance vint à M... dimanche dernier et put, à l'insu de la famille et par un hardi stratagème, se livrer sur la jeune fille à des manœuvres abortives.

L'enfant, qui est très craintive, s'y est prêtée sans trop savoir ce qu'on lui faisait ; on lui a simplement dit que c'était pour faire revenir ses règles et éviter du chagrin à sa mère ; mais d'un autre côté, quand la chose a été faite, on lui a recommandé de la façon la plus expresse de n'en rien dire, car cela la ferait aller en prison, etc...

. Dans la nuit de lundi à mardi, je suis appelé auprès de la jeune fille qui, me dit la mère, se plaignait vivement de sa hanche.

A l'examen, je ne constatais rien et je vis rapidement qu'elle avait quelque chose à me communiquer ; je fis éloigner la mère une minute. L'enfant me raconta innocemment ce qui s'était passé. Entre les cuisses pendaient plusieurs fils, je les tirai et ramenai plusieurs tampons.

La douleur de la hanche n'était qu'un prétexte ; elle souffrait en réalité de la vulve qui était rouge, enflammée et où la vulvite était manifeste.

Ma situation était très perplexe, un instant j'ai même cru la mère complice ; quoi qu'il en soit, avant de me retirer, je lui ai fait part de ce que j'avais constaté, de ce qui existait, des manœuvres faites par une personne de l'art ou ayant l'habitude de ces manœuvres.

La mère était atterrée et j'ai vu par la suite que la pauvre femme avait été loin de se douter que sa fille ait pu être enceinte.

Le lendemain, c'est-à-dire avant-hier, à force de prières, elle a fini par se faire tout avouer, et tout a pu s'expliquer. La famille a été avertie aussitôt (au moins les membres les plus directement intéressés).

La sage-femme devait revenir hier. Sur le signalement donné par l'enfant, la mère l'a fait suivre à son départ de M... et, à l'heure qu'il est, la famille doit savoir le nom et l'adresse.

Quant à l'individu qui a abusé de l'enfant, c'est un ami de la famille.

Quelle conduite dois-je tenir? La famille m'a demandé avis, j'ai répondu que je n'en avais pas à lui donner, que mon rôle de médecin me le défendait.

Que dois-je faire? Jusqu'ici il ne s'est rien produit, pas de sang, pas de coliques. Les manœuvres de la sage-femme n'ont-elles consisté qu'en un tamponnement d'ailleurs très peu important, puisqu'il n'y avait que quatre tampons? L'enfant n'a rien vu; en tout cas, d'après la description qu'elle me fait, la sage-femme semble s'être servie d'un spéculum dont l'introduction l'a fait beaucoup souffrir.

Ma situation est extrêmement embarrassante; si vous pouviez d'un mot me tracer une ligne de conduite, un mot, un seul mot, car vos occupations ne vous permettent guère d'écrire longuement, vous ne rendriez un immense service.

Je compte, cher Maître, que vous ne me le refuserez pas et je vous prie d'agréer d'avance mes plus sincères remerciements.

32. Secret médical. Fille mineure. Avortement.

Monsieur et très honoré Maître,

J'ai l'honneur de soumettre à votre haute appréciation un cas de déontologie médicale qui a dû se présenter bien rarement, je crois.

En mars dernier, je suis appelé auprès d'une jeune fille pour combattre une hémorragie utérine survenue brusquement, au dire de la mère, à la suite d'une violente dispute avec une voisine.

Connaissant très bien la conduite légère de la jeune fille, je flaire un avortement, et demande à cette dernière si, depuis quelques mois, ses règles n'étaient pas supprimées. Elle m'avoue que oui et me supplie de n'en rien dire.

Devant la mère qui ne me demande pas le pourquoi, j'examine minutieusement tous les caillots, à la recherche d'un embryon que je ne trouve pas. J'institue le traitement d'usage et recommande pour être fixé qu'on ne jette absolument rien sans me l'avoir présenté.

Le lendemain, pendant que la mère et la sœur aînée étaient occupées dans la chambre, la jeune fille me montre le placenta, qu'elle fait ensuite rapidement disparaître dans son lit.

Le 5 août courant, je suis appelé de nouveau auprès de la même personne pour une nouvelle perte assez considérable. La jeune fille me soutient énergiquement que depuis le mois d'avril, elle n'a cessé d'avoir tous les mois une perte plus ou moins irrégulière et que par conséquent elle ne croit pas être grosse.

Le volume très appréciable de l'utérus, la présence du lait, ne laissent aucun doute à cet égard : c'est une grossesse de quatre mois environ, avec insertion vicieuse très probablement du placenta.

Le lendemain à dix heures du soir, la perte devenant sérieuse, j'exécute de mon mieux, devant la mère et la sœur qui m'éclairent, ne me demandent rien et ont l'air de trouver ça très naturel, un tamponnement assez sommaire, étant loin de chez moi et n'ayant pas de spéculum à ma disposition.

A quatre heures du matin, on vient me chercher de nouveau. Les douleurs depuis hier soir ont été vives. Le tampon est à la vulve ; derrière celui-ci, je trouve le placenta que j'extrais et, en suivant le cordon, j'arrive au fœtus que j'extrais aussi.

Pendant ce temps, la jeune fille a tenu de ses deux mains son drap relevé sur elle en forme de tente pour masquer la manœuvre.

Dès qu'elle se sent délivrée et pendant que la mère se retourne pour poser la lampe sur la table, elle fait, à ma grande stupéfaction et sans me donner le temps de me reconnaître, disparaître très adroitement le tout dans la ruelle de son lit.

La mère et la sœur n'ont-elles rien vu, rien compris, ou rien voulu voir, ni comprendre? Je l'ignore! Pour moi, je n'ai rien dit, mais j'ai un moment après menacé la fille de tout révéler à sa mère, si pareil accident lui arrivait de nouveau, ce qui est très probable.

J'éloigne tout d'abord, sans en être absolument sûr, la supposition très grave d'avortement provoqué que mon silence pourrait me faire accuser de favoriser, par ce fait que la jeune fille croit avoir un grand intérêt à faire un enfant, pour se faire épouser par son amant dont les parents ne veulent pas le mariage. Mais qu'arriverait-il, si la mère ne sachant réellement rien, trouvait le fœtus sous le lit, ou si surtout ce même fœtus mal caché, étant trouvé accidentellement au dehors, une plainte était portée au parquet ?

Le médecin est-il strictement lié par le secret médical pour une enfant non majeure en possession de parents, et son devoir, pour ne pas s'exposer à des ennuis qui peuvent dans l'espèce être très graves, n'est-il pas d'avertir la famille?

Étant, comme j'ai eu l'honneur de vous le dire plus haut, très exposé à me retrouver dans quelques mois dans des conditions identiques, je ne saurais mieux m'adresser qu'à vous pour être fixé d'une façon définitive sur la conduite à tenir en pareille circonstance.

Je vous serais donc très reconnaissant et infiniment obligé, si vous vouliez bien, cher Maître, m'honorer d'un mot de réponse·

Pardonnez-moi la longueur, pourtant nécessaire, de cette communication, et veuillez, je vous prie, agréer l'hommage de mes sentiments les plus respectueux.

33. Secret médical. Domestique. Avortement.

24 décembre 1884.

Monsieur le Doyen,

Je vous serais très reconnaissant de bien vouloir me donner votre avis sur le cas de médecine légale suivant :

Voici ce dont il s'agit :

Aujourd'hui je vais chez un de mes clients ; à mon arrivée, on me dit que sa domestique vient de faire une fausse couche, qu'elle a avoué qu'une personne qu'elle ne veut pas désigner l'a fait avorter.

Je monte voir la malade, on me présente le fœtus et elle renouvelle, en ma présence et en celle de sa patronne, sa déclaration, à savoir qu'on l'a fait avorter.

Quel est mon devoir en cette circonstance? Suis-je astreint au secret professionnel ou à une dénonciation?

Jusqu'ici je n'ai pris d'autre parti que d'envoyer l'accouchée à l'hôpital avec le fœtus.

J'ai l'espoir que vous voudrez bien m'honorer de vos conseils et vous prie d'agréer l'expression de mes sentiments respectueux.

34. Secret médical. Avortement. Mort à l'hôpital.

22 décembre 1890.

Monsieur et très honoré Professeur,

M. le Dr V... que vous connaissez, et moi, vous prions d'avoir la bonté de nous éclairer dans le cas suivant :

On amène dans mon service à l'hôpital une jeune fille atteinte de péritonite, perte absolue de connaissance, utérus développé comme dans une grossesse de quatre mois environ et col entr'ouvert. Elle meurt quelques heures après son entrée.

Les personnes qui l'avaient amenée — sa mère et le fermier chez qui elle était domestique — étaient parties sans donner le moindre renseignement.

A l'autopsie, nous trouvons un fœtus d'environ trois mois et demi à quatre mois, le crâne perforé, l'utérus perforé également, enfin les traces de manœuvres abortives pratiquées probablement avec une aiguille à tricoter.

Sommes-nous tenus au secret professionnel ou devons-nous adresser un rapport au procureur de la République?

Nous vous serons très obligés de vouloir bien nous répondre le plus tôt qu'il vous sera possible, et nous vous prions d'accepter, Monsieur le Professeur, en même temps que nos remerciements anticipés, l'assurance de notre considération distinguée.

35. Secret médical. Domestique. Infanticide. Révélation aux maîtres.

22 avril 1892.

Très honoré Confrère et Maître,

J'ai l'honneur de vous adresser une question concernant le secret professionnel, convaincu que, malgré vos multiples occupations, vous voudrez bien, guidé par votre bienveillance habituelle, lui donner une réponse. La situation dans laquelle je me suis trouvé est, je crois, fort embarrassante, et je serais heureux, si le cas se représentait, de prendre une décision conforme à l'avis que m'aurait dicté votre haute expérience.

Une famille m'appelle et me prie d'examiner leur bonne, une jeune fille, qu'elle soupçonne être enceinte. Celle-ci, prévenue de l'arrivée du médecin, déclare ne pas être malade et se refuse à me voir.

Je ne la vis donc pas.

Bien que la conduite de la jeune fille fût de nature à augmenter ses soupçons, cette famille ne renvoya pas la jeune fille.

A quelques jours de là, on m'appelle de nouveau.

« Notre bonne ne paraît pas depuis le matin, elle prétend avoir mal de tête, elle a vomi, le parquet a été très mouillé, mais elle-même l'a lavé. Bref, nous voudrions savoir ce qui se passe chez nous. » Voilà ce que me disent les maîtres de la maison.

Je monte auprès de la servante. Elle déclare être bien. « J'ai eu mal de tête, dit-elle, mais je suis guérie. — On m'a dit que vous aviez vomi. — Oui, monsieur, j'ai beaucoup vomi ce matin après mon déjeuner et cela m'a dégagée. — Vous souffriez sans doute de l'estomac? Voulez-vous me permettre de l'examiner? — Examinez, monsieur, me dit-elle, il y a du reste longtemps que vous le désirez. »

Et alors, j'introduis mes mains sous les draps et à la palpation je pus saisir l'utérus rétracté. Je n'avais plus de doute.

« Où avez-vous mis votre enfant? demandai-je à la femme. — Quel enfant? — Celui que vous avez fait. — Je n'en ai pas fait. »

Et ainsi de suite une série de dénégations.

Malgré mes menaces, elle nia encore; je la prévins que toute la maison, les environs, la rivière qui se trouve tout auprès, tout serait visité, fouillé : elle nia toujours.

Et cependant la maison était pleine de voisins, qui tous soupçonnaient l'état de grossesse de la femme, et qui généralement supposaient qu'elle était accouchée ou qu'elle devait accoucher.

J'oublie un détail : à un moment donné, pour vaincre les dénégations de la servante. je la découvris et lui montrai ses draps, ses cuisses ensanglantés, pour lui prouver que le doute n'était pas possible. Elle persista à nier, prétextant qu'elle n'avait pas vu depuis longtemps, et que ce jour les règles avaient reparu.

Je me retirai, la menace aux lèvres.

La famille et les voisins réunis dans la maison m'interrogèrent, et je répondis que la malade prétendait avoir eu mal de tête, et qu'elle déclarait être guérie, et je m'esquivai en faisant signe au propriétaire que je pris à part.

« Vous m'avez appelé auprès de votre bonne pour savoir ce qu'elle a. La vérité est qu'elle s'est accouchée ; elle nie, je n'ai pu découvrir l'enfant. Voyez ce que vous avez à faire, mais que personne ne sache que je vous ai mis au courant de la vérité. »

J'ai agi ainsi et le secret a été gardé par mon client. Mais ai-je bien agi ? Je me suis cru autorisé à le faire du moment que j'étais appelé par lui et que la femme niait tout. Mais, malgré cela, je me demande si je n'ai pas dépassé mon droit ?

Je vous expose le cas en toute sincérité, Monsieur le Doyen, afin que vous puissiez exprimer un avis en connaissance de tous les détails, et afin que, dans une autre circonstance analogue, je puisse prendre une décision autorisée.

Peut-être même y aurait-il intérêt à traiter la question générale. Quelle doit être, au point de vue du secret professionnel, la conduite à tenir dans le cas où un maître de maison appelle un médecin pour examiner un ou une domestique, au cas où celui-ci niant (il s'agirait d'une grossesse ou d'une maladie contagieuse par exemple), le médecin aurait acquis la conviction que celui-ci est réellement malade, que celle-ci est enceinte (le cas d'accouchement et d'infanticide est encore plus grave), et qu'il y aurait soit danger, soit imprudence à garder le ou la domestique, qu'il y aurait même quelquefois à craindre une accusation de complicité par négligence?

Dans le cas où je me suis trouvé, les choses ont marché à merveille pour moi. Mon client est monté et a demandé à la bonne :

Que vous a dit le docteur? » Et la bonne de répondre : « Il m'a demandé où j'avais mis mon enfant... Je n'ai pas fait d'enfant... il se trompe... », et parla même de mes menaces.

Cette réponse aurait suffi à éclairer son maître. Il s'est basé sur cette réponse pour faire ses investigations et a trouvé l'enfant sous le matelas de la malheureuse femme.

Je n'ai donc pas été compromis. Mais, encore une fois, ma conduite n'est-elle pas blâmable? Si oui, qu'aurais-je dû faire?

Voilà la question que j'ai l'honneur de vous poser confidentiellement et en toute franchise.

Veuillez excuser la liberté que je prends, je vous demande pardon de vous importuner et vous prie d'agréer, Monsieur le Doyen, avec mes remerciements, l'expression de mes sentiments les plus respectueux et les plus dévoués.

36. Secret médical. Domestique. Fausse couche. Dénonciation au commissaire de police par le médecin.

10 mai 1884.

Cher Maître,

Permettez à un jeune médecin, établi depuis quelques mois seulement, et par conséquent peu expérimenté, d'abuser de votre bienveillance et de vos instants précieux, pour lui donner votre appréciation sur les faits suivants:

Appelé mardi matin, 6 mai, vers huit heures, auprès d'une fille, domestique, en service, dans la maison; plusieurs personnes, présentes dans la chambre de la malade, m'annoncent qu'elle est accouchée pendant la nuit, dans les lieux d'aisances qui sont encore remplis de sang. « Déjà, depuis quelques jours, me disent ses maîtres, cette fille se plaignait d'être très fatiguée par un gros rhume, nous la fîmes coucher. Hier elle éprouvait de fortes coliques, et, dans la nuit, nous l'entendîmes se lever, mais nous n'y attachâmes aucune importance, étant loin de nous douter qu'elle fût enceinte. »

Je l'interroge à mon tour. A chaque question, elle feint la naïveté et l'étonnement, et les seules réponses que j'en puisse tirer sont celles-ci: « Je savais bien être enceinte, mais comme je n'attendais que pour le mois de juillet, je ne pouvais pas croire que ce que je ressentais hier fussent les douleurs de l'accouchement. » Elle me dit en outre avoir fait une chute de son lit la veille vers onze heures du matin et ce serait à partir de ce moment que commencèrent les coliques. Quand je lui demande comment et à quelle heure elle a accouché, elle me répond qu' « étant sur la lunette elle a senti tomber quelque chose dans le trou des cabinets, mais qu'*elle ne se souvient de rien d'une façon précise* ».

En l'examinant, je trouve le cordon pendant hors de la vulve, j'extrais le délivre et lui donne les soins nécessaires.

P. Brouardel. — Respons. méd. 26

Très perplexe, me trouvant en présence d'une fausse couche de sept mois environ, d'un fœtus disparu, je crois bien faire d'aller avertir le commissaire de police du quartier.

Celui-ci n'y étant pas, son secrétaire reçoit ma déclaration, me demande *si je crois* à des manœuvres criminelles d'avortement. Je réponds que non, attendu que cette fille m'a déclaré avoir fait une forte chute la veille au matin, mais que je ne puis me prononcer, n'ayant pas vu le fœtus.

Le commissaire de police arrive sur les lieux dans la soirée et s'excuse beaucoup auprès des personnes présentes et principalement des patrons de cette fille *d'être obligé de leur causer des désagréments et des dérangements nombreux, choses qu'on aurait pu éviter sans la* MALADRESSE *d'un jeune médecin trop plein de zèle.*

Dans la journée de jeudi 8, les locataires ont été se plaindre à leur propriétaire, alléguant que les tuyaux des cabinets d'aisances étaient engorgés et qu'il s'en exhalait une odeur fétide. Des ouvriers appelés à ce sujet trouvent l'enfant et vont faire aussitôt leur déclaration.

Le vendredi matin seulement (9 mai), le juge d'instruction fait procéder à l'enlèvement du petit cadavre. Dans cette journée de vendredi, une femme qui soigne l'accouchée, trouvant l'état de celle-ci très grave, va demander au commissaire de police de vouloir la faire transporter à l'hôpital, de l'hôtel meublé où on l'avait amenée le matin même.

Le commissaire de police ou son secrétaire l'envoient me demander un certificat à ce sujet.

Mécontent des procédés peu polis de ce magistrat, je vais le trouver pour lui dire que je refuse de donner ce certificat. Il maintient de nouveau que j'ai commis une *insigne maladresse* pour un sujet d'assez peu d'importance, *un fœtus de quelques mois!* Que du reste il était de mon devoir de me retrancher derrière le secret professionnel.

Je vous serais bien reconnaissant, mon cher Maître, de me dire si ma conduite en cette occasion n'a pas été conforme à la réserve professionnelle, et si en pareil cas un commissaire de police peut taxer de *maladroite* la conduite du médecin, le déconsidérer par cela même, et enfin juger de la façon dont il doit exercer le secret professionnel.

Agréez, cher Maître, avec toutes mes excuses pour le dérangement que j'ai pu vous causer, l'assurance de ma haute considération.

37. Secret médical. Infanticide. Médecin traitant en même temps maire de la commune.

28 décembre 1895.

Mon cher Maître,

Je me permets de vous demandez votre avis sur le cas suivant et de solliciter de vous une courte réponse:

Un médecin est appelé d'urgence auprès d'une malade qu'il n'a jamais vue, qui arrive du reste d'une autre localité et qu'on lui dit être mourante.

Il se rend précipitamment auprès de la malade et se trouve en présence d'une jeune fille en état syncopal, sans pouls, les lèvres décolorées, etc., enfin, tout le tableau d'une hémorragie considérable. Il découvre la jeune personne, constate une grande perte de sang, voit un cordon blanc, exsangue sortir du vagin, et ayant introduit la main trouve un gâteau volumineux fortement maintenu par l'utérus rétracté. Il procède à la délivrance, qui dure près d'une demi-heure, en présence d'une parente de la jeune fille qui ignore la cause de l'hémorragie.

La patiente ayant repris ses sens, le médecin lui demande ce qu'elle a fait de l'enfant. Après des prières, des menaces, des promesses, la jeune fille finit par dire qu'elle n'a pas voulu avouer sa faute à ses parents, qu'elle s'est accouchée en cachette et que l'enfant se trouve sous la paillasse du lit sur lequel elle est couchée. Elle prétend n'être enceinte que de six ou sept mois, mais avoue que l'enfant est né vivant.

Le médecin se retire après avoir indiqué les soins à donner à la malade, et bien convaincu qu'il est en présence d'un infanticide, mais se croyant lié par le secret professionnel.

La jeune fille se trouve dans la maison de sa grand'mère et de sa tante, où elle est venue en même temps que son père et sa mère.

Tous ignoraient l'état de grossesse de la jeune fille. Ils apprennent la vérité par la tante, qui a assisté le médecin pendant la délivrance. J'ajoute que le médecin, pour avoir plus de liberté, a fait sortir le père et la mère qui ont alors compris les soupçons de l'homme de l'art.

Effrayés de la responsabilité qu'*involontairement* ils encourent — la tante et la grand'mère surtout — ils font à la mairie la déclaration d'un enfant mort-né à sept mois.

Il se trouve que le médecin est le maire de sa commune. Il est légalement chargé de délivrer les permis d'inhumer. En réalité ces permis sont faits par les secrétaires et revêtus d'une griffe, ainsi que cela se pratique dans toutes les communes importantes.

Que doit faire dans ce cas le maire-médecin?

Doit-il exiger un certificat médical? Étant donné que l'on sait que le maire a donné ses soins à la jeune fille, faire visiter l'enfant par un confrère *équivaut à une dénonciation*.

Doit-il laisser délivrer un permis d'inhumer, comme on les délivre d'habitude, et permettre à la trace du crime de disparaître?

En un mot, le maire doit-il se rappeler le secret que le médecin a surpris?

Veuillez agréer, cher Maître, mes remerciements respectueux et empressés.

38. Secret médical. Médecin traitant en même temps médecin de l'état civil.

22 janvier 1890.

Monsieur le Doyen, très honoré Maître,

Permettez-moi de vous demander un avis sur la conduite à tenir en présence du fait suivant:

Un de mes confrères, médecin à R..., est appelé à donner ses soins à une femme qui accouche d'un enfant mort portant des marques évidentes de violences ayant provoqué la mort du fœtus et l'avortement.

D'après le code, le médecin est tenu de faire à la mairie une déclaration de l'accouchement auquel il a assisté, et de la naissance de l'enfant, et il peut le faire en respectant le secret médical. Mais à R... il est en même temps médecin de l'état civil, et obligé de ce chef à déclarer qu'il ne peut contresigner l'acte de naissance et de décès de l'enfant, ce qui équivaut à un aveu.

Quelle conduite doit-il tenir? Et je dois vous exposer en peu de mots quelle est notre situation, à R..., à ce point de vue:

Nous sommes trois docteurs en médecine, tous les trois nous sommes médecins de l'état civil. Il est d'usage que nous constations les naissances et les décès dans nos clientèles respectives.

On a bien établi un roulement de service, en vertu duquel chacun de nous à tour de rôle est chargé pendant un trimestre de tous les services administratifs, mais en ce qui concerne l'état civil cela ne s'applique qu'aux naissances et aux décès survenus dans des familles n'ayant pas de médecin à R....

Il en résulte que, dans un cas comme celui qui s'est présenté, le médecin est à la fois le médecin traitant et le médecin de l'état

civil. Je sais que mon confrère a été fort embarrassé, je l'aurais
été également, c'est pourquoi je me permets de vous importuner,
Monsieur le Doyen, en vous rappelant votre bienveillance d'autrefois, pour celui dont vous avez bien voulu présider la thèse et qui
vous sera toujours reconnaissant et dévoué.

**39. Secret médical. Accouchement clandestin. Enlèvement
des fœtus.**

27 novembre ...

Mon cher Brouardel,

Je patauge depuis hier dans une situation difficile, et malgré
votre excellent livre je n'ai pas encore trouvé la solution.

Il s'agit d'un accouchement à six mois et demi, qui doit rester
caché (femme séparée de son mari).

L'accouchement a eu lieu inopinément chez la mère. L'enfant,
après quelques inspirations et en dépit de la respiration artifi-
cielle, n'a plus donné signe de vie.

Il faut que je fasse la déclaration dans les termes consacrés
par la jurisprudence (enfant né de père et mère inconnus dans
le IXe arrondissement). Mais ne faut-il pas que je donne l'adresse
pour faire enlever le cadavre? En ce cas, peut-on compter sur la
discrétion de l'employé de la mairie? L'enlèvement peut-il se
faire sans que personne s'en doute dans la maison?

Pardon de venir vous ennuyer, mais je voudrais bien sortir
légalement de cette situation pénible pour les principaux intéressés et pour moi. Le préfet de police, que j'ai vu, ne m'a fourni
aucune solution. Je ne lui ai communiqué que le fait.

Je ne veux rien faire que de parfaitement régulier. C'est le
hasard seul qui m'a mêlé à cette affaire, car je ne fais plus
d'accouchement depuis longtemps.

Bien à vous.

**40. Secret médical. Présentation d'enfant mort né. Inhuma-
tion des fœtus.**

4 mars 1883.

Très honoré Maître,

L'affaire dont je vous ai parlé et dans laquelle vous m'avez été
d'une grande utilité m'a donné beaucoup de mal ; elle est enfin,
je le crois du moins, terminée.

Le parquet d'A..., comme je vous l'ai dit dans une dépêche,
s'est rendu à V... avec un médecin pour procéder à une enquête
sur un cas qui lui avait été signalé. La ville de V... est, parait-il,

très sujette à caution ; ce n'est pas la première fois que le parquet y vient.

Ma présentation d'enfant mort-né est arrivée à la mairie le lendemain du jour où l'on avait dénoncé au commissaire de police une femme qui pratiquait sur elle, disait-on, des manœuvres abortives. Mon cas donna l'éveil et l'on se dit que l'enfant que je déclarais pouvait bien être celui de la femme dénoncée. De là l'arrivée du parquet, qui, sans avoir des données bien sérieuses, se présenta chez cette pauvre femme qui est parfaitement enceinte de trois mois et chez laquelle on n'a rien découvert de criminel. Le parquet a fait un pas de clerc et s'est retiré.

Je dus cependant faire la déclaration que j'avais faite à l'état civil, à M. le juge d'instruction, et dès que tout fut terminé, je demandai à M. le juge et à M. le procureur de la République si je pouvais faire inhumer le fœtus. Ces messieurs me répondirent que cela ne les regardait plus, que c'était l'affaire du maire.

Le lendemain je demandai à M. le maire l'autorisation d'inhumer le fœtus. Après de grandes hésitations, il me donna l'autorisation. Mais comme le subtil secrétaire de la mairie eut l'air d'insinuer que l'on pourrait bien faire inhumer une boîte contenant simplement une pierre ou un morceau de bois, je priai le commissaire de police de vouloir bien assister à la mise en bière du petit fœtus, que j'avais fait porter chez moi, et à son inhumation.

Depuis les commentaires vont leur train. Vous ignorez certainement, mon cher Maître, tous ces cancans de village. On passe en revue toutes les filles ou veuves que j'ai soignées depuis quelque temps : c'est une telle, c'est une telle ; elles sont toutes traînées aux gémonies, justement par celles qui en ont le plus fait dans leur vie, mais j'espère que d'ici quelques jours tout sera oublié.

En attendant de vous donner d'autres nouvelles, veuillez agréer, très cher Maître, avec tous mes remerciements, l'expression de mes sentiments respectueux.

41. Secret médical. Mort-né. Fœtus conservé dans l'alcool.

7 avril 1889.

Monsieur et cher Maître,

Je viens de lire la leçon que vous avez faite à la Faculté de médecine au sujet des *déclarations de naissance*. Vous y dites que le préfet de la Seine a pris en 1882 un arrêté d'après lequel tous les fœtus ou embryons devaient être déclarés, pourvu qu'ils aient six semaines.

A cette occasion, je me permets de vous confesser le fait suivant et de vous demander un conseil si un cas semblable se présentait.

Il y a trois ans, j'ai été appelé pour donner mes soins à une jeune fille de famille dont je suis le médecin, pour des coliques qui se sont terminées, une heure après, par l'accouchement d'un fœtus de cinq à six mois. Ne sachant que faire du fœtus et ne pouvant compromettre la famille, je l'ai débarrassée du corps du délit tant bien que mal en le mettant dans de l'alcool et l'affaire s'est terminée ainsi sans que personne en ait eu connaissance.

Maintenant, si je me trouvais en présence d'un cas analogue comment devrais-je m'y prendre ? Faire la déclaration de la naissance serait compromettre la jeune fille et sa famille d'une part, et violer le secret professionnel d'autre part, car dans le cas où la déclaration d'un fœtus est faite à une mairie, cette mairie est chargée de l'inhumation et envoie deux hommes des pompes funèbres avec un cercueil au domicile de l'accouchée. Ces hommes sont forcés de parler au concierge et, hélas! si l'accouchée est une jeune fille de famille, dans un quart d'heure tout le quartier le sait et la famille est mise à l'index.

Quant à moi, maintenant que j'ai lu votre leçon, je n'accepterai plus la mission de me charger du fœtus.

J'ose espérer, cher Maître, que vous voudrez bien me donner un bon conseil sur ma façon future d'agir et, en vous remerciant d'avance, je vous prie d'agréer mes sentiments dévoués et respectueux.

IV. — EXPERTISES MÉDICO-LÉGALES.

Jugements, rapports, consultations et lettres.

**42. Médecin. Réquisitions du juge d'instruction. Assistance.
Refus. Absence de flagrant délit (1).**

*Les médecins qui ont refusé d'obtempérer aux réquisitions de justice et
de procéder à l'autopsie d'un cadavre découvert sur la voie publique, ne contreviennent point à l'article 472, § 12, du code pénal,
alors qu'il est constaté que l'on ne se trouve pas en flagrant délit.*

Cette affaire, dite : *La grève des médecins*, était déjà venue
devant le tribunal de simple police.

Des médecins de Rodez avaient refusé de prêter leur concours
au juge d'instruction, à l'occasion de la découverte du cadavre
d'une femme, qu'on présumait avoir été assassinée.

Traduits devant le tribunal de simple police, pour contravention à l'article 475, n° 12, du code pénal, ils furent condamnés
par le jugement suivant :

En droit :

Attendu que la loi du 19 ventôse an XI, relative à l'exercice
de la médecine, dispose dans son article 1er que nul ne peut embrasser la profession de médecin-chirurgien ou officier de santé
sans être examiné et reçu comme le prescrit cette loi ; que cette
même loi dispose, article 27, que les fonctions de médecins et
chirurgiens jurés appelés par les tribunaux ne pourront être remplies que par les médecins ou chirurgiens reçus suivant la loi ;
que ces dispositions indiquent que la mission du médecin ne consiste pas seulement à soigner, ou à guérir, mais encore à prêter
son concours pour aider la justice dans ses investigations ;

Attendu que plusieurs autres dispositions de loi, notamment
l'article 81 du code civil et les articles 43 et 44 du code d'instruction

(1) Extrait du journal *Le Droit* du 5 décembre 1889, n° 285. — Tribunal correctionnel de Rodez, audience du 22 novembre 1889.

criminelle prescrivent dans le cas de certains événements l'inter-
vention et le concours de médecins chirurgiens ou autres personnes de cet art ; que l'article 44 du code d'instruction criminelle
portant que, s'il s'agit d'une mort violente ou d'une mort dont la
cause soit inconnue ou suspecte, le procureur de la République
se fera assister d'un ou de deux officiers de santé qui feront leur
rapport sur les causes de la mort et sur l'état du cadavre, est
conçu en termes impératifs, c'est-à-dire que le procureur de la
République a non pas la faculté, mais bien le devoir d'appeler
des hommes de l'art ;

Attendu que l'obligation rigoureuse imposée aux magistrats
de demander le concours des hommes de l'art implique nécessairement l'obligation réciproque pour ceux-ci de fournir le concours qui leur est demandé ;

Attendu que la sanction de cette obligation se trouve dans
l'article 475, n° 12, du code pénal, qui punit d'une amende ceux
qui, le pouvant, refusent les services et secours qui leur sont
demandés dans les divers cas que cet article énumère ;

Que l'article 475 ne nomme pas, il est vrai, les médecins,
mais qu'il ne les excepte pas ; qu'il oblige tous les citoyens à
prêter le secours dont ils sont requis dans les conditions déterminées par la loi et qu'il ne distingue pas entre un secours matériel ou un secours intellectuel comme celui qui est demandé à un
médecin (Cassation, 24 juillet 1884) ;

Que le mot accident, qui se trouve dans l'article 475 et dont
la signification légale est fixée par les autres événements que
cet article dénomme, doit s'appliquer aux événements ayant un
caractère d'intérêt général, susceptibles de compromettre la
sûreté publique, si les travaux, le service ou le secours requis
n'étaient pas immédiatement effectués ou prêtés (Cassation,
17 juin 1853, 13 mai 1854, 18 mai 1855) ;

Que le flagrant délit, également compris dans la nomenclature de l'article 475, défini par la loi « le délit qui se commet ou
vient de se commettre » actuellement doit s'entendre non seulement
du fait lui-même du délit, mais encore des circonstances qui environnent ce fait ; que la découverte du cadavre d'une personne
présumée assassinée ou dont la cause de la mort est inconnue
est considérée comme un flagrant délit ; et que dans le cas de
flagrant délit, les hommes de l'art requis d'apprécier la nature
ou les circonstances d'un crime ou d'un délit et un médecin requis
de constater l'état d'un cadavre encourent la peine prononcée par
l'article 475, s'ils refusent de prêter leur concours, à moins qu'ils
ne justifient qu'ils ont été dans l'impossibilité d'obéir aux réqui-

sitions qui leur sont faites (Cassation, 6 août 1836, 20 février 1857) ;

En fait :

Attendu que le 28 août dernier le parquet de Rodez fut avisé que le cadavre d'Irma Campergue, présumée assassinée, venait d'être découvert ; que le lendemain 29 août, il fut adressé à chacun des médecins inculpés une réquisition écrite ainsi conçue :

« Nous, juge d'instruction, vu la procédure instruite contre inconnu, à l'occasion du cadavre Irma Campergue présumée morte assassinée ;

« Attendu qu'il y a lieu de faire procéder à l'autopsie du cadavre, requérons M. le docteur N... de nous assister, dans notre transport à Solsac, commune de Salles-la-Source, pour y procéder à l'autopsie ; »

Que ces réquisitions, restées sans résultats, furent renouvelées le 31 août, encore sans résultat ;

Attendu que le service pour lequel les médecins étaient ainsi requis est exactement celui qui est prévu par l'article 44 du code d'instruction criminelle ; que le fait indiqué dans la réquisition d'Irma Campergue présumée assassinée rentre dans la catégorie des accidents prévus par l'article 475 du code pénal, présentant un caractère d'urgence et d'intérêt général, vu qu'il s'agissait de la répression d'un crime intéressant la société et que cette répression devenait impossible, faute des constatations médico-légales faites immédiatement ;

Que, dans tous les cas et incontestablement, ce fait rentre dans le cas de flagrant délit ; qu'il importe peu que le crime remontât déjà à plusieurs jours ; que la découverte du cadavre qui, dans l'espèce, constitue le flagrant délit, ne datait que de la veille ; qu'au surplus la loi ne fixe pas quelle est la durée du temps écoulé nécessaire pour que le flagrant délit cesse d'exister ;

Attendu que c'est sans raison que les médecins prétendent qu'ils n'ont pas été avisés du cas de flagrant délit ; que les termes reproduits plus haut de la réquisition, ne pouvaient leur laisser aucun doute ;

Attendu qu'il résulte de tout ce qui précède que les moyens de défense produits par les prévenus ne sauraient être accueillis,

Par ces motifs,

Le tribunal de simple police, statuant contradictoirement et en premier ressort, déclare les prévenus convaincus de la contravention prévue et punie par l'article 475, n° 12, du code pénal, et leur faisant application dudit article, condamne les docteurs Bonnefons (Paul), Bonnefons (Louis), Albespy, Artus et Laurens, chacun à six francs d'amende et tous solidairement aux dépens.

Sur l'appel interjeté par les médecins, le tribunal correctionnel de Rodez, après la plaidoirie de M⁰ Maisonable, avocat, et les conclusions de M. le substitut Destable, a infirmé en ces termes :

Attendu que Bonnefons (Paul), Bonnefons (Louis), Albespy, Artus et Laurens, docteurs médecins, ont interjeté appel d'un jugement rendu par M. le juge de paix de police de Rodez, à la date du 4 octobre 1889, qui les condamne chacun à 6 francs d'amende pour avoir refusé d'obtempérer à des réquisitions de M. le juge d'instruction près le tribunal de céans ;

Attendu que le 25 août dernier on constata à Billorgues la disparition d'Irma Campergue, âgée de dix-neuf ans ; que le 28 du mois précité, le parquet reçut avis de cette disparition ; que le même jour et dans la soirée il fut averti que l'on avait trouvé le cadavre d'Irma Campergue ;

Attendu que le 29 août au matin M. le juge de paix de Marcillac se transporta sur les lieux, que ce magistrat fit connaître par télégramme à M. le procureur de la République que le cadavre était dans un état de putréfaction gazeuse ; qu'à la date du 29 août M. le juge d'instruction, saisi de l'affaire, adressa des réquisitions aux sieurs Bonnefons (Louis), Albespy et Artus, pour réclamer leur assistance ; que les médecins ainsi requis refusèrent leur concours ; que le 29 août le parquet et le juge d'instruction se transportèrent sur les lieux ;

Attendu que le 31 août des réquisitions furent remises à M. le commissaire de police qui les fit porter à la connaissance de tous les appelants ; que le 31 août le procès-verbal fut dressé constatant le refus des médecins ; qu'il est à remarquer que ledit procès-verbal ne mentionne que les réquisitions du 31 août ; que l'avis donné aux contrevenants d'avoir à comparaître devant le tribunal de simple police ne s'appuie que sur le procès-verbal du 31 août ;

Attendu qu'il est certain qu'à cette date le délit n'était plus flagrant ; que la mort remontait à plusieurs jours ; que l'état du cadavre décrit par le magistrat cantonal le 29 août, ne laisse subsister aucun doute à cet égard ;

Par ces motifs ;

Le tribunal jugeant publiquement, contradictoirement et en dernier ressort, faisant droit à l'appel, réforme la sentence attaquée ; relaxe tous les appelants sans dépens.

43. Instruction criminelle. Réquisitions de justice. Découverte d'un cadavre. Flagrant délit. Médecin. Refus. Contravention (1).

Sont conformes aux prescriptions de l'article 41 du code d'instruction criminelle les réquisitions de justice adressées à des médecins à l'occasion d'un crime présumé dont l'accomplissement est récent, les réquisitions étant immédiatement consécutives à l'avis reçu par l'autorité judiciaire de la découverte d'un cadavre.

Des nouvelles réquisitions qui sont adressées trois jours après en réitération des premières, la condition légale des faits poursuivis n'ayant pas changé, s'y rattachent nécessairement alors que le délai qui les a séparées n'est pas assez considérable pour enlever à la procédure son caractère de flagrant délit.

Dans ces conditions le refus par des médecins d'obtempérer aux réquisitions de justice tombe sous l'application de l'article 475, § 12, du code pénal.

La Cour de cassation était saisie d'un pourvoi formé par le procureur de la République près le tribunal de Rodez contre un jugement rendu le 22 novembre 1889 (2).

M. le conseiller Poux-Franklin, chargé du rapport, s'est exprimé en ces termes :

Le procureur de la République près le tribunal de Rodez s'est régulièrement pourvu, le 25 novembre dernier, contre un jugement de ce siège, en date du 22 du même mois, qui a relaxé les sieurs Albespy, Bonnefons (Paul), Bonnefons (Louis), Laurens et Artus, médecins, demeurant dans ladite ville, inculpés d'infraction à l'article 475, § 12, du code pénal.

Voici les faits qui ont donné lieu au procès :

Le 28 août dernier, la disparition de la demoiselle Irma Campergue, servante à Billorgues, fut signalée au parquet de Rodez; le même jour, dans la soirée, il reçut avis que le corps de cette jeune fille venait d'être découvert, et le lendemain matin, le juge de paix du canton de Marcillac, qui s'était rendu à Billorgues, lui télégraphia que l'état extérieur du cadavre annonçait qu'elle avait été victime d'un crime.

Le juge d'instruction immédiatement saisi par un réquisitoire s'empressa de se transporter sur les lieux, accompagné du procureur de la République, pour ouvrir une information; l'examen médical du cadavre pouvait seul fournir une base utile à ses

---

(1) Extrait du journal *Le Droit* du 27 mars 1890, n° 73. — Cour de Cassation (chambre criminelle), audience du 15 mars 1890.

(2) Journal *Le Droit* du 5 décembre 1889, voir p. 408.

opérations, aussi requit-il l'assistance des sieurs Bonnefons
Paul), Laurens, Albespy, Bonnefons (Louis) et Artus, médecins à
Rodez. Les deux premiers étaient absents de leur domicile au
moment où on s'y présenta ; les trois autres refusèrent leur concours, soit en invoquant des occupations qui ne leur permettaient pas de se déplacer, soit en se fondant sur l'insuffisance du
tarif judiciaire qui rémunérait leurs soins (Voir notes sommaires).

L'information avait été commencée en leur absence, mais le
retard apporté à l'autopsie n'entravait pas seulement l'œuvre de
la justice, il risquait d'en paralyser l'action sans retour, car le
progrès de la décomposition du corps devait avoir nécessairement
pour résultat d'anéantir la preuve matérielle du crime auquel
Irma Campergue paraissait avoir succombé.

Le juge d'instruction résolut donc d'adresser un second appel
aux médecins de Rodez ; par ses ordres, le commissaire de police
se rendit le lendemain auprès d'eux pour réclamer de nouveau
leur assistance ; mais ses démarches demeurèrent comme la première fois infructueuses ; les sieurs Paul Bonnefons et Laurens,
qu'il n'avait pas rencontrés le 28 août, imitèrent l'attitude de
leurs confrères, et ce magistrat dressa procès-verbal du refus
qu'il avait essuyé.

Telles sont les circonstances dans lesquelles les défendeurs ont
été, à raison de leur résistance aux réquisitions de l'autorité,
déférés à la justice.

Le tribunal de simple police de Rodez les a condamnés chacun à une amende de 6 francs par application de l'art. 475 du
code pénal ; mais, sur leur appel, le tribunal de police correctionnelle les a renvoyés des fins de la poursuite, et c'est cette
décision qui vous est aujourd'hui soumise.

Devant les juges du second degré, les prévenus ont reproduit
les conclusions qu'ils avaient prises en première instance.

Tout d'abord ils ont soutenu que les articles 44 du code d'instruction criminelle et 475 du code pénal ne contiennent pas le principe d'une obligation susceptible de s'imposer aux médecins sous
une sanction pénale, et que notamment ce dernier article n'est
fait, je cite la conclusion : « que pour l'hypothèse d'un accident
tel que naufrage, incendie ou circonstance analogue, dans
laquelle le concours de tout citoyen, *quelle que soit sa qualité*, peut
être requis pour un secours à prêter en cas d'urgence ».

Cette prétention se rattache à une doctrine formulée par
M. Faustin Hélie (1).

(1) Faustin Hélie, *Théorie du Code pénal*, sur l'article 475, t. VI,
p. 455, et *Traité de l'instruction criminelle*, t. IV, p. 532.

Suivant le savant criminaliste, les articles précités ne se réfèrent qu'à un concours purement matériel. « Les exemples cités par la loi, dit-il, le démontrent suffisamment ; c'est pour éteindre un incendie, sauver des naufragés, défendre des propriétés attaquées, arrêter un coupable, protéger l'exécution d'un jugement ; dans tous ces cas, il y a urgence d'un secours immédiat, il peut y avoir impossibilité de se procurer sur-le-champ des secours organisés par l'administration ; on invoque l'aide et l'appui des simples particuliers ; la loi leur fait un devoir de le prêter, elle punit leur refus comme une faute. Mais il n'en serait plus ainsi d'un *concours intellectuel ou moral.* Supposons qu'un avocat, un médecin, un expert, soit requis de procéder à une vérification, à une opération chirurgicale, à une expertise, leur refus ne motiverait nullement l'application de l'article 475. »

Une interprétation aussi restrictive des termes de cet article ne paraît pas conforme aux vues du législateur.

Dans le cas où des circonstances urgentes, dont nous aurons tout à l'heure à préciser le caractère, permettent de requérir l'assistance des simples citoyens, ce n'est pas seulement leur concours physique qu'on est autorisé à exiger d'eux ; on a le droit de faire appel aux ressources de leur intelligence, et même aux connaissances techniques qu'ils ont pu acquérir dans l'exercice d'un art ou d'une profession.

Cette règle recevait son application, sous la législation qui a précédé le code pénal. En effet, la loi du 22 germinal an IV attribuait au ministère public le pouvoir de requérir des ouvriers pour faire les travaux nécessaires à l'exécution des jugements ; vous avez décidé que cette disposition qui édicte contre les contrevenants une peine de trois jours d'emprisonnement, n'avait pas été abrogée (Voir Cassation, 13 mars 1835, B, p. 117). L'article 114 du tarif du 11 juin 1811 la déclare d'ailleurs expressément en vigueur.

De même vous avez jugé par un arrêt du 24 novembre 1870 (B, p. 300), que des ouvriers cordonniers requis dans une circonstance urgente de faire des chaussures destinées à l'équipement de l'armée étaient passibles, au cas d'un refus, de la peine portée par l'article 475.

C'est de la même pensée que s'est inspirée la loi du 3 juillet 1877 sur les réquisitions militaires dans son article 5, §§ 8 et 9.

Enfin, vous avez formellement condamné la thèse contraire dans un arrêt du 24 juillet 1884, (B, p. 410), au rapport de M. le conseiller Dupré-Lasale.

En résumé, s'il est certain que les citoyens ne sauraient, dans

leurs rapports privés, être légalement contraints de se prêter
réciproquement assistance, parce que les devoirs individuels ne
relèvent que du for intérieur, il faut du moins reconnaître que,
dans un intérêt de sécurité collective, ils sont tenus, lorsqu'ils
en sont requis, de pourvoir dans la mesure de leurs forces et de
leurs lumières, aux exigences d'événements dont la soudaineté
met nécessairement en défaut la prévoyance des pouvoirs publics.

Ce concours que la société a le droit d'imposer à ses membres
en retour des avantages qu'elle leur procure, s'impose donc
indistinctement à tous ; mais les médecins seraient moins que
personne autorisés à en décliner les charges, car leur profession
est privilégiée ; la loi (1) qui leur en réserve l'exercice exclusif
les oblige, semble-t-il, par suite encore plus étroitement que les
autres, à mettre leur expérience à la disposition de la justice.
D'ailleurs leurs devoirs envers elle sont rappelés dans un texte
spécial. En effet les articles 81 du code civil, 43 et 44 du code d'instruction criminelle, prescrivent à l'officier de police judiciaire qui
reçoit avis d'une mort violente ou suspecte de se faire assister
dans ses opérations par des hommes de l'art, ce qui implique
pour ceux-ci l'obligation d'obtempérer, le cas échéant, aux
réquisitions qui leur sont adressées (Conf. Cass. 6 août 1836, B,
p. 292).

Il me paraît inutile de prolonger la discussion sur ce premier
point, car c'est dans un tout autre ordre d'idées que s'est placé le
tribunal de Rodez pour prononcer le relaxe des prévenus.

Le jugement se fonde sur ce que le magistrat qui les a requis
n'agissait pas en matière de flagrant délit.

Ainsi, aux yeux du tribunal de Rodez, les faits de la cause ne
constituaient pas un cas de flagrant délit.

Avant d'apprécier l'exactitude de cette interprétation, il convient de se demander si l'intervention des médecins de Rodez
n'a pas pu être requise à un autre titre.

L'article 475 dont l'application est réclamée contre eux ne vise
pas seulement l'hypothèse d'un flagrant délit, il prévoit également le cas où le refus de concours aurait eu lieu « dans des
circonstances d'accidents, tumultes, naufrages, inondations,
incendies ou autres calamités ». Le juge de paix de Rodez avait
estimé que la découverte d'un cadavre, dans des conditions de
nature à faire présumer un crime, rentrait dans les termes de la
disposition que je viens de placer sous vos yeux. Le jugement
s'exprime ainsi : « Attendu que le mot *accident* qui se trouve

____

(1) Loi du 19 ventôse an XI.

dans l'article 475, et dont la signification légale est fixée par les autres événements que cet article dénomme, doit s'appliquer aux événements ayant un caractère d'intérêt général susceptible de compromettre la sûreté publique, si les travaux, le service ou le secours requis n'étaient pas immédiatement affectués ou prêtés. »

Cette interprétation de l'article 475 supprimait toute difficulté ; mais vous hésiterez probablement à la considérer comme conciliable avec ses termes.

D'une part, si l'expression *accident* avait, dans le texte qui nous occupe, la signification étendue qu'on lui prête, nous ne trouverions pas, à la fin de la nomenclature qu'il contient, le cas d'un flagrant délit spécialement énoncé comme une des hypothèses où le refus de concours est une contravention. Le double emploi serait évident.

Mais, en outre, l'économie même de l'article 475 paraît résister à une définition aussi large du mot accident. Je place sous vos yeux les deux alinéas du § 12 : « Seront punis... ceux qui, le pouvant, auront refusé... de prêter le secours dont ils auront été requis dans les circonstances d'accidents, tumultes, naufrages, inondations, incendies ou autres calamités, ainsi que dans le cas de brigandages, pillages, flagrant délit, clameur publique ou d'exécution judiciaire. »

L'article vise manifestement deux catégories de faits parfaitement distinctes, dont les premiers constituent essentiellement, suivant l'expression qu'il emploie, des « calamités », c'est-à-dire des événements qui, sous leur aspect le plus général, réalisent cette double condition d'offrir un caractère à la fois collectif et impersonnel ; collectif en ce que c'est la sécurité publique qu'ils mettent en péril, et impersonnel, en ce qu'ils n'engagent, directement du moins, aucune responsabilité individuelle ; tandis que dans la seconde classe qui fait l'objet d'un membre de phrase distinct, le législateur a pris soin de grouper des actes tels que les pillages, brigandages, flagrants délits, qui relèvent de la loi pénale, et à l'occasion desquels la justice répressive a nécessairement un rôle.

Il paraît, dans ces conditions, impossible d'admettre comme légitime une méthode qui, pour déterminer le sens du mot accident, l'isole du milieu qui est le sien et le rattache à une catégorie non seulement étrangère, mais opposée à celle dont il fait partie.

Enfin quelque pressant que soit l'intérêt social qui s'attache à la répression des crimes, il est difficile d'attribuer à un méfait isolé le caractère d'une calamité publique au sens de l'article 475.

Il semble, dès lors, que les prévenus n'étaient légalement

tenus de déférer à la réquisition qui leur a été faite, que si les circonstances qui l'ont motivée offraient le caractère d'un flagrant délit.

Il est donc nécessaire d'analyser à ce point de vue les faits de la cause. Je les rappelle en quelques mots. Le 28 août, dans la soirée, le parquet de Rodez est avisé que le corps d'Irma Campergue, présumée victime d'un assassinat, vient d'être découvert à Billorgues ; le lendemain matin, 29, le juge de paix du canton lui fait connaître que le cadavre est en état de putréfaction, et le juge d'instruction se transporte immédiatement sur les lieux, après avoir adressé aux prévenus les réquisitions dont vous connaissez les suites.

A cette date du 29 août, la justice se trouvait-elle en face d'un flagrant délit ? Le tribunal de Rodez a jugé le contraire, et sa décision n'est au fond qu'une application judaïque des termes de l'article 41 du code d'instruction criminelle, qui définit ainsi le flagrant délit : « Le délit qui se commet actuellement ou qui vient de se commettre est un flagrant délit. »

Mais si la première de ces deux dispositions n'admet évidemment aucun commentaire, la seconde, au contraire, appelle une interprétation. La formule « délit qui vient de se commettre » laisse au juge une certaine latitude d'appréciation. Votre jurisprudence se serait certainement montrée infidèle aux vues du législateur si elle s'était strictement attachée à son texte littéral.

En effet, au moment où un crime est constaté, il est presque toujours impossible d'en fixer exactement la date ; or, si cette incertitude était, par elle seule, exclusive du flagrant délit, les règles établies par les articles 32 et suivants du code d'instruction criminelle, demeureraient à peu près sans application ; aussi admettez-vous que les mesures d'urgence exceptionnellement autorisées par ces dispositions, peuvent être légalement prises lorsqu'elles sont motivées par la découverte d'un fait qu'on *présume* criminel depuis peu. En un mot, si le flagrant délit proprement dit, considéré à un point de vue abstrait, et dans les éléments purement juridiques, suppose l'existence d'un crime et son accomplissement récent, ces deux conditions constituent presque toujours en réalité, à la date où des réquisitions sont adressées aux experts, une double inconnue que leur concours a précisément pour objet d'éclaircir.

Pour dégager leur responsabilité, au cas d'une résistance de leur part et justifier leur relaxe, le jugement qui les acquitte doit donc établir qu'au moment où leur assistance a été réclamée, les circonstances qui y ont donné lieu excluaient la présomption d'un crime, ou prouvaient péremptoirement que le fait signalé remontait à une époque trop éloignée pour être conciliable avec l'hypothèse d'un flagrant délit.

C'est ce second point que la décision attaquée s'est attachée à démontrer; vous estimerez probablement qu'elle n'y a pas réussi.

Le tribunal a fondé son sentiment sur la communication du juge de paix de Marcillac qui, le 29 août, jour des réquisitions, a fait connaître au parquet de Rodez que le corps d'Irma Campergue était en état de décomposition. Mais cette constatation, loin d'enlever aux faits le caractère d'un flagrant délit, ne faisait que mieux mettre en relief un des éléments qui le constituent, c'est-à-dire l'urgence de l'intervention d'un homme de l'art.

Le tribunal semble en avoir conclu que le crime remontait nécessairement au 5 août, date où Irma Campergue avait cessé d'être vue à Billorgues. Dans le mémoire qui accompagne son pourvoi, le ministère public fait remarquer que rien n'était moins certain, car il est de notoriété que, par les grandes chaleurs et sous certaines influences qui ont pu se rencontrer dans la cause, les corps organisés se corrompent avec une extrême rapidité. Nous n'avons pas d'opinion à émettre sur ces matières spéciales qui ne sont pas de notre compétence; nous nous bornerons à rappeler que la détermination de la date qu'il convient d'assigner à la cessation de la vie est presque toujours un des problèmes les plus délicats que les procédures criminelles puissent soumettre aux médecins légistes, et on s'étonne que le tribunal de Rodez se soit cru autorisé à donner pour base au relaxe qu'il a prononcé ses propres conjectures sur une question de cet ordre.

Il est vrai qu'en vue de fortifier son argumentation, il constate que l'avertissement en vertu duquel comparaissaient les prévenus ne visait que les secondes réquisitions, celles du 31 août, date postérieure de six jours à la disparition d'Irma Campergue. Mais il y a lieu de remarquer que les deux réquisitions successivement adressées aux prévenus sont inséparables et qu'elles ne doivent pas être, dans l'appréciation dont elles sont l'objet, isolées l'une de l'autre. Le procès-verbal dressé le 31 août a été entendu en ce sens par le tribunal de simple police et par les parties; les qualités du jugement qu'il a rendu et ses motifs ne laissent sur ce point aucun doute, et c'est également dans ces termes que le débat a été accepté par les prévenus (Voir notamment les notes sommaires).

Il convient d'ailleurs d'ajouter que si une interprétation rigoureuse du texte de l'article 41 du Code d'instruction criminelle pouvait paraître admissible en principe, il y aurait lieu de faire une exception pour le cas où, comme dans l'espèce, il s'agit d'un attentat contre la vie. Les vues du législateur, conformes sur ce point aux traditions de l'ancien droit, nous sont clairement révélées par les termes de l'article 44 qui, en présence de la découverte d'un cadavre, n'exige pas qu'il y ait présomption caractérisée de crime; il suffit que la cause de la mort soit inconnue et suspecte, pour autoriser le ministère public à faire des actes d'instruction, pourvu, bien entendu, que la nécessité d'une information immédiate soit constante ; l'urgence des circonstances étant effectivement une condition commune à toutes les hypothèses prévues par les articles 32 et suivants du Code d'instruction criminelle.

Votre jurisprudence s'est inspirée de ces considérations. En effet, vous avez eu souvent à statuer sur des cas analogues à celui qui nous occupe, et vous n'avez jamais hésité à condamner les décisions qui s'étaient refusées à y trouver les éléments d'un flagrant délit.

Voyez notamment Cassation 20 février 1857, B, p. 119, et 17 octobre 1875, B, p. 686. Ajoutez les arrêts du 6 août 1836, B, p. 293, où il s'agissait d'un cadavre qui avait été trouvé pendu, et du 1er février 1867, B, p. 46, où le corps d'un homme avait été retiré des eaux du Rhône, avec cette circonstance mentionnée par le commissaire de police, qu'il était en état de putréfaction (Voir le dossier de l'affaire).

Le jugement qui vous est déféré ne nous paraît donc pas pouvoir être maintenu.

Ajoutera-t-on que l'appréciation émise par le tribunal relativement à l'existence d'un flagrant délit dans l'espèce, est souveraine ? Un de vos arrêts en date 10 février 1882, B, p. 63, pourrait être invoqué à l'appui de ce sentiment ; mais ce serait, semble-t-il, en exagérer la portée que de le prendre dans son sens rigoureusement littéral.

Les termes de cette décision, sous la forme absolue qu'elle revêt, vous paraîtront probablement avoir dépassé la pensée qui l'a inspirée. Il semble effectivement que dans cette matière, comme dans toutes les autres, si les tribunaux ont qualité pour constater souverainement les faits du procès, le point de savoir s'ils réalisent ou non les conditions d'un flagrant délit suppose une série de déductions juridiques qui, à ce titre, tombent sous votre contrôle. C'est ainsi que dans les arrêts des 6 août 1836, 1er février 1867 et 17 décembre 1875 précités, vous avez décidé que le juge avait eu tort de dénier aux faits de la cause le caractère d'un flagrant délit.

Votre appréciation paraît donc pouvoir s'exercer en toute liberté sur les circonstances relevées par le tribunal de Rodez.

La chambre criminelle, après avoir entendu ce rapport de M. le conseiller Poux-Franklin, et les conclusions conformes de M. l'avocat général Bertrand, a rendu l'arrêt suivant :

La Cour,

Sur le moyen pris de la violation de l'article 475, § 2, du code pénal ;

Attendu qu'il résulte des constatations du jugement attaqué que le procureur de la République à Rodez a reçu le 28 août dernier, dans la soirée, avis que le cadavre de la demoiselle Irma Campergue venait d'être découvert à Billorgues et que sa mort paraissait être le résultat d'un crime ; que le lendemain matin, le juge d'instruction saisi de l'affaire s'est transporté dans cette commune afin de procéder à une information, après avoir fait requérir plusieurs médecins de l'accompagner pour constater les causes de la mort de la jeune Campergue présumée assassinée ; enfin que les médecins que avaient été l'objet de ces réquisitions n'y ayant pas obtempéré, elles ont été renouvelées le 31 du même mois, mais que l'appel fait à leur concours a été décliné par eux ;

Attendu que les prévenus traduits à raison de ces faits devant le tribunal de simple police de Rodez ont été condamnés par application de l'article 475, § 12, du code pénal précité ; mais que, sur leur appel, le tribunal civil de cette ville les a relaxés par le motif que le procès-verbal qui avait donné lieu aux poursuites ne se référait qu'aux réquisitions du 31 août, et qu'à ce moment le magistrat de qui elles émanaient n'agissait plus en cas de flagrant délit ;

Attendu que les premières réquisitions étaient incontestablement conformes aux prescriptions de l'article 44 du code d'instruction criminelle, puisqu'elles ont été adressées aux prévenus à l'occasion d'un crime présumé, dont l'accomplissement était récent, et qu'elles étaient immédiatement consécutives à l'avis reçu par l'autorité judiciaire de la découverte d'un cadavre ;

Attendu que le 31 août, la condition légale des faits poursuivis n'avait pas changé ; que les secondes réquisitions n'ont été effectivement que la réitération des premières auxquelles elles se rattachent nécessairement et que, d'ailleurs, le délai qui les a séparées n'était pas assez considérable pour enlever à la procédure son caractère de flagrant délit ; qu'il n'a eu pour résultat que de rendre plus urgente l'autopsie d'un cadavre dont le juge de paix de Marcillac annonçait, dès le 28 août, l'état de décomposition ;

Que, par suite, le tribunal de Rodez, en se refusant, dans l'état des faits susrappelés, à faire aux prévenus l'application de l'article 475, § 12, précité, en a formellement violé les dispositions ;

Casse,

Renvoie devant le tribunal correctionnel de Milhau.

44. Responsabilité. Médecin légiste expert. Faute. Négligence dans le mandat judiciaire à lui confié (1).

Les médecins experts légistes sont responsables des délits ou quasidélits commis par eux dans l'exercice des fonctions qui leur ont été confiées, conformément aux dispositions des articles 1382 et 1383 Code civil.

Aucun article de loi, aucune disposition de la loi du 30 novembre 1892, ne déroge, en ce qui concerne les médecins, aux principes de responsabilité édictés par ces articles.

Spécialement, un médecin expert engage sa responsabilité quand, sommé par le juge d'instruction de s'expliquer sur le point de savoir si les constatations, faites par lui sur une femme accusée d'infanticide, offraient des caractères sérieux de probabilité d'accouchement récent, il émet une réponse affirmative, sans s'être livré à tous les modes d'examen reconnus par la science, qu'il s'est trompé, et a ainsi amené l'arrestation de la prévenue qui, quelques jours après, accouchait en prison.

Cette affaire a soulevé une très grande émotion dans le département de la Loire-Inférieure et a motivé de nombreux articles dans la presse.

La veuve Billy, de Comboy, fut accusée d'infanticide au mois de mars 1896. Le procureur de la République et le juge d'instruction se transportèrent, avec le docteur X..., médecin légiste, à Comboy ; la femme Billy fut interrogée, examinée et arrêtée sous prévention d'infanticide ; quelques jours après, à la prison de Saint-Nazaire, elle accouchait, avant terme, d'un enfant qui ne vécut que quelques instants.

Elle fut mise en liberté et intenta au docteur X... une action en dommages-intérêts.

Sur les plaidoiries de Mᵉ Brunschwig et de Mᵉ Gautté (tous deux

(1) Extrait du journal *Le Droit* du jeudi 18 mars 1897, n° 65. — Tribunal civil de Saint-Nazaire, audience du 26 février 1897.

du barreau de Nantes), le tribunal a rendu le jugement suivant :

Attendu que l'action en responsabilité intentée par la veuve Billy contre le docteur X... est fondée sur les dispositions des articles 1382 et 1383 Code civil ;

Que les éléments du délit ou quasi-délit prévus par ces articles sont :

1° Une faute, négligence ou imprudence du défendeur ;

2° Une conséquence de cette faute, négligence ou imprudence dommageable au demandeur ;

Et qu'aucun article de loi, aucune disposition de la loi du 30 novembre 1892, ne déroge, en ce qui concerne les médecins, aux principes de responsabilité édictés par ces articles ;

Qu'il y a donc lieu de rechercher s'il y a :

1° Faute, imprudence ou négligence du défendeur ;

2° Préjudice causé au demandeur ;

3° Corrélation entre la faute et le préjudice ;

Attendu que le préjudice dont la veuve Billy demande réparation résulterait :

1° De son arrestation et de sa détention ;

2° Des moyens violents employés par le médecin légiste pour arriver à la découverte de la vérité ;

Que ce second chef ne peut être retenu, puisque l'emploi du spéculum n'est ni avoué, ni prouvé, ni articulé dans la demande subsidiaire d'enquête, et que, d'autre part, il n'est pas davantage articulé dans la demande subsidiaire d'enquête que ce soit l'emploi de cet instrument qui ait amené l'accouchement de la dame veuve Billy ;

Mais, attendu, sur le second chef, que l'arrestation est légalement prouvée, et qu'il ne peut être contesté que cette arrestation ait eu des conséquences dommageables pour la demanderesse ;

Qu'en ce qui concerne le troisième élément, il est établi, par un procès-verbal régulier du magistrat instructeur, que le médecin légiste a été sommé de s'expliquer sur le point de savoir si ses constatations offraient des caractères sérieux de probabilité d'accouchement récent, et que, sur sa réponse affirmative, un mandat de dépôt a été décerné contre la veuve Billy ;

Que la seule question litigieuse est donc la faute ou plutôt la négligence ou imprudence du médecin légiste, puisque le défendeur était légalement requis d'examiner le veuve Billy et de rechercher si cette femme était accouchée récemment ;

Attendu que si les règles de la science ne sont pas infaillibles, elles permettent cependant au médecin d'arriver le plus souvent et sans difficulté, à la découverte de la vérité ; qu'il doit donc suivre ces règles et les suivre toutes, à défaut d'autres connues, puisque, de l'avis unanime des auteurs qui ont traité de cette partie de la médecine, chacun des symptômes d'accouchement, pris isolément, ou même quelques symptômes isolés ne peuvent donner une certitude.

Qu'il s'agit d'un faisceau que l'expert ne peut scinder, surtout en matière si grave, et qu'il ne peut, sans manquer à ses devoirs, ne pas s'enquérir des règles tracées pour arriver à l'accomplissement de la mission qui lui a été confiée ;

Que les cas d'infanticide sont, d'ailleurs, les cas les plus fréquents sur lesquels le médecin légiste ait à statuer ; que tous les moyens de preuve de l'accouchement se trouvent mentionnés, exposés dans les ouvrages spéciaux qui indiquent unanimement les mêmes moyens, les auteurs différant seulement d'appréciation sur la force probante de chacun d'eux, et que, par suite, l'ignorance de l'expert serait absolument inexcusable ;

Attendu qu'il ne lui est pas défendu de s'enquérir des circonstances extérieures pouvant le guider dans ses recherches ;

Mais que ces circonstances ne doivent pas l'empêcher d'avoir recours à toutes les données de la science dont l'application est l'objet même de son mandat ;

Qu'il doit d'autant moins ajouter foi aux déclarations de l'inculpé qu'il connait son intérêt à déguiser la vérité et son désir de tromper la justice, alors même que ses moyens de défense, souvent inhabilement choisis, iraient à l'encontre de ses intérêts ;

Attendu que les cas, dans lesquels le médecin, ayant procédé à toutes les recherches qui sont commandées par les maitres de la science, a néanmoins été induit en erreur, étant exceptionnels, la proportion entre le nombre de ces cas et celui des accouchements étant infime, l'erreur fait nécessairement présumer la faute, la négligence ou l'imprudence de l'homme de l'art ;

Qu'à l'expert incombe donc la charge de prouver qu'il n'a négligé aucun des moyens auxquels il devait avoir recours ;

Attendu que la date à laquelle a été rédigé le rapport du docteur X..., postérieurement à l'accouchement de la dame veuve Billy, peut mettre le tribunal en défiance contre les énonciations de cette pièce de la procédure criminelle ;

Que si, cependant, à raison du serment d'expert et de la grande honorabilité du défendeur, unanimement reconnue, l'on admet, comme exactes et sincères, les affirmations contenues en son rapport, il y a lieu de considérer que ce document comprend trois parties ;

Que, dans la première, l'expert relate les symptômes par lui reconnus le 18 mars;

Dans la seconde, parlant de la visite du 20 mars, il dit avoir constaté les mêmes symptômes qu'à son premier examen, et ajoute que l'auscultation, la palpation du ventre et le toucher vaginal ne lui donnaient ni bruits du cœur, ni les mouvements actifs de l'enfant, ni le ballottement;

Dans la troisième, il donne ses conclusions fondées sur les résultats de son double examen;

Attendu que ce sont les constatations médicales du 18 mars qui ont déterminé l'expert à affirmer au magistrat instructeur la probabilité de l'accouchement, et ont, par suite, amené l'arrestation;

Qu'il semble résulter de la place qu'occupent dans le rapport les dires de l'expert, relativement aux divers symptômes de grossesse ci-dessus relatés, que c'est seulement lors de son second examen qu'il les a recherchés et en a constaté l'absence;

Et que cette vraisemblance se change en quasi-certitude si l'on rapproche le rapport du procès-verbal de constat dans lequel le magistrat instructeur fait connaître que le médecin lui a déclaré que, n'ayant pas à sa disposition les instruments nécessaires, il y avait lieu de soumettre l'inculpée à une visite plus complète à Saint-Nazaire;

Attendu que, si l'emploi d'un instrument appelé stéthoscope était nécessaire pour entendre les bruits du cœur, il n'était, au contraire, utile d'avoir recours à aucun instrument pour procéder à l'expérience du ballottement;

Qu'il y a donc, de ce chef, négligence de l'expert, qui, dans la première partie de son rapport, mentionne le toucher vaginal à l'effet seulement de constater l'état du col de l'utérus;

Attendu que le défaut d'instruments, qui n'est pas mentionné dans le rapport et dont la cause n'est pas indiquée dans le procès-verbal de constat, fait encore présumer la négligence de l'expert;

Attendu qu'il semble bien acquis que le défendeur s'est contenté, pour affirmer la probabilité de l'accouchement, des symptômes suivants:

Lait dans les seins, vergetures violacées de date récente sur le bas-ventre, parois abdominales flasques et relâchées, présence du fond de l'utérus au-dessous de l'ombilic;

Auxquels il a ajouté la reconnaissance par l'inculpée d'une hémorragie abondante avec caillots, le 15 mars 1896;

Que ces symptômes ne sont pas les plus probants chez une femme multipare:

Et qu'il y a grave imprudence de la part de l'expert à affirmer la probabilité de l'accouchement sur des indices qu'il paraît lui-même ne pas trouver concluants, dans son rapport où il constate, en outre, qu'il n'y a pas de déchirures récentes du col de l'utérus, et particulièrement sur une hémorragie abondante dont il n'a d'autres preuves que les déclarations de l'inculpée ;

Attendu que loin de combattre les présomptions de négligence et d'imprudence, résultant de la rareté des cas où le médecin expert a pu se tromper en pareille matière, les documents que possède le tribunal et le rapport médical ne font que confirmer ces présomptions ;

Et que, par suite, la responsabilité du défendeur se trouve engagée du chef de l'arrestation ;

Attendu, en ce qui concerne les constatations du 20 mars, que l'expert a, comme le 18 mars, négligé de procéder à l'analyse chimique du sang, dont la composition est, d'après tous les auteurs qui se sont occupés de médecine légale, l'un des indices les plus certains de l'accouchement ;

Que l'expert n'étant pas présent lors de la naissance de l'enfant de la veuve Billy, le tribunal ne peut admettre comme prouvé ce qui est dit dans les conclusions du défendeur relativement à la cause de l'absence du ballottement ;

Que cette cause n'est pas articulée en preuve ;

Qu'enfin il n'est pas établi que l'expert ait donné connaissance au magistrat instructeur de ses dernières constatations, ni formulé un nouvel avis, antérieurement à la date de son rapport ;

Que, par suite, il demeure responsable, non seulement de l'arrestation, mais de la durée de cette arrestation jusqu'au moment de l'accouchement ;

Attendu que la négation de la grossesse ne peut constituer une faute à la charge de la dame veuve Billy, obligée de se défendre ; mais que cette déclaration contraire à la vérité, quoique ne dispensant pas l'expert de l'accomplissement intégral de son mandat, doit être retenue comme élément d'atténuation de sa responsabilité ;

Qu'on doit encore admettre, comme causes d'atténuation, la moralité douteuse de la demanderesse, les soupçons qui pesaient sur elle, l'ensemble des renseignements défavorables fournis tant sur cette femme que sur sa famille ;

Attendu, en ce qui concerne le préjudice, qu'il y a lieu de tenir compte de l'arrestation de la dame veuve Billy, du temps de sa détention, et de cette circonstance qu'elle est accouchée à la maison d'arrêt ;

Qu'il convient, d'autre part, de considérer que de ces faits n'est résulté pour elle aucun dommage, postérieurement à sa relaxe ;

Qu'enfin, le tribunal possède tous les éléments nécessaires pour évaluer le montant du préjudice ;

Par ces motifs,

Condamne le docteur X... à payer à la demanderesse la somme de 1000 francs à titre de dommages-intérêts, avec les intérêts de droit, à compter du jour de la demande, le condamne à tous les dépens.

45. Responsabilité médicale. Certificat.

Nous soussigné, docteur en médecine de la Faculté de Paris, domicilié à Paris, rue Monge, n° 2, certifions avoir cejourd'hui 26 juillet 1893, procédé à l'examen de la dame Royer, demeurant rue Maître-Albert, n° 20, blessée le 25 juillet dernier, à l'effet de constater les lésions, d'en déterminer la cause et de fixer la durée de l'incapacité de travail qui peut en résulter.

Voici ce que nous avons observé :

A la région latérale gauche du thorax, au niveau des 5e, 6e, 7e côtes, douleur excessivement violente à la pression et aux mouvements d'élévation et d'abaissement de la cage thoracique. Aucune ecchymose, aucune plaie, — aucun signe stéthoscopique pathologique ; pas d'hémoptysie au moment de la production de la lésion. On ne perçoit ni crépitation, ni mouvements de déplacement pendant l'acte respiratoire au niveau des côtes contuses et pendant les efforts de toux ; et devant l'intensité de la douleur, on est contraint cependant d'admettre une lésion osseuse (fêlure, sinon fracture de ces côtes) :

1° Les lésions constatées chez la femme Royer offrent une certaine gravité ;

2° Elles sont le résultat d'un traumatisme violent produit par un corps contondant (chute sur le sol).

3° Sauf complications impossibles à prévoir actuellement, elles entraîneront une incapacité de travail de quinze à vingt jours.

En foi de quoi...

Dr FROGER.

Paris, le 26 juillet 1893.

Je soussigné, Paul Brouardel, Doyen de la Faculté de médecine de Paris, ai été prié par M. le Dr Froger, demeurant, 2, rue Monge, de donner mon avis sur la valeur du certificat dont il m'a remis copie et que j'ai contresigné *ne varietur*.

La première partie expose les moyens que M. le Dr Froger a employés pour poser son diagnostic. Je trouve cet exposé absolument irréprochable. M. le Dr Froger constate qu'il n'existe aucune trace de violence, ecchymose ou plaie, sur la région dont se plaint Mme Royer. En présence d'une douleur qui lui fait suspecter une fracture de côte, il recherche les signes classiques de cette lésion, il ne les trouve pas, il s'assure que les poumons et la plèvre ne sont pas atteints. Il se trouve donc en présence d'un seul symptôme accusé par la dame Royer, une douleur intense siégeant au niveau des 5e, 6e et 7e côtes, les constatations ne vont pas au delà et il le dit expressément. Je ne vois pas quelle autre recherche aurait pu être faite pour arriver à un diagnostic plus certain. Il n'y a donc rien à reprocher à cette partie du rapport.

M. le Dr Froger était-il en droit d'admettre l'existence d'une fracture de côte? Il suffit d'ouvrir un traité de chirurgie pour lire que les fractures de côtes doivent être distinguées en deux variétés : l'une avec déplacement des fragments, en ce cas il y a de la crépitation, etc. ; l'autre variété comprend les fractures dans lesquelles il n'existe qu'une douleur exaspérée par les mouvements, la toux, etc., mais dans laquelle manquent les signes habituels des fractures parce qu'il n'y a pas déplacement des fragments. Les auteurs recommandent de traiter ces cas douteux comme les cas certains, parce que sous l'influence d'un accès de toux, d'un éternuement, les deux fragments peuvent se déplacer et produire les accidents des fractures complètes. Bien souvent dans les autopsies que nous pratiquons à la Morgue nous n'avons reconnu l'existence de cette seconde variété de fractures qu'après avoir ouvert le thorax et enlevé le cœur et les poumons.

En présence d'une douleur localisée, que la dame Royer déclarait être exaspérée par la pression, les mouvements de respiration, M. le Dr Froger avait le droit de dire comme il l'a dit: « Devant l'intensité de la douleur on est contraint *cependant* d'admettre une lésion osseuse (fêlure, sinon fracture de ces côtes). » M. Froger a expressément dit par cette phrase, notamment par le mot « cependant », qu'il ne trouvait qu'un symptôme, la douleur, et que celle-ci ayant tous les caractères qui accompagnent les fractures de côtes, il devait admettre l'existence de cette lésion, bien qu'il n'ait trouvé aucun autre signe.

C'est cette phrase qui domine les conclusions du rapport. Peut-être aurait-il été plus clair de la distraire du corps du rapport pour la placer en première conclusion. Mais on ne saurait faire

un grief au Dr Froger de l'avoir placée au bas du rapport, au lieu
de la mettre en tête des conclusions.

Ayant admis la fracture sans déplacement des côtes, M. Froger
ne pouvait formuler autrement les autres conclusions. Au lieu
des deux mots « les lésions constatées » de la première conclusion, il aurait peut-être été préférable de mettre « les symptômes »,
mais en poussant la critique même aussi loin, il faut reconnaître
que la valeur de cette expression est précisée par la phrase qui
termine le rapport.

M. le Dr Froger a-t-il été trompé par la dame Royer ? C'est là
une question qu'il ne m'appartient pas de résoudre, mais je puis
dire que les recherches faites par M. le Dr Froger et qui sont
consignées dans le rapport sont les seules qui pouvaient le
mettre à l'abri d'une erreur. Les simulateurs ont bien souvent
trompé des médecins et des chirurgiens, dont la réputation ne
s'est pas trouvée compromise par un diagnostic que la marche
ultérieure de la maladie montrait inexact. Il serait, à mon sens,
excessif de reprocher à M. le Dr Froger, placé dans des conditions bien plus défavorables que les médecins et chirurgiens des
hôpitaux, aidés de leurs chefs de clinique, de leurs internes, de
tout le personnel du service, une erreur que la sagacité de tous
ne permet pas toujours d'éviter.

Je conclus donc ainsi : L'examen fait par M. le Dr Froger a été
complet, on ne peut lui reprocher ni une lacune ni une erreur.
Il a conclu comme ses maîtres lui ont toujours conseillé de conclure : les fractures sans déplacement des côtes se diagnostiquent
par les caractères des douleurs. Je ne puis découvrir dans le
rapport ou dans les conclusions aucune faute ou imprudence
qui puisse lui être imputée.

P. BROUARDEL.

25 mars 1896.

M. Mac-Auliffe, pharmacien, boulevard de l'Hôpital, à Paris,
fut condamné, le 8 août 1893, par le Tribunal correctionnel de la
Seine, à 25 francs d'amende et 100 francs de dommages-intérêts,
pour avoir porté des coups à une femme Royer et l'avoir injuriée.

Il fut établi, peu de temps après, que les témoins cités à la
requête de Mme Royer, les femmes Colliat et Suprin, s'étaient
rendues coupables de faux témoignage et avaient tiré de leur
imagination le récit qu'elles étaient venues faire au Tribunal
d'après lequel M. Mac-Auliffe aurait renversé Mme Royer, en la
frappant et en l'injuriant (1).

(1) Extrait du journal *Le Droit* du 5 juin 1896, n° 131.

Poursuivies à la requête du ministère public, Mmes Colliat et Suprin furent condamnées par la chambre des appels correctionnels de la Cour de Paris, le 7 février 1896, à trois ans de prison et 50 francs d'amende. Mme Royer et une dame Pouteau, poursuivies comme complices, encoururent la même condamnation (1).

La cinquième chambre du Tribunal civil de la Seine a eu à statuer sur un procès qui est l'épilogue de cette affaire de faux témoignage (2).

M. Mac-Auliffe a en effet assigné M. le Dr Froger, pour avoir délivré à Mme Royer un certificat constatant que les lésions dont celle-ci se plaignait consistaient en une fêlure, peut-être même en une fracture de côtes, qu'elles offraient une certaine gravité, étaient : « le résultat d'un traumatisme violent produit par un corps contondant (chute sur le sol), et pouvaient entraîner une incapacité de travail d'une quinzaine de jours ». M. Mac-Auliffe prétend que M. le Dr Froger n'a donné ce certificat que par complaisance, qu'il est difficile d'admettre qu'il ait pu constater sur le corps de Mme Royer, les suites de coups qu'elle n'avait pas reçus ; et, soutenant que ce certificat avait été pris en considération par les juges qui l'avaient condamné, il réclame contre son auteur 5000 francs de dommages et intérêts. Me G. Fabre s'est présenté pour M. Mac-Auliffe et a soutenu sa demande.

Me R. Renoult a plaidé pour M. Froger. Il a soutenu que son client avait rédigé son certificat d'après les déclarations à lui faites par Mme Royer, qui se plaignait de douleurs incontestablement symptomatiques d'une fêlure ou d'une fracture de côtes ; à l'appui de sa thèse, il a produit une attestation de M. le Dr Brouardel, de laquelle il résulte que le diagnostic de son confrère avait été parfaitement établi, et qu'il arrive en effet fréquemment qu'une fracture de côte se produise sans déplacement des deux portions de l'os, et qu'en pareil cas les symptômes sont bien ceux qu'avait accusés Mme Royer ; d'ailleurs, a ajouté Me Renoult, ce n'est pas en s'appuyant sur le certificat du Dr Froger que le Tribunal avait condamné M. Mac-Auliffe.

Le Tribunal a rendu son jugement à l'audience de 12 juin 1896. En voici le texte :

(1) Voir l'arrêt dans le *Droit* du 3 mai 1896.
(2) Tribunal civil de la Seine (5e ch.). Présidence de M. Lallement, audience du 4 juin 1896.

Médecin. Certificat. Lésion déclarée par le client. Vérification impossible. Cause de la lésion certifiée sans preuve. Production en justice. Mensonge du prétendu malade. Préjudice. Dommages-intérêts (1).

Si, au point de vue du traitement à prescrire, le médecin est libre d'ajouter foi aux affirmations du client qui le consulte, il ne saurait lui être permis d'attester, comme un fait résultant de sa constatation personnelle, l'existence d'une lésion qu'il n'a pas pu vérifier ; et il agit avec imprudence, s'il certifie, sur la seule déclaration du client, la cause de la prétendue lésion et même les circonstances dans lesquelles elle se serait produite.

Et, si ce certificat, produit en justice par la personne qui l'a obtenu, a contribué à déterminer les juges à prononcer une condamnation pénale contre l'auteur de la prétendue lésion, celui-ci est fondé à réclamer des dommages-intérêts au médecin qui l'a délivré au cas où il vient à être prouvé que la lésion n'existait pas et avait été simulée par esprit de vengeance.

Le Tribunal,

Attendu qu'il résulte des documents de la cause que Mac-Auliffe a été, dans le courant de l'année 1893, poursuivi devant le tribunal correctionnel de la Seine, à la requête d'une femme Royer, pour injures publiques et pour coups et blessures volontaires ; que, sur la déposition des témoins cités par la plaignante et sur le vu d'un certificat médical délivré par le Dr Froger, le demandeur a été condamné, le 8 août 1893, à 25 francs d'amende et à 100 francs de dommages-intérêts, ladite condamnation confirmée par un arrêt de la cour d'appel de Paris, en date du 3 novembre suivant ;

Attendu cependant que, sur les énergiques protestations de Mac-Auliffe, une instruction judiciaire a été ouverte et n'a pas tardé à démontrer que les faits allégués à la charge du demandeur n'avaient jamais existé, qu'ils avaient été imaginés par une femme Pouteau, dans une pensée de haine contre Mac-Auliffe, et faussement affirmés par la plaignante, ainsi que par deux témoins que la femme Pouteau avait subornés ;

Que les auteurs et complices de ce faux témoignage ont été, à leur tour, traduits devant la juridiction correctionnelle, reconnus coupables et condamnés à trois années d'emprisonnement par un arrêt de la cour d'appel du 7 février 1896 ;

(1) Extrait du journal *Le Droit* du 13 juin 1896, n° 138. Tribunal civil de la Seine (5e ch.), audience du 12 juin 1896.

Que, dans ces conditions, Mac-Auliffe vient aujourd'hui demander compte au Dr Froger de la faute que celui-ci aurait commise en délivrant imprudemment le certificat médical produit dans la première instance correctionnelle, et lui réclame de ce chef 5 000 francs à titre de dommages et intérêts ;

Attendu que le certificat dont s'agit, après avoir résumé les observations auxquelles donnait lieu l'examen de la dame Royer, se termine par les conclusions suivantes : « 1° Les lésions constatées chez la femme Royer offrent une certaine gravité ; 2° elles sont le résultat d'un traumatisme violent, produit par un corps contondant (chute sur le sol) ; 3° sauf complications impossibles à prévoir actuellement, elles entraîneront une incapacité de travail de quinze à vingt jours » ;

Attendu que les conclusions ainsi formulées impliquaient l'existence certaine de lésions dûment constatées par le médecin ; que, de plus, elles indiquaient la cause et les conséquences de ces lésions avec une précision qui ne laissait aucune place au doute ;

» Attendu cependant que l'examen auquel s'était livré le Dr Froger n'était pas de nature à justifier de semblables conclusions, puisqu'il résulte non seulement des premières énonciations du certificat lui-même, mais encore des explications fournies par le défendeur au cours de l'instruction judiciaire ultérieurement suivie, que le Dr Froger n'avait constaté par lui-même aucune lésion ; qu'il n'avait découvert aucun indice matériel, aucun signe pathologique de la fracture ou contusion diagnostiquée par lui, et qu'il avait purement et simplement fondé son diagnostic sur la douleur que la prétendue malade déclarait ressentir, c'est-à-dire en réalité sur une simple déclaration ; que, par suite, le certificat délivré par lui n'était autre chose qu'un certificat de complaisance ;

Que si, au point de vue du traitement à prescrire, le médecin est libre d'ajouter foi aux affirmations du client qui le consulte, il ne saurait lui être permis d'attester, comme un fait acquis et résultant de sa constatation personnelle, l'existence d'une lésion qu'il n'a pu vérifier lui-même et qu'à plus forte raison il agit avec la plus grande imprudence en certifiant sur la seule déclaration du client, la cause de la prétendue lésion et même les circonstances dans lesquelles elle se serait produite, comme, dans l'espèce, la chute sur le sol ; que cette imprudence est d'autant plus condamnable que, dans les circonstances de la cause, le Dr Froger ne pouvait ignorer l'usage qui serait fait du certificat délivré par lui ;

Attendu que si la pièce incriminée n'a pas été la cause exclusive et déterminante de la condamnation du demandeur et du préjudice auquel a donné lieu pour ce dernier l'erreur judiciaire dont il a été la victime, il est néanmoins hors de doute que le certificat délivré par le défendeur a corroboré gravement l'impression produite sur les juges par les dépositions mensongères des témoins à charge, et qu'il a, comme il est dit, dans l'arrêt du 7 février dernier, contribué à assurer la condamnation de Mac-Auliffe :

En ce qui concerne la réparation du préjudice :

Attendu que par sa faute, le défendeur a causé à Mac-Auliffe un préjudice tout à la fois moral et matériel dont il lui doit réparation ; que ce préjudice est sérieux et qu'à cet égard Froger ne saurait tirer argument de ce que Mac-Auliffe n'a réclamé qu'un franc de dommages et intérêts aux auteurs ou complices du délit de faux témoignage ; que la modicité de cette demande s'expliquait par l'insolvabilité présumée des inculpés et ne peut être opposée à la juste réclamation que le demandeur formule aujourd'hui ;

Que le tribunal a d'ailleurs les éléments nécessaires pour apprécier l'importance du dommage causé à Mac-Auliffe, ainsi que de l'indemnité à laquelle il a droit, en tenant compte de la bonne foi du défendeur, qui n'a point été suspectée et ne saurait être mise en doute ;

Par ces motifs,

Et sans qu'il soit nécessaire de statuer sur les conclusions subsidiaires du défendeur à fin d'expertise, dont il est en tant que de besoin débouté ;

Condamne Froger à payer à Mac-Auliffe la somme de 500 francs à titre de dommages et intérêts, et le condamne en outre aux dépens.

46. — Tarifs des expertises.

Chargés par l'Association générale des médecins de France de préparer un projet sur les modifications à introduire dans les tarifs des expertises, M. Motet et moi avons soumis à l'assemblée qui les avait approuvées les modifications suivantes :

DÉCRET DU 18 JUIN 1811.

Tarifs des expertises médico-légales.

———

PROJET

de l'Association générale des médecins de France.

Tarif de 1811.

Chapitre II. — *Honoraires et vacations des médecins, chirurgiens, sages-femmes, experts et interprètes.*

Art. 17. — Chaque médecin ou chirurgien recevra, savoir :
1º Pour chaque visite et rapport, y compris le premier pansement, s'il y a lieu :

Paris... 6   »
Villes de 40,000 habitants et au-dessus...... 5   »
Autres villes et communes................ 3   »

2º Pour les ouvertures de cadavres et autres opérations plus difficiles que la simple visite, et en sus des droits ci-dessus :

Paris... 9   »
Villes de 40,000 habitants et au-dessus...... 7   »
Autres villes et communes................ 5   »

Art. 18. — Les visites faites par les sages-femmes seront payées :

Paris... 3   »
Autres villes et communes................ 2   »

Art. 19. — Outre les droits ci-dessus, le prix des fournitures nécessaires pour les opérations sera remboursé.

Art. 20. — Pour les frais d'exhumation de cadavres, on suivra les tarifs locaux.

Art. 21. — Il ne sera rien alloué pour soins et traitements administrés, soit après le premier pansement, soit après les visites ordonnées d'office.

Art. 22. — Chaque expert ou interprète recevra pour chaque vacation de trois heures, et pour chaque rapport, lorsqu'il sera fait par écrit, savoir :

Paris... 5   »
Ville de 40,000 habitants et au-dessus....... 4   »
Autres villes et communes... 3   »

Tarif modifié. — Uniformément applicable à toute la France.

CHAPITRE II. — *Honoraires et vacations des experts médecins, chirurgiens, sages-femmes, et des vacations des experts et interprètes.*

Art. 17.

    1° Pour chaque visite et certificat immédiat.　10 »
    2° Pour visite y compris examen à l'aide d'ins-
    truments spéciaux; pour visite et panse-
    ment...................................... 20 »

En plus des frais ci-dessus, le rapport écrit, donnant le détail des opérations comprises au paragraphe 2, sera payé par vacation.
    3° Il sera alloué aux médecins experts :

    a. Pour autopsie d'un fœtus ou d'un enfant
    nouveau-né............................... 15 »
    b. Pour autopsie d'un adulte................ 30 »
    c. Pour autopsie après exhumation.......... 50 »

En plus des frais ci-dessus, le rapport écrit desdites autopsies sera payé par vacation.
    Art. 18. — Les visites faites par les sages-femmes seront payées 5 francs.

    Art. 19. — Outre les droits ci-dessus, le prix des fournitures nécessaires pour les opérations sera remboursé.
    Art. 20. — Supprimé.

    Art. 21. — Supprimé.

    Art. 22. — Chaque expert médecin recevra pour chaque vacation de trois heures et pour chaque rapport, lorsqu'il sera fait par écrit, savoir :

    Une vacation de jour..................... 7 »
    Une vacation de nuit..................... 10 »

Tarif de 1811 *(suite)*.

Les vacations de nuit seront payées moitié en sus.

Il ne pourra être alloué, pour chaque journée, que deux vacations de jour et une de nuit.

Art. 24. — Dans le cas de transport à plus de deux kilomètres de leur résidence, les médecins, chirurgiens, etc., etc.

Art. 25. — Dans tous les cas où les médecins, chirurgiens, sages-femmes, experts et interprètes, seront appelés, soit devant le juge d'instruction, soit aux débats, à raison de leurs déclarations, visites ou rapports, les indemnités dues pour cette comparution leur seront payées comme à des témoins, s'ils requièrent taxe.

Art. 27. — Pour chaque jour que le témoin aura été détourné de son travail ou de ses affaires, il pourra lui être taxé, savoir :

Paris.................................... 2 »
Villes de 40,000 habitants et au-dessus....... 1 50
Autres villes et communes................. 1 »

CHAPITRE VIII. — *Des frais de voyage et de séjour auxquels l'instruction des procédures peut donner lieu.*

Art. 90. — Il est accordé des indemnités aux médecins, chirurgiens, sages-femmes, experts et interprètes, etc., etc., lorsque à raison des fonctions qu'ils doivent remplir, et notamment dans les cas prévus par les articles 20, 43 et 44 du Code d'instruction criminelle, ils sont obligés de se transporter à plus de deux kilomètres de leur résidence, soit dans le canton, soit au delà.

Art. 91. — Cette indemnité est fixée par chaque myriamètre parcouru, en allant et en revenant, savoir :

1° Pour les médecins, chirurgiens, experts,
    interprètes et jurés, à 2 50
2° Pour les sages-femmes, etc., à........... 1 50

Art. 92. — L'indemnité sera fixée par myriamètre et demi-myriamètre. Les fractions de huit à neuf kilomètres seront comptées pour un myriamètre, et celles de trois à sept kilomètres pour un demi-myriamètre.

Art. 93. — Pour faciliter le règlement de cette indemnité, les préfets feront dresser un tableau des distances en myriamètres et en kilomètres, de chaque commune au chef-lieu de canton, au

Tarif modifié (*suite*).

Il ne pourra être alloué, pour chaque journée, que deux vacations de jour et une de nuit.

Art. 24. — Conservé.

Art. 25. — Dans tous les cas où les experts médecins, chirurgiens, sages-femmes seront appelés, soit devant le juge d'instruction, soit aux débats, à raison de leurs déclarations, visites, ou rapports, les indemnités dues pour cette comparution leur seront payées comme à des experts, par vacation, s'ils requièrent taxe.

Art. 27. — Supprimé.

CHAPITRE VIII. — *Des frais de voyage et de séjour auxquels l'instruction des procédures peut donner lieu.*

Art. 90. — Il est accordé des indemnités aux experts médecins, chirurgiens, sages-femmes, etc., lorsque à raison des fonctions qu'ils doivent remplir, et notamment dans les cas prévus par les articles 20, 43 et 44 du Code d'instruction criminelle, ils sont obligés de se transporter à plus de deux kilomètres de leur résidence, soit dans le canton, soit au delà.

Art. 91. — Cette indemnité est fixée pour chaque kilomètre parcouru, en allant et en revenant, savoir :

Pour les experts médecins, chirurgiens, sages-femmes 0 50

Art. 92. — Supprimé.

Art. 93. — Pour faciliter le règlement, etc. (comme au décret — avec l'addition suivante) :
Pour les experts médecins, etc., ces distances seront calculées

Tarif de 1811 (*suite*).

chef-lieu d'arrondissement, et au chef-lieu de département, etc., etc.

Art. 94. — L'indemnité de 2 fr. 50 sera portée à 3 francs, et celle de 1 fr. 50 à 2 francs, pendant les mois de novembre, décembre, janvier et février. (*Abrogé par décret, 7 avril 1813.*)

Art. 95. — Lorsque les individus dénommés ci-dessus seront arrêtés, dans le cours du voyage, par force majeure, ils recevront en indemnité pour chaque jour de séjour forcé, savoir :

    1° Ceux de la première classe............... 2 »
    2° Ceux de la seconde..................... 1 50

Ils seront tenus de faire constater par le juge de paix ou ses suppléants, ou par le maire, ou à son défaut par ses adjoints, la cause du séjour forcé en route, et d'en représenter le certificat à l'appui de leur demande en taxe.

Art. 96. — Si les mêmes individus, autres que les jurés, etc., etc., sont forcés de prolonger leur séjour dans la ville où se fera la procédure, et qui ne sera point celle de leur résidence, il leur sera alloué pour chaque jour de séjour une indemnité fixée ainsi qu'il suit :

1° Tous les médecins, chirurgiens, experts et interprètes :

    Paris... 4 »
    Villes de 40,000 habitants et au-dessus...... 2 50
    Autres villes et communes.................. 2 »

TITRE III. — Du payement et recouvrement des frais de justice criminelle.

Chapitre premier. — *Du mode de payement.*

Art. 132. — Le mode de payement diffère suivant leur nature et leur urgence ; il est réglé ainsi qu'il suit :

Art. 133. — Les frais urgents seront acquittés sur simple taxe et mandat du juge, mis au bas des réquisitions, copies de convocations ou de citations, états ou mémoires des parties.

Art. 134. — Sont réputés frais urgents :

1° Les indemnités des témoins et des jurés.

2° Toutes dépenses relatives à des fournitures ou opérations pour lesquelles les parties prenantes ne sont pas habituellement employées.

Tarif modifié (*suite*).

sur le nombre réel de kilomètres parcourus du lieu de la résidence de l'expert au lieu où se feront les opérations requises.

Art. 94. — Supprimé. (*Décret du garde des sceaux, 14 décembre 1842, 6 février 1862. — Abrogé.*)

Art. 95. — Lorsque les individus dénommés ci-dessus seront arrêtés dans le cours du voyage par force majeure, ils recevront une indemnité pour chaque jour de séjour forcé, savoir :

    1° Les experts médecins, chirurgiens..... . 20 »

    2° Pour une demi-journée................ 10 »

(La fin comme au décret.)

Art. 96. — Si les mêmes individus sont obligés de prolonger leur séjour dans la ville où se fera l'instruction de la procédure, dans celle où l'affaire sera jugée, et qui ne sera point celle de leur résidence, il leur sera alloué, pour chaque jour de séjour, une indemnité fixée ainsi qu'il suit :

    Pour les experts médecins, chirurgiens,
        dans toute la France.................. 20 »

TITRE III. — Du payement et recouvrement des frais de justice criminelle.

Chapitre premier.

Art. 132. — Comme au décret.

Art. 133. —   id.   id.

Art. 134. — Sont réputés frais urgents :

1° Les honoraires de visite et certificats, rapports, autopsies, vacations, indemnités de transport, d'arrêt forcé et de séjour des experts médecins, etc.

2° Toutes dépenses relatives à des fournitures ou opérations

Tarif de 1811 *(suite)*.

Art. 140. — Les formalités de la taxe et de l'exécutoire seront remplies sans frais, par les présidents, les juges d'instruction et les juges de paix, chacun en ce qui le concerne. L'exécutoire sera décerné sur les réquisitions de l'officier du ministère public, lequel signera la minute de l'ordonnance.

Art. 141. — Les juges qui auront décerné les mandats ou exécutoires et les officiers du ministère public qui y auront apposé leur signature seront responsables de tout abus ou exagération dans les taxes, solidairement avec les parties prenantes, et sauf leur recours contre elles.

Art. 142. — Les présidents et les juges d'instruction ne pourront refuser de taxer et de rendre exécutoires, s'il y a lieu, des états ou mémoires de frais de justice criminelle, par la seule raison que ces frais n'auraient pas été faits par leur ordre direct, pourvu toutefois qu'ils aient été faits en vertu d'un ordre d'une autorité compétente, dans le ressort de la Cour ou du tribunal que ces juges président ou dont ils sont membres.

Tarif modifié (*suite*).

pour lesquelles les experts médecins sont habituellement requis.
(Circulaire du garde des sceaux, 5 février 1860. — Abrogée.)
Art. 140. — Comme au décret.

Art. 141. —   Id.

Art. 142. —   Id.

Article additionnel. — Les honoraires, vacations ou indemnités des experts médecins auxquels donnera droit la réquisition écrite d'un officier de police administrative, faisant fonctions d'auxiliaire du procureur de la République, seront taxés comme frais urgents, et visés ainsi qu'il est dit à l'article 140. Ils seront payés par l'administration de l'enregistrement sur la présentation de l'exécutoire (1).

(1) Par décret du 7 avril 1813 et l'ordonnance du 28 novembre 1838 (art. 2 et 3), sont abrogées celles de leurs dispositions concernant les experts médecins, contraires aux dispositions ci-dessus.

———————

47. Honoraires médico-légaux.

M. le Dr Chapuis, secrétaire de la Société du Jura, raconte sans aigreur, en homme qui, ayant fait son devoir, prend aisément son parti d'avoir perdu son temps et sa peine, l'histoire d'un transport de justice.

Requis par le parquet de Lons-le-Saunier, il se transporte dans une commune distante de 23 kilomètres ; voici le bordereau de ses recettes et dépenses :

Dépenses. — De cinq heures du matin à une heure après-midi, prix de location d'une voiture....		15 »
Recettes. — Transport à 2 myriamètres 3 kilomètres, soit 5 myriamètres, à 2 fr. 50........	12 50	
Visite et rapport	3 »	
	15 50	15 »

« Ma demi-journée perdue, mon examen, la rédaction de mon rapport, m'ont valu, très exactement, 0 fr. 50 centimes, c'est-à-dire un peu moins que le pourboire à donner à mon conducteur. Cet exemple n'est point isolé. »

Nous ne le savons que trop, hélas ! Aussi voulons-nous qu'il y soit porté remède.

Que dire de l'indemnité pour arrêt forcé en route, de l'indemnité de séjour du médecin expert dans la ville où se fera la procédure ? Dans le premier cas, les médecins, chirurgiens, experts et jurés avaient droit à 2 francs ; dans le second, à 4 francs pour Paris, à 2 fr. 50 et 2 francs pour le reste de la France.

Et le décret du 7 avril 1813 est venu aggraver encore cette situation.

Comment ! un médecin aura, pendant toute une journée, abandonné ses affaires, négligé sa clientèle, au risque de la voir s'éloigner de lui ; on l'oblige à vivre au restaurant, à l'hôtel, et, pour couvrir ces dépenses, ces risques, le décret de 1811 lui alloue 2 fr. 50 par jour, au maximum, dans les villes de 40 000 habitants et au-dessus ! Cette allocation n'est pas seulement dérisoire, elle est humiliante ; nous croyons inutile de mettre en relief le sacrifice considérable imposé au médecin détourné de ses occupations pendant une journée entière, et nous estimons que le chiffre de 20 francs pour indemnité d'un séjour de vingt-quatre heures « dans une ville autre que sa résidence », n'est pas trop élevé (1).

(1) Voyez p. 303.

48. Honoraires des médecins experts.

Rapport au président de la République française.

Paris, le 21 novembre 1893.

Monsieur le Président,

Vous avez bien voulu, sur ma proposition, ordonner le renvoi à l'examen du Conseil d'État d'un projet de décret portant règlement d'administration publique en exécution des paragraphes 2 et 3 de l'article 14 de la loi du 30 novembre 1892 sur l'exercice de la médecine et relatif :

1° Aux conditions suivant lesquelles peut être conféré le titre d'expert devant les tribunaux ;

2° A la revision des tarifs du décret du 18 juin 1811, en ce qui touche les honoraires, vacations, frais de transport et de séjour des médecins.

Ce projet de décret a été délibéré et adopté par le Conseil d'État, dans sa séance du 9 novembre 1893.

J'ai, en conséquence, l'honneur de vous demander de vouloir bien revêtir de votre signature le décret ci-joint.

Veuillez agréer, monsieur le Président, l'hommage de mon profond respect.

Le garde des sceaux, ministre de la justice,
E. GUÉRIN.

Le Président de la République française,

Sur le rapport du garde des sceaux, ministre de la justice :

Vu la loi du 30 novembre 1892 sur l'exercice de la médecine, et notamment les paragraphes 2 et 3 de l'article 14, ainsi conçus :

« Un règlement d'administration publique revisera les tarifs du décret du 18 juin 1811, en ce qui touche les honoraires, vacations, frais de transport et de séjour des médecins.

« Le même règlement déterminera les conditions suivant lesquelles pourra être conféré le titre d'expert devant les tribunaux » ;

Vu le décret du 18 juin 1811, contenant règlement pour l'administration de la justice en matière criminelle, de police correctionnelle et de simple police, et tarif général des frais ;

Le Conseil d'État entendu,

Décrète :

CHAPITRE PREMIER. — *Des conditions dans lesquelles est conféré le titre d'expert médecin devant les tribunaux.*

Art. 1er. — Au commencement de chaque année judiciaire et

dans le mois qui suit la rentrée, les cours d'appel, en chambre du conseil, le procureur général entendu, désignent, sur des listes de propositions des tribunaux de première instance du ressort, les docteurs en médecine à qui elles confèrent le titre d'expert devant les tribunaux.

Art. 2. — Les propositions du tribunal et les désignations de la cour ne peuvent porter que sur les docteurs en médecine français, ayant au moins cinq ans d'exercice de la profession médicale et demeurant soit dans l'arrondissement du tribunal, soit dans le ressort de la cour d'appel.

Art. 3. — En dehors des cas prévus aux articles 43, 44, 235 et 268 du code d'instruction criminelle, les opérations d'expertise ne peuvent être confiées à un docteur en médecine qui n'aurait pas le titre d'expert. Toutefois, suivant les besoins particuliers de l'instruction de chaque affaire, les magistrats peuvent désigner un expert près un tribunal autre que celui auquel ils appartiennent.

En cas d'empêchement des médecins experts résidant dans l'arrondissement, et s'il y a urgence, les magistrats peuvent, par ordonnance motivée, commettre un docteur en médecine français de leur choix.

CHAPITRE II. — *Des honoraires, vacations, frais de transport et de séjour des experts médecins.*

Art. 4. — Chaque médecin requis par des officiers de justice ou de police judiciaire ou commis par ordonnance, dans les cas prévus par le code d'instruction criminelle, reçoit à titre d'honoraires :

1º Pour une visite avec premier pansement, 8 francs ;

2º Pour toute opération autre que l'autopsie, 10 francs ;

3º Pour autopsie avant inhumation, 25 francs.

4º Pour autopsie après exhumation, 35 francs.

Au cas d'autopsie d'un nouveau-né les honoraires sont de 15 à 25 francs, suivant que l'opération a eu lieu avant inhumation ou après exhumation.

Tout rapport écrit donne droit, au minimum, à une vacation de 5 francs.

Art. 5. — Le coût des fournitures reconnues nécessaires pour les opérations est remboursé sur la production des pièces justificatives de la dépense.

Art. 6. — Il n'est rien alloué pour soins et traitements administrés soit après le premier pansement, soit après les visites ordonnées d'office.

Art. 7. — En cas de transport à plus de 2 kilomètres de leur résidence, les médecins reçoivent par kilomètre parcouru, en allant et en revenant :

1° 20 centimes si le transport a été effectué en chemin de fer ;

2° 40 centimes si le transport a eu lieu autrement.

Art. 8. — Dans le cas où les médecins sont retenus dans le cours de leur voyage par force majeure, ils reçoivent une indemnité de 10 francs par chaque journée de séjour forcé en route, à la condition de produire à l'appui de leur demande d'indemnité un certificat du juge de paix ou du maire de la localité constatant la cause du séjour forcé.

Art. 9. — Il est alloué aux médecins, outre les frais de transport, s'il y a lieu, une vacation de 5 francs à raison de leurs dépositions soit devant un tribunal, soit devant un magistrat instructeur.

Si les médecins sont obligés de prolonger leur séjour dans la ville où siège soit le tribunal, soit le juge d'instruction devant lequel ils sont appelés, il leur est alloué, sur leur demande, une indemnité de 10 francs par chaque journée de séjour forcé.

Art. 10. — Sont abrogées toutes les dispositions du décret du 18 juin 1811 en ce qu'elles ont de contraire au présent chapitre.

CHAPITRE III. — *Dispositions transitoires.*

Art. 11. — Les officiers de santé reçus antérieurement au 1er décembre 1893 et ceux reçus dans les conditions déterminées par l'article 31 de la loi du 30 novembre 1892 peuvent être portés sur la liste d'experts près les tribunaux s'ils réunissent les conditions de nationalité, de durée d'exercice de leur profession et de résidence prévues à l'article 2 du présent décret.

Ils ont droit aux mêmes honoraires, vacations, frais de transport et de séjour que les docteurs en médecine.

Art. 12. — Le tarif prévu au chapitre II du présent décret ne sera applicable qu'aux opérations requises postérieurement au 30 novembre 1893.

Art. 13 — Le garde des sceaux, ministre de la justice, est chargé de l'exécution du présent décret, qui sera publié au *Journal officiel* de la République française et inséré au *Bulletin des lois.*

Fait à Paris, le 21 novembre 1893.

CARNOT.

Par le Président de la République :

Le garde des sceaux, ministre de la justice,
E. GUÉRIN.

49. Autopsie incomplète.

13 novembre 1887.

Monsieur et très honoré Maître,

J'ai recours à vous pour avoir votre avis sur un point délicat d'expertise légale.

Voici ce dont il s'agit en quelques mots : Un homme âgé de trente-quatre ans est trouvé mort sur la route, ne portant d'autres traces de violence qu'une contusion au niveau de la fosse temporale gauche, où siège un épanchement sanguin sous-cutané assez abondant, avec tuméfaction de la paupière supérieure de l'œil correspondant.

Un confrère du voisinage délivre le permis d'inhumer, donnant comme cause probable une fracture de la base du crâne.

Six jours après l'enterrement, la rumeur publique dénonçant un crime, je suis requis par M. le procureur de procéder à l'examen du corps après exhumation et à un examen plus détaillé de la tête, les violences n'ayant porté que sur cette région.

Or l'examen attentif du crâne, base et sommet, l'examen tout spécial du sphénoïde et du rocher n'ont révélé aucune trace de fracture ; l'encéphale était plutôt exsangue, sauf un peu de sang noir à la région occipitale, le cadavre reposant sur le dos dans le cercueil.

La surface extérieure du corps ne portait aucun signe de violence.

J'oubliais de vous noter qu'à l'ouverture du cercueil, je notai que le linceul était imbibé, dans la partie qui recouvrait la face, de sang qui s'était écoulé par la narine droite.

Je conclus donc que le sujet n'a pas succombé à une hémorragie cérébrale consécutive à une fracture du crâne qui n'existe pas.

Les organes intérieurs du restant du corps n'ont pas été examinés, M. le procureur désirant seulement savoir si véritablement des violences, ayant pour siège la tête, avaient déterminé la mort.

Nous opérions du reste à la lueur de deux lanternes dans le cimetière, ce qui nous hâtait.

Dans ces conditions, très honoré Maître, que répondre si le jury me demande : La lésion constatée au niveau de la tempe a-t-elle pu déterminer la mort immédiate ou en une heure ou deux ?

Si oui, comment la mort s'est-elle produite, l'encéphale étant plutôt exsangue ?

Il est bon de vous dire qu'on accuse un de ses camarades de lui avoir donné un coup de bâton à la suite d'une discussion.

Au bout de huit jours de décès, que peut-on inférer d'un encéphale qui commence à se ramollir ?

J'avais songé à une syncope possible, mais dans ce cas, les signes anatomiques sont nuls.

Avant de déposer mon rapport, j'attendrai votre réponse.

50. Responsabilité de l'expert. Date de l'accouchement. — *Copie d'une lettre adressée au* Dr Paul Lorain.

Le 8 mai 1875.

Monsieur et très savant Confrère,

C'est à un de nos premiers médecins légistes que je viens exposer une question, où mon honneur est en jeu.

Dans le courant du mois d'août 1874, une domestique de ferme de la commune de T..., à 14 kilomètres de chez moi, vient me consulter pour une suppression ; je la soupçonne enceinte de 3 à 4 mois, je le lui dis ; elle le nie et me demande un remède. N'étant pas sûr de mon diagnostic, je lui donne une potion avec 125 grammes d'eau et 20 grammes d'acétate d'ammoniaque, à prendre par cuillerée toutes les heures. Je crois que c'est là une potion inoffensive. Je ne revois plus cette femme.

Le 18 février 1875, je suis requis de procéder à la visite de cette fille et je consigne le résultat de mon examen dans le rapport que je joins à cette lettre. A ce moment, cette fille niait absolument être accouchée.

Nous soussigné, D..., docteur en médecine de la Faculté de Paris, demeurant à C., sur la réquisition de M. le juge de paix, de nous transporter immédiatement au village de K..., d'y examiner la fille B..., de constater si cette fille n'est pas récemment accouchée et depuis combien de temps, nous nous sommes rendu le jeudi 18 février 1875 audit village, où à dix heures du soir, après avoir reçu notre serment de remplir la mission qui nous était confiée en honneur et conscience, M. le juge de paix nous a requis de visiter la fille B..., qui a déclaré consentir à cette visite.

Voici ce que nous avons constaté :

1° Le visage ne paraît pas porter de traces de masque de grossesse.

2° Les seins sont mous ; le mamelon, entouré d'une aréole brune, laisse suinter à l'aide de pressions réitérées une gouttelette de lait.

3° Le ventre est dur, une ligne brune très mince, se dirige du pubis à l'ombilic ; on ne peut, à cause de la résistance des parois abdominales, sentir les organes situés profondément dans l'abdomen. Sur les côtés on remarque quelques vergetures très peu apparentes.

4° La chemise est imprégnée de sang. — Interrogée par nous pour connaître la provenance de ce sang, la fille B... nous répond qu'elle a ses règles.

5° La vulve ne présente à la vue ni contusions ni déchirures, il s'en écoule un peu de sang.

6° Au toucher, l'orifice du vagin ne paraît pas trop élargi, l'index et le médius de la main étant introduits ensemble, il serait impossible d'introduire sans violence un troisième doigt. On sent l'utérus assez volumineux. Le col est mou, gros, l'orifice inférieur du col est fermé.

7° Au spéculum, le col de l'utérus paraît volumineux, l'orifice fermé semble irrégulier et laisse suinter du sang comme il arrive à une époque menstruelle.

Nous devons d'abord faire remarquer que notre examen a été pratiqué à la lumière d'une chandelle, éclairage insuffisant qui n'a pas permis d'apprécier très exactement certains signes. Les vergetures que nous avons cru remarquer sur les côtés du ventre et que nous avons eu quelques difficultés à reconnaître, pourraient avoir à la lumière du jour un tout autre aspect. De même pour le col de l'utérus ; le sang qui en suintait, joint à l'éclairage défectueux ont pu jusqu'à un certain point dénaturer l'apparence des parties.

La mollesse des seins, l'aréole brune qui entoure le mamelon, la gouttelette de lait qu'on en peut faire suinter, la ligne brune allant du pubis à l'ombilic, le volume que semble avoir l'utérus, la grosseur du col et l'apparence irrégulière de son orifice, tout semble démontrer qu'il s'est formé à l'intérieur de l'utérus un produit qui en a été ensuite expulsé.

Quelle était la nature de ce produit ? Il est impossible d'affirmer que ce n'est pas une tumeur, soit fibreuse, soit sanguine ; mais en raison de la rareté d'une semblable affection, il est fort probable que l'accroissement de l'utérus était *la suite du développement d'un fœtus*. — Quant à savoir si cette grossesse probable a été menée à terme, la petitesse des vergetures, la dureté des parois abdominales, l'étroitesse relative de la vulve sembleraient faire croire que le produit expulsé n'était pas volumineux et feraient pencher pour un accouchement avant terme. Cependant, il n'est pas impossible que les parois du ventre aient conservé une résistance assez grande même après une grossesse menée à terme, et

que la vulve soit revenue sur elle-même au bout d'un temps suffisamment long.

Quant à l'époque à laquelle a eu lieu cet accouchement probable,
il est impossible de la fixer exactement. Les seins ne donnent plus
qu'une gouttelette de lait, et encore faut-il presser fortement et à
plusieurs reprises pour l'obtenir. L'utérus est revenu sur lui-même,
son col est fermé. Il n'y a plus de traces de contusions ou de
déchirures de la vulve. L'entrée du vagin est étroite, il n'y a pas
d'écoulement lochial; tout cela semble prouver que l'époque de
l'accouchement est fort éloignée; elle peut remonter à trois
semaines, *mais semblerait plus naturellement devoir être reportée à
un mois environ*, car l'écoulement sanguin qu'on constate chez la
fille B..., présente tout à fait l'apparence d'un écoulement mens-
truel qui, chez une femme n'ayant pas allaité son enfant, aurait
dû revenir à peu près un mois après l'accouchement.

Nous devons ajouter que l'état du vagin et celui de l'utérus
peuvent aussi bien indiquer une date beaucoup plus éloignée.

Quant à la sécrétion lactée, on peut la retrouver encore après
plusieurs mois, et même sans qu'il y ait eu accouchement.

Conclusions. — I. L'utérus de la fille B... semble avoir subi un
accroissement de volume assez considérable par suite du développement, dans sa cavité, d'un produit qui peut avoir été une tumeur
pathologique, mais qui était *beaucoup plus probablement un fœtus*.
(2-3-6-7.)

II. Ce produit a dû être expulsé, et peut-être, si c'était un fœtus,
avant le terme naturel. (3-5-6-7.)

III. Il est impossible de fixer exactement à quelle époque a dû
avoir lieu l'expulsion de ce produit ; il doit y avoir au moins trois
semaines, et peut-être beaucoup plus longtemps. La présence
constatée des menstrues donnerait lieu de fixer préférablement
cette date à *un mois*, sans permettre de rien affirmer à cet
égard.

En foi de quoi nous avons rédigé et signé le présent rapport
que nous déclarons conforme à la vérité.

Le 19 février 1875.

Deux jours après cet examen, le 20 février, la femme se décide à
faire des aveux et à présenter le cadavre de son enfant, et le
23 du même mois, un de mes confrères et amis, le docteur A...,
appelé à la visiter et à faire l'autopsie du cadavre de l'enfant, affirme
que cette femme est accouchée depuis un mois.

Lorsque l'affaire vient en cour d'assises, le président, qui siégeait pour la première fois, étonné du désaccord qui régnait entre les deux rapports dont l'un affirmait tandis que l'autre faisait des réserves, sans tenir compte de la situation différente qui avait été faite à chacun de nous par les aveux de la femme et la découverte du cadavre de l'enfant qui s'étaient produits entre les deux rapports, m'a fort maltraité, m'accusant d'avoir raisonné sur des exceptions; enfin il a eu tort, selon moi, de parler avec trop d'assurance de choses qu'il ne connaît pas. L'affaire en serait restée là, car je ne suis pas le premier médecin maltraité en cour d'assises et à cela il n'y a rien à faire. Mais un journaliste de H... a pris prétexte de cela pour *insinuer* dans un article profondément injurieux que j'avais voulu faire avorter la femme, que j'avais été payé pour manquer à mon devoir et que je serais le père de l'enfant. Tout cela est trop absurde pour avoir besoin d'être réfuté : ma potion est inoffensive, j'ai reçu un franc pour ma consultation et je n'ai vu cette femme qu'une fois dans mon cabinet.

Mais, et ceci est plus sérieux, ce journaliste *affirme* que mon rapport, comme le démontrent, dit-il, mes doutes et mes hypothèses, n'a été fait que dans le but spécial de tromper la justice et de faire abandonner la poursuite.

J'ai fait une réponse et je fais de plus un procès en diffamation.

Je crois qu'il y a quelque chose qui touche, en dehors de moi, l'indépendance du corps médical tout entier. Mon confrère et moi devions avoir le droit d'émettre chacun notre opinion basée sur un raisonnement consciencieux, sans qu'un journaliste pût venir accuser l'un ou l'autre de nous de n'être pas un honnête homme.

Mon confrère affirme, après aveu de la femme : il agit d'après sa conscience; mais je me crois aussi parfaitement en droit de trouver *prudent*, lorsque la femme nie, de me borner à déclarer l'accouchement *probable* et je ne vois pas en quoi j'ai cherché à égarer la justice.

Voici les trois questions que je désire vous soumettre :

1° En présence d'une femme accouchée depuis vingt-sept jours, ai-je commis une action blâmable en déclarant l'accouchement *probable*, mais en faisant mes réserves pour le cas *possible* où l'état de cette femme eût tenu à autre chose qu'un accouchement ?

2° Ai-je commis une action blâmable en fixant approximativement la date de cet accouchement probable à un mois ?

3° Lorsque deux experts sont d'une opinion différente, l'un d'eux doit-il nécessairement être un malhonnête homme ?

Je dois ajouter qu'il a été établi par les débats que la femme était accouchée vingt-sept jours avant l'examen pratiqué par moi.

J'espère que vous voudrez bien m'honorer d'une réponse dans

le plus bref délai. Je soumets mon affaire au jugement de mes confrères du département et tous seraient heureux de connaître votre opinion si autorisée sur mon rapport médico-légal.

Agréez, Monsieur et très savant Confrère, l'assurance de mon profond respect.

Voici la réponse qu'a faite le Dr Paul Lorain :

Vous voulez bien faire appel à mes connaissances spéciales en médecine légale ; soyez persuadé que je vous répondrai avec le désir d'être avant tout sincère et véridique.

Pendant de longues années, j'ai pratiqué la médecine légale sur le vaste théâtre de Paris ; j'y ai appris à être très réservé et prudent jusqu'à l'excès dans mes conclusions.

En matière d'accouchement, plus que dans tout autre cas, j'estime que nous devons être très circonspects et demeurer en deçà de nos impressions, car l'erreur ici est facile et nous devons éviter cette précision exagérée qui nous expose à dire plus que nous ne savons.

J'estime que la justice, dans son zèle sans doute légitime, donne une trop grande importance à nos rapports et nous impose une trop forte part dans la responsabilité commune. Nous devons nous défendre contre les dangers du zèle qui nous fait attribuer quelquefois l'accusation.

Quant aux appréciations que le public incompétent et les personnes qui se chargent officieusement de le renseigner par la voie des journaux portent sur nos dépositions, je pense qu'il n'y faut pas attacher une trop grande importance, dans l'intérêt même de notre indépendance et de notre repos.

Voici, cher confrère, ma réponse à vos questions :

1º Vous ne pouviez pas affirmer absolument la date exacte, le jour de l'accouchement : en déclarant que cette femme était probablement accouchée depuis quelques semaines mais sans rien préciser, vous demeuriez dans votre droit.

2º Deux experts peuvent se trouver en désaccord et être de la meilleure foi du monde.

3º Bien que j'aie, depuis les premières années de ma vie médicale, pratiqué les accouchements, que j'aie été attaché comme interne pendant dix-huit mois à la Maternité et que je sois à la tête d'un grand service d'accouchement, je me sens plus timide que jamais en matière de rapport médico-légal sur un cas se rapportant à l'accouchement.

P. Lorain.

FIN.

TABLE DES MATIÈRES

FIN DE LA TABLE DES MATIÈRES.

7433-07. — Corbeil. Imprimerie Crété.

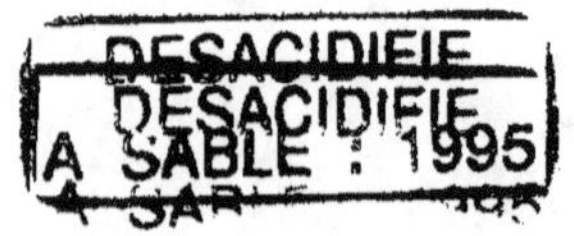